全国中医药行业高等职业教育“十三五”规划教材

内科护理

（第二版）

（供护理专业用）

主　编◎王美芝

中国中医药出版社

·北　京·

图书在版编目（CIP）数据

内科护理/王美芝主编．—2版．—北京：中国中医药出版社，2018.8

全国中医药行业高等职业教育“十三五”规划教材

ISBN 978-7-5132-4909-6

Ⅰ.①内…　Ⅱ.①王…　Ⅲ.①内科学-护理学-高等职业教育-教材　Ⅳ.①R473.5

中国版本图书馆CIP数据核字（2018）第079899号

中国中医药出版社出版

北京市朝阳区北三环东路28号易亨大厦16层

邮政编码　100013

传真　010-64405750

北京市松源印刷有限公司印刷

各地新华书店经销

开本 787×1092　1/16　印张 36.5　字数 749 千字

2018年8月第2版　2018年8月第1次印刷

书号　ISBN 978-7-5132-4909-6

定价　115.00元

网址　www.cptcm.com

社长热线　010-64405720

购书热线　010-89535836

维权打假　010-64405753

微信服务号　zgzyycbs

微商城网址　https://kdt.im/LIdUGr

官方微博　http://e.weibo.com/cptcm

天猫旗舰店网址　https://zgzyycbs.tmall.com

如有印装质量问题请与本社出版部联系（010-64405510）

全国中医药职业教育教学指导委员会

前言

中医药职业教育是我国现代职业教育体系的重要组成部分，肩负着培养新时代中医药行业多样化人才、传承中医药技术技能、促进中医药服务健康中国建设的重要职责。为贯彻落实《国务院关于加快发展现代职业教育的决定》（国发〔2014〕19号）、《中医药健康服务发展规划（2015—2020年）》（国办发〔2015〕32号）和《中医药发展战略规划纲要（2016—2030年）》（国发〔2016〕15号）（简称《纲要》）等文件精神，尤其是实现《纲要》中“到2030年，基本形成一支由百名国医大师、万名中医名师、百万中医师、千万职业技能人员组成的中医药人才队伍”的发展目标，提升中医药职业教育对全民健康和地方经济的贡献度，提高职业技术院校学生的实际操作能力，实现职业教育与产业需求、岗位胜任能力严密对接，突出新时代中医药职业教育的特色，国家中医药管理局教材建设工作委员会办公室（以下简称“教材办”）、中国中医药出版社在国家中医药管理局领导下，在全国中医药职业教育教学指导委员会指导下，总结“全国中医药行业高等职业教育‘十二五’规划教材”建设的经验，组织完成了“全国中医药行业高等职业教育‘十三五’规划教材”建设工作。

中国中医药出版社是全国中医药行业规划教材唯一出版基地，为国家中医中西医结合执业（助理）医师资格考试大纲和细则、实践技能指导用书、全国中医药专业技术资格考试大纲和细则唯一授权出版单位，与国家中医药管理局中医师资格认证中心建立了良好的战略伙伴关系。

本套教材规划过程中，教材办认真听取了全国中医药职业教育教学指导委员会相关专家的意见，结合职业教育教学一线教师的反馈意见，加强顶层设计和组织管理，是全国唯一的中医药行业高等职业教育规划教材，于2016年启动了教材建设工作。通过广泛调研、全国范围遴选主编，又先后经过主编会议、编写会议、定稿会议等环节的质量管理和控制，在千余位编者的共同努力下，历时1年多时间，完成了83种规划教材的编写工作。

本套教材由50余所开展中医药高等职业教育院校的专家及相关医院、医药企业等单位联合编写，中国中医药出版社出版，供高等职业教育院校中医学、针灸推拿、中医骨伤、中药学、康复治疗技术、护理6个专业使用。

本套教材具有以下特点：

1. 以教学指导意见为纲领，贴近新时代实际

注重体现新时代中医药高等职业教育的特点，以教育部新的教学指导意见为纲领，注重针对性、适用性以及实用性，贴近学生、贴近岗位、贴近社会，符合中医药高等职业教育教学实际。

2. 突出质量意识、精品意识，满足中医药人才培养的需求

注重强化质量意识、精品意识，从教材内容结构设计、知识点、规范化、标准化、编写技巧、语言文字等方面加以改革，具备“精品教材”特质，满足中医药事业发展对于技术技能型、应用型中医药人才的需求。

3. 以学生为中心，以促进就业为导向

坚持以学生为中心，强调以就业为导向、以能力为本位、以岗位需求为标准的原则，按照技术技能型、应用型中医药人才的培养目标进行编写，教材内容涵盖资格考试全部内容及所有考试要求的知识点，满足学生获得“双证书”及相关工作岗位需求，有利于促进学生就业。

4. 注重数字化融合创新，力求呈现形式多样化

努力按照融合教材编写的思路和要求，创新教材呈现形式，版式设计突出结构模块化，新颖、活泼，图文并茂，并注重配套多种数字化素材，以期在全国中医药行业院校教育平台“医开讲－医教在线”数字化平台上获取多种数字化教学资源，符合职业院校学生认知规律及特点，以利于增强学生的学习兴趣。

本套教材的建设，得到国家中医药管理局领导的指导与大力支持，凝聚了全国中医药行业职业教育工作者的集体智慧，体现了全国中医药行业齐心协力、求真务实的工作作风，代表了全国中医药行业为“十三五”期间中医药事业发展和人才培养所做的共同努力，谨此向有关单位和个人致以衷心的感谢！希望本套教材的出版，能够对全国中医药行业职业教育教学的发展和中医药人才的培养产生积极的推动作用。需要说明的是，尽管所有组织者与编写者竭尽心智，精益求精，本套教材仍有一定的提升空间，敬请各教学单位、教学人员及广大学生多提宝贵意见和建议，以便今后修订和提高。

国家中医药管理局教材建设工作委员会办公室

全国中医药职业教育教学指导委员会

2018 年 1 月

全国中医药行业高等职业教育“十三五”规划教材

《内科护理》
编委会

主　编
王美芝（山东中医药高等专科学校）

副主编（以姓氏笔画为序）
刘春娜（烟台市中医医院）
李　娟（泰山医学院）
李小英（安阳职业技术学院）
杨礼芳（湖南中医药高等专科学校）
郑　爽（南阳医学高等专科学校）

编　委（以姓氏笔画为序）
马剑芬（山西中医药大学）
任琴敏（北京市海淀区卫生学校）
张良娣（安徽中医药高等专科学校）
尚庆娟（山东中医药高等专科学校）
黄　沂（广西中医药大学第一附属医院）
彭玉勃（黑龙江中医药大学佳木斯学院）

学术秘书
朱　琳（山东中医药高等专科学校）

编写说明

为了培养护理技能型人才，实现职业教育与产业需求、岗位胜任能力严密对接，经过与行业、企业专家共同研讨，基于临床护理工作过程，体现“整体护理”理念，2017年6月，在全国中医药职业教育教学指导委员会、国家中医药管理局教材办公室的指导下，中国中医药出版社组织全国中医药职业院校启动了“全国中医药行业高等职业教育‘十三五’规划教材”《内科护理》的编写工作。

本教材共分为9个模块，模块一为绪论，模块二至模块九阐述呼吸系统疾病、循环系统疾病、消化系统疾病、泌尿系统疾病、血液系统疾病、内分泌与代谢性疾病、风湿性疾病、神经系统疾病患者的护理。为提高学生实践能力，书后附有体位引流、呼吸操等9个实训。

本教材特色如下：

1. 体现“整体护理”理念。本教材以内科护理岗位职业能力培养为核心，基于护理工作过程，体现以“患者”为中心的“整体护理”理念，每个模块的项目一常见症状及体征的护理按照护理程序编写。

2. 编写形式丰富多样。按照模块、项目编写，实现结构模块化。每一个疾病的护理包括“学习目标”“案例导入”“知识链接”“考纲摘要”“复习思考”五个方面，使教材更具新颖性和趣味性。每个项目前有“学习目标”，帮助学生掌握每个项目重要的概念、知识要点和技能要点；文中精心设计了“案例导入”“知识链接”，使教材内容更好地与临床护理岗位接轨，提高学生的感性认识和学习兴趣，更便于教和学；护士执业资格考试常考的知识点，本教材在每个项目中总结了“考纲摘要”；模块后有“复习思考”，便于教师了解和检测学生的知识和技能掌握情况。

3. 编写人员来源广泛。编写人员由学校内科护理教师、医院内科护理人员组成，编写前我们共同研讨教材的编写大纲，参与教材内容设计，使本教材的知识点和技能点更能满足内科护理岗位的需要。

4. 重视岗位技能培养。本教材为了培养学生的技能操作，编写了内科护理岗位中常用技能的实训。

本教材编写分工如下：模块一由王美芝编写；模块二由郑爽、彭玉勃编写；模块三由李小英、黄沂、张良娣编写；模块四由杨礼芳、马剑芬编写；模块五由任琴敏编写；模块六由李娟编写；模块七由尚庆娟、刘春娜编写；模块八由刘春娜编写；模块九由王美芝、马剑芬编写；附录实训由张良娣编写。

本教材供护理专业师生使用，也可作为护理教师、临床护理人员的参考书。

在编写过程中，参考、借鉴了许多相关教材和文献资料，同时得到了各编者及所在单位的大力支持，在此一并表示衷心感谢！

由于编者水平有限，本教材难免存在不足之处，真诚欢迎同行、专家在使用中提出宝贵意见，以便再版时修订提高。

《内科护理》编委会

2018 年 3 月

目录

扫一扫，看课件

模块一
绪　论

【学习目标】

1. 掌握内科护理的概念。

2. 熟悉内科护理学习目标。

3. 了解内科护理的范围和内容；内科护理的发展。

内科护理是研究内科患者生物、心理、社会等方面的健康问题的发生、发展规律，运用护理程序对患者实施整体护理，使其保持和恢复健康的临床护理学科。

内科护理是护理专业的核心课程之一，对培养护生职业能力起到了关键作用。内科护理又是临床各科护理的基础，具有普遍的指导意义。学好内科护理，是护理专业毕业生的基本要求，也是日后进一步从事专科领域护理的基础。内科护理是国家护士执业资格考试中最重要的学科之一。

一、内科护理的范围和内容

随着护理体系的发展，内科护士的任务由原有的疾病护理范畴扩展到了对所有人、生命周期的所有阶段的护理，护理对象包括了个人、家庭和社区。在临床护理工作中，内科护理涉及的临床领域广泛，内容涵盖了呼吸系统疾病、循环系统疾病、消化系统疾病、泌尿系统疾病、血液系统疾病、内分泌与代谢性疾病、风湿性疾病、神经系统疾病的护理。

本教材的编写范围和内容遵循国家护士执业资格考试大纲的要求，同时考虑到学生知识学习的系统性、内科护理岗位的需求来制定的。模块一之后，每个模块的项目一简要地阐述该系统的结构功能及其与疾病的关系，并对该系统疾病常见症状和体征按照护理程序结构进行编写，即护理评估、护理诊断/问题、护理目标、护理措施、护理评价。项目一以后的内容为具体的疾病，为了避免重复，编写框架为病因与发病机制、临床表现、并发症、辅助检查、诊断要点、治疗要点、护理诊断/问题、护理措施、健康教育。每个疾病的内容与国家护士执业资格考试内容紧密结合，教学大纲和国家护士执业资格考试大纲相一致。

二、内科护理的发展

近年来，由于人们生活方式、饮食习惯的改变，环境污染，吸烟，以及人口老龄化、流动性等因素，心脑血管疾病、恶性肿瘤、慢性阻塞性肺疾病、哮喘、糖尿病、脂肪性肝病等疾病的发病率有逐年增高的趋势，且许多疾病的发病有年轻化倾向；帕金森病等老年病日益增多。国外有研究表明，现代人类的疾病约有50%与行为方式有关，20%与生活环境和社会环境有关，20%与衰老、遗传等生物学因素有关，10%与卫生服务的缺陷有关。以上病因和疾病谱的变化说明了心理、社会因素对人类健康的影响，暴露了生物医学模式的局限性，从而促使生物-心理-社会医学模式取而代之。与此相应的是，以"人的健康为中心"的现代护理观也取代了原有的以疾病护理为中心的护理观。这些认识和观念上的转变，使内科护理研究的内容已不再局限于医院内患者的护理，护理实践的视野正在走向所有的人，从个体向群体，从医院向社区扩展。护理实践以促进健康、预防疾病、协助康复、减轻痛苦为目的，着眼于人的生命的全过程，着眼于整体的人的生理、心理、文化、精神、环境需求。护理工作的场所从医院扩展到社区和家庭，这是内科护理的一个重要发展趋势。

随着现代信息技术的应用、分子生物技术的日臻完善和医学理论的不断发展，推动了诊疗的变革，如免疫治疗技术的发展提高了白血病、器官移植的成功率，内镜技术的发展提高了呼吸道、消化道、泌尿道及腹腔内疾病的早期诊断和确诊率，心脑血管介入治疗技术的发展提高了心脑血管疾病的疗效。这些诊疗技术的发展又推动了护理学科的发展，如器官移植的护理方法、介入技术的护理方法及各种相关器械的维护与保养等，使内科护理的内容不断地更新和拓展，内科护理工作内容也不断发展，并发生着日新月异的变化。

循证医学的蓬勃发展促使临床实践经验与科学的证据有机结合，推动临床诊疗、护理决策的科学化。循证护理的理念也促进了临床护理科研的开展，丰富了内科护理学的知识。例如各种慢性病管理与康复护理研究、出院患者延续性护理研究，提高了护理质量并促进临床护理模式的转变；对患者的求医行为、治疗依从性的研究，探讨了患者的行为方式和治疗效果及预后之间的关系；对患有各种严重疾患或功能性残疾患者的病情与功能状况、需求、心理状态、应对方式、生活质量、社会支持等的研究，增进了护士对患者生理、心理、社会等方面的理解，并据此探讨有效的护理干预；对临床专科护理及护理技术方面的研究和经验总结，为提高临床护理水平和护理质量展示了良好的前景。

三、 学习目的和要求

内科护理的服务对象是从青年、中年、老年直至高龄老人的成年人。服务对象的年龄跨度大，因而各种健康问题和对卫生保健的需求高度复杂。同时，临床护理中护士的角色作用在扩展和延伸，也对内科护士提出了新的更高的要求，内科护士不仅是患者的直接护理者，还应承担协作者、教育者、代言者、管理者和研究者的角色作用。

内科护理本着“以人的健康为中心”的护理理念，培养具有内科护理技术、良好人文素质，能独立运用护理程序，对内科常见病患者实施整体护理，为护理对象提供减轻痛苦、促进康复、保持健康服务的护士。

通过本课程的学习，学生应达到以下目标：

1. 知识目标 ①掌握内科常见病患者的身体护理评估（包括症状、体征评估）、护理诊断/问题、护理措施和健康教育；内科常见危重症的抢救配合和护理。掌握内科常用诊疗技术的操作后护理。②熟悉常见病的基本概念、护理目标、遵医嘱治疗和护理评价。熟悉内科常用诊疗技术的操作前护理、操作中护理。③了解常见病的健康史和辅助检查。

2. 技能目标 能运用基本理论知识对常见病患者进行全面的护理评估，准确做出护理诊断，制定护理目标，实施护理措施，进行效果评价；具有对内科急危重症患者进行抢救配合、护理的能力；能熟练掌握内科专科护理操作技能；能运用人际沟通技巧和专业知识对患者及其家属进行健康教育。

3. 素质目标 ①养成关心、爱护、尊重患者的行为意识，对患者具有高度责任心、同情心和爱心。②养成以人的健康为中心的整体护理理念，培养批判性思维。③养成端正的学习态度，严谨求实的工作作风，团结协作的团队精神，稳定良好的心理素质，较强的环境适应能力和创新意识，在学习和实践中培养良好的敬业精神和职业道德。

扫一扫，看课件

模块二

呼吸系统疾病患者的护理

项目一 呼吸系统疾病常见症状及体征的护理

【学习目标】

1. 掌握呼吸系统疾病常见症状及体征的概念、护理评估和护理措施。
2. 熟悉呼吸系统疾病常见症状及体征的护理诊断。
3. 了解呼吸系统的解剖与生理特点、常见症状和体征的护理目标和效果评价。

一、概述

呼吸系统是机体与外界直接进行气体交换的场所，每日有10000～15000L空气进出。呼吸系统经常接触空气中大量的病原体、过敏原及烟、雾、灰尘等有毒物质，因此呼吸系统疾病是我国的常见病、多发病。2009年全国部分城市及农村前10位主要疾病死亡原因的统计结果显示，呼吸系统疾病（不包括肺癌）在城市人口的死亡原因中居第四位（10.54%），在农村居第四位（14.96%），仅次于恶性肿瘤、心血管疾病、脑血管疾病。随着工业化程度的加剧、汽车的普及，导致空气质量的恶化，以及人口老龄化等因素的影响，疾病谱和流行病学发生了改变，肺癌、支气管哮喘、慢性阻塞性肺疾病、弥漫性肺间质纤维化等疾病的发病率明显增加，其中，慢性阻塞性肺疾病在40岁以上人群中发病率超过8%，在我国居民前10位慢性疾病中居第7位；弥漫性肺间质纤维化和肺栓塞已成了重要的医疗保健问题；肺结核发病率又有增高的趋势。许多呼吸系统疾病呈慢性病程，肺功能逐渐损害，早期易被人们忽视，后期不可逆转，最终使患者致残，甚至危及生命。因此，呼吸系统疾病的防治任务仍很艰巨。

（一）解剖结构

呼吸系统由呼吸道、肺和胸膜组成。呼吸道以环状软骨为界分为上呼吸道和下呼吸道

（图 2-1）。

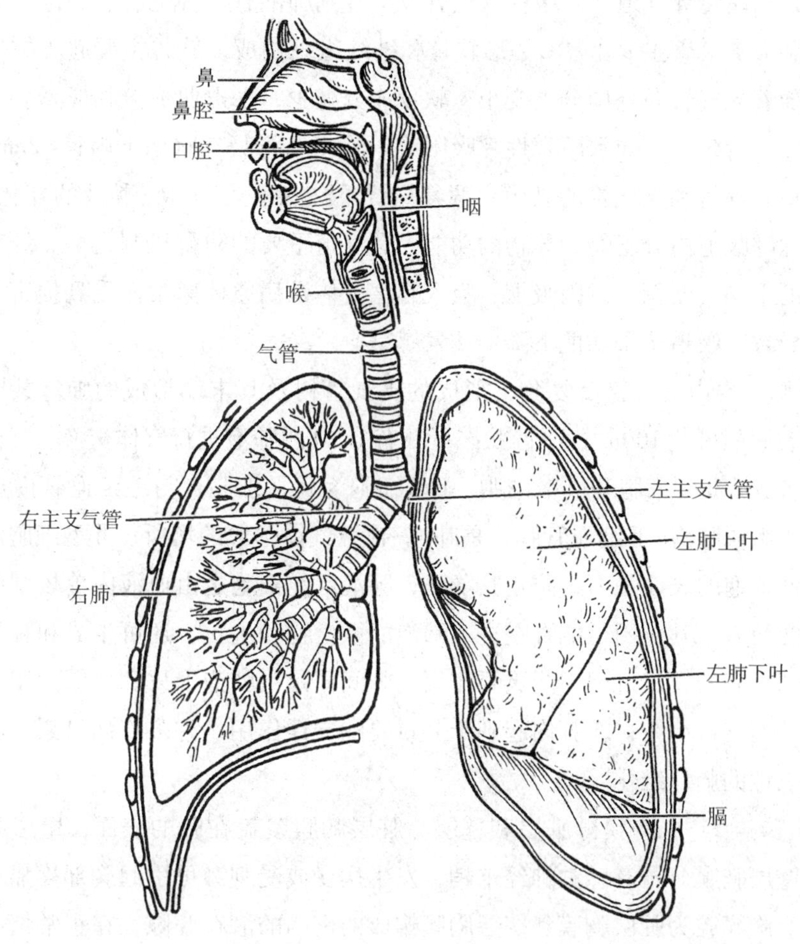

图 2-1　呼吸系统组成

1. 上呼吸道　从鼻腔开始到环状软骨称为上呼吸道，包括鼻、咽、喉。除作为气体通道外，鼻腔对吸入气体还有湿化、加温和过滤的作用；咽是呼吸道和消化道的共同通路，会厌软骨位于食管和气管处，吞咽时会厌软骨盖住气管，呼吸时会厌软骨盖住食管；喉是发声的主要器官，由甲状软骨和环状软骨（内含声带）等构成，环甲膜连接甲状软骨和环状软骨。会厌、声门、声带具有保护性反射作用，在发音、吞咽时防止口腔分泌物和食物进入下呼吸道。

2. 下呼吸道　环状软骨以下的气管、支气管为下呼吸道。气管位于颈部正中，长11~13cm，直径 1.5~2.5cm，由 14~17 个“C”型气管软骨、平滑肌和结缔组织构成。气管切开一般在第 2~4 软骨环处进行。气管在隆凸处（相当于胸骨角或第 5 胸椎水平）分叉为左右主支气管。右主支气管较左主支气管粗、短，与气管的夹角比左侧陡直，因此气管插管、误吸物易进入右侧支气管。主支气管向下逐渐分支为肺叶支气管、肺段支气管、终末细支气管，均属传导气道。呼吸性支气管以下直到肺泡管、肺泡囊、肺泡，为气体交换场所。气管和大支气管主要由“C”形软骨和结缔组织构成，软骨主要起支撑作用，防止气道萎陷。随着支气管向外周分支变小，软骨成分减少，平滑肌成分相应增多，平滑肌收缩可引起小支气管痉挛，导致阻塞性呼吸困难。临床上将吸气状态下内径<2mm 的细支气管称为小气道。气管和支气管的黏膜由假复层纤毛柱状上皮和分泌黏液的杯状细胞组成。纤毛具有清除呼吸道内分泌物和异物的功能，是气道重要的防御机制之一。纤毛活动可因黏液分泌物的干燥、变稠，或因吸烟、吸入有害气体及病原体感染而受到损害，纤毛活动能力减弱，导致呼吸道防御功能下降，诱发感染。

3. 肺　肺主要由支气管反复分支形成的支气管树及其末端形成的肺泡共同构成，正常人肺泡的表面积可达 $100m^2$，平静状态下只有 1/20 的肺泡进行气体交换。肺泡的上皮细胞包括 I 型细胞、Ⅱ型细胞和巨噬细胞。I 型细胞为扁平细胞，与毛细血管内皮细胞及两者之中的间质组成肺泡-毛细血管膜，是肺泡-血液气体弥散的场所；Ⅱ型细胞产生表面活性物质，降低肺泡的表面张力，防止其萎陷；肺泡巨噬细胞是由血液内单核细胞迁移至肺泡间隔后演变而来，其作用是能吞噬进入肺泡的微生物和尘粒，还可生成和释放多种细胞因子，在肺部疾病的发病过程中起重要作用。肺间质是指肺泡上皮和血管内皮之间、终末气道上皮以外的支持组织，在肺内起到十分重要的支撑作用，许多疾病可累及肺间质，最终可形成永久性的肺纤维化。

4. 胸膜及胸膜腔　胸膜分脏层和壁层。脏层胸膜覆盖在肺的表面，壁层胸膜覆盖在胸壁内面。壁层胸膜分布有感觉神经末梢，发生病变或受刺激可引起胸部疼痛；脏层胸膜无痛觉神经。胸膜腔为脏层胸膜和壁层胸膜构成的密闭的潜在腔隙，在正常情况下仅有少量浆液起润滑作用。正常成人平静呼气末胸腔内压为-5～-3mmHg，平静吸气末胸腔内压为-10～-5mmHg。

（二）生理功能

1. 肺的血液供应　肺有双重血液供应，即肺循环和支气管循环。

（1）肺循环　血液自右心室→肺动脉及其分支→肺泡毛细血管网→肺静脉→左心房，在肺泡毛细血管网进行气体交换。肺循环的特点为高容量、低阻力、低压力。肺动脉、肺静脉均有交感神经分布。缺氧能使肺动脉收缩，形成肺动脉高压，是发生慢性肺源性心脏病的重要机制之一。

（2）支气管循环　支气管循环由支气管动脉、毛细血管网和支气管静脉组成，是体循环的组成部分。支气管循环营养各级支气管和肺。支气管循环在支气管扩张等疾病时可形成动静脉分流，曲张的静脉破裂引起大咯血。支气管静脉血液最后经上腔静脉回流右心房。

2. 肺的呼吸功能　机体通过呼吸器官与外界环境之间进行气体交换，即摄取氧气

（O_2），排出代谢所产生的二氧化碳（CO_2），包括肺通气和肺换气。

（1）肺通气　指肺与外界环境之间的气体交换过程。实现肺通气的器官包括呼吸道、肺泡和胸廓等。临床常用以下指标来衡量：

①每分通气量：指静息状态下，每分钟进入或排出肺的气体总量，称每分通气量（minute ventilation volume，MV 或 VE），MV＝潮气量（VT）×呼吸频率（f），正常成人潮气量为 400～500mL，呼吸频率为 12～18 次/分。

②无效腔和肺泡通气量：每次吸入的气体，一部分将留在口或鼻与呼吸性细支气管之间的呼吸道内，这部分气体均不参与肺泡与血液之间的气体交换，故称为解剖无效腔（anatomical dead space，VD），其容积约为 150mL。进入肺泡内的气体，也可因血流在肺内分布不均而未能都与血液进行气体交换，未能发生气体交换的这一部分肺泡容量称为肺泡无效腔。肺泡无效腔与解剖无效腔一起合称为生理无效腔（physiological dead space）。健康人平卧时生理无效腔等于或接近于解剖无效腔。

肺泡通气量（alveolar ventilation，VA）指每分钟参与气体交换的通气量，又称有效通气量，VA＝（VT－VD）×f。它是维持动脉正常氧分压（PaO_2）和二氧化碳分压（$PaCO_2$）的基本条件。浅而快的呼吸对肺泡通气是不利的；深而慢的呼吸可以增加肺泡通气量，但同时会增加呼吸做功。

（2）肺换气　指肺泡与肺毛细血管血液之间的气体交换过程。正常的肺换气功能有赖于呼吸膜的厚度和面积、呼吸膜两侧的气体分压差、通气/血流比值等因素的影响。通气/血流比值异常是造成肺换气功能障碍的常见原因，肺换气功能障碍是造成低氧血症的常见原因。

3. 呼吸系统的防御功能　为防止各种微生物、过敏原、毒素和粉尘等有害颗粒的侵入，肺与呼吸道共同构成了以下防御机制：①气道物理防御：对致病因子进行沉积、滞留和气道黏液-纤毛的清除作用。②生物学防御：主要为上呼吸道的正常菌群进行防御。③神经学防御：主要是由有害因子刺激鼻黏膜产生咳嗽反射、喷嚏和支气管收缩等来完成，以清除致病物质。④气道-肺泡免疫系统：通过细胞免疫和体液免疫发挥免疫防御作用。但如果致病因子过强或防御功能降低，就会导致疾病的发生。

4. 呼吸的调节　正常呼吸运动是通过呼吸中枢、神经反射和化学反射三个环节来调节的。延髓是呼吸中枢所在部位；肺牵张反射是神经反射调节呼吸的主要形式；动脉血或脑脊液中 O_2、CO_2、H^+是调节呼吸运动的化学因子，其中 CO_2是最重要的体液调节因素，CO_2主要通过中枢化学感受器发挥作用。血液中一定浓度的 CO_2是维持呼吸中枢正常兴奋性所必需的生理刺激，但在特殊情况下低氧刺激有重要意义，如肺部疾病导致长时间的 CO_2潴留时，可使中枢化学感受器对 CO_2的刺激产生适应，在这种情况下，低氧对外周化学感受器的刺激就成为驱动呼吸运动的主要刺激因素。因此，慢性阻塞性肺疾病患者要避免高流量、高浓度吸氧。

考纲摘要

左右主支气管分叉的部位；气体交换的部位。

二、 常见症状及体征的护理

呼吸系统疾病常见症状及体征有咳嗽与咳痰、肺源性呼吸困难、咯血和胸痛等。

（一）咳嗽与咳痰

咳嗽（cough）是一种呈突然、爆发性的呼气运动，以清除气道分泌物或异物，是呼吸系统疾病常见的症状。咳嗽的本质是一种保护性反射，故一旦咳嗽反射减弱或消失可引起肺不张和肺部感染，甚至因窒息而死亡。但若出现频繁、剧烈的咳嗽可消耗体力、诱发咯血和影响休息，还可使肺泡内压力升高，加重呼吸、循环的负担，诱发气胸，影响回心血量等，对机体极为不利。咳痰（expectoration）是借助支气管黏膜上皮细胞的纤毛运动、支气管平滑肌的收缩及咳嗽反射，将呼吸道分泌物从口腔排出体外的动作。咳嗽可伴或不伴咳痰。咳嗽无痰或痰量甚少，称为干性咳嗽（drying cough）；伴有咳痰的咳嗽，称为湿性咳嗽（wetting cough）。

【护理评估】

1. 健康史　常见的病因有：①气道的炎症、结核、肿瘤、高反应性及支气管扩张等，如慢性支气管炎、支气管扩张、肺结核等；②肺实质和胸膜疾病，如肺炎、肺脓肿、胸膜炎、自发性气胸、肺水肿、肺间质性疾病等；③其他疾病，如食管反流性疾病、颅内病变刺激咳嗽中枢、精神性咳嗽、心血管疾病等；④某些药物，如β受体阻滞剂、血管紧张素转换酶抑制剂等。

常见的诱因有：受凉、气候变化、粉尘或过敏原的吸入、服用某些药物或精神因素等。

2. 身体状况

(1) 评估咳嗽、咳痰的特点

①咳嗽：评估咳嗽出现及持续的时间、发生的急缓、性质、音色、有无咳嗽无效或不能咳嗽。咳嗽于清晨起床体位改变时明显，且伴脓痰，常见于支气管扩张、肺脓肿等；夜间平卧时出现剧烈咳嗽及明显咳痰，常见于左心衰竭等；夜间较重的干咳常见于咳嗽变异型哮喘；短期咳嗽常见于急性呼吸系统感染等；长期慢性咳嗽常见于慢性呼吸系统炎症等；犬吠样咳嗽见于会厌、喉部病变；金属音调咳嗽见于纵隔肿瘤、主动脉瘤或支气管肺

癌压迫气管；咳嗽低微、声音嘶哑见于声带炎、喉炎、喉结核、喉癌和喉返神经麻痹等。

②咳痰：评估痰液的性质、颜色、气味、量、有无肉眼可见的异物等。黏液痰，呈白色或灰白色，见于急性支气管炎、支气管哮喘发作后期或肺泡细胞癌；脓性痰，呈黏稠黄色或黄绿色，见于呼吸系统化脓性感染；浆液性痰，呈稀薄透明而带泡沫，见于肺淤血、肺水肿；血性痰，呈红色或红棕色，见于肺结核、肺癌、肺梗死等出血时。铁锈色痰多见于肺炎链球菌肺炎；红褐色或巧克力色痰多见于阿米巴肺脓肿；粉红色泡沫痰为急性肺水肿的表现；砖红色胶冻样痰或带血液痰常见于克雷白杆菌肺炎。痰有恶臭味提示厌氧菌感染。痰量少者仅数毫升，多者可达数百毫升，一般将24小时痰量超过100mL称为大量痰。

（2）伴随症状　有无发热、胸痛、呼吸困难、咯血、神志改变、说话困难等表现。

（3）护理体检　评估要点：①生命体征及意识状态：尤其是体温、呼吸形态；有无呼吸频率、节律和深度异常。②营养状态及体位：是否为强迫体位，如端坐呼吸；慢性阻塞性肺疾病可引起消瘦。③皮肤、黏膜颜色和干湿度：有无脱水、多汗及口唇、甲床发绀。④胸部评估：胸廓外形有无改变，胸廓两侧呼吸运动是否对称，有无浊音、实音、过清音，是否有呼吸音改变及异常呼吸音，有无干、湿啰音等。

3. 辅助检查　胸部X射线检查、CT检查、血常规检查、痰液病原体检查、血气分析、纤维支气管镜检查、肺功能测定等，有助于明确病因。

4. 心理和社会支持状况　长期反复的咳嗽，是否引起了焦虑、抑郁等不良情绪反应；是否严重影响患者的日常生活和睡眠。家属是否因对疾病认识不足及照顾能力有限而焦虑、恐慌。

【护理诊断/问题】

1. 清理呼吸道无效　与呼吸道分泌物过多、黏稠，或患者疲乏、胸痛、意识障碍导致咳嗽无效有关。

2. 睡眠形态紊乱　与夜间咳嗽、咳痰有关。

3. 潜在并发症　窒息、自发性气胸。

【护理目标】

1. 患者能够有效咳嗽排痰，保持呼吸道通畅。

2. 患者睡眠状况改善。

3. 患者未发生并发症，或并发症被及时发现并处理。

【护理措施】

1. 一般护理

（1）环境　为患者提供安静、整洁、舒适的病室环境，使患者保持舒适体位，有利于改善呼吸和咳嗽、咳痰。病室注意通风，保持室内空气新鲜、洁净，避免有刺激性等不良气味；维持合适的室温（18~20℃）和湿度（50%~60%），以充分发挥呼吸道的自然防御功能。

（2）饮食护理　应给予高蛋白、高维生素、足够热量的清淡饮食，避免油腻、辛辣刺激食物。若患者情况允许，可每日主动饮水 1500mL 以上，足够的水分可保证呼吸道黏膜的湿润和病变黏膜的修复，利于痰液稀释和排出。

2. 病情观察

（1）密切观察咳嗽、咳痰情况　详细记录痰液的色、质、量。正确收集痰标本，及时送检。

（2）警惕窒息的发生　观察患者有无突然出现神志不清、烦躁不安、呼吸急促、面色苍白或发绀、咳痰不畅、咽喉部有明显痰鸣音等，如有应考虑发生了窒息，及时采取排痰措施，并告知医生，做好抢救准备。

（3）警惕自发性气胸的发生　观察患者有无突然出现一侧剧烈胸痛、呼吸困难、发绀，叩诊呈鼓音，听诊呼吸音消失，如有应考虑发生了自发性气胸，立即取半卧位休息，避免屏气、咳嗽、用力等活动，并做好抢救的准备。

3. 对症护理

（1）指导深呼吸和有效咳嗽　适用于气道内有一定量的痰液，神志清醒能咳嗽，一般状况良好、能够配合的患者。指导患者掌握有效咳嗽的正确方法：①患者尽可能采用坐位，身体前倾，可在腹部放置软枕，或用手按压上腹部。先进行 5~6 次深而慢的腹式呼吸，于深吸气末屏气 3~5 秒，继而收缩腹肌的同时，进行 2~3 次短促有力的咳嗽，使痰液到达咽部附近，再用力咳嗽排出痰。②经常变换体位有利于痰液咳出。③胸痛较甚不敢咳嗽的患者，在咳嗽时应采取相应措施防止加重疼痛。

（2）湿化气道　适用于痰液黏稠和排痰困难者。包括蒸汽湿化和超声雾化吸入法。常用的湿化液有蒸馏水、生理盐水，若在湿化液中加入某些药物，如痰溶解剂、抗生素、平喘药等，则祛痰、消炎、止咳、平喘的效果会更好。

注意事项：①防止窒息：干结的分泌物湿化后膨胀易阻塞支气管，治疗后帮助患者翻身、拍背，及时排痰，尤其是体弱、无力咳嗽者。②避免吸入氧浓度降低：尤其是超声雾化吸入，因吸入气湿度过高，降低了吸入氧浓度，患者感觉胸闷、气促加重。所以在给患者超声雾化吸入时可提高吸氧浓度或用氧气驱动的喷射式雾化吸入。③控制湿化时间：不宜过长，一般以 10~20 分钟为宜。过度湿化可引起气道黏膜水肿，气道狭窄，阻力增加，甚至诱发支气管痉挛，也会导致体内水潴留，加重心脏负担。④控制湿化温度：一般应控制湿化温度在 35~37℃。在蒸汽湿化过程中应避免温度过高引起呼吸道灼伤，损害气道黏膜纤毛运动；温度过低可诱发哮喘、寒战反应。⑤防止感染：按规定消毒吸入装置和病房环境，严格无菌操作，加强口腔护理，避免呼吸道交叉感染。

（3）体位引流　适用于肺脓肿、支气管扩张等有大量痰液排出不畅时。体位引流是根据病灶部位和患者的自身体验采取合适体位，使病变部位处于高处，引流支气管开口向下，利用重力作用使肺、支气管内分泌物排出体外，又称重力引流。

禁忌证：①呼吸衰竭、有明显呼吸困难和发绀者。②近 1～2 周内曾有大咯血史。③严重心血管疾病或年老体弱不能耐受者。

操作方法：①引流前准备：向患者解释体位引流的目的、过程和注意事项，监测生命体征和肺部听诊，明确病变部位。引流前 15 分钟遵医嘱给予支气管扩张剂（如有条件可使用雾化器或手按定量吸入器）。备好排痰用纸巾或可弃去的一次性容器。②引流体位：引流体位的选择取决于分泌物潴留的部位和患者的耐受程度。原则上使病变部位处于高位，使引流支气管开口向下，有利于潴留的分泌物随重力作用流入支气管和气管排出（图 2-2）。如果患者不能耐受，应及时调整姿势。头外伤、胸部创伤、咯血、严重心血管疾病和患者状况不稳定者，不宜采用头低位进行体位引流。③引流时间：根据病变部位、病情和患者状况，每日 1~3 次，每次 15~20 分钟。一般于饭前 1 小时，饭后或鼻饲后 3~4 小时进行，以免影响食欲或呕吐胃内容物。④引流的观察：引流时应有护士或家人协助，观察患者有无出汗、脉搏细弱、头晕、疲劳、面色苍白等症状，评估患者对体位引流的耐受程度，如患者出现心率超过 120 次/分、心律失常、高血压、低血压、眩晕或发绀，应立即停止引流并通知医生。在体位引流过程中，鼓励并指导患者做腹式深呼吸及有效咳嗽，辅以胸部叩击等措施，提高引流效果。⑤引流后护理：体位引流结束后，帮助患者采取舒适体位，弃掉污物。给予清水或漱口剂漱口，保持口腔清洁，减少呼吸道感染的机会。观察引流出的痰液性质、量及颜色，并记录。听诊肺部呼吸音的改变，评价体位引流的效果。

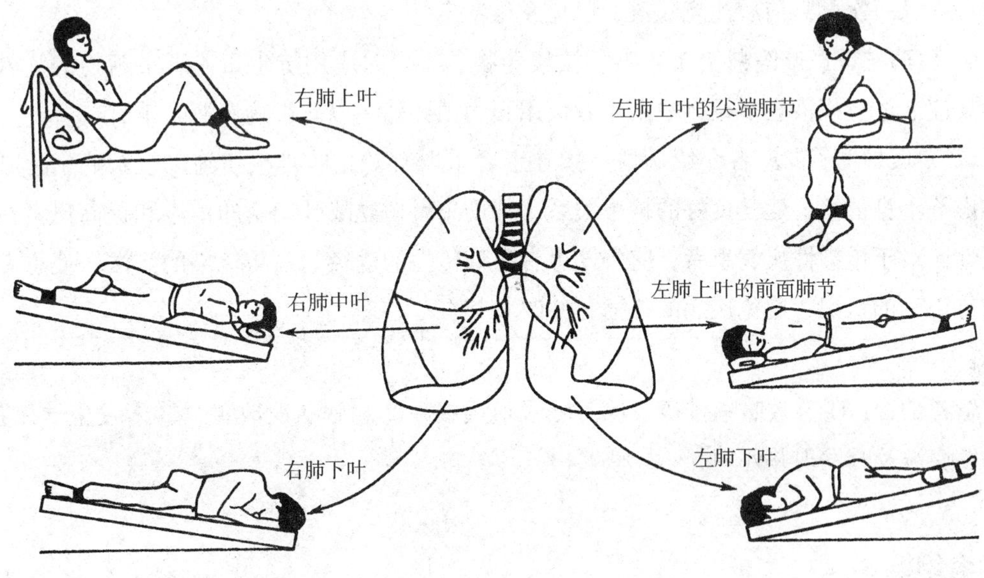

图 2-2 引流体位

（4）胸部叩击 适用于久病体弱、长期卧床、排痰无力者。禁用于未经引流的气胸、肋骨骨折、有病理性骨折史、咯血、低血压及肺水肿等患者。

操作方法：患者侧卧位或在他人协助下取坐位，叩击者手指弯曲并拢，手背隆起，使手掌呈杯状，以手腕力量，适当用力，以患者不感到疼痛为宜，从肺底自下而上、由外向内、迅速而有节律地叩击胸壁，震动气道，同时鼓励患者咳嗽，促进痰液排出。每侧胸部反复叩击1~3分钟，每分钟120~180次，叩击时发出一种空而深的拍击音则表明手法正确。

注意事项：①叩击前听诊肺部有无呼吸音异常及干、湿啰音，明确病变部位。②宜用单层薄布保护胸廓部位，避免直接叩击引起皮肤发红，但覆盖物不宜过厚，以免降低叩击效果。叩击时避开骨骼突出部位、乳房、心脏及衣服拉链、纽扣等。③叩击力量适中，以患者不感到疼痛为宜，应安排在餐后2小时或餐前30分钟完成，以避免治疗中发生呕吐和影响食欲。④操作过程中应密切注意患者的反应。⑤操作后让患者休息，协助做好口腔护理，去除痰液气味；询问患者的感受，观察患者的呼吸情况及痰液的颜色、性质和量，复查生命体征、肺部呼吸音及啰音变化。

（5）机械吸痰 适用于无力咳出黏稠痰液、意识不清或排痰困难者。可经患者的口、鼻腔、气管插管或气管切开处进行负压吸痰。吸痰时注意负压不宜过大，以免损伤呼吸道黏膜，成人可调至40.0~53.3kPa；每次吸引时间少于15秒，两次抽吸间隔时间大于3分钟；吸痰动作要迅速、轻柔，将不适感降至最低；在吸痰前、中、后适当提高吸入氧的浓度，避免吸痰引起低氧血症；严格无菌操作，避免呼吸道交叉感染；昏迷患者，每2小时翻身一次，每次翻身前后注意吸痰，以免发生窒息。

4. 用药护理 遵医嘱给予止咳、祛痰药物，必要时应用抗生素，观察药物的疗效和不良反应。注意痰液较多及排痰困难者慎用强力镇咳药，以防影响痰液的排出。

5. 心理护理 向患者介绍病情，指导患者采取有效止咳排痰措施以缓解病情，减轻其焦虑等不良情绪，建立良好的护患关系，帮助患者树立战胜疾病的信心和提高患者治疗依从性。对于传染性疾病患者，应告知患者疾病传播的途径、预防传染的方法，使患者对疾病有正确的认识，避免疾病的传播，并改善其自卑心理。

【护理评价】

患者是否：①有效咳嗽排痰，保持呼吸道通畅；②睡眠状况改善；③未发生并发症，或并发症被及时发现并处理。

考纲摘要

1. 协助排痰的主要方法及其注意事项。

2. 如何根据病变部位采取体位引流，体位引流的注意事项。

3. 痰液黏稠咳不出来时首要的护理问题。

（二）肺源性呼吸困难

呼吸困难（dyspnea）是指患者主观感觉空气不足、呼吸费力，客观上出现呼吸频率、深度及节律异常，严重者出现端坐呼吸、口唇发绀、鼻翼翕动、张口耸肩、辅助呼吸机参与呼吸运动等。临床上呼吸困难主要由呼吸、循环系统疾病引起。肺源性呼吸困难是由于呼吸系统疾病引起通气和（或）换气功能障碍，发生缺氧和（或）二氧化碳潴留所致。

【护理评估】

1. 健康史 常见的病因有：①慢性阻塞性肺疾病（COPD）；②支气管哮喘；③喉、气管与支气管的炎症、水肿、肿瘤或异物所致狭窄或梗阻，如喉炎、肺脓肿、肺淤血、肺水肿等疾病；④胸膜、胸廓疾患，如气胸、大量胸腔积液、严重胸廓畸形等；⑤神经肌肉疾病等。

常见的诱因有：感染、劳累、接触过敏原、屏气、精神因素等。

2. 身体状况

（1）评估呼吸困难的特点 临床上肺源性呼吸困难分三种类型。

①吸气性呼吸困难：吸气时费力，吸气时间延长，重者出现“三凹征”，即吸气时胸骨上窝、锁骨上窝和肋间隙明显凹陷，常伴干咳及高调吸气性喉鸣音。多见于气管和大支气管异物、肿瘤或受压等引起机械性梗阻。

②呼气性呼吸困难：呼气时费力，呼气时间延长，常伴有哮鸣音。多见于支气管哮喘、COPD 等小气道痉挛、狭窄的病变。

③混合性呼吸困难：吸气与呼气均感费力，呼吸频率增快、变浅，常伴有呼吸音减弱或消失。这是由于肺部病变广泛，呼吸面积减少，影响换气功能所致。常见于重症肺炎、重症肺结核、特发性肺纤维化、大量胸腔积液和气胸等肺部广泛病变。

（2）伴随症状 有无发热、咳嗽咳痰、胸痛、咯血、神志改变、说话困难等表现。

（3）护理体检 评估要点：①意识状态：有无注意力不集中、烦躁不安、神志恍惚、谵妄或昏迷。②面容与表情：有无发绀、鼻翼翕动、张口呼吸或点头呼吸。③呼吸形态：是否有呼吸的频率、深度和节律异常：轻度呼吸衰竭时呼吸可深而快，严重呼吸衰竭时呼吸浅而慢；中枢神经性呼吸困难常出现慢而深的呼吸、潮式呼吸或间歇呼吸。④胸部评估：注意是否有桶状胸、过清音、双肺肺泡呼吸音减弱或消失，有无干、湿啰音等。

3. 辅助检查 动脉血气分析了解低氧血症和二氧化碳潴留的程度；肺功能测定了解肺功能的基本状态，明确肺功能障碍的程度和类型；胸部 X 射线检查、CT 检查等能确定病变的部位和性质等。

4. 心理和社会支持状况　患者呼吸困难，活动受限，是否引起患者紧张、抑郁、焦虑或恐惧，甚至对治疗失去信心。家属是否因对疾病认识不足及照顾能力有限而焦虑、恐慌。

【护理诊断/问题】

1. 气体交换受损　与呼吸道痉挛、呼吸面积减少、换气功能障碍有关。

2. 活动无耐力　与呼吸功能受损导致机体缺氧有关。

3. 睡眠形态紊乱　与呼吸困难影响睡眠有关。

【护理目标】

1. 患者呼吸困难程度减轻或消失。

2. 患者日常活动的耐力逐渐提高。

3. 患者睡眠状况改善。

【护理措施】

1. 一般护理

（1）环境与体位　提供安静、温度和湿度适宜、空气洁净的环境。如哮喘患者室内避免湿度过高，避免有过敏原，如尘螨、刺激性气体、花粉、羽绒被/服等。根据病情取坐位或半卧位，以改善通气，也可抬高床头或使用枕头、靠背架、跨床小桌等支撑物，以患者自觉舒适为原则。大量胸腔积液者，取患侧卧位。避免紧身衣服或过厚盖被而加重胸部压迫感。搬运患者时禁止背运，因背运时压迫胸腹部，影响呼吸。

（2）休息与活动　严重呼吸困难者，尽量减少活动；病情许可时，调整日常生活方式，合理安排休息和活动量，有计划地增加运动量，如室内走动、室外活动、散步、快走、慢跑、打太极拳、做体操等有氧活动，逐步提高肺活量和活动耐力。

（3）饮食护理　宜给予高热量、高蛋白、高维生素、高纤维素、清淡、易消化的饮食。避免过多产气的饮食，如汽水、啤酒、豆类、马铃薯、红薯等，防止腹胀，使膈肌抬高，加重呼吸困难。无心功能不全者充足饮水，保持大便通畅，防止便秘时用力大便，导致肺大泡破裂。

2. 病情观察　动态观察患者呼吸状况，判断呼吸困难类型及严重程度；观察皮肤黏膜有无发绀，判断缺氧的程度；有条件的可监测血氧饱和度、动脉血气变化，及时发现和解决患者异常情况。

3. 对症护理

（1）保持呼吸道通畅　根据病情选择合适的排痰方法，及时清除呼吸道分泌物及异物，正确使用支气管舒张剂，缓解因支气管痉挛造成的呼吸困难，必要时可行气管插管或气管切开等，保持气道通畅。

（2）合理氧疗　根据呼吸困难类型、严重程度不同，进行合理氧疗或机械通气，以缓解症状。严重缺氧，无二氧化碳潴留者，用面罩给予较高浓度（35%）吸氧，以尽快纠正缺氧；如果既有缺氧又有二氧化碳潴留，则给予鼻导管或鼻塞法持续低流量（1～2L/min）、低浓度（25%～29%）吸氧，因为此时潴留的二氧化碳无刺激呼吸中枢兴奋的作用，仅靠缺氧刺激呼吸中枢。慢性阻塞性肺疾病患者提倡每日持续10～15小时的长期家庭氧疗，这样不但能改善缺氧症状，还有助于降低肺循环阻力，减轻肺动脉高压和右心负荷。氧疗有效的指标为患者呼吸困难减轻、呼吸频率减慢、发绀减轻、心率减慢、活动耐力增加。

机械通气的护理参见本模块项目十二呼吸系统疾病常用诊疗技术的护理。

（3）呼吸功能训练　指导呼吸困难患者进行缓慢缩唇呼吸、腹式呼吸等训练呼吸肌，方法如下：

①缩唇呼吸：缩唇呼吸的技巧是通过缩唇形成的微弱阻力来延长呼气时间，增加气道压力，延缓气道塌陷。患者闭嘴经鼻吸气，然后通过缩唇（吹口哨样）缓慢呼气（图2-3）。吸气与呼气时间比为1∶2或1∶3，使气体能完全呼出。缩唇大小程度与呼气流量，以能使距口唇15～20cm处，与口唇等高点水平的蜡烛火焰随气流倾斜又不至于熄灭为宜。

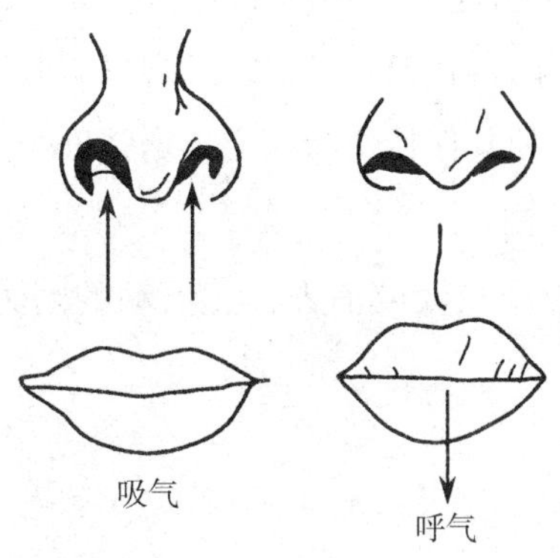

图2-3　缩唇呼吸

②腹式呼吸：患者可取立位、平卧位或半卧位，两手分别放于前胸部和上腹部。用鼻缓慢吸气时，膈肌最大程度下降，腹肌松弛，腹部凸出，手感到腹部向上抬起。呼气时用口呼出，腹肌收缩，膈肌松弛，膈肌随腹腔内压增加而上抬，推动肺部气体排出，手感到腹部下降（图2-4）。另外，可以在腹部放置小枕头、杂志或书锻炼腹式呼吸，如果吸气时，物体上升，证明是腹式呼吸。

缩唇呼吸和腹式呼吸可联合练习。缩唇呼吸和腹式呼吸每日训练3～4次，每次训练10～20分钟。缩唇呼吸和腹式呼吸增加能量消耗，因此指导患者在疾病恢复期进行训练。

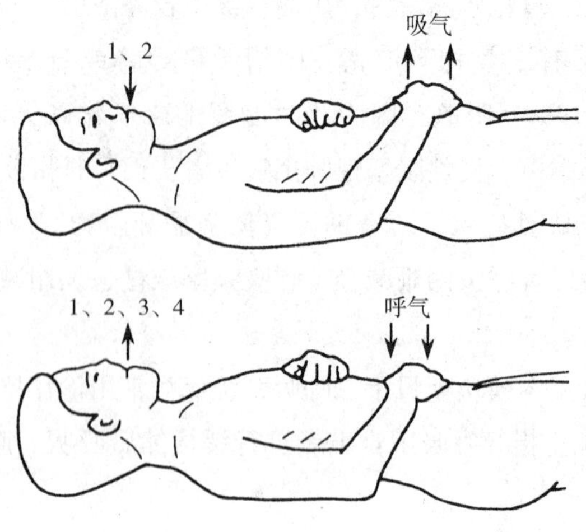

图 2-4 腹式呼吸

4. 用药护理　遵医嘱应用抗炎、解痉平喘、镇咳祛痰、使呼吸兴奋等药物，观察药物疗效和不良反应。

5. 心理护理　呼吸困难可引起患者烦躁不安、恐惧，而不良情绪反应可进一步加重呼吸困难。因此，医护人员应陪伴在患者身边，发现异常时可及时处理，向患者解释疾病的相关知识，适时安慰患者，使其保持情绪稳定，增强安全感。

【护理评价】

患者是否：①呼吸困难程度减轻或消失；②活动的耐力逐渐提高；③睡眠状况得到改善。

考纲摘要

1. 呼吸功能锻炼的方法及要领。
2. 根据呼吸困难的类型选择如何合理吸氧。

（三）咯血

咯血（hemoptysis）是指喉及其以下呼吸道或肺组织出血经口咳出。

【护理评估】

1. 健康史　常见的病因有：最常见的是肺结核，其次是支气管扩张，再次是支气管肺癌，肺炎、慢性支气管炎、慢性肺脓肿等也是常见咯血的病因。其他系统引起咯血的有风湿性心瓣膜病二尖瓣狭窄、急性肺水肿、肺梗死、血液病、系统性红斑狼疮等。

常见的诱因有：感染、劳累、吸入刺激性气体。

2. 身体状况

（1）咯血与呕血的鉴别　见表2-1。

表2-1　咯血与呕血的区别

项目	咯血	呕血
病因	肺结核、支气管扩张、支气管肺癌、风湿性心瓣膜病二尖瓣狭窄	消化性溃疡、肝硬化食管胃底静脉曲张
出血前症状	喉部痒感、胸闷、咳嗽等	上腹部不适、恶心、呕吐
出血方式	咯出	呕出，可为喷射状
血中混有物	痰、泡沫	食物残渣、胃液
pH 值	呈碱性	呈酸性
黑便	无，如咽下可有	有，呕血停止后仍持续数日

（2）评估咯血量　咯血量的多少与病因和病变范围有关，但与疾病严重程度不完全一致。根据咯血量，临床将咯血分为痰中带血、少量咯血（<100mL/d）、中等量咯血（100~500mL/d）、大量咯血（>500mL/d，或1次>300mL）。

（3）伴随症状　有无咳嗽咳痰、发热、呼吸困难、发绀、胸痛、神志改变等。

（4）护理体检　重点评估患者的意识状态、生命体征、面容与表情、皮肤黏膜温/湿度、咯血是否通畅、尿量、呼吸音等，以便及时发现各种并发症。有无以下并发症：①窒息：如大咯血过程中出现咯血量突然减少、气促、胸闷、烦躁不安、紧张，则为窒息先兆；如出现张口瞪目的恐惧表情、双手乱抓、大汗淋漓、颜面青紫、意识丧失，则为窒息的表现。窒息易发生于急性大咯血，极度衰弱无力咳嗽，应用镇静、镇咳药物及精神极度紧张的患者。②肺不张：表现为咯血后出现呼吸困难、胸闷、气促、发绀、局部呼吸音减弱或消失。③继发肺部感染：表现为咯血后发热，体温持续不退，咳嗽加剧，肺部干、湿啰音。④失血性休克：表现为大咯血后出现脉搏显著加快、血压下降、四肢湿冷、烦躁不安、尿少等。

3. 辅助检查　血常规检查可提示有无感染、贫血和出血性疾病；胸部X射线检查、CT检查、纤维支气管镜及组织活检，有助于确定病变的部位、性质和范围；痰液检查找病原体或脱落细胞，有助于明确咯血的病因。

4. 心理和社会支持状况　诊断不明的反复咯血或大咯血引起患者对病情预后的担心，患者和家属常表现出烦躁不安、焦虑和恐惧。患者或家属是否具备防止患者大咯血引起窒息及窒息急救的知识。

【护理诊断/问题】

1. 有窒息的危险　与大咯血致呼吸道血液滞留有关。

2. 焦虑或恐惧　与突然大咯血或反复咯血不止有关。

3. 潜在并发症 失血性休克。

【护理目标】

1. 患者呼吸平稳，无窒息发生。

2. 患者情绪稳定，自诉焦虑或恐惧减轻或消除。

3. 患者未发生并发症，或并发症被及时发现并有效处理。

【护理措施】

1. 一般护理

（1）休息与体位 保持病室安静、舒适，患者卧床休息，避免不必要的交谈，以减少肺活动，少量咯血可自行停止；大量咯血时绝对卧床休息，协助患者取患侧卧位，防止血液流入健侧影响通气。

（2）饮食护理 大量咯血者暂禁食，少量咯血者宜进食凉或温的流质饮食，避免刺激性食物或饮料，如辛辣食物、浓茶、咖啡、酒等；多饮水，多食富含纤维的食物，以保持大便通畅。防止用力大便使回心血量增多，肺循环压力增高而诱发咯血。

2. 病情观察 记录咯血量，定期监测生命体征及尿量，密切观察患者有无窒息或窒息先兆，有无肺不张、继发感染、失血性休克的表现。

3. 对症护理

（1）保持呼吸道通畅 医护人员陪伴在患者旁，安慰患者，消除其恐惧，防止患者因紧张、恐惧而屏气致声门痉挛，解释放松心情有利于止血，鼓励患者轻轻咳出积在气管内的血液。及时帮助患者去除污物，擦净血迹，及时用清水漱口或行口腔护理，保持口腔清洁、去除口腔异味，防止因口咽部异味刺激引起剧烈咳嗽而诱发再度咯血。高度紧张者可按医嘱酌情给予镇静剂，缓解紧张情绪。

（2）窒息的抢救 大咯血的患者，病床旁备好吸引器、氧气、气管切开包、止血药物、呼吸兴奋剂、升压药物等设备和药品。发现患者窒息时，立即将患者置于头低足高（30°~45°）俯卧位，头偏向一边，轻拍背部或刺激患者咽喉部以利血块排出，并迅速用手挖出或吸出口、咽、喉、鼻部血块，然后高流量吸氧，呼吸功能不良时用呼吸兴奋剂，无效时，配合医生行气管插管或气管切开，进行机械通气。

4. 用药护理 按医嘱应用止血药物，注意观察有无药物不良反应。垂体后叶素有血压升高、心绞痛发作、腹痛、流产等副作用，因此，高血压患者、冠心病患者、孕妇禁用。补充血容量时，速度不宜过快、量不宜过多，以免增高肺循环压力，再次引起血管破裂而咯血。

5. 心理护理 向患者及家属解释咯血的原因及诱因，安慰患者，消除其对咯血的顾虑，放松身心、避免屏气，及时轻咯出血块，增强治疗信心；及时清理和更换被血污染的衣物，消除一切不良刺激。

【护理评价】

患者是否：①呼吸平稳，无窒息发生；②情绪稳定，自诉焦虑或恐惧减轻或消除；③未发生并发症，或并发症被及时发现并有效处理。

考纲摘要

1. 咯血量的分类。
2. 大咯血患者的护理措施。
3. 窒息的表现及其抢救措施。

（四）胸痛

胸痛是各种刺激因素如缺氧、炎症、肌张力改变、肿瘤浸润、组织坏死及物理、化学因子等，刺激胸部的感觉神经产生痛觉冲动，传至大脑皮质的痛觉中枢而引起。

【护理评估】

1. 健康史　多数由胸部疾病、少数由其他部位的病变引起。呼吸系统疾病，如胸膜炎、自发性气胸、肺炎、支气管肺癌、胸膜肿瘤等；胸壁疾病，如带状疱疹、肋间神经炎、肋软骨炎及胸壁外伤等；心脏与大血管疾病，如心绞痛、急性心肌梗死、主动脉夹层、肺梗死等；纵隔疾病及其他疾病，如食管炎、纵隔肿瘤、膈下脓肿等。

2. 身体状况　评估胸痛的特点：胸膜炎常为隐痛、钝痛和尖锐刺痛，且在深呼吸和咳嗽时加重，屏气时减轻，可触到胸膜摩擦感或听到胸膜摩擦音；自发性气胸为突发的剧烈疼痛或撕裂样疼痛，伴干咳，叩之呈鼓音，呼吸音减弱或消失；肺癌多为胸部闷痛或隐痛，进行性加重；肺炎、肺结核出现的胸痛，伴有咳嗽、咳痰或呼吸困难，肺部可闻及干、湿啰音；食管炎引起的胸痛，多在吞咽时加剧；心绞痛一般在劳累或情绪激动后发生，于胸骨后中、上段或心前区，呈压榨样痛或闷痛。心绞痛一般持续数分钟或10多分钟，休息或含服硝酸甘油后缓解；心肌梗死则呈持续性疼痛，休息或含服硝酸甘油不缓解。

3. 辅助检查　胸部X射线检查或CT检查、血常规、心电图、心肌酶学检查等可协助病因诊断。

4. 心理和社会支持状况　疼痛发作时患者是否有烦躁、焦虑不安，诊断未明确之前是否有恐惧。家属是否因对疾病认识不足及照顾能力有限而焦虑、恐慌。

【护理诊断/问题】

胸痛：与病变累及壁层胸膜、胸壁组织或心肌缺血、缺氧有关。

【护理目标】

患者胸痛减轻或消失。

【护理措施】

1. 一般护理　胸痛的患者应患侧卧位休息，可减少肺和胸廓的运动而减轻胸痛。协助患者采取舒适的体位，一般胸膜和肺部病变，患侧卧位能减轻疼痛。向患者及家属介绍病情、治疗方法和治疗效果，消除患者的紧张、恐惧心理。

2. 病情观察　注意观察胸痛的部位、性质、时间、加重和缓解因素，分析胸痛的原因，注意生命体征，有无发绀、呼吸困难、咳嗽、心悸等。

3. 对症护理　缓解疼痛：①指导患者减轻疼痛的方法：欣赏音乐、看电视、局部按摩、穴位按压等，以分散其对疼痛的注意力。②制动止痛：胸部活动引起疼痛加剧者，限制疼痛部位的呼吸活动止痛。如用 15cm 宽的胶布，在患者深呼气末固定疼痛部位，前后均超过中线；在咳嗽、深呼吸、活动时，用手按压疼痛部位以制动。③药物止痛：疼痛剧烈或持续而影响休息时可按医嘱用肋间神经封闭疗法止痛，也可适当应用镇痛药物或镇静药物。④心血管疾病引起的胸痛，绝对卧床休息，吸氧，心绞痛者给予硝酸甘油含服止痛。

4. 用药护理　严格按医嘱给予止痛药物，注意其疗效和不良反应。不滥用止痛药物，防止延误病情，防止患者产生依赖性或成瘾性。

5. 心理护理　及时向患者说明胸痛的原因及处理措施，鼓励患者说出胸痛的感受并给予支持和引导，以取得患者信任；指导患者掌握转移注意力的技巧，调整情绪，消除顾虑，配合治疗。

【护理评价】

患者是否胸痛减轻或消失。

项目二　急性呼吸道感染

【学习目标】

1. 掌握急性呼吸道感染患者的临床表现、护理诊断和护理措施。
2. 熟悉急性呼吸道感染患者的病因、辅助检查和治疗要点。
3. 了解急性呼吸道感染患者的发病机制、诊断要点。

案例导入

患者，女，28 岁，3 天前淋雨后出现打喷嚏、流泪、鼻塞、流涕，初为清水样，3 天后鼻涕变稠，同时伴有畏寒、头痛、咽痛。查体：体温 37.2℃、脉搏 78

次/分、呼吸 15 次/分、血压 120/80mmHg，外周血白细胞计数 4×10^9/L，淋巴细胞比例 45%。

问题：1. 该患者最可能的医疗诊断是什么？诊断依据是什么？

2. 该病的病程一般为多长时间？

3. 该患者有可能出现哪些并发症？

4. 针对该病，如何治疗和护理？

急性呼吸道感染（acute respiratory infection，ARI）是指病毒或细菌感染、物理化学性刺激或过敏因素等对鼻腔、咽喉部、气管-支气管黏膜所造成的急性炎症。根据病变部位及临床特点，可将急性呼吸道感染分为急性上呼吸道感染和急性气管-支气管炎。

一、 急性上呼吸道感染

急性上呼吸道感染（acute upper respiratory infection）俗称上感，是指病变局限于鼻腔、咽喉部的急性炎症，是常见的一种传染性疾病。一般病情比较轻，病程短，预后良好。但由于发病率高，不仅影响工作和生活，还可引起严重的并发症，且具有一定的传染性，所以应积极防治。

【病因与发病机制】

急性上呼吸道感染 70%~80%由病毒所致，常见鼻病毒、流感病毒、副流感病毒、腺病毒、呼吸道合胞病毒、柯萨奇病毒、埃可病毒等，20%~30%由细菌引起，以口腔定植菌溶血性链球菌多见，其次为流感嗜血杆菌、肺炎链球菌和葡萄球菌等。当机体或呼吸道局部防御功能降低（如受凉、淋雨、过度疲劳等）时，原已存在于上呼吸道或从外界侵入的病毒或细菌可迅速繁殖，引起本病。尤其是老幼体弱、免疫功能低下或有慢性呼吸道疾病如鼻窦炎、扁桃体炎者更易患本病。

考纲摘要

急性上呼吸道感染最常见的病原体。

【临床表现】

1. 普通感冒　普通感冒（common cold）俗称伤风，又称急性鼻炎，以鼻咽部卡他症状为主要表现。本病一年四季均可发病，以冬春季为多。成人多数由鼻病毒引起，次为副流感病毒、呼吸道合胞病毒等。患者常有受凉史，潜伏期为数小时至 3 日，起病较急，初期有咽干、咽痒或烧灼感，发病同时或数小时后，可有喷嚏、鼻塞、流清水样鼻涕，2~3

日后变稠，并有咽痛、头痛、流泪、味觉迟钝、呼吸不畅、声嘶、咳嗽等。有时由于咽鼓管炎使听力减退，一般无发热及全身症状，或仅有低热，一般不超过38℃，严重者有轻度畏寒和头痛等。如无并发症，一般5~7日痊愈。检查可见鼻腔黏膜充血、水肿、有分泌物，咽部轻度充血等体征。

知识链接

流　感

流行性感冒简称流感，是由流感病毒引起的一种常见的急性呼吸道传染病，以冬春季多见，临床以高热、乏力、头痛、全身酸痛等全身中毒症状重而呼吸道卡他症状较轻为特征，流感病毒容易发生变异，传染性强，常引起流感的流行。如禽流感、甲型H1N1流感等。

2. 急性病毒性咽炎和喉炎　急性病毒性咽炎多由鼻病毒、腺病毒、副流感病毒和呼吸道合胞病毒等引起。临床特征为咽部发痒和灼热感，咽痛及咳嗽少见。当有咽下疼痛时，常提示有链球菌感染。腺病毒感染时可伴有咽结膜炎。检查可见咽部明显充血、水肿，颌下淋巴结肿大且触痛。

急性病毒性喉炎多由鼻病毒、流感病毒及腺病毒等引起。临床特征为声嘶、讲话困难、咳嗽时疼痛，常有发热。检查可见喉部水肿、充血，局部淋巴结轻度肿大和触痛，有时可闻及喉部喘息声。

3. 急性疱疹性咽峡炎　多由柯萨奇病毒A引起，常于夏季发作，儿童多见。表现为明显咽痛、发热，病程约7日。检查可见咽充血，软腭、悬雍垂、咽及扁桃体表面有灰白色疱疹及浅表溃疡，周围有红晕。

4. 急性咽结膜热　多由腺病毒、柯萨奇病毒等引起，常发生于夏季，在游泳时传播，儿童多见。表现为发热、咽痛、畏光、流泪等，病程4~6日。检查可见咽及结膜明显充血。

5. 急性细菌性咽-扁桃体炎　多由溶血性链球菌引起。起病急，有明显咽痛、畏寒、发热，体温可达39℃以上。检查可见咽部明显充血，扁桃体肿大、充血，表面有脓性分泌物，颌下淋巴结肿大、压痛。

【并发症】

可并发急性鼻窦炎、中耳炎、气管-支气管炎。部分患者可继发风湿热、肾小球肾炎、病毒性心肌炎等。

【辅助检查】

1. 血象　病毒感染者，白细胞计数正常或偏低，淋巴细胞比例升高；细菌感染者，白细胞计数和中性粒细胞增多，以及核左移现象。

2. 病毒和细菌检测　必要时可用免疫荧光法、酶联免疫吸附法、血清学检查或病毒分离等方法确定病毒类型；细菌培养和药物敏感试验可帮助细菌感染的诊断和治疗。

【诊断要点】

有受凉或与上感患者接触史；有鼻咽部的症状、体征；结合血常规及胸部X射线检查可做出临床诊断。病毒分离、血清学检查和细菌培养等明确病原体。

【治疗要点】

目前尚无特异性治疗药物。一般以对症治疗为主，辅以中医治疗，防止继发细菌感染。

1. 对症治疗　伪麻黄碱可减轻鼻塞；抗组胺药可减轻流涕、喷嚏；右美沙芬、喷托维林可用于干咳；氨溴索、溴己新可用于祛痰。必要时应用解热镇痛药可缓解头痛、发热、全身肌肉酸痛等。

2. 病因治疗　目前尚无特异抗病毒药物。三氮核苷（利巴韦林）、吗啉胍、阿昔洛韦等对某些病毒有一定疗效。由于常并发细菌感染，临床可根据病原体和药敏试验选用抗菌药物，如青霉素类、头孢菌素类、氨基糖苷类、大环内酯类等。

3. 中医治疗　常用具有清热解毒和抗病毒作用的中药，如正柴胡饮、板蓝根冲剂、感冒清热冲剂、小柴胡冲剂、银翘解毒片等。外感风寒者，可选用荆防败毒散、香苏饮等；外感风热者，可选用银翘散、桑菊饮等。

【护理诊断/问题】

1. 舒适的改变　鼻塞、流涕、咽痛、头痛与病毒、细菌感染有关。

2. 体温过高　与病毒、细菌感染有关。

3. 知识缺乏　缺乏疾病预防保健知识。

【护理措施】

1. 一般护理

（1）环境和休息　保持室内一定的温度、湿度和空气流通。注意休息和个人卫生。注意隔离患者，减少探视，患者外出戴口罩，避免交叉感染。

（2）饮食护理　给予清淡、高热量、丰富维生素、易消化食物，鼓励患者每日保持足够的饮水量，避免刺激性食物，忌烟、酒。

（3）口腔护理　防止发热患者因唾液分泌减少，机体抵抗力下降，引起口腔感染。鼓励患者多喝水，可用淡盐水含漱，以清洁口腔，保持口腔湿润和舒适。

2. 病情观察　发热患者应观察体温变化和热型。是否有并发症的症状出现，如出现耳痛、耳鸣、听力下降、外耳道流脓等提示并发中耳炎；出现发热、咳嗽、咳痰应考虑并发下呼吸道感染；恢复期出现胸闷、心悸、眼睑水肿、腰痛或关节痛等，提示并发心肌炎、肾炎、风湿热等。

3. 用药护理　遵医嘱用药且注意观察药物不良反应。使用抗生素药物时应详细询问过敏史，静脉滴注时速度不宜过快；应用退热药时应防止虚脱和受凉；年老体弱者不用强退热药，以防大量出汗导致虚脱。

4. 心理护理　向患者讲解上感的病因、诱因、临床表现、并发症及防治措施，正确认识和对待疾病，及时处理，放松身心，消除不良情绪。

【健康教育】

1. 疾病知识指导　指导患者和家属了解引起本病的病因、诱因和防治原则等，避免诱发因素，如避免受凉、淋雨；避免与感冒患者的接触；避免过度疲劳及酗酒等；在感冒流行季节尽量少去公共场合，防止交叉感染。注意呼吸道隔离，防止交叉感染，必要时给予相关的疫苗预防。药物治疗后症状不缓解，或出现耳鸣、耳痛、外耳道流脓等中耳炎症状，或恢复期出现胸闷、心悸、眼睑水肿、腰酸或关节痛者，应及时就诊。

2. 日常生活指导　生活有规律，避免过度劳累。注意劳逸结合，坚持有规律的合适的身体锻炼、坚持冷水浴，提高机体抵抗力，增强耐寒能力。保持室内空气新鲜、阳光充足；少去人群密集的公共场所，室内用食醋熏蒸，外出戴口罩，避免寒冷空气的刺激，减少传染机会。

考纲摘要

急性上呼吸道感染患者的并发症；预防措施。

二、 急性气管-支气管炎

急性气管-支气管炎（acute trachea-bronchitis）是指气管-支气管黏膜的急性炎症，也可由急性上呼吸道感染迁延而来。临床主要表现为咳嗽和咳痰。多见于寒冷季节或气候突变时。

【病因与发病机制】

感染是最主要的病因，过度劳累、受凉是常见诱因。

1. 感染　大多由急性上呼吸道感染迁延而来，以病毒、细菌感染多见。近年来支原体和衣原体感染者有所上升。

2. 理化因素　过冷空气、粉尘、刺激性气体或烟雾（氨气、氯气、二氧化硫等）的吸入可引起本病。

3. 过敏反应　花粉、有机粉尘、真菌孢子等的吸入；钩虫、蛔虫的幼虫移行至肺；或对细菌蛋白质的过敏等，可导致本病。

上述因素刺激使气管、支气管黏膜充血和水肿、纤毛上皮细胞损伤脱落、腺体肥大、分泌物增加，并有淋巴细胞和中性粒细胞浸润。

【临床表现】

主要表现为咳嗽、咳痰。本病起病较急，常先有鼻塞、流涕、咽痛、声嘶等急性上呼吸道感染症状，初为干咳或少量黏液痰，随后痰量增多，咳嗽加剧，偶伴血痰。如支气管发生痉挛，可出现程度不等的胸闷、气促。咳嗽和咳痰可延续 2~3 周才消失，如迁延不愈，可演变为慢性支气管炎。

体检无明显阳性体征。两肺可闻及散在干、湿啰音，咳嗽后啰音可减轻或消失。

【辅助检查】

病毒感染时，白细胞计数多正常；细菌感染较重时，白细胞计数和中性粒细胞增高。痰涂片或培养可发现致病菌。胸部 X 射线检查多无异常，或仅有肺纹理增粗。

【诊断要点】

根据急性上呼吸道感染后出现咳嗽、咳痰等症状，体检两肺有散在干、湿啰音，胸部 X 射线检查正常或仅有肺纹理增粗，可做出临床诊断。病毒和细菌检查可明确病因诊断。

【治疗要点】

治疗原则是止咳、祛痰、平喘和控制感染。

1. 病因治疗　细菌感染时首先选用青霉素类、大环内酯类、喹诺酮类抗生素，必要时可用头孢类抗生素。以口服为主，必要时可注射用药。

2. 对症治疗　剧烈干咳者，可选用喷托维林、右美沙芬及可待因。有痰患者则不宜给予可待因等强力镇咳药，可用复方甘草合剂或溴己新兼顾止咳和化痰。喘息时可加氨茶碱等平喘药。中药止咳、平喘亦有一定效果，可适当选用。

【护理诊断/问题】

1. 清理呼吸道无效　与呼吸道感染、痰液黏稠有关。

2. 体温过高　与呼吸道炎症有关。

【护理措施】

参见本模块项目一中“咳嗽与咳痰”的护理。

参见本模块本项目“急性上呼吸道感染”的护理。

考纲摘要

1. 急性气管-支气管炎患者的临床表现。
2. 急性气管-支气管炎患者痰液黏稠时首要的护理问题。
3. 急性气管-支气管炎患者的护理措施。

项目三 肺 炎

【学习目标】

1. 掌握肺炎球菌性肺炎的临床表现、治疗原则和护理措施。
2. 熟悉肺炎的分类及各型肺炎的临床特点、辅助检查、治疗要点和护理诊断。
3. 了解各型肺炎的发病机制、诊断要点。

案例导入

患者，女，30岁。两日前淋雨受凉后没在意，今天突然寒战、发热、咳嗽、咳铁锈色痰、右侧胸痛，遂急入院就诊。体格检查：体温39.3℃、脉搏98次/分、呼吸19次/分、血压130/80mmHg；右下肺叩诊浊音，听诊可闻及湿啰音和支气管呼吸音；外周血白细胞计数12×10^9/L，中性粒细胞比例85%；胸部X射线检查显示右下肺有大片高密度阴影。初步诊断：右下肺炎。入院后给予抗炎、化痰治疗，患者目前精神欠佳，睡眠差，多次提及牵挂女儿，要求早日出院。

问题：1. 初步诊断这是什么疾病？诊断依据是什么？
2. 治疗首选药物有哪些？疗程是多长？
3. 该患者会出现感染性休克吗？如何观察及抢救？
4. 该患者首要的护理诊断是什么？

一、 概述

肺炎（pneumonia）是指终末气道、肺泡和肺间质的炎症，可由多种病原体、理化因素、过敏因素等引起。肺炎是呼吸系统常见病，在我国每年约有250万例肺炎发生，12.5万人因肺炎死亡，在各种致死病因中居第5位。肺炎的发病率和病死率增高，与社会人口老龄化、病原体的变迁、病原学诊断困难、免疫功能低下、院内感染、不合理应用抗生素引起细菌耐药性增高等有关。老年人或免疫功能低下者并发肺炎时病死率尤高。

【病因与分类】

肺炎可按病因、患病环境或解剖部位分类。为指导治疗，一般都按病因分类，以感染为最常见病因，如细菌、病毒、真菌、寄生虫等，其中细菌感染最常见。

1. 按病因分类

（1）细菌性肺炎　如肺炎球菌、金黄色葡萄球菌、甲型溶血性链球菌、肺炎克雷白杆菌、流感嗜血杆菌、绿脓杆菌等。

（2）非典型病原体所致的肺炎　如军团菌、支原体、衣原体等。

（3）病毒性肺炎　如冠状病毒、腺病毒、呼吸道合胞病毒、流感病毒等。

（4）真菌性肺炎　如白色念珠菌、曲霉菌、放线菌等。

（5）其他病原体所致的肺炎　如立克次体、弓形虫、原虫和寄生虫等。

（6）理化因素所致的肺炎　如放射性、化学性肺炎等。

2. 按肺炎的获得环境分类

（1）社区获得性肺炎（community acquired pneumonia，CAP）　指在医院外罹患的感染性肺实质炎症，包括具有明确潜伏期的病原体感染而在入院后平均潜伏期内发生的肺炎。致病菌以肺炎球菌（约 40%）最为多见。

（2）医院内获得性肺炎（hospital acquired pneumonia，HAP）　指患者在入院时既不存在、也不处于潜伏期，而是住院 48 小时后发生的感染，包括原有感染但在住院期间发生新的感染。其中以呼吸机相关性肺炎最多见，治疗、预防较困难。口咽部定植菌误吸是 HAP 主要的发病机制。致病菌以革兰阴性杆菌（大肠杆菌、肺炎杆菌、绿脓杆菌等）和金黄色葡萄球菌、肺炎链球菌、表皮葡萄球菌最常见，多为混合感染。目前，细菌耐药问题与对策已成为该类肺炎防治的热点。

3. 按解剖分类

（1）大叶性（肺泡性）肺炎　以肺炎链球菌感染最常见。主要表现为肺实质炎症，通常不累及支气管。炎症始于肺泡，经肺泡间孔（Cohn 孔）向其他肺泡扩散，致使部分或整个肺段、肺叶发生炎症改变。

（2）小叶性（支气管）肺炎　由细菌、病毒、支原体等引起。病原体经支气管入侵，引起细支气管、终末细支气管及肺泡的炎症。常继发于其他疾病，由于支气管腔内有分泌物，常可闻及湿啰音。

（3）间质性肺炎　由病毒、支原体、衣原体、细菌或肺孢子菌等引起。以肺间质的炎症为主，包括支气管壁、支气管周围间质组织及肺泡壁的炎症。由于病变在肺间质，呼吸道症状较轻，异常体征较少。多见于麻疹和慢性支气管炎患者。

考纲摘要

肺炎的分类及其特点。

【发病机制】

正常的呼吸道免疫防御机制可使气管隆凸以下的呼吸道保持无菌。病原体和宿主两个因素决定肺炎是否发生。当机体免疫防御功能下降时，致病菌可入侵下呼吸道，并在肺泡内繁殖，导致肺泡毛细血管充血、水肿，肺泡内纤维蛋白渗出和炎性细胞浸润，从而产生不同程度的临床症状和体征。除金黄色葡萄球菌、铜绿假单胞菌和肺炎克雷白杆菌等可引起肺组织坏死性病变易形成空洞外，一般肺炎治愈后，肺的结构和功能均可恢复正常。

【临床表现】

1. 常见的症状　发热、咳嗽、咳痰，痰多为脓性或脓血；有呼吸困难与缺氧的表现；严重者可出现神志和血压改变，如烦躁、嗜睡、表情淡漠、血压下降，甚至休克。

2. 体征　可有鼻翼翕动，胸部三凹征；有呼吸频率、节律异常；胸部叩诊实音或浊音；肺泡呼吸音减弱或消失、异常支气管呼吸音、干湿啰音、胸膜摩擦音等。

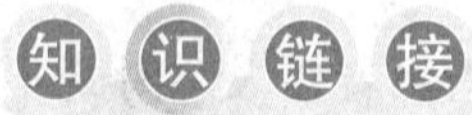

异常支气管呼吸音与湿啰音

异常支气管呼吸音：在正常肺泡呼吸音区域听到支气管呼吸音，即为异常支气管呼吸音，又称管状呼吸音。见于大叶性肺炎实变、肺纤维化、肺不张、肺内巨大空洞与支气管相通。总之，肺组织实变（声音传导良好）及肺空洞（声音产生共鸣）是产生异常支气管呼吸音的病理基础。

湿啰音：产生机制：①气流通过呼吸道内稀薄分泌物形成的水泡破裂所产生的声音。②因病变而关闭的中小支气管或肺泡因间质渗液而黏合力增强，或由于炎症使肺泡弹性减退，以致呼气时相互黏合、萎陷而呈闭合状态。吸气时突然开放，产生爆裂样声音。听诊特点：①有呼吸音以外的附加音；②呈一连串不连续的水泡破裂音；③多出现于吸气时，或在吸气终末更清楚，少数可出现于呼气早期；④部位固定（由于重力关系，多在肺底听到）；⑤性质不易变；⑥中、小水泡音可同时存在；⑦咳嗽后可减轻或消失。

【诊断要点】

1. 症状和体征　一般急性起病，以咳嗽、咳痰常见，多有发热，或伴咯血、胸痛、呼吸困难。早期无明显体征，典型体征为肺实变体征、湿啰音。

2. 胸部X射线检查　胸部X射线检查是诊断肺炎的重要手段，如呈肺叶、段分布的炎性浸润影，提示为细菌性肺炎；非均匀浸润，沿支气管分布呈斑片状或条索状阴影，提示为支气管肺炎；肺下部的不规则条索状阴影，多为间质性肺炎；空洞性浸润，常见于葡萄球菌或真菌感染。

3. 实验室检查　细菌性肺炎可见白细胞计数和中性粒细胞增高，并有核左移，或细胞内见中毒颗粒等，年老体弱、酗酒、免疫功能低下者白细胞计数可不增高或降低，但中性粒细胞比例仍高。而其他类型肺炎白细胞计数可无明显变化。

4. 病原学检查　痰涂片革兰染色有助于初步诊断，但应在漱口后取深部咳出的痰液送检以免受咽喉部定植菌污染，或经纤维支气管镜取标本。痰液细菌培养的诊断敏感性和特异性较高。必要时做血液、胸腔积液细菌培养，以明确诊断。同时可行药敏试验指导用药。

5. 血清学检查　特异性抗体测定有助诊断。补体结合试验适用于衣原体感染。间接免疫荧光抗体检查多用于军团菌肺炎等。

【护理诊断/问题】

1. 气体交换受损　与通气和换气功能障碍有关。

2. 清理呼吸道无效　与气道分泌物多、胸痛、痰液黏稠、疲乏等有关。

3. 体温过高　与致病菌引起感染有关。

4. 潜在并发症　感染性休克。

【护理措施】

1. 一般护理

(1) 环境和休息　保持病室阳光充足、通风、清洁、安静、舒适，室温在18~20℃，湿度以55%~60%为宜。患者要注意保暖，避免受凉，避免烟雾及灰尘的刺激。环境应保持安静，保证患者充分休息。胸痛患者宜采取患侧卧位。

(2) 饮食护理　发热患者应给予高热量、高蛋白质、富含维生素、易消化的流质或半流质饮食。补充足量水分（2~3L/d）。食欲差或不能进食者，可静脉补液，但心脏病患者或老年人应注意补液速度，防止急性肺水肿的发生。有明显麻痹性肠梗阻或胃扩张时，应暂时禁食、禁水，给予胃肠减压，直至肠蠕动恢复。

(3) 口腔护理　高热患者因唾液分泌减少，口腔黏膜干燥，应鼓励患者经常漱口或用漱口液清洁口腔，口唇疱疹者局部涂液状石蜡或抗病毒软膏，防止继发感染。

2. 病情观察　监测患者体温、呼吸、脉搏、血压、皮肤黏膜颜色和意识状态，做好记录；观察痰液颜色、性质、气味和量，如肺炎链球菌肺炎呈铁锈色痰，克雷白杆菌肺炎典型痰液为砖红色胶冻状，厌氧菌感染者痰液多有恶臭味等；重症及老年患者应密切观察神志及尿量变化，注意观察有无血压下降、脉压减小、发绀、四肢厥冷、心动过速、体温不升或高热、尿量减少、表情淡漠、神志模糊、烦躁不安等休克征象，如有应及时通知医生，准备药品，配合抢救，并监测动脉血气分析结果。

3. 对症护理　咳嗽、咳痰患者应指导其有效咳嗽，协助其排痰，痰液黏稠不易咳出、年老体弱者，可给予翻身、拍背、雾化吸入等措施，遵医嘱应用祛痰剂。呼吸急促伴发绀者，应给予流量2~4L/min的氧疗。寒战时注意保暖，适当增加衣服或被褥。高热时采用物理降温，如酒精擦浴或冰袋、冰帽冷敷等，预防惊厥，降温不宜过快，防止虚脱。尽量不用阿司匹林或其他解热药，以免大汗、脱水和干扰热型观察。大量出汗者应及时协助擦汗、更换衣服及被褥，并注意保持皮肤的清洁干燥，同时避免受凉。胸痛者，可采取侧卧位，或用宽胶布固定胸廓，减轻疼痛，必要时可用少量可待因。

4. 感染性休克抢救配合

（1）体位和吸氧　取抬高头胸部20°，抬高下肢约30°的仰卧中凹位，有利于呼吸和静脉血回流，增加心输出量。尽量减少搬动。高流量吸氧，维持PaO_2>60mmHg，改善组织器官的缺氧状况。

（2）扩充血容量　扩充血容量是抗休克的基本措施。尽快建立两条静脉通道，遵医嘱给予低分子右旋糖酐或平衡盐液，以维持有效血容量，降低血液黏稠度，防止弥散性血管内凝血（DIC）。随时观察患者生命体征、意识状态、尿量、尿比重、血细胞比容等。输液速度应先快后慢，输液量宜先多后少，可监测中心静脉压来调整补液的量和速度。扩充血容量以收缩压>90mmHg，脉压>30mmHg；尿量>30mL/h；脉率<100次/分；中心静脉压≤10cmH_2O；患者口唇红润、肢端温暖为宜。

（3）纠正水、电解质和酸碱失衡　监测和纠正钾、钠、氯和酸碱失衡。有明显酸中毒时应用5%碳酸氢钠静滴，因其配伍禁忌较多，宜单独输入。

（4）血管活性药物　在扩充血容量和纠正酸中毒后，末梢循环仍无改善时可输入多巴胺、酚妥拉明、间羟胺（阿拉明）等血管活性药物。应单独一路静脉输入，以便根据血压随时调整滴速，维持收缩压在90~100mmHg，以保证重要器官的血液供应，改善微循环。注意防止液体溢出血管外，引起局部组织坏死和影响疗效。

（5）控制感染　联合使用有效广谱抗生素，注意观察药物疗效和不良反应。

（6）糖皮质激素　病情严重者，经以上药物治疗仍不能控制的，应使用大剂量糖皮质激素，以解除血管痉挛，改善微循环，稳定溶酶体膜以防止酶的释放，从而达到抗休克的作用。常用氢化可的松或地塞米松加入葡萄糖液中静脉滴注。

5. 用药护理　遵医嘱使用抗生素，观察疗效和不良反应。应用青霉素类和头孢类要防止过敏反应；喹诺酮类药可影响骨骼的发育，因此儿童不宜应用，偶见皮疹、恶心，极少数患者可诱发精神症状；氨基糖苷类抗生素有肾、耳毒性，老年人或肾功能减退者应特别注意观察是否有尿量减少或蛋白尿，是否有耳鸣、头昏、唇舌发麻等不良反应出现。

6. 心理护理　急性期患者常因担心病情恶化而出现情绪急躁，应以诚恳和蔼的态度耐心向患者讲解疾病相关知识，解释各种检查、治疗和护理的目的，消除患者紧张、焦虑等不良情绪，使患者产生信任感和安全感，以便积极主动配合各项操作治疗，促进疾病的迅速康复。

【健康教育】

1. 疾病知识指导　向患者介绍有关肺炎的基本知识，避免诱因，如受凉，淋雨、过度劳累、吸烟、酗酒等，有皮肤感染灶者应及时治疗。向患者解释有关药物的疗效及不良反应，告诉患者不能自行停药或减量，定期复查。

2. 日常生活指导　加强营养，保证充足的休息与睡眠时间，劳逸结合，避免过度劳累，以增强机体的抵抗力。平时应注意锻炼身体，尤其要加强耐寒锻炼，并协助制订和实施锻炼计划。根据天气变化随时增减衣服，积极避免各种诱发因素，防治上呼吸道感染，必要时进行预防接种。

考纲摘要

1. 根据痰液颜色、性状判断感染的病原菌。
2. 肺炎患者高热时的饮食护理。
3. 休克型肺炎的抢救措施。

二、肺炎链球菌肺炎

肺炎链球菌肺炎（streptococcus pneumonia）或称肺炎球菌肺炎（pneumococcal pneumonia)，是由肺炎链球菌引起的急性肺部感染，是社区获得性肺炎中最常见的一种，约占半数以上。本病主要为散发，以冬季及初春高发。多见于无基础疾病的青壮年人、老年人、婴幼儿，男性较多见。典型表现为起病急骤、寒战、高热、咳嗽、咳铁锈色痰、胸痛。因抗生素及时有效的应用，典型的大叶性肺炎已少见。

【病因与发病机制】

肺炎链球菌是革兰染色阳性球菌，不产生毒素，其毒力大小与其荚膜中多糖结构及含量有关。肺炎链球菌是寄居在上呼吸道的正常菌群，当机体防御机制受损时，毒力较强的细菌入侵下呼吸道，在肺泡内繁殖滋长，引起肺泡壁水肿，白细胞和红细胞渗出，渗出液含有细菌，经 Cohn 孔向肺的中央部分蔓延，累及整个肺叶或肺段而致肺炎，叶间分界清楚。易累及胸膜而致渗出性胸膜炎。老年人和婴幼儿可由支气管播散形成支气管肺炎。典型病理分期有充血期、红色肝变期、灰色肝变期和消散期，目前典型的病理分期也很少见。本病病变消散后肺组织结构无损坏，不留纤维瘢痕，极少数患者由于机体反应性差，纤维蛋白不能完全吸收，甚至产生成纤维细胞，称为机化性肺炎。

【临床表现】

1. 症状

（1）前驱症状或诱因　多数患者在发病前有受凉、淋雨、醉酒、劳累、精神刺激、癫痫发作、病毒感染等诱因，常伴有上呼吸道感染的前驱症状。

（2）全身感染中毒症状　起病急，有寒战、高热，体温在数小时内升到39~40℃，以下午或傍晚时明显，呈稽留热，可伴头痛、全身肌肉酸痛、口角或鼻周单纯疱疹。

（3）呼吸系统症状　呼吸困难，如肺实变广泛，因呼吸面积减少而缺氧，引起气急和发绀；咳嗽，初期为干咳，之后出现黏液性脓痰，有时含血丝或血块，24~48小时后呈铁锈色，与肺泡内浆液渗出及红细胞、白细胞渗出有关。患侧胸痛，呈针刺样，因炎症累及胸膜所致，咳嗽或深吸气时加重，迫使患者取患侧卧位，下叶肺炎可刺激膈胸膜，疼痛可放射至肩部或下腹部，易被误诊为急腹症、心绞痛或心肌梗死。

（4）其他症状　部分患者出现恶心、呕吐、腹胀、腹泻和黄疸等消化道症状。

2. 体征　急性病容，鼻翼翕动，面颊绯红，口角和鼻周可有单纯疱疹。早期肺部无明显异常体征。之后典型肺实变体征，患侧呼吸运动减弱，触觉语颤增强，叩诊浊音或实音，听诊呼吸音降低，有湿啰音或管状呼吸音。

【辅助检查】

1. 血常规　细菌感染时，白细胞计数升高到（10~20）$\times10^9$/L，中性粒细胞比例增多（>80%），伴核左移，细胞内可见中毒颗粒。免疫功能低下者仅有中性粒细胞增多。

2. 病原学检查　痰直接涂片做革兰染色及荚膜染色镜检，如有革兰染色阳性、带荚膜的双球菌或链球菌，可初步诊断。痰培养24~48小时可确定病原体。高热患者应做血培养。聚合酶链反应（PCR）检测和荧光标记抗体检测可提高病原学诊断水平。

3. 胸部X射线检查　典型表现为肺叶或肺段均匀的高密度阴影。累及胸膜时，可见胸腔积液征，一般起病3~4周后才完全消散。

【诊断要点】

根据典型症状和体征，结合胸部X射线检查，可做出初步诊断。病原学检查是本病确诊的主要依据。

【治疗要点】

1. 抗菌药物治疗　一旦诊断即用抗生素治疗。首选青霉素G，用药剂量和途径视病情、有无并发症而定。对青霉素过敏或耐药者，可用喹诺酮类抗生素、头孢菌素类抗生素等。疗程一般为14日，或在热退后3日停药，或由静脉用药改为口服，维持数日。

2. 支持疗法　注意卧床休息，补充富含营养的食物，多饮水，每日1~2L；发热者进行物理降温，慎用退热药；明显腹胀者可用腹部热敷和肛管排气；烦躁不安、谵妄、失眠者给予地西泮5mg肌内注射或水合氯醛1~1.5g保留灌肠，禁用抑制呼吸的镇静药；发绀、呼吸困难者应吸氧；有感染性休克时应及时补充血容量、抗感染、吸氧、纠正酸中毒和使用血管活性药物。

考纲摘要

1. 肺炎链球菌肺炎患者的临床表现。
2. 肺炎链球菌肺炎的辅助检查、治疗原则。
3. 肺炎链球菌肺炎的护理措施。

三、葡萄球菌肺炎

葡萄球菌肺炎（staphylococcal pneumonia）是指葡萄球菌引起的肺部急性化脓性感染。本病病情较重，细菌耐药率高，若治疗不当，病死率较高。常发生于有基础疾病，如糖尿病、血液病、慢性肝病、获得性免疫缺陷综合征及其他慢性消耗性疾病患者，长期应用糖皮质激素、抗肿瘤药物和其他免疫抑制剂者，长期应用广谱抗生素而致体内菌群失调者及静脉应用毒品者均为易感人群。

【病因与发病机制】

葡萄球菌为革兰染色阳性球菌，可分为凝固酶阳性的葡萄球菌（主要为金黄色葡萄球菌，简称金葡菌）和凝固酶阴性的葡萄球菌（如表皮葡萄球菌）。感染多由致病力强的金葡菌引起，致病物质主要是毒素和酶，具有溶血、坏死、杀白细胞和致血管痉挛等作用。

葡萄球菌的感染途径主要有两种：一种为继发于呼吸道感染，常见于儿童流感或麻疹后；另一种为血源性感染，是来自皮肤感染灶（痈、疖、伤口感染、蜂窝织炎）或静脉导管置入污染，葡萄球菌经血液循环到肺部，引起肺炎、组织坏死并形成单个或多发肺脓肿。医院获得性肺炎中葡萄球菌感染所占的比例较高，由耐甲氧西林金黄色葡萄球菌导致者在治疗上较为困难。

【临床表现】

1. **症状** 多数起病急骤，寒战，高热，体温高达 39～40℃，胸痛，咳嗽，咳脓痰、量多、带血丝或呈脓血状、无臭味。通常全身中毒症状突出，表现为衰弱、乏力、大汗、全身关节肌肉酸痛。病情严重者可早期出现周围循环衰竭。血源性感染者、老年人、伴有慢性病者及医院获得性肺炎患者临床表现多不典型，起病较缓慢，体温逐渐上升，痰量少。

2. **体征** 早期可无明显体征，其后可出现散在湿啰音；如病变较大和融合时可有肺实变体征；气胸或脓气胸则有相应体征。

【辅助检查】

外周血白细胞计数明显增高，中性粒细胞比例增加，伴核左移，细胞内有中毒颗粒。在应用抗生素前采集血或痰培养可明确诊断。胸部X射线检查表现为肺部多发性浸润病变，常有空洞和液平面，另外，病灶存在易变性，表现为一处炎症浸润消失而在另一处出现新病灶，或很小的单一病灶发展为大片阴影。

【诊断要点】

根据全身中毒症状，咳脓痰，白细胞计数增高，中性粒细胞比例增加、核左移，胸部X射线检查征象可做出初步判断。病原学检查是本病确诊的主要依据。

【治疗要点】

治疗原则是早期清除原发病灶及抗菌治疗。

1. **抗菌治疗** 选择敏感的抗生素是治疗的关键。治疗应首选耐青霉素酶的半合成青霉素或头孢菌素，如苯唑西林钠、头孢呋辛钠等，联合氨基糖苷类抗生素如阿米卡星可增强疗效。耐甲氧西林金黄色葡萄球菌感染选用万古霉素静脉滴注。本病抗生素治疗总疗程较其他肺炎长，常采取早期、联合、足量、静脉给药，不宜频繁更换抗生素。

2. **支持疗法** 卧床休息，饮食富含足够热量及蛋白质，多饮水。有发绀者给予吸氧。对气胸或脓气胸者应尽早引流治疗。

四、其他肺炎

（一）革兰阴性杆菌肺炎

医院获得性肺炎多为革兰阴性杆菌肺炎。常见细菌有肺炎杆菌、绿脓杆菌、流感嗜血杆菌、大肠杆菌等，均为需氧菌，在机体免疫力降低时易于发病，多见于中老年人和全身衰竭者。多数起病隐匿、病情重、治疗困难，预后差。

多起病隐匿，有发热、精神萎靡，伴咳嗽、咳痰，咳绿色脓痰者见于绿脓杆菌感染；咳红棕色胶冻样痰见于肺炎杆菌感染；咳暗灰色痰、有粪臭味为大肠杆菌感染。中毒症状重者，早期可出现休克、肺脓肿、心包炎等并发症。肺部革兰阴性杆菌感染的共同点在于肺实变或病变融合，组织坏死后容易形成多发性脓肿，一般双侧肺下叶多受累；病变范围大者可有肺实变的体征，两肺下方及背部闻及湿啰音。若波及胸膜，则可引起胸腔积液或脓胸。

胸部X射线检查显示在两肺下方出现散在片状浸润阴影，可有小脓肿形成，如右上叶出现实化改变伴叶间隙下坠，对肺炎杆菌感染有诊断意义。痰培养可检出铜绿假单胞杆菌、肺炎杆菌、大肠杆菌等革兰阴性杆菌。外周血白细胞计数升高或不升高，中性粒细胞比例增加，伴核左移。

及早使用有效抗生素是治疗的关键，宜大剂量、长疗程、联合用药，以静脉滴注为主。选择抗生素之前应做细菌的敏感试验，以便选用有效药物。院内感染的重症肺炎，患者在未明确致病菌之前，可试用氨基糖苷类抗生素加半合成青霉素或第二、三代头孢菌素类抗生素。绿脓杆菌肺炎一般用半合成青霉素加氨基糖苷类抗生素。流感嗜血杆菌肺炎首选氨苄西林。

（二）肺炎支原体肺炎

肺炎支原体肺炎（mycoplasmal pneumonia）是非典型肺炎的一种，由肺炎支原体引起的呼吸道和肺部的急性炎症改变，常伴有咽炎、支气管炎和肺炎。占非细菌性肺炎的1/3以上。其致病性可能是患者对支原体或其代谢产物的过敏反应所致。全年均可发病，以秋冬季节发病较多，好发于儿童及青年人。

起病缓慢，有低热、咽痛、干咳，咳嗽逐渐加剧，呈阵发性刺激性呛咳，咳黏液痰，偶有血丝。随病程发展，痰量增多，多为白色黏痰，很少脓痰，但咳嗽可持续几周或数月。肺部体征很少，与肺部病变程度常不相称。

外周血白细胞计数多正常或稍高，中性粒细胞比例增加；发病2周后冷凝集反应多阳性；血清支原体IgM抗体的测定有助于诊断。直接检测标本中肺炎支原体抗原，适于临床早期快速诊断。胸部X射线检查显示形态多样化的浸润影，节段性分布，以下肺野多见。

治疗的首选药物为大环内酯类抗生素，如红霉素，早期使用可减轻症状和缩短病程。青霉素或头孢菌素类抗生素无效。

（三）军团菌肺炎

军团菌肺炎（legionella pneumonia，LP）是由革兰染色阴性的嗜肺军团杆菌引起的一种以肺炎为主的全身性疾病，是军团病的一种临床类型。夏季多见，老人和免疫缺陷者易感。本病特征为全身中毒症状明显，如腹痛、呕吐、腹泻、迅速呈衰竭状态。军团菌存在于水和土壤中，通过污染的供水系统、土壤、空调或雾化吸入等传播，引起呼吸道感染，可呈暴发流行或散发，病死率高。

起病先缓慢后急骤，可有倦怠、无力、低热，1~2日后出现高热、头痛等。呼吸道症状为咳嗽，咳黏痰，带血丝或血痰。部分患者以胸痛为突出症状。少数患者可有进行性呼吸困难。部分患者可有消化道症状，如呕吐、腹痛、水样泻；神经症状为焦虑、反应迟钝、定向障碍、谵妄。病情严重者可有呼吸衰竭、急性肾衰竭。体征有急性病容，相对缓脉，肺实变体征或两肺闻及散在干、湿啰音，心率加快。

胸部X射线检查显示片状或边缘模糊浸润阴影，继而肺实变，下叶多见，单侧或双侧，可伴空洞或肺脓肿。支气管抽吸物、胸液、支气管肺泡灌洗液做Giemsa染色可以查见细胞内的军团杆菌，应用聚合酶链式反应（PCR）技术扩增杆菌基因片段，能够快速诊断。血清军团菌抗体检测阳性有诊断意义。外周血白细胞计数多超过10×10^9/L，中性粒细胞核左移。

治疗首选红霉素，疗效最为可靠。此外，多西环素、利福平、磺胺类药及氟喹诺酮类药物亦可选用。疗程为14~21日，对并发空洞及化脓性病变者，疗程可适当延长至4周或更长。危重病例可加利福平或氟喹诺酮类药物，如环丙沙星等。氨基糖苷类抗生素、青霉素、头孢菌素类抗生素无效。防治工作关键是加强医院、旅馆、建筑工地等环境监控，如土壤、空调、雾化吸入器管理，防止供水系统（冷凝器、淋浴、喷雾器）的污染。

（四）病毒性肺炎

病毒性肺炎（viral pneumonia）是上呼吸道病毒感染向下蔓延所致的肺部炎症。多发生于冬春季，散发或暴发流行。婴幼儿、老年人、原有慢性心肺疾病等免疫力差者易发病，且病情严重，有一定的死亡率。常见病毒有：流感病毒、腺病毒、副流感病毒、冠状病毒、呼吸道合胞病毒等。病毒性肺炎为吸入性感染，病毒可通过飞沫和直接接触感染，传播广泛而迅速。

本病好发于病毒流行季节。起病多较急，但症状较轻，鼻塞、咽痛、发热、头痛、全身肌肉酸痛等上呼吸道感染症状较突出，累及肺部时出现咳嗽、少痰等。免疫缺损的患者，病情比较严重，表现为呼吸困难、发绀、嗜睡、精神萎靡，甚至发生休克、心力衰竭和呼吸衰竭等并发症。肺部体征较少，可有局限性呼吸音减弱和少量湿啰音。如伴细菌、真菌感染则有相应症状。

外周血白细胞计数正常、稍高或偏低。痰涂片见白细胞，以单核细胞为主。痰培养常无致病细菌生长。免疫学检查、病毒分离及抗原检测是确诊依据，但对早期诊断作用有限。胸部X射线检查见肺纹理增多，小片状或广泛浸润，严重时见两肺弥漫性结节性浸润。

目前尚无特效抗病毒药物，一般选用有效的病毒抑制剂，如利巴韦林（病毒唑）、阿昔洛韦（无环鸟苷）、奥司他韦、阿糖腺苷等。可辅助中草药和生物制剂治疗。合并细菌感染，及时选择有效的抗生素。本病主要以对症治疗为主，增加卧床休息，注意保暖，维持室内空气流通，消毒隔离，避免交叉感染。提供足够蛋白质、维生素的软食，少食多餐，多饮水，必要时给予输液和吸氧。指导患者有效咳嗽，清除分泌物，保持呼吸道通畅。本病多数预后良好。

（五）肺真菌病

肺真菌病（pulmonary mycosis）是由真菌引起的肺部疾病，主要指肺和支气管的真菌性炎症或相关病变，是最常见的深部真菌病。本病可由放线菌、念珠菌、隐球菌等多种真菌引起。健康人对真菌有高度的抵抗力，很少患肺真菌病，当机体免疫力下降时可发生肺真菌病。

临床表现为持续发热、咳嗽、咳痰（浆液痰或乳白色、棕黄色痰，可有咯血）、胸痛、消瘦、乏力等症状。肺部体征、X射线检查均无特征性变化，痰培养结果的真菌形态学辨认有助于诊断。病理学诊断是肺真菌病的金标准。

本病诊断有一定困难，治疗上至今尚无理想药物（不良反应多），预后差，死亡率高。肺真菌病重在预防。轻症患者去除诱因后病情能逐渐好转。念珠菌感染常使用氟康唑、氟胞嘧啶治疗。肺曲霉病首选两性霉素 B，其毒性反应大，有如畏寒、发热、心律失常和肝肾功能损害等副作用，应溶于 5%葡萄糖溶液中静脉滴注，注意避光和控制滴速。

考纲摘要

1. 肺炎链球菌肺炎的病理分期，肺炎链球菌肺炎的典型症状。
2. 根据痰液颜色判断病原菌。
3. 支原体肺炎治疗首选的抗生素；休克性肺炎血容量补充充足的指标。
4. 肺炎患者首要的护理问题，首要的护理措施。
5. 排痰的措施，拍背的顺序，体位引流的注意事项。

项目四　支气管哮喘

【学习目标】

1. 掌握支气管哮喘的临床表现、治疗原则和护理措施。
2. 熟悉支气管哮喘的病因、辅助检查和护理诊断。
3. 了解支气管哮喘的发病机制和诊断要点。

案例导入

患者，男，13 岁，学生。因参加班级组织的春游活动，刚到植物园约 30 分钟，突然出现胸闷、憋喘、咳嗽、咳痰，老师立即送他到医院就诊。检查：体温 36.3℃、脉搏 90 次/分、呼吸 25 次/分、血压 118/75mmHg；喘息貌，口唇发绀；听诊双肺广泛哮鸣音。初步诊断：支气管哮喘。

问题：1. 该患者发病的诱因可能是什么？

2. 如何对患者进行健康教育？

3. 为控制本病急性发作，应首选什么方法？

支气管哮喘（bronchial asthma）简称哮喘，是由嗜酸性粒细胞、肥大细胞和T淋巴细胞等多种炎性细胞参与的一种气道慢性炎症性疾病。病变特征为气道变应性炎症（AAI）和气道高反应性（AHR）。具有不同程度的可逆性气道阻塞是本病的特点。临床表现主要为反复发作的呼气性呼吸困难伴喘息、胸闷或咳嗽，常在夜间或清晨发作、加剧，大多数患者可自行缓解或经治疗后缓解。

哮喘是呼吸道常见病，也是多发病。目前全世界有近3亿患者，我国哮喘患者数在1500万以上，其中半数在12岁以前发病。一般认为患病率发达国家高于发展中国家，城市高于农村，儿童高于青壮年，约40%的患者有家族史。它是严重危害人们身心健康、减弱劳动能力、降低生活质量的一种疾病，而且难以得到根治。

【病因与发病机制】

1. 病因　本病的病因较复杂，目前认为哮喘是一种多基因遗传病，受遗传因素和环境因素的影响。个体过敏体质和外界环境的影响是发病的危险因素。

（1）遗传因素　现认为哮喘是一种有明显家族聚集倾向的多基因遗传病，且亲缘关系越近，病情越严重，其亲属患病率也越高。

（2）环境因素　环境因素是哮喘的激发因素，具有哮喘易感基因的人群是否发病受环境因素的影响较大。包括：①吸入性变应原，如尘螨、花粉、真菌、动物毛屑、二氧化硫、氨气等。②感染，如细菌、病毒、原虫、寄生虫等。③食物，如鱼、虾、蟹、蛋类、牛奶等。④药物，如普萘洛尔（心得安）、阿司匹林等。⑤其他，如气候变化、运动、妊娠等。

（3）精神-心理因素　精神-心理因素虽不是哮喘的基本致病因素，但在哮喘发作过程中有时可起重要的作用。

2. 发病机制　哮喘的发病机制尚未完全阐明。多认为哮喘与免疫-炎症反应、气道高反应性和神经机制及其相互作用有关。

（1）免疫-炎症反应　哮喘的免疫-炎症反应是由多种炎症细胞、炎症介质和细胞因子参与、相互作用的结果，关系复杂。哮喘的发病与变态反应有关，已被公认的主要是Ⅰ型变态反应。当变应原进入具有特异性体质的机体后，可刺激机体合成特异性IgE，并与肥大细胞和嗜酸性粒细胞表面的IgE受体结合。当变应原再次进入体内，可与结合在IgE受体上的IgE交联，使该细胞合成并释放多种活性介质导致平滑肌收缩、黏液分泌增加、血管通透性增高和炎性细胞浸润等，气道的炎症病变被认为是哮喘的本质。炎性细胞在介质的作用下又可分泌多种介质，使气道对各种刺激因子出现过强或过早的收缩，使气道反应性增高，气道平滑肌收缩，黏液分泌增加，血管渗出增多而出现哮喘的临床症状，这是哮喘发生发展的另一个重要因素。

根据变应原吸入后哮喘发生的时间，可分为速发性哮喘反应（IAR）、迟发性哮喘反应（LAR）和双相性哮喘反应（DAR）。IAR几乎在吸入变应原的同时立即发生反应，15~30分钟达高峰，2小时后逐渐恢复正常。LAR在6小时左右发病，持续时间长，可达数日，而且临床症状重，常呈持续性哮喘表现，肺功能损害严重而持久。LAR是气道慢性炎症反应的结果。

（2）气道高反应性　气道高反应性（airway hyperreactivity，AHR）是哮喘的重要特征，是指气道对各种刺激因子出现过强或过早的收缩反应。目前普遍认为气道炎症是导致气道高反应性的重要机制之一，当气道受到变应原或其他刺激后，由于多种炎症细胞、炎症介质和细胞因子的参与，气道上皮的损害和上皮内神经末梢的裸露等而导致气道高反应性。

（3）神经机制　神经因素也被认为是哮喘发病的重要环节。支气管受复杂的自主神经支配。哮喘与β-肾上腺素受体功能低下和迷走神经张力亢进有关，并可能存在α-肾上腺素能神经的反应性增加。非肾上腺素能非胆碱能（NANC）神经能释放舒张支气管平滑肌的神经介质（如血管活性肠肽、氧化亚氮），以及收缩支气管平滑肌的介质（如P物质、神经激肽），两者平衡失调，则可引起支气管平滑肌收缩。

【临床表现】

1. 症状　发作前有先兆症状，如打喷嚏、流涕、咳嗽、胸闷等。典型表现为反复发作性呼气性呼吸困难或发作性胸闷、咳嗽，伴有哮鸣音，严重时出现端坐呼吸，干咳或咳大量白色泡沫痰，甚至发绀等。如为咳嗽变异型哮喘，可仅表现为咳嗽。有些青少年在运动时出现胸闷、咳嗽和呼吸困难，为运动性哮喘。发作常有诱因，多在数分钟内发作，持续数小时或数日，用支气管舒张药物或自行缓解。在夜间及凌晨发作和加重是哮喘的特征之一。

2. 临床类型　临床上将哮喘分为外源性（吸入性）哮喘和内源性（感染性）哮喘（表2-2）。

表2-2　外源性哮喘和内源性哮喘的区别

	外源性哮喘	内源性哮喘
发病年龄	童年或青少年	成年多见
发作季节	明显的季节性（春、秋季多见）	冬季或气候多变时，可终年发作
家族及个人过敏史	常有	少见
变应原	有已知变应原	无明显变应原
发作前驱症状	鼻痒、眼痒，喷嚏、流涕	上感症状多见
起病	较快	逐渐
发作频率	间歇发作	较经常/持续发作
全身状况	较好	较差
血清IgE	升高	多正常
变应原皮试	阳性	阴性
嗜酸性粒细胞	增多	多正常或稍增多

3. 体征　发作时两肺（呼气期为主）可听到哮鸣音，呼吸音延长，这是诊断哮喘的主要依据之一。严重哮喘发作者可出现心率增快、奇脉、胸腹反常运动、发绀。轻度哮喘或非常严重哮喘发作者，哮鸣音可不出现，后者称为寂静胸。非发作期体检可无异常。

4. 分期　根据临床表现，哮喘可分为急性发作期、非急性发作期。

（1）急性发作期　指气促、咳嗽、胸闷等症状突然发生或加剧，常有呼吸困难。多因接触变应原等刺激物或治疗不当所致。哮喘急性发作时其程度轻重不一，可分为轻度、中度、重度和危重4级（表2-3）。

表2-3　哮喘急性发作时病情程度分级

病情程度	临床表现	血气分析	血氧饱和度	使用支气管扩张剂
轻度	对日常生活影响不大，可平卧，说话连续成句，步行、上楼时有气短。呼吸频率轻度增加，呼吸末期散在哮鸣音。脉率<100次/分，可有焦虑	PaO_2正常 $PaCO_2$<45mmHg	>95%	能被控制
中度	日常生活受限，稍活动便有喘息，喜坐位，讲话常有中断，呼吸频率增加，哮鸣音响亮而弥散。脉率100～120次/分，有焦虑和烦躁	$PaO_2$60～80mmHg $PaCO_2$≤45mmHg	91%～95%	部分缓解
重度	日常生活受限，喘息持续发作，只能单字讲话，端坐呼吸，大汗淋漓，呼吸频率>30次/分，哮鸣音响亮而弥漫。脉率>120次/分，常有焦虑和烦躁	PaO_2<60mmHg $PaCO_2$>45mmHg	≤90%	无效
危重	患者不能讲话，出现嗜睡、意识模糊，呼吸时哮鸣音明显减弱或消失。脉率>120次/分，或变慢和不规则	PaO_2<60mmHg $PaCO_2$>45mmHg	<90%	无效

（2）非急性发作期（也称慢性持续期）　指在相当长的时间内仍不同频率和（或）不同程度地出现症状。根据患者的症状、对药物的需求情况及肺功能情况，将慢性持续期的病情分为控制、部分控制和未控制3级（表2-4）。

表2-4　非急性发作期哮喘控制水平分级

临床特征	完全控制（满足以下所有情况）	部分控制（任何1周出现下列表现之一）	未控制（任何一周出现≥3项部分控制特征）
日间症状	无（或≤2次/周）	>2次/周	
活动受限	无	无	
夜间症状或憋醒	无	有	
需用缓解药物的次数	无（或≤2次/周）	>2次/周	
肺功能（PEF或FEV_1）	正常或≥80%预计值	<80%预计值或本人最佳值	
急性发作	无	≥1次/年	任何1周出现1次

【并发症】

急性发作时可并发自发性气胸、纵隔气肿、呼吸衰竭、肺不张等。长期反复发作和感染可并发慢性支气管炎、肺气肿、支气管扩张、间质性肺炎、肺纤维化和肺心病等。

【辅助检查】

1. 肺功能检查

(1) 通气功能　哮喘发作时呈阻塞性通气功能障碍，呼气流速指标均显著下降，即第1秒用力呼气量（FEV_1）、第1秒用力呼气量占用力肺活量比值（$FEV_1/FVC\%$）、最高呼气流量（PEF）均减少。而肺容量指标如残气量（RV）、功能残气量（FRV）、肺总量（TLC）、残气量占肺总量百分比（RV/TLC）均增高。

(2) 支气管激发试验　支气管激发试验用以测定气道反应性。吸入激发剂后其通气功能下降、气道阻力增加。一般适用于通气功能在正常预计值的70%以上的患者。如FEV_1下降≥20%，可诊断为激发试验阳性。

(3) 支气管舒张试验　支气管舒张试验用以测定气道气流可逆性。有效的支气管舒张药可使发作时的气道痉挛得到改善，肺功能指标好转。舒张试验阳性诊断标准：①FEV_1较用药前增加≥12%，且其绝对值增加≥200mL；②PEF较治疗前增加60L/min或≥20%。

(4) PEF及其变异率测定　PEF可反映气道通气功能的变化。哮喘发作时PEF下降。昼夜PEF波动率≥20%，则符合气道可逆性改变的特点。

2. 胸部X射线检查　哮喘发作时两肺透亮度增加，呈过度充气状态。并发感染时，可见肺纹理增粗和炎性浸润阴影。

3. 动脉血气分析　哮喘发作时可有不同程度的低氧血症，PaO_2降低；由于缺氧引起反射性肺泡过度通气可使$PaCO_2$下降，pH值上升，表现为呼吸性碱中毒；若重症哮喘，病情进一步发展，气道阻塞严重，可有PaO_2降低而$PaCO_2$增高，出现呼吸性酸中毒；若缺氧明显，可合并代谢性酸中毒。

4. 痰液检查　痰涂片可见较多的嗜酸性粒细胞。痰培养及药物敏感试验有助于病原菌诊断和治疗。

5. 特异性变应原的检测　特异性变应原的检测有助于病因诊断和脱离致敏因素。

【诊断要点】

1. 反复发作喘息、气急、胸闷或咳嗽，多与接触变应原、冷空气、物理/化学性刺激、病毒性上呼吸道感染、运动等有关。

2. 发作时在双肺可闻及散在或弥漫性，以呼气相为主的哮鸣音，呼气相延长。

3. 上述症状可经治疗缓解或自行缓解。

4. 排除其他疾病引起的喘息、气急、胸闷和咳嗽。

5. 临床表现不典型者应有下列三项中至少一项阳性：①支气管激发试验或运动试验阳性；②支气管舒张试验阳性；③昼夜 PEF 波动率≥20%。

符合第 1~4 条或第 4、5 条者，可以诊断为哮喘。

【治疗要点】

目前哮喘不能根治，但长期规范治疗可使大多数患者达到良好或完全的临床控制。

1. 脱离变应原　脱离变应原是治疗哮喘最有效的方法。如能找出引起哮喘发作的变应原或其他非特异性刺激因素，应立即使患者脱离接触。

2. 药物治疗　主要包括缓解性药和控制性药。

（1）缓解哮喘发作药　主要作用为舒张支气管，称为支气管舒张药。

①β_2肾上腺素受体激动剂（简称 β_2受体激动剂）：主要通过舒张支气管平滑肌，改善气道阻塞，是控制哮喘急性发作的首选药物。常用的 β_2受体激动剂及其使用方法见表 2-5。

表 2-5　常用的 β_2受体激动剂用法及注意事项

药名	用法（成人）	注意事项
沙丁胺醇（舒喘灵片）	2~4mg，3~4 次/日，口服	高血压、心脏病、甲亢、糖尿病患者慎用，孕妇不宜
舒喘灵雾剂	0.1~0.2mg，3 次/日，吸入	不良反应：心悸、头晕、恶心、骨骼肌震颤、过量可致心律失常
全特宁★	8mg，2 次/日，口服	
特布他林（博利康尼）	2.5mg，2~3 次/日，口服	不良反应同舒喘灵雾剂，孕妇慎用
喘康速气雾剂	0.25~0.5mg，3 次/日，吸入	
丙卡特罗（美喘清）	25μg，2~3 次/日，口服	同特布他林

★又名控释舒喘灵，必须用水整片吞服。

②茶碱类：茶碱类是中效支气管扩张剂，主要通过抑制磷酸二酯酶，拮抗腺苷受体引起的支气管痉挛，是目前治疗哮喘的有效药物。常用的有氨茶碱，口服每次 0.1~0.2mg，3 次/日。茶碱缓释片适用于控制夜间哮喘。静脉给药主要适用于重、危重症哮喘，静脉注射氨茶碱首次剂量为 4~6mg/kg，维持量为 0.8~1.0mg/kg，日注射量一般<1.0g。

③抗胆碱能药：抗胆碱能药为 M 受体阻滞药，主要是降低迷走神经兴奋性而舒张支气管。如异丙托溴铵吸入剂，吸入约 5 分钟起效，维持 4~6 小时，适用于夜间哮喘和痰多者，且与 β_2受体激动剂有协同作用。

（2）控制或预防哮喘发作药　主要治疗哮喘患者的气道炎症，也称抗炎药。

1）糖皮质激素　糖皮质激素具有强大的抗炎作用，多环节抑制炎症反应，从而阻止气管炎症的发展及降低气管高反应性，是当前防治哮喘最有效的药物。可分为吸入、口服和静脉用药。①吸入用药：目前推荐长期抗炎治疗哮喘的最常用方法。如倍氯米松、布地奈德、环索奈德、氟替卡松、莫米松等，一般吸入剂量为 200~600μg/d，局部有较强的抗炎作用，通常需规律吸入1周以上方能生效。吸入药物剂量较小，作用于呼吸道局部，进入血液后在肝脏迅速灭活，因此全身性不良反应少。激素吸入疗法配合支气管扩张剂是治疗中、重度哮喘的有效措施。②口服用药：当吸入无效或需短期加强治疗时，常用泼尼松或泼尼松龙，起始30~60mg/d，症状缓解后，可逐渐减量直至停用，或改用吸入剂。③静脉用药：重度或严重哮喘发作时，应及早静脉给药，如琥珀酸氢化可的松或甲泼尼龙，症状缓解后渐减量，或改口服剂和吸入雾化剂维持。

2）色苷酸钠 色苷酸钠是非糖皮质激素类抗炎药，对预防运动或变应原诱发的哮喘最为有效，本药胃肠道吸收差，通常用色苷酸钠雾化吸入。

（3）其他 酮替芬能抑制肥大细胞释放介质，对季节性哮喘和轻症哮喘有效。

【护理诊断/问题】

1. 低效性呼吸形态 与支气管痉挛、平滑肌水肿有关。

2. 清理呼吸道无效 与支气管痉挛和疲乏有关。

3. 焦虑或恐惧 与呼吸困难且反复发作，哮喘持续加重有关。

4. 知识缺乏 与缺乏疾病防治知识有关。

5. 潜在并发症 自发性气胸、呼吸衰竭、慢性肺源性心脏病、水电解质紊乱等。

【护理措施】

1. 一般护理

（1）环境和休息 环境安静、舒适、温/湿度适宜。不宜在室内放置花草，避免使用羽绒、皮毛或蚕丝织物，同时应注意避免房间内尘埃飞扬，或吸入刺激性物质而导致哮喘发作。有明确变应原者，尽快脱离变应原。根据病情取舒适体位，如协助抬高床头使患者半卧位或坐位，以利呼吸。

（2）饮食护理 给予清淡、易消化、高热量、高维生素的饮食。忌食易过敏的食物，如虾、蟹、鱼、牛奶、蛋类等，以及刺激性食物、饮料，如辣椒、大蒜、洋葱、薄荷、浓茶、酒、咖啡等。少食太甜、太咸、过于油腻的食物。痰液多且稠者，多饮水。

（3）皮肤与口腔护理 保持床单干燥，及时更换汗湿的衣、被，以保持皮肤的干燥与清洁。保持口腔清洁，咳痰后协助做好口腔护理。

2. 病情观察 观察哮喘发作的前驱症状，如鼻痒、喷嚏、流泪等黏膜过敏症状；哮喘发作时，观察患者意识状态、呼吸形态、辅助呼吸肌运动情况，定时听诊肺部呼吸音、哮鸣音，了解病情和治疗效果并观察氧疗效果；重症哮喘，应严密观察生命体征，监测动脉血气分析结果、肺功能指标，观察有无低氧血症和高碳酸血症，有无哮喘持续状态、气胸、肺不张、水电解质失衡、呼吸衰竭等发生，一旦发生，应立即通知医生，做好抢救配合。哮喘发作严重时，做好机械通气准备。应加强夜间巡视，严密观察夜间和凌晨有无哮喘发作及病情程度，及时发现危重症状或并发症。

3. 对症护理　哮喘或哮喘持续状态的患者人多有缺氧现象，一般以鼻导管或面罩给氧，根据血气分析结果调整氧流量和浓度，一般给氧浓度为24%~28%，流量为2~4L/min，观察氧疗效果，必要时机械通气。指导患者呼吸功能锻炼，改善呼吸功能。大量出汗和过度通气时，鼓励患者多饮水，每日入水量为3000mL，防止患者脱水及低钠。对合并感染者，指导患者进行有效咳嗽，协助翻身、拍背或体位引流。遵医嘱给予痰液稀释剂或压缩空气雾化治疗，以促进痰液排出。但哮喘患者痰液黏稠时不宜用超声雾化吸入。

4. 用药护理

（1）$β_2$受体激动剂　指导患者按需用药，不宜长期规律、单一、大量使用，以免出现耐受性。沙丁胺醇静脉滴注时应注意滴速（2~4μg/min），常见不良反应有头晕、头痛、心悸、手指震颤等，停药或坚持一段时间后症状可消失，但用量过大可引起严重心律失常，甚至猝死。

（2）茶碱类　主要不良反应为胃肠道症状（恶心、呕吐）、心血管症状（心动过速、心律失常、血压下降）及多尿，偶可兴奋呼吸中枢，严重者可抽搐致死亡。静脉注射浓度不宜过高，速度不宜过快，注射时间应在10分钟以上，以防中毒症状发生。慎用于妊娠者、发热者、小儿或老年人，以及心、肝、肾功能障碍或甲状腺功能亢进者。与西咪替丁、大环内酯类、喹诺酮类药物等合用时可影响茶碱代谢而使其排泄减慢，应加强观察。茶碱缓释片或控释片不可嚼碎或掰开服用，必须整片吞服。

（3）糖皮质激素　①少数患者吸入后可出现口咽部念珠菌感染及声音嘶哑或呼吸道不适。指导患者喷药后用清水充分漱口，以减轻局部反应和胃肠吸收。②如长期吸入剂量>1mg/d者，应注意预防全身不良反应。③口服用药宜在饭后服用，以减少对消化道的刺激。④嘱患者勿自行减量或停药。

（4）色苷酸钠　吸入时有一定异味感，少数患者吸入后有咽喉不适、胸部紧迫感，偶见皮疹，甚至诱发哮喘，孕妇慎用。必要时同时吸入$β_2$受体激动剂，防止哮喘的发生。

（5）其他　抗胆碱能药不良反应少见，反复用药者可出现口干、头晕、头痛等，青光眼患者忌用。酮替芬有镇静、头晕、口干、嗜睡等不良反应，持续服药数日可自行减轻，慎用于高空作业人员、驾驶员、操纵精密仪器者。

5. 心理护理　患者急性发作时常出现紧张、烦躁不安、焦虑、恐惧等心理反应，可加重或诱发呼吸困难。医护人员应向患者解释避免不良情绪的重要性，陪伴在患者身边，安慰患者，也可采用背部按摩的办法，使患者感觉通气顺利，避免紧张，保持情绪稳定。遵医嘱给予患者适量的镇静剂，注意观察患者用药后的呼吸情况。

【健康教育】

1. 疾病知识指导　提高患者和家属对疾病的正确认识，增强战胜疾病的信心。让患者了解哮喘虽不能彻底治愈，但通过适当、长期的治疗是可以控制的，即患者可达到没有或仅有轻度症状，能坚持日常工作和学习。患者应主动参与控制哮喘。帮助患者学会在哮喘急性发作时正确、及时地采取应对措施，指导患者正确使用定量吸入器，一般先用支气管扩张剂，后用抗炎气雾剂；定期进行肺功能监测，客观评价哮喘发作的程度；了解常用药物的用法、剂量、疗效及不良反应。嘱患者随身携带治喘气雾剂，出现哮喘先兆，如打喷嚏、流鼻涕、咽痒时，应立即吸入 β_2受体激动剂，同时患者应保持平静、放松心态以利于控制症状。

2. 日常生活指导　指导患者学会有效地避免哮喘的诱发因素，如避免接触花粉及食用过敏的食物；保持居住环境干净、无尘；戒烟、避免被动吸烟和预防呼吸道感染等。指导患者建立良好的生活方式。有条件者可进行哮喘的记录或日记，包括症状、用药、峰流速仪测量的 PEF 值等，为疾病预防和治疗提供参考资料。制订适宜的体育锻炼计划，改善肺功能，最大程度恢复劳动能力，同时预防疾病发展为不可逆性气道阻塞，预防发生猝死。指导患者保持乐观情绪，消除精神、生活压力。

考纲摘要

1. 哮喘的病因。

2. 哮喘的特征性症状，呼吸困难的类型，哮喘的肺部体征，哮喘的脉搏特征；哮喘程度的判断。

3. 哮喘的用药指导，定量雾化吸入的方法；糖皮质激素的作用机制；哮喘药物治疗的不良反应；如何吸氧；重症哮喘的处理措施；哮喘患者的健康教育。

项目五　慢性支气管炎、慢性阻塞性肺疾病

【学习目标】

1. 掌握慢性支气管炎和慢性阻塞性肺疾病的概念、临床表现和护理措施。
2. 熟悉慢性阻塞性肺疾病的病因、辅助检查、治疗要点和护理诊断。
3. 了解慢性阻塞性肺疾病患者的发病机制、诊断要点。

案例导入

患者，男，64 岁。14 年来每遇冬季或受凉后出现咳嗽、咳痰，咳黄白色黏

痰，伴喘息，不伴发热，诊断为慢性支气管炎。给予抗感染、止咳、化痰等治疗后，可缓解。近2年来自觉呼吸费力较前加重，平地缓慢步行100m即感气促，必须停下休息。3天前受凉后再次出现咳嗽、咳痰，咳黄色黏痰，自觉发热伴喘息，故来医院就诊。发病以来纳差，睡眠欠佳。

查体：体温37℃、脉搏97次/分、呼吸27次/分、血压120/80mmHg；神志清，口唇稍发绀，桶状胸，肋间隙增宽，呼吸运动减弱，叩诊过清音，双肺呼吸音粗，双下肺可闻及少量湿啰音。血气分析：$PaO_2$63mmHg，$PaCO_2$40mmHg。

初步诊断：COPD。

问题：1. 诊断COPD的依据是什么？

2. 确诊COPD需要进一步做何种检查？

3. 如何指导该患者进行呼吸功能锻炼？

4. 针对该患者，如何进行治疗和护理？

一、慢性支气管炎

慢性支气管炎（chronic bronchitis）简称慢支，是气管、支气管黏膜及其周围组织的慢性非特异性炎症。临床上以咳嗽、咳痰和/或有喘息为主要症状。中老年人多见，男性多于女性。若长期反复发作可并发阻塞性肺气肿，甚至肺动脉高压、肺源性心脏病。

【病因与发病机制】

本病的病因尚未完全清楚，可能是多种因素相互作用的结果。

1. 吸烟　国内外的研究均证明吸烟与慢支的发生有密切关系。吸烟时间、吸烟量、开始吸烟的年龄与患病率相关。吸烟易引起鳞状上皮细胞化生，黏膜腺体增生、肥大和支气管痉挛，易于感染和发病。戒烟后可使症状减轻或消失，病情缓解，甚至痊愈。

2. 感染因素　长期、反复感染是慢支发生发展的重要因素，病毒和细菌是主要病原体，以鼻病毒、黏液病毒、腺病毒和呼吸道合胞病毒为多见。在病毒感染损伤气管黏膜的基础上可继发细菌感染，以流感嗜血杆菌、肺炎链球菌、葡萄球菌多见。感染虽与慢支的发生发展有密切关系，但目前尚无足够证据说明其为首发病因。

3. 理化因素　如刺激性烟雾、粉尘、大气污染（如二氧化硫、二氧化氮、氯气、臭氧等）的慢性刺激，常为慢支的诱发因素之一。这些理化因素可损伤支气管黏膜，引起纤毛清除功能降低，黏液分泌增加，致气管防御功能下降，为细菌侵入创造条件。

4. 过敏因素　喘息型支气管炎往往有过敏史，在患者痰液中嗜酸性粒细胞数量与组胺含量都有增高倾向。尘埃、尘螨、细菌、真菌、寄生虫、花粉及化学气体等，都可以成为过敏因素而致病。

5. 其他因素 如自主神经功能失调、气候寒冷、年龄增加、遗传等因素均与本病发生有关。

【临床表现】

1. 症状 多数起病缓慢，病程较长，反复发作，逐渐加重。

(1) 咳嗽、咳痰 一般晨间咳嗽较重，白天较轻，晚间睡前有阵咳或排痰。痰液一般为白色黏液或浆液泡沫状痰。急性发作伴有细菌感染时，则变为黏液脓性痰，咳嗽次数和痰量亦随之增加。

(2) 喘息或气急 喘息型慢支有支气管痉挛，可引起喘息，常伴有哮鸣音。慢支一般早期无气急现象。反复发作数年，并发阻塞性肺气肿时，可伴有轻重程度不等的气急。

2. 体征 早期可无任何异常体征。急性发作期可有散在的干、湿啰音，多在背部及肺底部闻及，咳嗽后可减少或消失。喘息型慢支者可闻及哮鸣音和呼气延长，且不易完全消失。

3. 临床分型和分期

(1) 分型 可分为单纯型慢支和喘息型慢支。单纯型慢支主要表现为咳嗽、咳痰；喘息型慢支除有咳嗽、咳痰外还有喘息，并伴有哮鸣音，喘鸣在阵咳时加剧，睡眠时明显。

(2) 分期 按病情进展可分为三期。①急性发作期：指患者在1周内出现脓性或黏液脓性痰，痰量明显增加，或伴有发热等炎症表现；或1周内“咳”“痰”“喘”等症状任何一项明显加剧。②慢性迁延期：指有不同程度的“咳”“痰”“喘”症状迁延1个月以上者。③临床缓解期：指经治疗或临床缓解，症状基本消失或偶有轻微咳嗽和少量痰液，保持2个月以上者。

【并发症】

1. 阻塞性肺气肿 阻塞性肺气肿为最常见的并发症。

2. 支气管肺炎 慢支蔓延至支气管周围肺组织中，患者可出现寒战、发热，咳嗽加剧，痰量增加且呈脓性。

3. 支气管扩张 慢支反复发作，支气管黏膜充血、水肿，形成溃疡，管壁纤维增生，导致管腔变形、扩张或狭窄。

【辅助检查】

1. 血液检查 急性发作期或并发肺部感染时，可见白细胞计数或中性粒细胞比例均增高。喘息型慢支嗜酸性粒细胞比例增多。

2. 痰液检查 痰涂片或培养可检测到致病菌，在急性感染时阳性率高。喘息型慢支常见较多的嗜酸性粒细胞。

3. X射线检查 早期可无异常。病变反复发作，引起支气管管壁增厚，细支气管或肺泡间质炎症细胞浸润或纤维化，可见两肺纹理增粗、紊乱，呈网状或条索状、斑点状阴影，以下肺野较明显。

4. 呼吸功能检查　早期无异常。如有小气道阻塞时，最大呼气流速-容量曲线在75%和50%肺容量时，流量明显降低，它比 FEV_1 更为敏感。在吸入支气管舒张剂后，如 $FEV_1/FVC\%$ 减少（<70%）及 FEV_1 减少（<预计值的 80%），表明存在持续气流受限。

【诊断要点】

根据咳嗽、咳痰和/或伴喘息，每年发病持续 3 个月，连续两年或以上，并排除其他心、肺疾患（如肺结核、哮喘、支气管扩张、尘肺、肺癌、心力衰竭等）时，可做出诊断。如每年发病持续不足 3 个月，而有明确的客观检查依据（如 X 射线检查、呼吸功能检查等）亦可诊断。

【治疗要点】

1. 急性发作期的治疗　以控制感染和祛痰、镇咳为主。伴发喘息时，应予解痉平喘治疗。

（1）控制感染　积极进行药敏试验，选择有效的抗生素。常用青霉素类、大环内酯类、氨基糖苷类、喹诺酮类、头孢菌素类抗生素。能单独应用窄谱抗生素应尽量避免使用广谱抗生素，以免二重感染或产生耐药菌株。

（2）镇咳祛痰　可试用复方甘草合剂、复方氯化铵合剂；也可加用祛痰药溴己新（必嗽平）、乙酰半胱氨酸（痰易净）、盐酸氨溴索（沐舒坦）等。单纯的镇咳药如右美沙芬、喷托维林（咳必清）、那可丁等可抑制呼吸运动，使痰液不能排出，除刺激性干咳外，不宜单独使用。如年老体弱无力咳痰者或痰量较多者，应以祛痰为主，协助排痰，保持呼吸道通畅。应避免应用强镇咳剂，如可卡因等，以免抑制呼吸中枢及加重呼吸道阻塞和炎症，导致病情恶化。

（3）解痉平喘　常选用 β_2 受体激动剂、抗胆碱能药、茶碱类药，可以缓解气管痉挛，改善症状。若使用气管舒张剂后气管仍有持续阻塞，可使用糖皮质激素，如泼尼松 20~40mg/d。

2. 慢性迁延期的治疗　同上。应坚持用药，以求消除症状。

3. 临床缓解期的治疗　宜加强锻炼，增强体质，提高机体抵抗力，以避免各种诱发因素。

【护理诊断/问题】

1. 清理呼吸道无效　与无力咳嗽、痰液黏稠有关。

2. 体温过高　与慢性支气管炎并发感染有关。

3. 焦虑　与呼吸困难、病程迁延难愈有关。

4. 潜在并发症　阻塞性肺气肿、支气管肺炎、支气管扩张。

【护理措施】

1. 一般护理

（1）环境和休息　环境要安静、舒适，保持室内空气流通、新鲜，冬季注意保暖，避免患者受凉感冒，以免加重病情。注意休息，采取舒适体位。

（2）饮食护理　慢性支气管炎是一种消耗性疾病，宜给予清淡、高蛋白质、高热量、高维生素、易消化食物。注意补充富含维生素 A 的食物。心、肾功能正常者鼓励其每日保持足够的饮水量，每日不少于 1500mL。避免刺激性食物，忌烟、酒。

2. 病情观察　仔细观察咳嗽的性质，出现的时间和节律；观察痰液的性质、颜色、气味和量；观察呼吸困难进行性加重的程度及诱发因素；观察患者营养状况、肺部体征；评估临床分型，了解全身症状、生命体征和并发症情况；监测动脉血气分析和水、电解质、酸碱平衡情况。

3. 对症护理

（1）咳嗽、咳痰　鼓励患者有效咳嗽、咳痰，及时排出痰液，以防发生窒息；根据病情采取适当的排痰措施。

（2）气喘　采取半卧位并给予吸氧，正确调节吸氧流量。

4. 用药护理　遵医嘱使用抗生素、祛痰止咳药、解痉平喘药等，应密切观察药物疗效和不良反应。

5. 心理护理　提供安静的环境有利于患者情绪稳定。当急性发作时，护理人员应保持镇静以减轻患者的焦虑情绪。指导患者与家属了解疾病的特性，协助他们适应生活，使患者能依其自身情况做到自我照顾和进行正常的社交活动。

【健康教育】

1. 疾病知识指导　向患者和家属解释慢性支气管炎是一种慢性疾病，治疗是一个长期的过程，帮助患者建立信心，积极配合治疗，减少急性发作。定期监测肺功能，以及时有效的治疗控制病情的发展。

2. 日常生活指导　保持室内适宜的温/湿度，通风良好，流感季节室内用食醋 2~10mL/m^2，加水 1~2 倍稀释后加热蒸熏，每次 1 小时，每周 2~3 次，有一定的防治感冒作用；注意劳逸结合，保证充足睡眠；饮食清淡、易消化、富有营养，平时多饮水；避免接触发病诱因，如避免烟雾、粉尘和刺激性气体的吸入；避免接触变应原，避免去空气污染、人多的公共场所；吸烟者应戒烟；积极治疗原发病，如鼻窦炎、扁桃体炎等易诱发慢性支气管炎急性发作；帮助患者加强身体的耐寒锻炼。

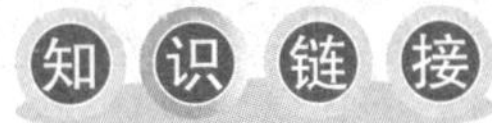

知识链接

耐寒锻炼

耐寒锻炼需从夏季开始，先用手按摩面部，后用毛巾浸冷水拧干后擦头面部，渐及四肢。体质好、耐受力强者，可鼓励其逐渐适应冷水擦澡或洗澡。持续到9月，以后继续用冷水摩擦面颈部，最低限度冬季也要用冷水洗鼻部，以提高耐寒能力，预防和减少呼吸道疾病的发作。

二、慢性阻塞性肺疾病

慢性阻塞性肺疾病（chronic obstructive pulmonary diseases，COPD）简称慢阻肺，是一种具有气流受限特征的肺部疾病。气流受限不完全可逆，呈进行性发展，标志性症状是气短。COPD 是一种破坏性的慢性气管炎症性疾病，但可以预防和治疗。COPD 除累及肺部，也可引起全身不良反应。

COPD 是呼吸系统疾病中的常见病和多发病，患病率和病死率均居高不下。近年来对我国 7 个地区 20245 名成年人进行调查，COPD 的患病率占 40 岁以上人群的 8.2%。因肺功能进行性减退，患者需长期卧床，严重影响劳动力和生活质量。COPD 造成巨大的社会和经济负担，根据世界银行/世界卫生组织公布，至 2020 年 COPD 将成为世界疾病经济负担的第 5 位。

【病因与发病机制】

1. 病因

（1）外因　①吸烟或被动吸烟是 COPD 发病的重要启动因子。吸烟与 COPD 累计发病率密切相关，并使 COPD 患者症状加重。②职业粉尘及化学物质，如烟雾、变应原、工业废气。③感染因素，呼吸道感染是 COPD 发生发展的重要因素之一。④室内外空气污染，如大气中的二氧化硫、二氧化氮、氯气等有害气体等。另外，冷空气也可能成为 COPD 的诱发因素。

（2）内因　宿主自身状态是重要的病因。①遗传因素，患者体内 α_1-抗胰蛋白酶（α_1-AT）不足是常见的遗传危险因素。α_1-AT 是一种弹性蛋白酶抑制因子，若缺乏则不能防止肺组织中弹性蛋白酶分解弹力纤维，可诱发 COPD。②支气管哮喘和气道高反应性是发展成为 COPD 的重要危险因素。③其他，如年老、营养不良、自主神经功能失调等都可能成为 COPD 疾病发展诱因。

慢性支气管炎是引起慢性阻塞性肺疾病肺气肿的最多见原因。

2. 发病机制

（1）炎症反应增强　目前普遍认为气道、肺实质和肺血管的慢性炎症是 COPD 的特征性改变，气道炎症在COPD的发生发展中起关键作用。肺部巨噬细胞、T淋巴细胞、中性粒细胞等炎症细胞增多、激活后可释放多种介质，如趋化因子白三烯 B_4（LTB_4）、白细胞介素8（IL-8）、肿瘤坏死因子α（TNF-α）和其他介质，从而导致肺泡壁破坏，上皮和内皮细胞凋亡，肺气肿形成。肺部炎症还可通过炎症介质引起全身效应。慢性非特异性炎症常可并发慢性阻塞性肺气肿。

（2）氧化应激反应增强　吸入有害气体或有害颗粒产生氧化物、内源性抗氧化物产生下降、氧化应激反应增强激活炎症因子、抗蛋白酶系统失活、糖皮质激素的抗炎活性下降、气道黏液过度分泌、纤毛功能失调慢性咳嗽、痰多、气流受限。

（3）胆碱能神经张力增高　吸烟能使迷走神经兴奋，乙酰胆碱释放增多，气道平滑肌收缩、痉挛，通过刺激黏液下腺引起黏液过多分泌。

【临床表现】

1. 症状　起病缓慢、病程较长。

（1）慢性咳嗽　通常为首发症状，初起咳嗽呈间歇性，随病程发展可终身不愈。晨间咳嗽明显，夜间有阵咳或咳痰。

（2）咳痰　一般为白色黏液或浆液性泡沫性痰，偶可带血丝，清晨排痰较多。急性发作期痰量增多，可有脓性痰。

（3）气短或呼吸困难　气短或呼吸困难为COPD标志性症状。早期在体力活动时出现，后逐渐加重，以致在日常活动甚至休息时也感到气短。

（4）喘息和胸闷　部分患者特别是重度患者或急性加重期患者出现喘息和胸闷。

（5）全身症状　患者在COPD晚期可出现食欲减退、体重下降、外周肌肉萎缩和功能障碍、精神抑郁和焦虑等。

慢性阻塞性肺气肿的主要症状在患者咳嗽、咳痰的基础上逐渐出现加重的呼吸困难，可并发慢性肺源性心脏病和Ⅱ型呼吸衰竭。

2. 体征　早期体征可无异常，随疾病进展出现以下体征。①视诊：胸廓形态异常，呈桶状胸，胸廓前后径增大，肋间隙增宽，剑突下胸骨下角增宽；部分患者呼吸变浅，频率增快，严重者可有缩唇呼吸、前倾坐位等。②触诊：双侧语颤减弱。③叩诊：肺部过清音，心浊音界缩小，肺下界和肝浊音界下降。④听诊：两肺呼吸音减弱，呼气延长，部分患者可闻及湿啰音和（或）干啰音。

【并发症】

本病可并发呼吸衰竭、自发性气胸、慢性肺源性心脏病等。

【辅助检查】

1. 肺功能检查　判断气流受限的客观指标，对COPD诊断、严重程度评价、疾病进展状况、预后及治疗反应判断等有重要意义。①气流受限是以 FEV_1 和 FEV_1/FVC 来确定的。FEV_1是肺功能检查基本项目，FEV_1占预计值百分比是评估中、重度气流受限的良好指标，其变异性小，易于操作。FEV_1/FVC 是评价气流受限的一项敏感指标，可检出轻度气流受限。②肺总量（TLC）、功能残气量（FRC）和残气量（RV）增高，肺活量（VC）减低，RV/TLC 增高，均为阻塞性肺气肿的特征性变化。③一氧化碳弥散量（DLco）及 DLco 与肺泡通气量（VA）比值（DLco/VA）下降，该项指标对诊断有参考价值。

2. 胸部 X 射线检查　X 射线胸片改变对 COPD 诊断特异性不高，主要作为确定肺部并发症及与其他肺疾病鉴别之用。COPD 早期胸片可无变化，后期可出现肺纹理增粗、紊乱等非特异性改变，也可出现肺气肿改变。

3. 血气检查　可据此诊断低氧血症、高碳酸血症、酸碱平衡失调、呼吸衰竭及其类型。

4. 其他　COPD 合并细菌感染时，外周血白细胞增高，核左移。痰培养可能查出病原菌；常见病原菌为肺炎链球菌、流感嗜血杆菌、肺炎克雷白杆菌等。

【诊断要点】

①根据吸烟等高危因素史、临床症状、体征及肺功能检查等资料，临床可以怀疑 COPD。②明确诊断依赖于肺功能检查证实有不完全可逆的气流受限（吸入支气管舒张药后 $FEV_1/FVC<70\%$，同时 $FEV_1<80\%$预计值，可确定为不完全可逆性气流受限）。③少数患者并无咳嗽、咳痰症状，仅在肺功能检查时 $FEV_1/FVC<70\%$，而 $FEV_1\geqslant80\%$预计值，在排除其他疾病后，亦可诊断为 COPD。

【治疗】

治疗要点是解痉、平喘、祛痰、镇咳、抗炎、防治并发症。

1. 稳定期治疗　主要为戒烟、氧疗、药物治疗。常用药物包括支气管舒张药、祛痰药、糖皮质激素等。

（1）支气管舒张药　短效制剂主要用于缓解症状，适用于各级 COPD 患者；长效制剂可预防和减轻症状并增加运动耐力，适用于中度以上患者。①β_2肾上腺素受体激动剂用于缓解症状。短效剂型如沙丁胺醇气雾剂，每次 100~200μg（1~2 喷），定量吸入，疗效持续 4~5 小时，每 24 小时不超过 8 喷；长效剂型有沙美特罗、福莫特罗等，每日仅需吸入 2 次。②抗胆碱能药是 COPD 常用的药物，短效抗胆碱药如异丙托溴铵气雾剂，定量吸入，持续 6~8 小时，每次 40~80μg，每天 3~4 次；长效抗胆碱药如噻托溴铵，每次吸入 18μg，每天 1 次。③茶碱类，短效剂型如氨茶碱，0.1g，每日 3 次；茶碱缓释或控释片，0.2g，每 12 小时 1 次。

（2）祛痰药　适用于年老体弱、无力咳嗽或痰量较多者，常用药物如盐酸氨溴索 30mg，每日 3 次；N-乙酰半胱氨酸 0.2g，每日 3 次；羧甲司坦 0.5g，每日 3 次；稀化黏素0.3g，每日3次。

（3）糖皮质激素　适用于重度、极重度患者（Ⅲ级和Ⅳ级）和反复加重的患者，目前常用糖皮质激素剂型有沙美特罗+氟替卡松、福莫特罗+布地奈德。口服泼尼松龙，每天1次，每次30~40mg，也可静脉输入甲泼尼龙每天1次，每次40~80mg，连续5~7天。

2. 急性加重期治疗　根据病情严重程度决定门诊或住院治疗，一般给予抗生素、支气管舒张药治疗，重症患者可采取无创或有创机械通气等。

（1）抗生素　当患者呼吸困难加重，咳嗽伴痰量增加、有脓性痰时，应根据患者所在地常见病原菌类型及药物敏感情况积极选用抗生素治疗。如给予β内酰胺类/β内酰胺酶抑制剂；第二代头孢菌素、大环内酯类或喹诺酮类。

（2）支气管舒张药　严重喘息症状者可给予较大剂量支气管舒张药物雾化吸入治疗。并根据病情使用祛痰剂、糖皮质激素。发生低氧血症者可用鼻导管低流量吸氧。

（3）其他药物　重症患者需要采取强心、扩张血管、抗凝、兴奋呼吸药物。

【护理诊断/问题】

1. 气体交换受损　与肺组织弹性降低、通气功能障碍、残气量增加有关。

2. 清理呼吸道无效　与痰液黏稠、咳嗽无力、支气管痉挛有关。

3. 焦虑　与呼吸困难影响生活、工作和害怕窒息有关。

【护理措施】

1. 一般护理　①环境：卫生洁净，保持室内适宜的温、湿度，避免直接吸入冷空气。②休息与活动：患者应采取舒适的体位休息。呼吸困难明显者患者应取半卧位，借重力作用使膈肌位置下降，胸腔容量扩大，减轻腹腔脏器对心、肺的压力，以改善呼吸困难。安排适当的活动，以不加重症状、不感到疲劳为度。

2. 病情观察　①常规监测：定时监测生命体征，观察咳嗽、咳痰的情况及呼吸困难的程度，监测动脉血气分析和水、电解质酸碱平衡情况。②加重期监测：COPD加重的主要症状是气促加重，常伴有喘息、胸闷、咳嗽加剧、痰量增加、痰液颜色和（或）黏度改变及发热等，此外亦可出现全身不适、失眠、嗜睡、疲乏、抑郁和精神紊乱等症状。气促加重，咳嗽痰量增多及出现脓性痰常提示细菌感染。③并发症监测：如患者主诉感觉不适，并出现明显呼吸困难、剧烈胸痛、畏寒、发热及咳嗽、咳痰亦加重，意识改变，发绀、外周水肿等应警惕自发性气胸、肺部急性感染和肺性脑病、慢性肺源性心脏病的发生，并及时报告医生采取必要的急救措施。④危急重症监测：对于严重COPD患者，神志变化是病情恶化和危重的指标，一旦出现需及时救治。如 $PaO_2 < 50mmHg$，$PaCO_2 > 70mmHg$，$pH < 7.30$ 提示病情危重，需进行严密监护或入住ICU行无创或有创机械通气治疗。

3. **对症护理** 正确咳嗽、排痰，保持呼吸道通畅。

4. **用药护理** 遵医嘱用药，严密观察用药后疗效及不良反应发生。

（1）支气管舒张剂 ①β_2肾上腺素受体激动剂与口服药相比，吸入剂不良反应较小，因此支气管舒张剂多首选吸入治疗。②氨茶碱静脉推注或滴注速度过快可导致患者烦躁不安、惊厥、心律失常、血压剧降，甚至心跳呼吸骤停等，故氨茶碱必须稀释后缓慢注射。一般将氨茶碱用5%葡萄糖溶液或0.9%盐水100~200mL稀释后静滴，滴速不超过每分钟25mg。③注意用药期间吸烟、饮酒、服用抗惊厥药、服用利福平等可引起肝脏酶受损并缩短茶碱半衰期，降低疗效；高龄、持续发热、心力衰竭和肝功能明显障碍者，同时应用西咪替丁、大环内酯类药物、氟喹诺酮类药物和口服避孕药等均可能使茶碱血药浓度增加，由于茶碱类药物的治疗浓度和中毒浓度相近，需监测茶碱的血药浓度。

（2）糖皮质激素和广谱抗生素 对需住院治疗的急性加重期患者可考虑使用广谱抗生素和糖皮质激素，有较强抗炎、抗过敏和免疫抑制作用，能迅速缓解症状，因可能易继发深部真菌感染等，应密切观察真菌感染的临床征象，做好特殊患者的口腔护理。

5. **氧疗护理** ①发生低氧血症者一般采用鼻导管持续低流量给氧，氧流量1~2L/min，吸氧时间在15小时以上，使患者在静息状态下，达到$PaO_2 \geq 60mmHg$和（或）使SaO_2升至90%以上，避免吸入氧浓度过高引起二氧化碳潴留和抑制呼吸。②观察氧疗效果及不良反应：施行氧疗30分钟后，须复查动脉血气以了解氧疗效果，同时严密观察患者用氧后病情变化，如果患者呼吸困难、发绀程度减轻，呼吸频率、心率减慢，活动耐力增加表示氧疗有效。如果出现胸骨后不适（刺激或烧灼感）伴轻度干咳，面部肌肉抽搐等提示氧中毒，需要减量或立即终止。

6. **饮食护理** ①饮食宜高热量、高蛋白质、高维生素以补充呼吸困难消耗的热量和蛋白质；增进食欲，经常变换食谱，增加食物的色、香、味。②避免进食易产气的食物，如汽水、啤酒、豆类等，以免腹部胀气，膈肌上抬而影响肺部换气功能。③腹胀者应少食多餐，进软食，细嚼慢咽。呼吸困难并便秘者，应鼓励多饮水，多进食高纤维素的蔬菜和水果。④并发肺心病者，如出现腹腔积液或水肿明显、尿少时，应限制钠、水的摄入量。每天钠盐<3g、水分<1500mL。⑤进餐时安置患者于半卧位或坐位，以利吞咽，并嘱餐后2小时内避免平卧姿势。⑥必要时遵医嘱静脉补充营养。

【健康教育】

1. **预防疾病** ①做好卫生宣传教育工作，使患者及家属了解本病的发病、加重与呼吸道感染及外界环境因素密切相关。嘱患者注意防寒保暖，防治各种呼吸道感染，尤其是上呼吸道感染。②教育与督导吸烟的COPD患者戒烟，并避免暴露于二手烟环境。迄今能证明延缓COPD患者肺功能下降的最有效措施仅有戒烟。指导患者尽量避免或防止粉尘、烟雾及有害气体吸入。

2. 管理疾病

（1）长期家庭氧疗（LTOT） 提倡每天持续15小时以上的长期家庭氧疗，因长期持续低流量吸氧不仅可改善缺氧症状，还有助于降低肺循环阻力，减轻肺动脉高压，延缓肺心病进展，延长患者生存期，提高生活质量，降低病死率。LTOT指征：①静息时，$PaO_2 \leqslant$ 55mmHg或$SaO_2 \leqslant 88\%$，有或没有高碳酸血症；②PaO_2 55～60mmHg，或$SaO_2 < 89\%$，并有肺动脉高压、心力衰竭水肿或红细胞增多症（红细胞比容>0.55）。家庭氧疗前应告知患者及家属氧疗的目的、必要性及用氧注意事项，氧疗装置应定期更换、清洁、消毒。常用的氧疗系统有压缩氧气瓶、液态氧系统和氧浓缩器。

（2）接种流感疫苗 可预防流感，避免流感引发的急性加重，适用于各级临床严重程度的COPD患者；建议年龄超过65岁及虽低于此年龄但$FEV_1 < 40\%$预计值的患者可接种肺炎链球菌多糖疫苗等以预防呼吸道细菌感染。

（3）注意病情变化，定期门诊随访 帮助患者掌握COPD的基础知识，学会自我控制疾病的要点和方法，告诫患者不宜去海拔高、空气稀薄、气压低的高山地区，以免加重呼吸困难。

3. 康复指导 指导患者进行呼吸生理康复训练、肌肉训练、科学的营养支持以增强体质，改善心、肺功能，其中呼吸生理康复训练包括正确咳嗽、排痰、缩唇呼吸、腹式呼吸、六字诀呼吸操等；肌肉训练包括全身性运动及呼吸肌锻炼，如步行、踏车、气功、太极拳、八段锦等。促进患者活动耐力。避免增加氧耗的因素，如压力、肥胖、温度过高等。指导患者节省能量的方法，如避免过度弯腰动作、使用弹力鞋带，以便增加患者的生活独立性。

考纲摘要

1. 慢性阻塞性肺疾病的病因、发病机制。

2. 慢性阻塞性肺疾病的肺部体征。

3. 慢性阻塞性肺疾病排痰的方法；痰多发生窒息的表现及处理；呼吸训练（腹式呼吸）的方法；慢性阻塞性肺疾病的吸氧流量、方法。

项目六　慢性肺源性心脏病

【学习目标】

1. 掌握慢性肺源性心脏病的临床表现、治疗原则和护理措施。
2. 熟悉慢性肺源性心脏病的病因、发病机制和护理诊断。
3. 了解慢性肺源性心脏病的辅助检查和诊断要点。

案例导入

患者，男，70岁。反复咳嗽、咳痰20多年，并伴有进行性呼吸困难10年。近2年来活动后心悸，呼吸困难，食欲减退、恶心、腹胀，间断下肢水肿。3天前因受凉，咳嗽、咳痰加重，伴发热，双下肢水肿，尿量减少。

查体：体温39℃、脉搏120次/分、呼吸21次/分、血压135/85mmHg；口唇发绀，球结膜充血，颈静脉怒张，桶状胸，语音震颤减弱，叩诊呈过清音，听诊呼气相延长及干、湿啰音，心界向左扩大，心音遥远，P_2亢进，肝肋下3cm有压痛，下肢水肿。血气分析：pH值7.38，$PaCO_2$66mmHg，$PaO_2$50mmHg。

初步诊断：慢性肺心病（失代偿期）。

问题：1. 诊断为慢性肺心病失代偿期的依据是什么？
　　2. 该患者最严重的并发症是什么？如何观察？
　　3. 该患者能使用利尿剂吗？怎样应用？
　　4. 如何对患者进行饮食指导？

慢性肺源性心脏病（chronic pulmonary heart disease）简称慢性肺心病，是由支气管-肺组织、胸廓或肺血管的慢性病变引起的肺组织结构和（或）功能异常，导致肺血管阻力增加，肺动脉压力增高，使右心室扩张和（或）肥厚，伴或不伴右心功能衰竭的心脏病。本病在我国较为常见，多继发于慢性支气管、肺疾病，尤其是COPD。患病年龄多在40岁以上，随着年龄增长患病率增高，患病率农村高于城市，北方高于南方，吸烟者比不吸烟者高。冬春季节、气候骤变时，易出现急性发作。反复的呼吸道感染是慢性肺心病发生和加重的重要诱因。

【病因与发病机制】

1. 病因

(1) 支气管、肺疾病　以慢性阻塞性肺疾病（COPD）最为多见，占 80%~90%，其次为支气管哮喘、支气管扩张、重症肺结核、尘肺、慢性弥漫性肺间质纤维化等。

(2) 胸廓运动障碍性疾病　较少见，严重的脊椎后凸或侧凸、脊椎结核、类风湿关节炎、胸膜广泛粘连、严重胸廓或脊椎畸形等，以及神经肌肉疾患，如脊髓灰质炎等。

(3) 肺血管疾病　包括慢性血栓栓塞性肺动脉高压、肺小动脉炎及原因不明的肺动脉高压等，均可使肺血管阻力增加。

(4) 其他　如原发性肺泡通气不足及先天性口咽畸形、睡眠呼吸暂停低通气综合征等。

2. 发病机制

(1) 肺动脉高压的形成　①肺血管阻力增加的功能性因素：缺氧、高碳酸血症和呼吸性酸中毒使肺血管收缩、痉挛，血管阻力增加，其中缺氧是形成肺动脉高压的最重要因素。②肺血管阻力增加的解剖学因素：长期反复发作的慢支及支气管周围炎可累及邻近肺小动脉，引起血管炎，管壁增厚，管腔狭窄或纤维化，甚至完全闭塞，使肺血管阻力增加，产生肺动脉高压。随着肺气肿的加重，肺泡内压增高，压迫肺泡毛细血管，造成毛细血管管腔狭窄或闭塞，肺循环的阻力增加，促使肺动脉高压的形成。③血容量增多和血液黏稠度增加：慢性缺氧产生继发性红细胞增多，致血液黏稠度增加，血流阻力增高。另外，缺氧可使肾小动脉收缩，肾血流减少，醛固酮增多，肾小球滤过率下降，水钠潴留，致血容量增多。

(2) 心脏病变和心力衰竭　肺循环阻力增加时，右心室发挥其代偿功能，以克服肺动脉高压的阻力而发生右心室肥大。随着病情的进展，肺动脉压持续升高，超过右心室的代偿能力，出现右心室失代偿，右心室排血量减少，舒张末压力增高，导致右心室扩大及右心衰竭。

(3) 其他重要器官的损害　缺氧和高碳酸血症对其他重要器官，如脑、肝、肾、胃肠、血液及内分泌系统等均有影响，可引起多脏器的功能损害。

【临床表现】

本病发展缓慢，临床上除原有肺、胸疾病的各种症状和体征外，主要是逐步出现肺、心功能衰竭及其他器官损害的征象。

1. 肺、心功能代偿期　①症状：主要是原发病的表现，如咳嗽、咳痰、气急，活动后心悸、呼吸困难、乏力和活动耐力下降等。②体征：除原发病的体征外，可有不同程度的肺动脉高压和右心室肥大的体征，如肺动脉瓣区第二心音亢进，提示有肺动脉高压；三尖瓣区出现收缩期杂音或剑突下心脏搏动增强，提示右心室肥大。

2. 肺、心功能失代偿期

(1) 呼吸衰竭　①症状：呼吸困难加重，夜间为甚，常有头痛、失眠、白天嗜睡，严重者可出现表情淡漠、神志恍惚、谵妄等肺性脑病的表现。②体征：发绀明显，球结膜充血、水肿，腱反射减弱或消失，出现病理反射。因高碳酸血症引起周围血管扩张，可出现皮肤潮红、多汗。

（2）心力衰竭　①症状：气促明显，心悸、食欲不振、腹胀、恶心等。②体征：发绀明显，颈静脉怒张，心率增快，可出现心律失常，剑突下可闻及杂音，肝颈静脉回流征阳性，下肢水肿，重者可有腹水。少数患者可出现肺水肿及全心衰竭的体征。

【并发症】

1. **肺性脑病**　因呼吸功能衰竭所致缺氧、二氧化碳潴留而引起的神经、精神障碍，是肺心病死亡的首要原因，应积极防治。

2. **酸碱失衡及电解质紊乱**　以呼吸性酸中毒和代谢性酸中毒常见。

3. **心律失常**　常为一过性心律失常，多表现为房性期前收缩及阵发性室上性心动过速，其中以紊乱性房性心动过速最具特征。也可有心房扑动及心房颤动。

4. **休克**　不多见，一旦发生，预后不良。

5. **其他**　消化道出血、弥散性血管内凝血等。

【辅助检查】

1. **血液检查**　红细胞及血红蛋白可升高，血液黏稠度增加；合并感染时，白细胞总数增高、中性粒细胞增加。

2. **X 射线检查**　除肺、胸基础疾病及急性肺部感染的特征外，尚可有肺动脉高压征，如右下肺动脉干扩张（横径≥15mm），肺动脉段明显突出或其高度≥3mm，右心室肥大征。

3. **心电图检查**　主要表现为右心室肥大的改变，如电轴右偏、肺性 P 波等。

4. **超声心动图检查**　通过测定右心室流出道内径≥30mm，右心室内径≥20mm，右心室前壁的厚度≥5mm，左、右心室内径的比值<2，右肺动脉内径或肺动脉主干及右心房增大等指标，可诊断肺心病。

5. **血气分析**　失代偿期可出现低氧血症或合并高碳酸血症，当 $PaO_2<60mmHg$，$PaCO_2>50mmHg$ 时，表示有呼吸衰竭。

6. **其他**　肺功能检查对早期或缓解期肺心病有意义。痰细菌学检查对急性加重期肺心病可以指导抗生素的选用。

【诊断要点】

根据患者有慢支、肺气肿、其他肺胸疾病或肺血管病变病史，出现肺动脉高压、右心室增大或右心功能不全表现，结合心电图、X 射线、超声心动图等检查，可做出诊断。

【治疗要点】

1. **肺、心功能代偿期**　采用中西医结合的综合治疗措施，如长期家庭氧疗、营养疗法、免疫调节等，以增强患者的免疫功能，防治原发病，去除诱发因素，减少或避免急性发作，延缓病情的发展。

2. 肺、心功能失代偿期 治疗原则是积极控制感染，通畅呼吸道，改善呼吸功能；纠正缺氧和二氧化碳潴留；控制呼吸衰竭和心力衰竭。

（1）控制感染 根据痰菌培养及药物敏感试验选择抗生素。常用青霉素类、氨基苷类、喹诺酮类及头孢菌素类抗生素。原则上选用窄谱抗生素为主，选用广谱抗生素时必须注意可能的继发真菌感染。

（2）氧疗 通畅呼吸道，合理氧疗，纠正缺氧和二氧化碳潴留。

（3）控制心力衰竭 肺心病患者一般在积极控制感染、改善呼吸功能后心力衰竭便能得到改善，不需加用利尿剂，但对治疗后无效的较重患者可适当选用利尿、强心或血管扩张药。①利尿剂：原则上选用作用轻、排泄快的利尿剂，小剂量、短疗程，水肿较重者可选呋塞米。②强心剂：肺心病由于慢性缺氧及感染，对洋地黄类药物耐受性很低，容易出现中毒现象，故宜选用作用快、排泄快的强心剂，如毒毛花苷 K、毛花苷 C 等，剂量宜小，一般为常规剂量的 1/2~2/3。③血管扩张剂：对部分顽固性心力衰竭有一定效果，如钙拮抗剂、川芎嗪等。

（4）控制心律失常 一般的心律失常经过治疗肺心病的感染、缺氧后可自行消失。如果持续存在可根据心律失常的类型选用药物。

（5）抗凝治疗 应用普通肝素或低分子肝素防止肺微小动脉原位血栓形成。

【护理诊断/问题】

1. 气体交换受损 与低氧血症、二氧化碳潴留、肺血管阻力增加有关。

2. 清理呼吸道无效 与呼吸道感染、痰液过多而黏稠有关。

3. 活动无耐力 与缺氧、心功能减退有关。

4. 体液过多 与心脏负荷增加、心肌收缩力下降、心输出量减少有关。

5. 有皮肤完整性受损的危险 与水肿、长期卧床有关。

6. 潜在并发症 肺性脑病、心律失常、电解质紊乱、休克、消化道出血。

【护理措施】

1. 一般护理

（1）环境和休息 肺、心功能代偿期可卧床休息，适当活动，以循序渐进为原则，活动量以不引起疲劳、不加重症状为度。鼓励患者进行呼吸功能锻炼，提高活动耐力。失代偿期应绝对卧床休息，以减少机体耗氧量，可取半卧位或坐位，限制探视，减少不良环境刺激，保持环境安静、空气新鲜，保证充足的睡眠。

（2）饮食护理 给予高蛋白质、高维生素、高热量、易消化饮食，少量多餐。防止因便秘、腹胀而加重呼吸困难，保持大小便通畅，以防用力过度发生猝死，必要时遵医嘱静脉补充营养。有二氧化碳潴留患者，对糖的摄入应适当限制。多汗或服用利尿剂时选用含钾高的食品，如鲜蘑菇、橘子汁等；有尿少、水肿者应限制水、钠的摄入。

2. 病情观察　密切观察患者的神志、血压、体温、脉搏、呼吸节律、呼吸频率、呼吸深浅及皮肤黏膜等变化，关注出入量尤其是尿量变化，监测血气分析、电解质等检查结果。注意有无意识障碍、嗜睡、头痛等神经精神症状。心衰者监测体重、评估 24 小时液体出入量，尤其是尿量的变化，注意观察有无水肿出现。

3. 对症护理

（1）保持呼吸道通畅　鼓励患者咳嗽、咳痰、更换体位，危重患者可帮助其翻身、拍背。

（2）氧疗　根据缺氧和二氧化碳潴留的程度不同，合理用氧。一般给予持续低流量（1～2L/min）、低浓度（25%～29%）吸氧，注意观察氧疗效果，及时监测动脉血气分析。

（3）呼吸功能训练　鼓励患者进行呼吸肌功能锻炼，通过腹式呼吸、缩唇呼气等，加强呼吸肌功能，提高活动耐力。

4. 用药护理

（1）重症患者避免使用镇静药、麻醉药、催眠药，以免诱发或加重肺性脑病。

（2）应用利尿剂时应防止低钾、低氯性碱中毒，避免过度脱水引起血液浓缩、痰液黏稠而致排痰不畅等副作用；尽可能白天使用利尿剂，避免夜间因排尿频繁而影响睡眠。

（3）应用洋地黄类药物前，遵医嘱注意纠正缺氧和低钾血症，以免引起药物毒性反应。监测水、电解质和酸碱平衡情况。

（4）应用血管扩张剂时，注意观察有无血压下降、心率加快等。

5. 心理护理　因本病反复发作，有多种并发症，多次住院，常给患者及家属精神上和经济上带来极大负担，患者往往过分依赖医护人员或家属的照顾，因此护士要多与患者沟通进行适当引导和安慰，让患者了解疾病过程，适应医院环境和生活方式，减轻心理焦虑和压力，提高应对能力。

【健康教育】

1. 疾病知识指导　正确向患者和家属介绍疾病发生、发展过程及防治原发病的重要性。去除病因和诱因。保持呼吸道通畅，坚持家庭氧疗。定期随访，合理使用治疗药物。指导患者在病情缓解期进行适当的体育、呼吸锻炼，如腹式呼吸、缩唇呼气等，改善呼吸功能，提高机体免疫功能，增加抵抗力，延缓病情的发展。指导患者及家属观察病情变化，如出现呼吸困难加重、咳痰不畅、尿量减少、神志淡漠、明显发绀时及时就诊。

2. 日常生活指导　调整体位，注意休息，保证机体足够的热量、营养、维生素和水分，有心功能不全时应限制水、钠的摄入。保持口腔清洁，防治感染。提倡戒烟，避免吸入尘埃、刺激性气体，避免进入空气污染、有传染源的公共场所及接触上呼吸道感染者。

注意保暖，避免进出温差大的地方。必要时进行疫苗接种，预防感冒，避免或减少急性发作。如出现轻微的呼吸道感染症状，应及时就诊。

考纲摘要

1. 慢性肺源性心脏病最常见的病因；肺动脉高压形成的因素。

2. 慢性肺源性心脏病失代偿期最突出的临床表现，心脏的主要改变；肺性脑病的表现和判断。

3. 慢性肺源性心脏病吸氧流量和方法。

4. 慢性肺源性心脏病的预防措施，正确的健康教育。

项目七　支气管扩张

【学习目标】

1. 掌握支气管扩张的概念及护理措施。

2. 熟悉支气管扩张的症状和体征评估、常见护理问题。

3. 了解支气管扩张的致病因素及有关辅助检查。

案例导入

患者，女性，24 岁。因反复咯血、咳脓痰 5 年，再发 3 天入院。5 年前受凉后出现咳脓痰，每日量约 40mL，伴咯鲜血，量每日 50~80mL，无高热，有盗汗、胸痛。在当地医院抗感染治疗后好转，以后反复发作。近 3 天再次出现上述症状而入院。

查体：一般情况可，浅表淋巴结不大，双肺可闻及湿啰音。心腹部未见异常。血常规：白细胞计数 8.6×10^9/L，中性粒细胞比例 82%，淋巴细胞比例 16%。X 射线检查显示双下肺蜂窝状阴影，小点片状密度增高阴影。

诊断：双下肺支气管扩张并感染。

问题：1. 该患者最可能患什么病？

2. 该病有哪些主要常见护理诊断，有哪些主要护理措施？

支气管扩张（bronchiectasis）是指支气管管壁结构破坏引起的异常和持久性扩张。临床特点为慢性咳嗽，咳大量脓性痰和（或）反复咯血。多见于儿童和青少年。患者多有童年麻疹、百日咳或支气管肺炎等病史。由于呼吸道感染及时有效的治疗，麻疹和百日咳疫苗的预防接种等，本病的发病率有减少趋势。

【病因与发病机制】

1. 支气管-肺组织感染和支气管阻塞 支气管-肺组织感染是支气管扩张最常见的原因。反复感染导致支气管壁各层组织，尤其是平滑肌和弹性纤维的破坏，削弱了对管壁的支撑作用。儿童支气管腔较细、管壁薄，易阻塞，支气管炎症引起的支气管黏膜充血、水肿和分泌物阻塞管腔，异物，支气管周围肿大的淋巴结压迫等可使支气管阻塞，致使引流不畅而加重感染，最终导致支气管扩张。

2. 结核 支气管内膜结核引起管腔狭窄和阻塞、肺结核纤维组织增生和收缩牵拉导致支气管扩张。

3. 吸入腐蚀性气体 吸入腐蚀性气体可损伤支气管壁，引起支气管扩张。

4. 支气管先天性发育障碍和遗传因素 如先天性软骨缺失症、支气管肺隔离症、肺囊性纤维化、α_1-抗胰蛋白酶缺乏症、先天性免疫缺乏症等可引起弥漫性支气管扩张。

5. 其他全身性疾病 如类风湿关节炎、克罗恩病、溃疡性结肠炎、系统性红斑狼疮、人免疫缺陷病毒（HIV）感染等疾病可同时伴有支气管扩张。肺叶切除术后解剖移位，也可引起支气管扩张。

支气管扩张有三种类型的病理改变，即柱状扩张、囊状扩张和不规则扩张。支气管扩张的典型病理改变为支气管的弹性组织、肌层和软骨等被破坏导致管腔变形扩大，腔内含有多量分泌物。黏膜表面常有慢性溃疡改变和急、慢性炎症，支气管周围结缔组织受损或丢失，并有微小脓肿。支气管扩张常伴有毛细血管、支气管动脉和肺动脉终末支的扩张与吻合，形成血管瘤而导致反复咯血。由于支气管扩张区域的肺泡通气量减少，使通气/血流比率降低，加之炎症使肺泡弥散功能障碍，出现低氧血症，低氧血症可引起肺小动脉痉挛，出现肺动脉高压，最后发展为肺源性心脏病。

【临床表现】

1. 症状

（1）慢性咳嗽、大量脓性痰 与体位改变有关，因分泌物积储于支气管的扩张部位，改变体位时分泌物移动刺激支气管黏膜引起咳嗽和排痰。其严重度可用痰量估计：每日少于10mL为轻度；每日在10~150mL为中度；每日多于150mL为重度。感染急性发作时，痰为黄绿色脓痰且量明显增加，每天可达数百毫升。感染时痰液静置后出现分层的特征：上层为泡沫，下悬脓性成分；中层为混浊黏液；下层为坏死组织沉淀物。厌氧菌感染时痰有臭味。上叶支气管扩张，因引流较好，可少痰或无痰，称为干性支气管扩张，多继发于肺结核。

（2）反复咯血　50%~70%的患者有程度不等的咯血，从痰中带血至大量咯血不等，咯血量与病情严重程度、病变范围有时不一致。部分患者以反复咯血为唯一症状，临床上称为干性支气管扩张，其病变多位于引流良好的上叶支气管。

（3）反复肺部感染　其特点是同一肺段反复发生肺炎并迁延不愈。

（4）慢性感染中毒症状　如反复感染，可出现发热、乏力、食欲减退、消瘦、贫血等，儿童可影响发育。

2. 体征　早期或干性支气管扩张可无异常肺部体征。病变重或继发感染时常可闻及下胸部、背部固定而持久的局限性粗湿啰音，有时可闻及哮鸣音，部分慢性患者伴有杵状指（趾）。出现肺气肿、肺心病等并发症时有相应体征。

【辅助检查】

1. X 射线检查　X 射线检查显示不规则的环状透亮蜂窝状阴影或沿支气管的卷发状阴影。感染时腔内可存在气液平面。扩张的气管往往聚拢，纵切面可显示为“双轨征”。

2. 支气管造影　现多已被 CT 检查取代。

3. CT 检查　可显示支气管呈柱状、囊状或串珠状扩张。高分辨 CT（HRCT）的出现，进一步提高了 CT 检查诊断支气管扩张的敏感性。由于其无创、易重复、易被患者接受，现已成为支气管扩张的主要诊断方法。

4. 纤维支气管镜　当支气管扩张呈局灶性且位于段支气管以上时，纤维支气管镜检查可发现弹坑样改变。

5. 痰液检查　痰液检查常显示含有丰富的中性粒细胞及定植或感染的多种微生物。痰涂片染色及痰细菌培养结果可指导抗生素治疗。

6. 肺功能测定　肺功能测定可以证实由弥漫性支气管扩张或相关的阻塞性肺疾病导致的气流受限。

【诊断要点】

1. 反复咳脓性痰、咯血的病史和既往有诱发支气管扩张的呼吸道感染病史、HRCT 显示支气管扩张的异常影像学改变，即可明确诊断为支气管扩张。

2. 纤维支气管镜检查或局部支气管造影，可明确出血、扩张或阻塞的部位。

3. 可经纤维支气管镜进行局部灌洗，采取灌洗液标本进行涂片、细菌学和细胞学检查，进一步协助诊断和指导治疗。

【治疗要点】

治疗原则是保持呼吸道通畅，控制感染，处理咯血。经充分的内科治疗仍顽固反复发作者，可考虑外科手术治疗。

1. 保持呼吸道通畅　可应用祛痰药、支气管舒张剂、体位引流、拍背等稀释脓痰和促进排痰。痰液引流和抗生素治疗同等重要。

（1）祛痰药　可选用溴己新 8~16mg 或盐酸氨溴索 30mg，每天 3 次。

（2）支气管舒张剂　β_2受体激动剂喷雾吸入，或口服氨茶碱，解除支气管痉挛。

（3）体位引流　应根据病变部位采取相应的体位引流，有助于排出积痰，减少继发感染，减轻中毒症状。

（4）纤维支气管镜吸痰　如体位引流排痰效果不理想，可经纤维支气管镜吸痰及用生理盐水冲洗痰液，也可局部注入抗生素。

2. 控制感染　控制感染为急性感染期的主要治疗措施。应根据临床表现和痰培养结果，选用有效的抗生素。细菌学检查结果未出来之前，可按经验给予抗革兰阳性菌为主的抗生素，如氨苄西林、阿莫西林、头孢克洛；铜绿假单胞菌感染时，可选用喹诺酮类、氨基糖苷类、第三代或第四代头孢菌素类抗生素；厌氧菌感染时选用甲硝唑或替硝唑。慢性咳脓性痰者，要较长疗程间断规则使用单一抗生素或轮换使用抗生素。

3. 止血治疗　咯血量少时，可对症治疗或口服卡巴克洛或云南白药；若出血量中等，可用垂体后叶素或酚妥拉明静脉给药；若大量出血，经内科治疗无效，可考虑介入栓塞治疗或手术治疗。

4. 改善气流受限　支气管舒张剂可改善气流受限，并帮助清除分泌物，对伴有气管高反应及可逆性气流受限的患者常有明显疗效。

5. 外科治疗　如果支气管扩张为局限性，且经充分的内科治疗仍顽固反复发作者，可考虑外科手术切除病变肺组织。如果大出血来自于增生的支气管动脉、经休息和抗生素等保守治疗不能缓解反复大咯血时，病变局限者可考虑外科手术，否则采用支气管动脉栓塞术治疗。对于那些尽管采取了所有治疗仍致残的患者，合适者可考虑肺移植。

【护理诊断/问题】

1. 清理呼吸道低效/无效　与大量脓性痰、痰液黏稠、咳嗽无力有关。

2. 营养失调：低于机体需要量　与反复感染和咯血导致机体消耗量增加有关。

3. 有窒息的危险　与大咯血有关。

4. 恐惧　与大咯血有关。

【护理措施】

1. 一般护理　提供高热量、高蛋白质、富含维生素和纤维素的饮食，少食多餐。避免过冷、过热、辛辣、油煎炸食物诱发咳嗽，引起咯血。保持口腔清洁，促进食欲，指导患者在咳痰后及进食前后用清水或漱口水漱口。鼓励患者多饮水，每日 1500mL 以上，充足的水分可稀释痰液，利于排痰。保持大便通畅，避免排便时腹压增加而引起再度咯血。

2. 病情观察　观察患者咳嗽、咳痰的情况，观察患者有无咯血及咯血的程度等；识别窒息的先兆表现，注意有无胸闷、气急、发绀、烦躁、神色紧张、面色苍白、喉头有痰鸣音等。

3. 保持呼吸道通畅　见本模块项目一“咳嗽与咳痰”的护理。

4. 咯血、窒息的护理　见本模块项目一“咯血”的护理。

【健康教育】

1. 疾病知识指导　指导患者和家属了解疾病发生、发展与治疗、护理过程。指导患者预防和及时治疗呼吸道感染，以及上呼吸道慢性病灶（如扁桃体炎、鼻窦炎等）。戒烟，避免吸入刺激性气体，避免烟雾和灰尘，避免食用刺激性食物，避免过度劳累，以免引起咳嗽而发生咯血等。指导患者自我监测病情，一旦发现症状加重，应及时就诊。

2. 日常生活指导　说明加强营养对机体康复的作用，使患者能主动摄取必需的营养素，以增强机体抗病能力。鼓励无咯血和无急性感染的患者参加体育锻炼，但应避免剧烈运动，防止出现咯血。建立良好的生活习惯，劳逸结合，以维护心、肺功能状态。

3. 排痰指导　强调清除痰液对减轻症状、预防感染的重要性，指导患者及家属学习和掌握有效咳嗽、胸部叩击、雾化吸入及体位引流的排痰方法，指导祛痰药和支气管舒张剂的正确使用。长期坚持治疗，以控制病情的发展。

4. 心理指导　由于疾病迁延不愈，患者易产生悲观、焦虑等情绪；咯血时，患者感到对生命造成严重威胁，会出现极度恐惧，甚至绝望的心理。应进行疏导、解释、鼓励，应加强宣教工作，提高患者对疾病的认识，使其树立战胜疾病的信心。咯血时，护理人员应陪伴及安慰患者，保持其情绪稳定，避免因情绪波动加重出血。

项目八　肺脓肿

【学习目标】

1. 掌握肺脓肿的临床症状、诊断要点、治疗要点、护理措施、健康教育。
2. 熟悉肺脓肿的概念、分类和辅助检查。

案例导入

某患者，男，26岁。因发热10余天，咳脓血痰2天入院。患者10余天前开始无明显诱因出现畏寒、发热，在当地医务室治疗（诊治不详），用药后发热可缓解，数小时后再度升高，相继出现干咳、右下胸吸气时针刺样疼痛。近2天咳嗽、咳痰加剧，痰量逐渐增多，为脓血痰。体温38.3℃，脉搏96次/分，呼吸

22 次/分，血压 96/58mmHg。营养差，右下肺叩诊呈浊音，可闻及中、大湿啰音。

胸部 X 射线检查：右下肺大片浓密模糊浸润阴影，其中可见圆形透亮区及液平面。

血常规：白细胞计数可达 18.6×10^9/L，中性粒细胞比例 90%，核明显左移。

问题：1. 该患者最可能的诊断是什么，主要治疗方法有哪些？

2. 本病有哪些主要护理诊断，怎样护理？

3. 本病健康教育的内容有哪些？

肺脓肿（lung abscess）是肺组织坏死形成的脓腔。临床特征为高热、咳嗽和咳大量脓臭痰。本病男性多于女性。自抗生素广泛使用以来，本病发病率已明显降低。

【病因与发病机制】

病原体常为上呼吸道、口腔的定植菌，包括需氧、厌氧和兼性厌氧菌。90%肺脓肿患者合并有厌氧菌感染，毒力较强的厌氧菌对部分患者可单独致病。常见的其他病原体包括金黄色葡萄球菌、化脓性链球菌、肺炎克雷白杆菌和铜绿假单胞菌。大肠埃希菌和流感嗜血杆菌也可引起坏死性肺炎。根据感染途径，肺脓肿可分为以下类型：

1. 吸入性肺脓肿　病原体经口、鼻、咽腔吸入致病。当有意识障碍或由于受寒、极度疲劳等诱因，全身免疫力与气管防御清除功能降低，吸入的病原体可致病。此外，还可由于鼻窦炎、牙槽脓肿等产生的脓性分泌物被吸入致病。脓肿常为单发，好发于右肺。

2. 继发性肺脓肿　常继发于肺和呼吸道病变、支气管异物阻塞、肺部邻近器官化脓性病变。

3. 血源性肺脓肿　皮肤外伤感染、疖、痈、中耳炎或骨髓炎等所致的菌血症，菌栓和脓栓经血行播散到肺，或静脉吸毒者三尖瓣赘生物脱落阻塞肺小血管形成肺脓肿。

【临床表现】

1. 症状　吸入性肺脓肿患者多有齿、口、咽喉的感染灶，或手术、醉酒、劳累、受凉和脑血管病等暴露史和病史。急性起病，畏寒、高热，体温达 39～40℃，伴有咳嗽、咳黏液痰或黏液脓性痰。炎症累及壁层胸膜可引起胸痛，且与呼吸有关。病变范围大时可出现气促。此外还有精神不振、全身乏力、食欲减退等全身中毒症状。如感染不能及时控制，可于发病的 10～14 天，突然咳出大量脓臭痰及坏死组织，每日可达 300～500mL，静置后可分成三层。约有 1/3 患者有不同程度的咯血，偶有中、大量咯血而突然窒息致死。一般在咳出大量脓痰后，体温明显下降，全身中毒症状随之减轻，数周内一般情况逐渐恢复正常。肺脓肿破溃到胸膜腔，可出现突发性胸痛、气急，出现脓气胸。部分患者缓慢发病，仅有一般的呼吸道感染症状。

血源性肺脓肿多先有原发病灶引起的畏寒、高热等全身脓毒症的表现。经数日或数周后才出现咳嗽、咳痰，痰量不多，极少咯血。

慢性肺脓肿常有咳嗽、咳脓痰、反复发热和咯血，持续数周到数月。可有贫血、消瘦等慢性中毒症状。

2. 体征　肺部体征与肺脓肿的大小和部位有关。初起时肺部可无阳性体征，或患侧可闻及湿啰音；病变继续发展，可出现肺实变体征，可闻及支气管呼吸音；肺脓腔增大时，可出现空瓮音；病变累及胸膜可闻及胸膜摩擦音或呈现胸腔积液体征。血源性肺脓肿大多无阳性体征。慢性肺脓肿常有杵状指（趾）。

【辅助检查】

1. 血常规检查　急性肺脓肿血白细胞总数达（20~30）$\times 10^9$/L，中性粒细胞比例在90%以上，核明显左移，常有毒性颗粒。慢性肺脓肿血白细胞总数可稍升高或正常，红细胞和血红蛋白减少。

2. 细菌学检查　痰涂片革兰染色，痰、胸腔积液和血培养（包括需氧和厌氧菌培养），以及药物敏感试验，有助于确定病原体和选择有效的抗生素。尤其是胸腔积液和血培养阳性时对病原体的诊断价值更大。

3. X 射线检查　早期的炎症，X 射线检查表现为大片浓密模糊浸润阴影。肺脓肿形成后，可见圆形透亮区及气液平面。并发脓胸时，患侧胸部呈大片浓密阴影。若伴发气胸可见气液平面。结合侧位 X 射线检查可明确肺脓肿的部位及范围大小。

4. 纤维支气管镜检查　可通过纤维支气管镜提取异物和采集病理标本，还可取痰液标本行需氧和厌氧菌培养，以及进行导管插入吸引脓液、冲洗支气管、注入抗生素，来达到明确病因和进行病原学诊断和治疗的目的。

【诊断要点】

1. 有口腔手术、昏迷呕吐、意识障碍、肺部原发疾病、皮肤创伤感染或异物吸入病史。

2. 突发畏寒、高热、咳嗽和咳大量脓臭痰。

3. 血白细胞总数及中性粒细胞比例显著增高，X 射线检查示浓密的炎性阴影中有空腔气液平面。

4. 痰、胸腔积液、血培养及药物敏感试验，对确定病原体的诊断和抗生素的选用有重要价值。

【治疗要点】

治疗原则是抗生素治疗和脓液引流。

1. 抗生素治疗　吸入性肺脓肿多为厌氧菌感染，一般均对青霉素敏感。血源性肺脓肿多为葡萄球菌和链球菌感染，可选用耐内酰胺酶的青霉素或头孢菌素。如为耐甲氧西林的葡萄球菌，应选用万古霉素或替考拉宁。如为阿米巴原虫感染，则用甲硝唑治疗。如为革兰阴性杆菌，则可选用第二代或第三代头孢菌素类、氟喹诺酮类抗生素，还可联用氨基糖苷类抗生素。如抗生素治疗有效，宜持续 8~12 周，直至 X 射线检查脓腔和炎症消失，或仅有少量残留纤维化。

2. 脓液引流　身体状况较好者可采取体位引流排痰，引流的体位应使脓肿处于最高位，每日 2~3 次，每次 15~20 分钟。经纤维支气管镜冲洗及吸引也是引流的有效方法。

3. 手术治疗　肺脓肿病程超过 3 个月，经内科治疗效果不明显者考虑手术。

【护理诊断/问题】

1. 清理呼吸道无效　与疲乏，咳嗽无力及无效咳嗽；痰液过多，痰液黏稠；年老体弱等因素有关。

2. 体温过高　与肺组织感染、坏死有关。

3. 有窒息的危险　与咳痰不畅阻塞气管有关。

4. 营养失调：低于机体需要量　与肺部感染导致机体消耗增加有关。

【护理措施】

1. 生活护理　保持室内空气流通，同时应注意保暖。严重者卧床休息。给予高热量、高蛋白质、丰富维生素、易消化的饮食，补充机体营养，多饮水，2000~3000mL/d，少吃辛辣食品，多吃水果和蔬菜。

肺脓肿患者高热时间较长，唾液分泌减少，口腔黏膜干燥；又因咳大量脓臭痰，利于细菌繁殖，易引起口腔炎及黏膜溃疡；大量抗生素的应用，易诱发真菌感染。因此协助患者在晨起、饭后、体位引流后、临睡前漱口，做好口腔护理。

2. 病情观察　密切观察患者体温、咳嗽、咳痰情况，观察痰的颜色、气味、性质、量及静置后是否分层。观察患者有无发绀、胸痛及全身营养状况，准确记录排痰量。

3. 对症护理　遵医嘱给予抗生素、祛痰药、支气管舒张剂，或雾化吸入，鼓励患者进行有效的咳嗽，经常活动和变换体位，以利痰液排出。

4. 心理护理　患者常因咯血、大量咳痰、胸痛、呼吸困难而产生恐惧、焦虑、紧张等心理和情绪；反复咳痰也会导致患者自信心下降，不愿与人接触。对此，护士应给予患者极大的关心，讲解疾病治疗的过程、配合方法，指导患者进行心理放松训练及有效咳嗽、咳痰技巧，减轻其焦虑、紧张的情绪，增加战胜疾病的信心。

【健康教育】

1. 注意休息，劳逸结合，生活规律，戒烟、酒。

2. 每日开窗通风，保持室内空气新鲜。减少去人多的场所，预防感冒。

3. 进行适当的体育锻炼。

4. 加强营养，进食高蛋白质、高热量、低脂肪的饮食。

5. 使用正确的咳痰方法，保持呼吸道通畅。

6. 每日行体位引流 2~3 次，进行正确的拍背，促进痰液的排出。

考纲摘要

1. 肺脓肿的病因。
2. 肺脓肿的典型临床表现。
3. 肺脓肿的主要护理诊断和护理措施。

项目九　原发性支气管肺癌

【学习目标】

1. 掌握原发性支气管肺癌的护理措施和健康教育。
2. 熟悉原发性支气管肺癌的主要临床表现、诊断要点和治疗要点。
3. 了解原发性支气管肺癌的病因和分类。

案例导入

某患者，男，42 岁。刺激性咳嗽，痰中带血月余。患者近来无明显诱因，反复出现阵发性刺激性咳嗽，病初为干咳，后出现痰中带血丝，曾在当地医院按支气管炎治疗，病情无明显好转。发病以来无发热、无盗汗，体重无明显减轻。有 20 多年吸烟史。右中肺呼吸音低，可闻及吸气末哮鸣音。X 射线检查示右中肺不张，右肺门影稍增大。

问题：1. 该患者最可能的诊断是什么？

2. 本病有哪些主要护理诊断，怎样护理？

原发性支气管肺癌（primary bronchogenic carcinoma）简称肺癌（lung cancer），是最常见的肺部原发性恶性肿瘤。肿瘤细胞起源于支气管黏膜或腺体，常有区域性淋巴转移和血行转移。早期常有刺激性干咳和痰中带血等呼吸道症状，逐渐出现肿瘤压迫和转移症状。

肺癌为当今世界各地最常见的恶性肿瘤之一，是一种严重威胁人民健康和生命的疾病。半个世纪以来，世界各国肺癌的发病率和死亡率有逐年上升趋势。

【病因与发病机制】

本病病因迄今尚未明确，一般认为与下列因素有关。

1. 吸烟　吸烟是发生肺癌的重要因素。吸烟者肺癌死亡率比不吸烟者高 10~13 倍。现已证明烟草中含有多种致癌物质，其中苯并芘为重要的致癌物质。吸烟量越多，年限越长，开始吸烟年龄越早，肺癌死亡率越高。吸烟可导致支气管上皮细胞纤毛脱落、上皮细胞增生、鳞状上皮化生、核异变等病理改变。被动吸烟者也容易引起肺癌。

2. 职业致癌因子　已被确认的致人类肺癌的职业因素包括石棉、砷、铬、镍、铍、煤焦油、芥子气、三氯甲醚、氯甲甲醚、烟草的加热产物及铀、镭等放射性物质衰变时产生的氡和氡子气，电离辐射和微波辐射等。这些因素可使肺癌发生危险性增加 3~30 倍。

3. 空气污染　肺癌发病率在工业发达国家比工业落后国家高，城市比农村高，表明环境污染与肺癌有关。环境污染包括室内小环境污染和室外大环境污染。室内小环境污染主要包括被动吸烟、燃料燃烧和烹调产生的致癌物。室外大环境污染主要是汽车尾气、工业废气、公路沥青等都含有致癌物质，其中主要是苯并芘。

4. 电离辐射　大剂量的电离辐射可引起肺癌。不同射线的辐射产生的效应不同，如日本广岛原子弹释放的是中子和 α 射线，长崎则仅有 α 射线，前者患肺癌的危险性高于后者。

5. 饮食与营养　流行病学研究表明，较多地食用含 β 胡萝卜素的绿色、黄色和橘黄色的蔬菜和水果，可减少肺癌发生的危险性，这一保护作用对于正在吸烟者或既往吸烟者特别明显。另外一些研究也表明，较少食用含 β 胡萝卜素的蔬菜和水果，肺癌发生的危险性升高。血清中 β 胡萝卜素水平低的人，肺癌发生的危险性也高。

6. 其他　调查表明结核病患者患肺癌的危险性是正常人群的 10 倍。因此美国癌症学会将肺结核列为肺癌的发病因素之一。此外病毒与真菌感染、机体免疫功能低下、内分泌失调及家族遗传等因素对肺癌的发生可能也起一定的作用。

【分类】

1. 按解剖学部位分类　发生在段支气管以上至主支气管的癌肿称为中央型肺癌，约占 1/4，以鳞状上皮细胞癌和小细胞未分化癌较多见；发生在段支气管以下的肿瘤称为周围型肺癌，约占 1/4，以腺癌较为多见。

2. 按组织学分类

（1）非小细胞肺癌　包括鳞状上皮细胞癌（简称鳞癌）、腺癌、大细胞癌、腺鳞癌、类癌等。其中鳞癌是肺癌中最常见的类型，约占原发性肺癌的 50%，以中央型多见。早期引起支气管狭窄，导致肺不张或阻塞性肺炎。腺癌约占原发性肺癌的 25%，多为周围型。腺癌富有血管，局部浸润和血行转移较鳞癌早，易转移至肝、脑和骨骼，更易累及胸膜引起胸腔积液。大细胞癌较为少见，可发生在肺门附近或肺边缘的支气管。

（2）小细胞肺癌　包括燕麦细胞型、中间细胞型、复合燕麦细胞型。此型恶性程度最高，占原发性肺癌的 10%~15%，多为中央型，较早出现淋巴和血行转移，预后最差。

【临床表现】

与肿瘤大小、类型、发展阶段、部位、有无并发症或转移有密切关系。有5%~15%的患者无症状。

1. 由原发肿瘤引起的症状与体征

（1）咳嗽　为常见的早期症状，主要表现为刺激性干咳或咳少量黏液痰。当肿瘤引起支气管狭窄，咳嗽呈持续性，呈高音调金属音，是一种特征性的阻塞性咳嗽。当有继发感染时，痰量增多，且呈黏液脓性。

（2）咯血　由于癌组织血管丰富，局部组织坏死常引起咯血，以中央型肺癌多见。多为痰中带血或间断血痰，如侵蚀大血管，可引起大咯血。

（3）气短或喘鸣　肿瘤向支气管内生长，引起支气管部分阻塞，或肺门淋巴结转移时，肿大的淋巴结压迫主支气管或隆突，引起支气管阻塞时，出现胸闷、呼吸困难、气短、喘息，个别患者表现为喘鸣。

（4）发热　肿瘤组织坏死引起发热，多数发热的原因是肿瘤引起继发性肺炎所致，抗生素治疗效果不佳。

（5）体重下降　消瘦为恶性肿瘤的常见症状之一。肿瘤发展到晚期，由于肿瘤毒素、长期消耗和伴有感染及疼痛导致食欲减退，患者表现为消瘦或恶病质。

2. 肺外胸内扩展引起的症状和体征

（1）胸痛　肿瘤直接侵犯胸膜、肋骨和胸壁，可引起不同程度的胸痛。如果肿瘤位于胸膜附近，则产生不规则的钝痛或隐痛，疼痛于呼吸、咳嗽时加重。若脊柱受侵犯时可有压痛点，疼痛与呼吸、咳嗽无关。若肿瘤压迫肋间神经，胸痛可累及其分布区。

（2）声音嘶哑　癌肿直接压迫或肿大的纵隔淋巴结压迫喉返神经（多见左侧），可发生声音嘶哑。

（3）咽下困难　癌肿侵犯或压迫食管可引起吞咽困难，还可引起支气管-食管瘘，导致肺部感染。

（4）胸水　当肿瘤转移累及胸膜或淋巴回流受阻时可有不同程度的胸水（见于约10%的患者）。

（5）上腔静脉阻塞综合征　癌肿侵犯纵隔压迫上腔静脉，致回流受阻，产生头面部、颈部和上肢水肿及胸前部淤血和静脉曲张，引起头痛、头昏或眩晕。

（6）Horner综合征　位于肺尖部的肺癌可压迫颈部交感神经，引起病侧眼睑下垂、瞳孔缩小、眼球内陷，同侧额部与胸壁无汗或少汗，也常有肿瘤压迫臂丛神经造成以腋下为主、向上肢内侧放射的烧灼样疼痛，在夜间尤甚。

3. 胸外转移引起的症状和体征

（1）中枢神经系统转移　转移至中枢神经系统可引起颅内压增高，可发生头疼、恶心、呕吐、精神状态异常。少见的症状为癫痫发作、偏瘫、小脑功能障碍、定向力和语言障碍。此外还可有小脑皮质变性、周围神经病变、肌无力及精神症状。

(2) 骨骼转移　表现为局部固定部位疼痛和压痛，可有病理性骨折。

(3) 腹部转移　转移至胰腺表现为胰腺炎症状或阻塞性黄疸。转移至肝脏表现为食欲不振、肝区疼痛、肝大、黄疸和腹水等。

(4) 淋巴结转移　锁骨上淋巴结是肺癌转移的常见部位，可无症状。

4. 肺外表现　指肺癌非转移性胸外表现，或称为副癌综合征，主要有以下几方面表现：

(1) 肥大性肺性骨关节病　常见于肺癌。多侵犯上、下肢长骨远端，发生杵状指(趾)和肥大性骨关节病。

(2) 抗利尿激素分泌异常综合征　不适当的抗利尿激素分泌可以引起厌食、恶心、呕吐等水中毒症状，还可伴有逐渐加重的神经并发症。其特征是低钠血症和低渗透压血症。

(3) 分泌促肾上腺皮质激素样物　小细胞肺癌或支气管类癌患者分泌促肾上腺皮质激素样物，引起库欣综合征。

(4) 神经肌肉综合征　包括小脑皮质变性、脊髓小脑变性、周围神经病变、重症肌无力和肌病等。发生原因不明确。这些症状与肿瘤的部位和有无转移无关。它可以发生于肿瘤出现前数年，也可与肿瘤同时发生。可发生于各型肺癌，但多见于小细胞肺癌。

(5) 高钙血症　可由骨骼转移或肿瘤分泌过多甲状旁腺激素相关蛋白引起，常见于鳞癌。患者表现为嗜睡、厌食、恶心、呕吐、体重减轻及精神变化。

(6) 异位促性腺激素　合并异位促性腺激素的肺癌不多，大部分是大细胞肺癌，主要为男性轻度乳房发育，常伴有肥大骨关节病。

(7) 类癌综合征　典型特征是皮肤、心血管、胃肠道和呼吸功能异常，主要表现为面部、上肢躯干的潮红或水肿，胃肠蠕动增强，腹泻，心动过速，喘息，瘙痒和感觉异常。多见于燕麦细胞型肺癌和腺癌。

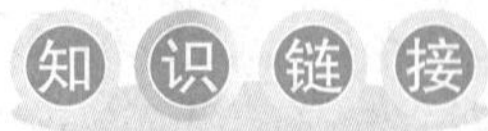

了解副癌综合征的意义

副癌综合征产生机制复杂，临床表现多样。大约1/3为结缔组织和皮肤病变；1/6为神经肌肉综合征；1/6为血管、胃肠道和血液系统的异常。副癌综合征的临床表现多样且缺乏特异性，可与癌症有关，也可由其他疾病引起。这类全身表现可出现在癌肿本身所引起的症状之前，而且随着原发灶的演变而变化。了解副癌综合征的意义在于：在肿瘤尚未暴露之前即有本综合征，可成为早期诊断的线索，有利于提高治愈率；有时本综合征（如高钙血症）对患者远较肿瘤本身更具危险性，需予以特殊的治疗；因治愈肿瘤，本综合征可消失，如再出现，则提示肿瘤的复发，故有利于监测肿瘤的复发。

【辅助检查】

1. 影像学检查　胸部X射线检查是发现肺癌的最重要的一种方法。根据不同情况采取CT检查、磁共振成像（MRI）等，了解肿瘤的部位、肿瘤大小、有无肺门及纵隔淋巴结肿大、有无支气管阻塞情况；肺癌的分期、有无转移病灶等。

2. 细胞学检查　痰标本应为深部咳出的新鲜痰液，连续送检标本3次以上，中央型肺癌诊断率提高到80%，周围型肺癌诊断率达50%。

3. 纤维支气管镜检查　可见支气管内病变，刷检的诊断率可达92%，活检的诊断率达93%。纤维支气管镜检查对确定病变范围、明确手术指征与方式有帮助。

4. 其他检查　如经胸壁细针穿刺活检、纵隔镜检查、胸腔镜检查、淋巴结活检、胸水癌细胞检查、肿瘤标志物检查、放射性核素扫描、开胸手术探查等。

【诊断要点】

一般依靠详细询问病史、体格检查和有关辅助检查进行综合判断，80%~90%的患者可以确诊。影像学检查是肺癌常用而有价值的诊断方法，细胞学和病理学检查是确诊肺癌的必要手段。

【治疗要点】

肺癌的治疗主要根据肿瘤的组织学决定。小细胞肺癌主要依赖化疗或放化疗的综合治疗；非小细胞肺癌Ⅰ~$Ⅲ_a$期以手术治疗为主，$Ⅲ_b$期以放疗为主，Ⅳ期以化疗为主。

1. 手术治疗　非小细胞肺癌Ⅰ期和Ⅱ期患者首选手术治疗。Ⅲa期患者年龄、心肺功能和解剖位置合适，也考虑手术治疗。小细胞肺癌在局限期先做化疗和放疗，再有选择地进行手术。

2. 化疗　对小细胞肺癌的治疗效果显著，为其主要治疗方法。常用的化疗药物有：足叶乙苷、顺铂、卡铂、紫杉醇、多西紫杉醇、长春瑞滨、吉西他滨、丝裂霉素C、长春地辛、异环磷酰胺等。为了获得更好的疗效和最低的不良反应，通常选择2种或2种以上的药物组成联合方案，如足叶乙苷+顺铂或卡铂、足叶乙苷+异环磷酰胺+顺铂、紫杉醇+卡铂、多西紫杉醇+顺铂、长春瑞滨+顺铂、吉西他滨+顺铂、丝裂霉素C+长春地辛+顺铂等方案。非小细胞肺癌的化疗主要作为不能手术及术后复发患者姑息性治疗或作为手术治疗及放疗的辅助治疗。

3. 放疗　放射线对癌细胞有杀伤作用。放疗对小细胞肺癌效果较好，其次为鳞癌和腺癌。放疗分为根治性和姑息性两种，根治性用于Ⅲ期患者及不能耐受手术患者或杜绝手术患者。姑息性放疗的日的在于抑制肿瘤的发展，延迟肿瘤扩散和缓解症状。放疗对控制骨骼转移性疼痛、脊髓压迫、上腔静脉阻塞综合征、支气管阻塞及脑转移引起的症状有较好的疗效。

4. 生物反应调节剂　生物反应调节剂（BRM）作为辅助治疗，能增加机体对化疗、放疗的耐受性，提高疗效。常用的如干扰素、左旋咪唑、转移因子等。

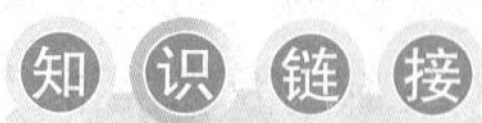

肺癌的分子靶向治疗

肿瘤分子靶向治疗利用肿瘤细胞与正常细胞间分子生物学上的差异，采用阻断信号传导通路、封闭受体、抑制血管生成等方法作用于肿瘤细胞特定的靶点，特异性地抑制肿瘤细胞增殖、侵袭和转移，促进其凋亡。由于作用靶点的特异性，分子靶向治疗比传统化疗具有更高的选择性，毒副作用更小。目前，肺癌分子靶向治疗药物主要包括细胞生长因子受体抑制剂、血管生成抑制剂及信号传导抑制剂等。

【护理诊断/问题】

1. 恐惧　与肺癌的确诊、治疗对机体的影响和死亡威胁有关。

2. 疼痛　与癌细胞浸润、肿瘤压迫或转移有关。

3. 营养失调：低于机体需要量　与过度消耗、摄入量不足有关。

4. 有皮肤完整性受损的危险　与接受放疗损伤皮肤组织等因素有关。

5. 潜在并发症　肺部感染、呼吸衰竭、化疗药物的毒性反应、放射性食管炎、放射性肺炎。

【护理措施】

1. 一般护理

（1）休息与活动　在接受化疗或放疗的患者，多卧床休息，减少机体的消耗和治疗的不良反应。早期患者手术后，可适时适当的活动，或参加适当的文体活动，有利于调整心情。

（2）饮食护理　癌肿患者机体过度消耗，化疗引起的严重胃肠道反应如恶心、呕吐致食欲下降、摄入量不足，患者出现营养不良或恶病质。应给予高热量、高蛋白质、高维生素、易消化的饮食，避免油炸、辛辣等刺激的食物，动、植物蛋白质应合理搭配，如蛋、鸡肉、大豆等，避免产气食物，如地瓜、韭菜等，并注意调配好食物的色、香、味。餐前休息片刻，做好口腔护理，创造清洁、舒适、愉快的进餐环境，少食多餐。有吞咽困难者应给予流质饮食，进食宜慢，取半卧位以免发生吸入性肺炎或呛咳，甚至窒息。病情危重者可采取喂食、鼻饲等方法增加患者的摄入量。对进食不能满足机体需要的患者，可建议通过静脉酌情给予脂肪乳剂、复方氨基酸、全血、血浆或清蛋白等以改善营养状况。

2. 病情观察　监测患者的生命体征。注意观察患者常见症状，如胸痛、呼吸困难、咽下困难、声音嘶哑等的动态变化。注意是否有肿瘤转移症状，如头痛、呕吐、眩晕、颅内高压等中枢神经系统症状和骨骼局部疼痛、压痛。监测体重、尿量、血白蛋白及血红蛋白等。严密观察是否有化疗、放疗的不良反应，如恶心、呕吐、脱发、口腔溃疡、皮肤干燥等。

3. 疼痛护理

（1）疼痛的观察　①胸痛的部位、性质、程度及止痛效果。②疼痛加重或减轻的因素。③影响患者表达疼痛的因素。④疼痛对睡眠、进食、活动等日常生活的影响程度。

（2）避免加重疼痛的因素　①预防上呼吸道感染，尽量避免咳嗽，必要时给予止咳剂。②活动困难者，小心搬动患者，平缓地给患者变换体位，避免推、拉动作。防止用力不当引起病变部位疼痛。③指导和协助胸痛患者用手或枕头护住胸部，以减轻深呼吸、咳嗽、变换体位所引起的疼痛。

（3）缓解疼痛措施　注意倾听患者对疼痛的诉说，了解疼痛的部位、性质和程度。采取各种护理措施尽快减轻疼痛，如提供安静的环境，调整舒适的体位，保证患者充分的休息。保持大便通畅，2 日未解大便者应采取有效措施。指导患者采取有效的呼吸方法，如腹式呼吸、缩唇呼吸等，减少呼吸给患者带来的疼痛。疼痛时指导患者采用放松技巧分散注意力，如听音乐、看电视、阅读报纸、交谈等；采用物理方法止痛，如局部按摩、冷敷、针灸等可以降低疼痛的敏感性；必要时辅以药物止痛。

（4）止痛药物护理　疼痛明显、影响日常生活的患者，按医嘱应用止痛药物。癌痛的用药原则为：①尽量口服给药；②按时给药，即 3~6 小时给药 1 次，而不是只在疼痛时给药；③按阶梯给药（表 2-6）；④个体化用药，用药剂量应根据患者的需要由小到大直至患者疼痛消失为止，不应对药量限制过严，导致用药量不足。主要药物有：①非麻醉性镇痛药：阿司匹林、对乙酰氨基酚、吲哚美辛等；②弱麻醉性镇痛药：可待因、布桂嗪等；③强麻醉性镇痛药：吗啡、哌替啶等；④辅助性镇痛药：地西泮、异丙嗪、氯丙嗪等。还可采用患者自控镇痛：用注射泵经静脉、皮下或椎管内连续输注止痛药，并可自行间歇给药。应用止痛药物后要注意观察用药的效果，有无药物不良反应等。一般非肠道给药者，应在用药后 15~30 分钟开始评估，口服给药者 1 小时后开始评估，以了解疼痛缓解程度和镇痛作用持续时间。当所制订的用药方案已不能有效止痛时，应及时通知医生并重新调整止痛方案。

表2-6 三阶梯止痛法

阶梯	治疗药物
轻度疼痛	非阿片类止痛药±辅助药物
中度疼痛	弱阿片类止痛药±非阿片类止痛药±辅助药物
重度疼痛	强阿片类止痛药±非阿片类止痛药±辅助药物

4. 放疗护理

（1）皮肤护理　向患者解释放疗的目的、方法及照射后皮肤可能出现的反应，如红斑、脱屑、瘙痒、色素沉着等，应注意保护，防止进一步损伤。放疗时协助患者采取舒适体位，嘱其不要随便移动，以免损伤其他部位皮肤。嘱患者切勿擦去皮肤照射部位的标志；局部忌贴胶布，忌用任何药粉、油膏、乳液涂擦；洗澡时不用肥皂或搓擦；避免冷热刺激或阳光照射；如有渗出性皮炎，局部可以涂具有收敛、保护作用的鱼肝油；患者衣着应宽松、柔软；长期卧床者宜经常变换体位，以防局部组织长期受压而致压疮发生。

（2）放射性食管炎的护理　饮食宜流质或半流质，避免刺激性饮食。有咽下痛和咽下困难者，可给予氢氧化铝凝胶口服，咽下痛难以忍受者可服用利多卡因凝胶。

（3）放射性肺炎的护理　协助患者进行有效排痰，防止痰液潴留；咳嗽明显而痰不多者，适当给予镇咳药；呼吸困难者适当吸氧。早期给予抗生素、糖皮质激素治疗。

5. 化疗护理　应用化疗药物后，应注意评估机体对化疗药物是否产生了毒性反应，做好动态观察并做好保护措施。除注意骨髓抑制、消化道反应、肝肾损害及脱发的护理外，还要注意保护和合理使用静脉血管。

6. 心理护理　与患者建立良好的护患关系，多与患者交谈，鼓励患者表达自己的感受，尽量解答患者提出的问题和提供有益的信息。鼓励患者之间的交流，调整患者的情绪，使患者以积极的心态面对疾病。在未明确诊断之前，应向患者解释各种诊断性检查的目的、意义和过程，说服患者接受并配合检查；确诊后，帮助患者正确估计所面临的情况，鼓励患者及家属积极参与治疗和护理计划的决策过程，让患者了解肺癌及将接受的治疗。帮助患者建立良好、有效的社会支持系统，安排家庭成员和亲朋好友定期来看望患者，使患者感受到家庭、亲友的关爱，激发其珍惜生命、热爱生活的热情，增强对治疗的信心。帮助患者和家属面对现实，积极应对癌症的挑战，使患者克服恐惧、绝望的心理，保持积极、乐观的情绪。

【健康教育】

1. 疾病预防指导　肺癌高危人群应定期进行体检，以便早发现、早治疗。肺癌的早期诊断取决于肺癌防治知识的普及，患者有任何可疑症状时能及时就诊。对40岁以上长期大量吸烟者或有危险因素接触者应每年体检，进行防癌或排除肺癌的有关检查。对肺癌的早期征象提高警惕，有高危险因素的人群或有下列可疑征象者，需进行必要的影像学和

（或）细胞学检查。①无明显诱因的刺激性咳嗽持续 2~3 周，治疗无效；②原有慢性肺部疾病，现咳嗽性质改变；③持续或反复无其他原因可解释的短期内痰中带血或咯血；④反复同一部位出现肺炎；⑤原因不明确的四肢关节疼痛及杵状指（趾）；⑥原因不明的肺脓肿，无明显症状，无异物吸入史，抗炎治疗效果不佳者；⑦X 射线检查示局限性肺气肿或段、叶性肺不张；⑧孤立性圆形病灶和单侧性肺门阴影增大者；⑨原有肺结核的病灶已稳定，而形态或性质发生改变者；⑩无中毒症状的胸腔积液，尤其是血性，且进行性增加者。

2. 疾病知识指导　提倡健康的生活方式。宣传吸烟对健康的危害，提倡戒烟，并注意避免被动吸烟。加强职业防护，改善工作和生活环境。指导患者加强营养支持，多食高蛋白质、高热量、高维生素、高纤维素、易消化、符合患者口味的饮食。合理安排休息和活动，保持良好精神状态，避免受凉和劳累，防止呼吸道感染。督促患者坚持化疗或放疗，并告诉患者出现呼吸困难、疼痛等症状加重或不缓解时应及时就诊。

3. 心理指导　做好患者及家属的心理护理，使患者尽快脱离过激的心理反应，保持较好的精神状态，增强治疗疾病的信心。向患者解释治疗中可能出现的反应，消除患者的恐惧心理，使患者做好必要的准备，完成治疗方案。可采取分散注意力的方式，如看书、听音乐等，以减轻痛苦。对晚期癌肿转移患者，要指导家属做好临终前的护理，告知患者及家属对症处理的措施，使患者平静地走完人生最后的旅途。

考纲摘要

1. 原发性支气管肺癌的病因和分类。
2. 原发性支气管肺癌的临床表现。
3. 原发性支气管肺癌的辅助检查。
4. 原发性支气管肺癌的化疗护理、护理放疗护理、心理护理。

项目十　肺结核

【学习目标】

1. 掌握肺结核的临床表现、护理措施。
2. 熟悉肺结核的病因、辅助检查、治疗要点、常见护理问题。
3. 了解肺结核的流行病学特点。

案例导入

某患者，男性，25 岁。乏力、咳嗽、咳少量白色黏痰、低热月余，平时不吸烟，有肺结核接触史，近日因咯血入院检查。X 射线检查示右上肺后段炎性阴影，其中可见透光区，血沉 35mm/h，白细胞计数 9.0×10^9/L。行痰结核分枝杆菌检查，诊断为肺结核。

问题：1. 该患者最可能的诊断是什么，主要治疗方法有哪些？

2. 本病有哪些主要护理诊断，怎样护理？

3. 本病健康教育的内容有哪些？

肺结核（pulmonary tuberculosis）是由结核分枝杆菌引起的肺部慢性传染性疾病。肺结核在 21 世纪仍然是严重危害人类健康的主要传染病，是全球关注的公共卫生和社会问题，也是我国重点控制的主要疾病之一。

【病因与发病机制】

1. 结核病的病原菌　结核病的病原菌为结核分枝杆菌复合群，包括结核分枝杆菌、牛分枝杆菌、非洲分枝杆菌和田鼠分枝杆菌。人肺结核的致病菌 90% 以上为结核分枝杆菌。典型的结核分枝杆菌是细长、稍弯曲、两端圆形的杆菌。结核分枝杆菌的主要生物学特性如下：

（1）抗酸性　结核分枝杆菌耐酸，染色呈红色，可抵抗盐酸酒精的脱色作用，故又称抗酸杆菌。

（2）生长缓慢　结核分枝杆菌为需氧菌，在良好的实验室培养条件下，12～24 小时分裂一次，一般需培养 4 周才能形成 1mm 左右的菌落。

（3）抵抗力强　结核分枝杆菌对干燥、酸、碱、冷的抵抗力较强。在干燥的环境中可存活 6～8 个月，甚至数年，在阴湿环境下能生存 5 个月以上。一般的化学消毒剂如除污剂或合成洗涤剂对结核分枝杆菌不起作用。

（4）菌体结构复杂　结核分枝杆菌菌体成分复杂，主要是脂质、蛋白质和多糖类。脂质占总量的 50%～60%，其中的蜡质约占脂质的 50%，其作用与结核病的组织坏死、干酪液化、空洞发生及结核变态反应有关。菌体蛋白质以结合形式存在，是结核分枝杆菌毒素的主要成分，诱发皮肤变态反应。多糖类与血清反应等免疫应答有关。

2. 肺结核的传播　飞沫传播是肺结核最重要的传播途径。传染源主要是痰中带菌的肺结核患者，尤其是未经治疗者。传染性的大小除取决于患者排出结核分枝杆菌量的多少外，还与空间含结核分枝杆菌微滴的密度及通风情况、接触的密切程度和时间长短、个体免疫力的状况有关。患者在咳嗽、咳痰、打喷嚏或高声说笑时，可产生大量的含有结核分枝杆菌的微滴，1~5μm 大小的微滴可较长时间悬浮于空气中，在空气不流通的室内可达 5 小时，与患者密切接触者可能吸入而感染，通风换气、减少空间微滴的密度是减少肺结核传播的有效措施。影响机体对结核分枝杆菌自然抵抗力的因素除遗传因素外，还包括生活贫困、居住拥挤、营养不良等社会因素。婴幼儿细胞免疫系统不完善，老年人、HIV 感染者、免疫抑制剂使用者、慢性疾病患者等免疫力低下，都是结核病的易感人群。

3. 结核分枝杆菌感染和肺结核的发生与发展

（1）原发感染　首次吸入结核分枝杆菌的人群，是否感染取决于结核分枝杆菌的毒力和肺泡内巨噬细胞固有的吞噬杀菌能力。结核分枝杆菌的脂质等成分能抵抗溶酶体酶类的破坏作用，如果结核分枝杆菌能够存活下来，并在肺泡巨噬细胞内外生长繁殖，这部分肺组织即出现炎性病变，称为原发病灶。原发病灶中的结核分枝杆菌沿着肺内引流淋巴管到达肺门淋巴结，引起淋巴结肿大。原发病灶、引流淋巴管炎和肿大的肺门淋巴结称为原发综合征。原发病灶继续扩大，可直接或经血流播散到邻近组织器官，发生结核病。

当结核分枝杆菌首次侵入人体开始繁殖时，人体通过细胞介导的免疫系统对结核分枝杆菌产生特异性免疫，使原发病灶、肺门淋巴结和播散到全身各器官的结核分枝杆菌停止繁殖，原发病灶炎症迅速吸收或留下少量钙化灶，肿大的肺门淋巴结逐渐缩小、纤维化或钙化，播散到全身各器官的结核分枝杆菌大部分被消灭，这就是原发感染常见的良性过程。但仍然有少量结核分枝杆菌没有被消灭，长期处于休眠期，成为继发性结核病的来源之一。

（2）结核病的免疫和迟发性变态反应

①免疫力　由于结核分枝杆菌为细胞内寄生菌，结核病的免疫主要是细胞免疫，表现为淋巴细胞致敏和吞噬细胞的功能增强。人体对结核分枝杆菌的免疫力分非特异性免疫力和特异性免疫力两种，后者是通过接种卡介苗或感染结核分枝杆菌后所获得的免疫力，其免疫力强于前者，但两者对防止结核病的保护作用都是相对的。机体免疫力强可防止发病或使病变趋于局限，而营养不良者、婴幼儿、老年人、糖尿病患者及使用糖皮质激素或免疫抑制剂者免疫功能低下，容易被结核分枝杆菌感染而发病，或使原已稳定的病灶重新活动。

②Koch 现象　1890 年 Koch 观察到，将结核分枝杆菌注射到未感染的豚鼠，10~14 日后注射局部红肿、溃烂，形成深的溃疡乃至局部淋巴结肿大，最后结核分枝杆菌全身播散，造成豚鼠死亡。将同等剂量结核分枝杆菌注射到 3~6 周前已受少量结核分枝杆菌感染和结核菌素皮肤试验阳性的豚鼠，2~3 日后注射局部出现红肿，形成表浅溃烂，继之较快愈合，无淋巴结肿大，无播散和死亡。这种机体对结核分枝杆菌初感染和再感染所表现出不同反应的现象称为 Koch 现象。较快的局部红肿和表浅溃烂是由结核菌素诱导的迟发性变态反应的表现；结核分枝杆菌无播散、引流淋巴结无肿大及溃疡较快愈合是有免疫力

的反映。免疫力与迟发性变态反应之间的关系相当复杂，尚不十分清楚，大致认为两者既有相似的方面，又有独立的一面，变态反应不等于免疫力。

（3）继发性结核病　继发性结核病与原发性结核病有明显的差异，继发性结核病有明显的临床症状，容易出现空洞和排菌，有传染性，故继发性结核病具有重要的临床和流行病学意义，是防治工作中的重点。继发性肺结核的发病类型有两种，一种发病慢，临床症状少而轻，多发生在肺尖或锁骨下，痰涂片检查阴性，预后良好；另一种发病快，几周时间即出现广泛的病变、空洞和播散，痰涂片检查阳性。

继发性结核病的发病，目前认为有两种方式：一种方式是原发性结核感染时期遗留下来的潜在病灶中的结核分枝杆菌重新活动而发生的结核病，是内源性复发。据统计，约10%的结核分枝杆菌感染者，在一生的某个时期会发生继发性结核病。另一种方式是由于受到结核分枝杆菌的再感染而发病，称为外源性重染。这两种不同发病方式主要取决于当地的结核病流行病学特点与严重程度。肺结核的发生发展过程见图 2-5。

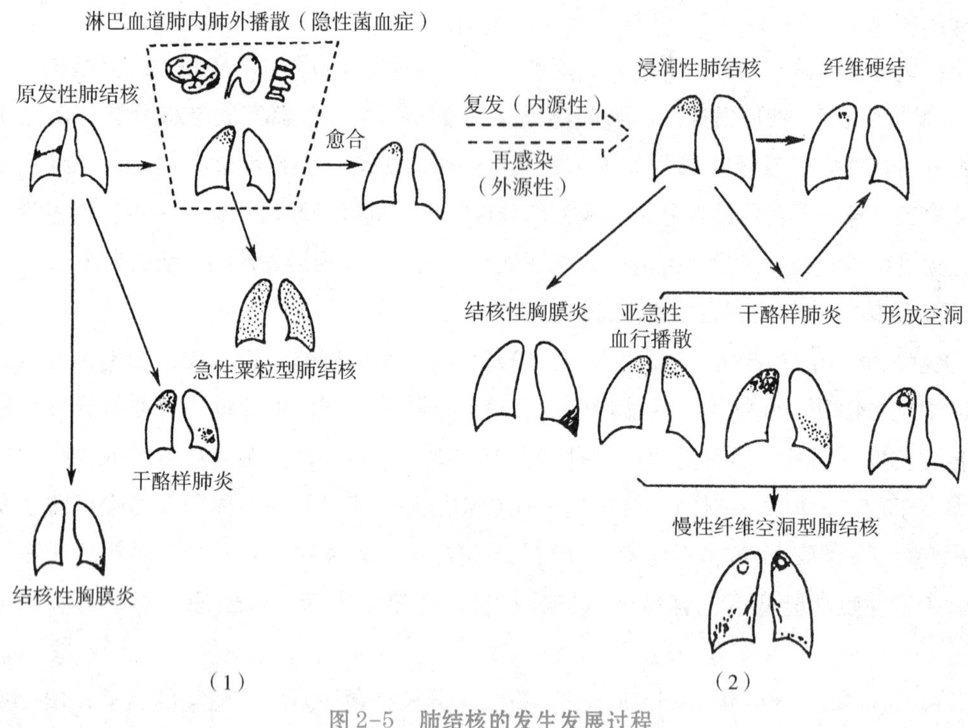

图 2-5　肺结核的发生发展过程

（1）原发性肺结核；（2）继发性肺结核

4. 结核病的基本病理变化　结核病的基本病理变化是炎性渗出、增生和干酪样坏死，以破坏与修复同时进行为特点，故上述三种病理变化多同时存在，或以某种变化为主，且可相互转化。以渗出为主的病变主要出现在结核性炎症初期阶段或病变恶化复发时，可表现为局部中性粒细胞浸润，继之由巨噬细胞和淋巴细胞取代。以增生为主的病变表现为典型的结核结节，直径约为0.1mm，数个融合后肉眼能见到，由淋巴细胞、上皮样细胞、朗格汉斯细胞及成纤维细胞组成，结核结节的中间可出现干酪样坏死。以增生为主的病变发生在机体抵抗力较强、病变恢复阶段。干酪样坏死的病变多发生在结核分枝杆菌毒力强、感染菌量多、机体超敏反应增强、抵抗力低下的情况。干酪样坏死病变镜检为红染、无结构的颗粒状物，含脂质多，肉眼观察呈淡黄色，状似奶酪，故称干酪样坏死。

【临床表现】

各型肺结核的临床表现不尽相同，但有共同之处。

1. 症状

（1）呼吸系统症状

①咳嗽、咳痰：咳嗽、咳痰是肺结核最常见症状。咳嗽较轻，干咳或咳少量黏液痰。有空洞形成时，痰量增多。若合并其他细菌感染，痰可呈脓性。若合并支气管结核，表现为刺激性咳嗽。

②咯血：1/3～1/2的患者有咯血。咯血量不定，多数患者为少量咯血，少数为大咯血。

③胸痛：结核累及胸膜时可表现为胸膜性胸痛。随呼吸运动和咳嗽加重。

④呼吸困难：多见于干酪样肺炎和大量胸腔积液患者。

（2）全身症状　发热为最常见症状，多为长期午后潮热，即下午或傍晚开始升高，翌晨降至正常。部分患者有倦怠乏力、盗汗、食欲减退和体重减轻等。育龄女性患者可以有月经不调。

2. 体征　多寡不一，取决于病变性质和范围。病变范围较小时，可以没有任何体征。渗出性病变范围较大或干酪样坏死时，则可以有肺实变体征，如触觉语颤增强、叩诊浊音、听诊闻及支气管呼吸音和细湿啰音，较大的空洞性病变听诊也可以闻及支气管呼吸音；当有较大范围的纤维条索形成时，气管向患侧移位，患侧胸廓塌陷、叩诊浊音、听诊呼吸音减弱并可闻及湿啰音；结核性胸膜炎时有胸腔积液体征，气管向健侧移位，患侧胸廓视诊饱满、触觉语颤减弱、叩诊实音、听诊呼吸音消失；支气管结核可有局限性哮鸣音。

3. 肺结核的分类

（1）原发性肺结核　原发性肺结核包括原发综合征和胸内淋巴结结核。多见于少年儿童。无症状或症状轻微，多有结核病家庭接触史，结核菌素试验多为强阳性。若X射线检查显示哑铃形阴影，即原发病灶、引流淋巴管炎和肿大的肺门淋巴结形成典型的原发综合征（图2-6）。原发病灶一般吸收较快，可不留任何痕迹。若X射线检查只有肺门淋巴结肿大，则诊断为胸内淋巴结结核。

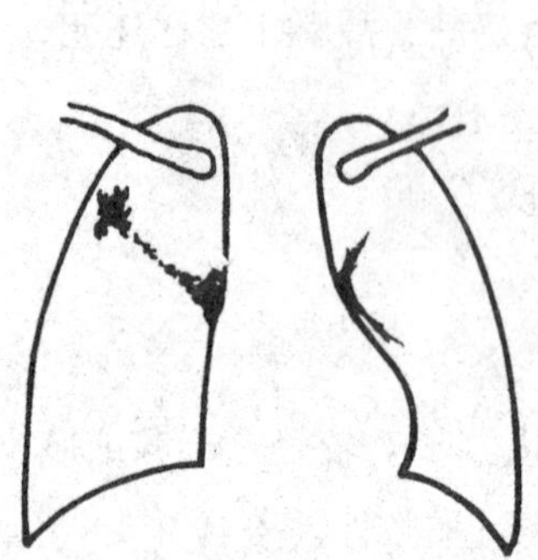

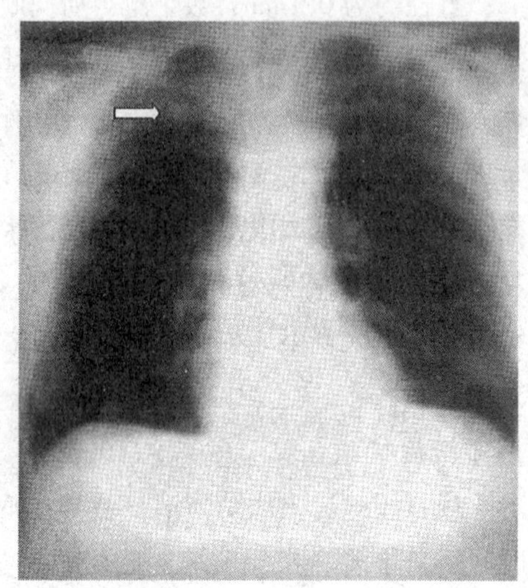

图 2-6 原发综合征

(2)血行播散型肺结核 血行播散型肺结核包括急性血行播散型肺结核(急性粟粒型肺结核)和亚急性、慢性血行播散型肺结核。急性粟粒型肺结核多见于婴幼儿和青少年,多由原发性肺结核发展而来;成人也可发生,多由结核病灶和淋巴结内的结核分枝杆菌侵入血管所致。起病急,持续高热,中毒症状严重,50%以上的小儿和成人合并结核性脑膜炎。全身浅表淋巴结肿大,肝和脾大,有时可发现皮肤淡红色粟粒疹,可出现颈项强直等脑膜刺激征,眼底检查约 1/3 的患者可发现脉络膜结核结节。X 射线检查和 CT 检查显示开始为肺纹理重,在症状出现 2 周左右可发现由肺尖至肺底呈大小、密度和分布三均匀的粟粒状结节阴影,结节直径 2mm 左右。亚急性、慢性血行播散型肺结核起病较缓,症状较轻,X 射线检查显示以双上、中肺野为主的大小不等、密度不同和分布不均的粟粒状或结节状阴影,新鲜渗出与陈旧硬结、钙化病灶共存,多无明显中毒症状。

(3)继发性肺结核 多发生在成人,病程长,易反复。临床特点如下:

①浸润性肺结核:浸润渗出性病变和纤维干酪增殖病变多发生在肺尖和锁骨下,X 射线检查表现为小片状或斑点状阴影,可融合和形成空洞。浸润渗出性病变易吸收,而纤维干酪增殖病变吸收很慢,可长期无改变。

②空洞性肺结核:空洞形态不一,洞壁不明显,形成多个空腔的虫蚀样空洞。空洞性肺结核多有支气管播散病变,临床症状较多,如发热、咳嗽、咳痰和咯血等。空洞性肺结核患者痰中经常排菌。应用有效的化学药物治疗后,可出现空洞不闭合,但长期多次查痰细菌试验阴性,空洞壁由纤维组织或上皮细胞覆盖,诊断为“净化空洞”。但有些患者空洞还残留一些干酪样组织,长期多次查痰细菌试验阴性,临床诊断为“开放菌阴综合征”,仍须随访。

③结核球：多由干酪样病变吸收和周边纤维膜包裹或干酪空洞阻塞性愈合而形成。结核球内有钙化灶或液化坏死形成的空洞，同时80%以上结核球有卫星灶。直径在2~4cm之间，多小于3cm。

④干酪样肺炎：多发生在机体免疫力低下和体质衰弱，又受到大量结核分枝杆菌感染的患者，或有淋巴结支气管瘘，淋巴结中的大量干酪样物质经支气管进入肺内而发生。大叶性干酪样肺炎X射线检查呈大叶性密度均匀的磨玻璃状阴影，逐渐出现溶解区，呈虫蚀样空洞，可出现播散病灶，痰中能查出结核分枝杆菌。小叶性干酪样肺炎的症状和体征都比大叶性干酪样肺炎轻，X射线检查呈小叶斑片播散病灶，多发生在双肺中下部。

⑤慢性纤维空洞性肺结核：慢性纤维空洞性肺结核的特点是病程长，反复进展恶化，肺组织破坏重，肺功能严重受损，双侧或单侧出现纤维厚壁空洞和广泛的纤维增生。结核分枝杆菌检查长期阳性且常耐药。

（4）结核性胸膜炎　结核性胸膜炎包括结核性干性胸膜炎、结核性渗出性胸膜炎、结核性脓胸。

（5）其他肺外结核　按部位和脏器命名，如骨关节结核、肾结核、肠结核等。

（6）菌阴肺结核　菌阴肺结核为3次痰涂片及1次培养阴性的肺结核。

【并发症】

可并发自发性气胸、脓气胸、支气管扩张、慢性肺源性心脏病。结核分枝杆菌随血行播散可并发淋巴结、脑膜、骨及泌尿生殖器官等肺外结核。

【辅助检查】

1. 痰结核分枝杆菌检查　痰结核分枝杆菌检查是确诊肺结核的主要方法，也是制订化疗方案和考核治疗效果的主要依据。每一个有肺结核可疑症状或肺部有异常阴影的患者都必须查痰。

通常初诊患者要送3份痰标本，包括清晨痰、夜间痰和即时痰，如无夜间痰，宜在留清晨痰后2~3小时再留一份痰标本。复诊患者每次送两份痰标本。无痰患者可采用痰诱导技术获取痰标本。

2. 影像学检查　胸部X射线检查是诊断肺结核的重要方法，可以发现早期轻微的结核病变，确定病变范围、部位、形态、密度、与周围组织的关系、病变阴影的伴随影像；判断病变性质、有无活动性、有无空洞、空洞大小和洞壁特点等。胸部CT检查可发现微小或隐蔽性病变。

3. 结核菌素试验　结核菌素试验广泛应用于检出结核分枝杆菌的感染，而非检出结核病。WHO和国际防痨和肺病联合会推荐使用的结核菌素为纯蛋白衍化物（PPD），在左前臂屈侧中部皮内注射0.1mL（5IU），经48~72小时后测量皮肤硬结直径。硬结直径≤4mm为阴性，5~9mm为弱阳性，10~19mm为阳性，≥20mm或虽<20mm但局部有水

泡、坏死或淋巴管炎为强阳性。结核菌素试验阳性仅表示曾有结核分枝杆菌感染，并不一定患结核病。结核菌素试验对婴幼儿的诊断价值大于成人，因年龄越小，自然感染率越低。3岁以下强阳性反应者，应视为有新近感染的活动性结核病，应进行治疗。结核菌素试验阴性除见于机体未感染结核分枝杆菌外，还见于初感染结核分枝杆菌4~8周内，机体变态反应尚未充分建立；机体免疫功能低下或受抑制时，如严重营养不良、重症结核、肿瘤、HIV感染、使用糖皮质激素及免疫抑制剂等情况下，结核菌素阳性反应也可暂时消失，待病情好转结核菌素试验又会转为阳性反应。

4. 纤维支气管镜检查 纤维支气管镜检查常应用于支气管结核和淋巴结支气管瘘的诊断。

【诊断要点】

1. 诊断依据 有肺结核接触史，根据临床症状和体征，结合胸部X射线检查和痰结核分枝杆菌检查多可做出诊断。胸部X射线检查是发现早期肺结核的主要方法。

2. 诊断程序

（1）可疑症状患者的筛选 咳嗽持续2周以上、咯血、午后低热、乏力、盗汗、月经不调或闭经，有肺结核接触史或肺外结核，须进行痰抗酸杆菌和胸部X射线检查。

（2）是否肺结核 凡X射线检查肺部发现异常阴影者，必须通过系统检查，确定病变性质是结核性还是其他性质。如一时难以确定，可经2周短期观察后复查，大部分炎症病变会有所变化，肺结核则变化不大。

（3）有无活动性 如果诊断为肺结核，应进一步明确有无活动性，因为结核活动性病变必须给予治疗。活动性病变在胸片上通常表现为边缘模糊不清的斑片状阴影，可有中心溶解和空洞，或出现播散病灶。胸片表现为钙化、硬结或纤维化，痰检查不排菌，无任何症状，为无活动性肺结核。

（4）是否排菌 确定活动性后还要明确是否排菌，这是确定传染源的唯一方法。

【治疗要点】

1. 治疗原则 肺结核化学治疗的原则是早期、联合、适量、规律、全程。整个治疗方案分强化和巩固两个阶段。

（1）早期 一旦发现和确诊肺结核后均应立即给予化学治疗。早期病灶内结核分枝杆菌以A群为主，局部血流丰富，药物浓度高，可发挥其最大的抗菌作用，以迅速控制病情及减少传染性。

（2）联合 根据病情及抗结核药的作用特点，联合使用两种以上药物。联合用药可杀死病灶中不同生长速度的菌群，提高疗效，还可减少和预防耐药菌的产生，增加药物的协同作用。

（3）适量 严格遵照适当的药物剂量用药。用药剂量过低不能达到有效的血药浓度，影响疗效，易产生耐药性；剂量过大易发生药物不良反应。

（4）规律　严格按照化学治疗方案的规定用药，不可随意更改方案、遗漏或随意中断用药，以避免细菌产生耐药性。

（5）全程　患者必须按治疗方案坚持完成规定疗程，这是提高治愈率和减少复发率的重要措施。

2. 常用抗结核药物

（1）异烟肼　异烟肼（INH，H）问世已 50 多年，但迄今仍然是单一抗结核药；药物中杀菌力，特别是早期杀菌力最强。成人剂量每日 300mg，顿服；儿童为每日 5～10mg/kg，最大剂量每日不超过 300mg。结核性脑膜炎和血行播散型肺结核的用药剂量可加大，儿童 20～30mg/kg，成人 10～20mg/kg。

（2）利福平　利福平（RFP，R）对巨噬细胞内外的结核分枝杆菌均有快速杀菌作用，特别是对 C 菌群有独特的杀灭菌作用。成人剂量为每日 8～10mg/kg，体重在 50kg 及以下者为 450mg，体重在 50kg 以上者为 600mg，顿服。儿童剂量为每日 10～20mg/kg。间歇用药剂量为600～900mg，每周 2 次或 3 次。用药后如出现一过性转氨酶上升可继续用药，加保肝治疗观察，如出现黄疸应立即停药。流感样症状、皮肤综合征、血小板减少多在间歇疗法中出现。妊娠 3 个月以内者忌用，超过 3 个月者要慎用。

（3）吡嗪酰胺　吡嗪酰胺（PZA，Z）具有独特的杀灭菌作用，主要是杀灭巨噬细胞内酸性环境中的 B 菌群。成人剂量为 1.5g/d，每周 3 次用药剂量为 1.5～2.0g/d，儿童剂量为每日 30～40mg/kg。常见不良反应有高尿酸血症、肝损害、食欲不振、关节痛和恶心。

（4）乙胺丁醇　乙胺丁醇（EMB，E）对结核分枝杆菌有抑菌作用。口服易吸收，成人剂量为 0.75～1.0g/d，每周 3 次用药剂量为 1.0～1.25g/d。不良反应有视神经炎，应在治疗前测定视力与视野。鉴于儿童无症状判断能力，故不用。

（5）链霉素　链霉素（SM，S）对巨噬细胞外碱性环境中的结核分枝杆菌有杀菌作用。肌内注射，每日剂量为 0.75g，每周 5 次；间歇用药剂量为每次 0.75～1.0g，每周 2～3 次。不良反应主要有耳毒性、前庭功能损害和肾毒性等，应严格掌握使用剂量，儿童、老人、孕妇、听力障碍和肾功能不良者要慎用或不用。

3. 统一标准化学治疗方案　在全面考虑到化疗方案的疗效、不良反应、治疗费用、患者接受性和药源供应等条件下，经国内外严格对照研究证实的化疗方案，可供选择作为统一标准方案。实践证明，严格执行统一标准方案确能达到预期效果。

（1）初治涂阳肺结核治疗方案

1）每日用药方案　①强化期：异烟肼、利福平、吡嗪酰胺和乙胺丁醇，顿服，2 个月。②巩固期：异烟肼、利福平，顿服，4 个月。简写为 2HRZE/4HR。

2）间歇用药方案　①强化期：异烟肼、利福平、吡嗪酰胺和乙胺丁醇，隔日 1 次或每周3次，2个月。②巩固期：异烟肼、利福平，隔日1次或每周3次，4个月。简写为$2H_3R_3Z_3E_3/4H_3R_3$。

（2）复治涂阳肺结核治疗方案　复治涂阳肺结核患者强烈推荐进行药物敏感性试验，敏感患者按下列方案治疗，耐药患者纳入耐药方案治疗。

1）每日用药方案　①强化期：异烟肼、利福平、吡嗪酰胺、链霉素和乙胺丁醇，每日1次，2个月。②巩固期：异烟肼、利福平和乙胺丁醇，每日1次，4~6个月。巩固期治疗4个月时，痰菌未转阴，可继续延长治疗期2个月。简写为2HRZSE/4~6HRE。

2）间歇用药方案　①强化期：异烟肼、利福平、吡嗪酰胺、链霉素和乙胺丁醇，隔日1次或每周3次，2个月。②巩固期：异烟肼、利福平和乙胺丁醇，隔日1次或每周3次，6个月。简写为$2H_3R_3Z_3S_3E_3/6H_3R_3E_3$。

（3）初治涂阴肺结核治疗方案

1）每日用药方案　①强化期：异烟肼、利福平、吡嗪酰胺，每日1次，2个月。②巩固期：异烟肼、利福平，每日1次，4个月。简写为2HRZ/4HR。

2）间歇用药方案　①强化期：异烟肼、利福平、吡嗪酰胺，隔日1次或每周3次，2个月。②巩固期：异烟肼、利福平，隔日1次或每周3次，4个月。简写为$2H_3R_3Z_3/4H_3R_3$。

4. 对症治疗　肺结核的一般症状在合理化疗下很快减轻或消失，无需特殊处理。咯血处置要注意镇静、止血，患侧卧位，预防和抢救因咯血所致的窒息并防止肺结核播散。一般少量咯血，多以安慰患者、消除紧张、卧床休息为主，可用止血药物止血。大咯血时可用垂体后叶素止血或采用支气管动脉栓塞法。

5. 糖皮质激素治疗　糖皮质激素在结核病的应用主要是利用其抗炎、抗毒作用。仅用于结核毒性症状严重者，必须确保在有效抗结核药物治疗的情况下使用。

6. 外科手术治疗　适用于经合理化疗后无效、多重耐药的厚壁空洞、大块干酪灶、结核性脓胸、支气管胸膜瘘和大咯血保守治疗无效者。

【护理诊断/问题】

1. 遵守治疗方案无效　与缺乏对疾病的认识及药物的副作用有关。

2. 有受伤的危险　与感染播散有关。

3. 营养失调：低于机体需要量　与食欲减退、疲劳、高热有关。

4. 活动无耐力　与疲劳、营养不良和慢性低热有关。

5. 潜在并发症　咯血、呼吸衰竭、气胸。

6. 社交孤立　与医疗隔离有关。

【护理措施】

1. 一般护理

（1）休息与活动　合理休息可以调整新陈代谢，并使机体耗氧量降低，呼吸次数和深度亦降低，使肺脏获得相对休息，有利于病灶愈合。休息的程度与期限取决于患者的代谢功能、病灶的性质与病变趋势。①肺结核患者有咯血、高热等严重结核中毒症状，或结核性胸膜炎伴大量胸腔积液者，应卧床休息。恢复期可适当增加户外活动，以提高机体的抗病能力。②轻症患者应避免劳累和重体力劳动，保证充足的睡眠和休息，做到劳逸结合。③有效抗结核治疗 4 周以上且痰涂片证实无传染性或传染性极低的患者，应恢复正常的家庭和社会生活，这样可减轻患者的社会隔离感和焦虑情绪。

（2）饮食护理　肺结核是一种慢性消耗性疾病，宜给予高热量、高蛋白质、富含维生素的易消化饮食，忌烟、酒及辛辣刺激食物。蛋白质不仅能提供热量，还可增强机体的抗病能力及机体修复能力，建议成人每天蛋白质摄入量为 1.5~2.0g/kg，其中鱼、肉、蛋、牛奶等优质蛋白质摄入量占 50%以上。多进食新鲜蔬菜和水果，以补充维生素。增加膳食品种，饮食中注意添加具有促进消化、增进食欲作用的食物，如藕粉、山楂、新鲜水果，于正餐前后适量摄入。选用合适的烹调方法，保证饭菜的色、香、味以促进食欲。进餐时应心情愉快，食欲减退者可少食多餐。每周测量体重一次并记录，了解营养状况是否得到改善。

2. 病情观察　①观察患者体温的变化，注意患者盗汗、食欲减退等症状有无好转，观察患者咳嗽、气急的变化等。②对咯血患者要密切注意有无咯血窒息，护士要能识别窒息的先兆表现，如患者突然出现烦躁不安、面色苍白、出冷汗、咽喉部明显的痰鸣音。③监测痰结核分枝杆菌转阴情况，观察胸部 X 射线检查结果，监测血沉的变化等。

3. 用药护理　①抗结核化疗对控制结核病起决定性作用，护士应向患者及家属反复强调化疗的重要性及意义，督促患者按医嘱服药，坚持完成规律、全程化疗，以提高治愈率、减少复发。②向患者说明化疗药的用法、疗程、可能出现的不良反应及表现（表 2-7），督促患者定期检查肝功能及听力情况，如出现巩膜黄染、肝区疼痛、胃肠不适、眩晕、耳鸣等不良反应要及时与医生联系，不要自行停药，大部分不良反应经相应处理可以消除。

表 2-7　常用抗结核药的抗菌特点和主要不良反应

药名（缩写）	抗菌特点	主要不良反应
异烟肼（H）	全杀菌	神经末梢感觉异常、转氨酶一过性升高
利福平（R）	全杀菌	恶心、呕吐、肝功能损害、皮疹、白细胞及血小板减少
链霉素（S）	半杀菌	耳鸣或听力改变、眩晕、肾功能损害
吡嗪酰胺（Z）	半杀菌	胃肠道反应、皮疹、肝功能损害、关节疼痛
乙胺丁醇（E）	抑菌	视力减退、视野缩小、视物模糊
对氨基水杨酸钠（P）	抑菌	胃肠道反应、皮疹、肝功能损害

4. 心理护理　①讲解肺结核的致病因素及防治知识，告知患者肺结核虽然治疗过程

和康复期较长，但是可以治愈，并通过借鉴获得成功治疗的患者的经验，缓解或消除患者焦虑的情绪。②告知患者肺结核是一种慢性呼吸道传染病，指导患者正确的隔离方法，争取家属对患者的理解与关心，减少患者的孤独感。③鼓励患者树立完成全程治疗的信心，让患者和家属参与治疗和护理方案的制订，以取得配合，帮助患者和家属寻求合适的社会支持。

【健康教育】

1. 疾病预防指导

（1）控制传染源　早期发现患者并登记管理，及时给予合理化学治疗和良好护理，这是预防结核病疫情的关键。肺结核病程长、易复发和具有传染性，必须长期随访。掌握患者从发病、治疗到治愈的全过程。

（2）切断传播途径　①涂阳肺结核患者住院治疗时需进行呼吸道隔离，室内保持良好通风，每天用紫外线消毒。②注意个人卫生，严禁随地吐痰，不可面对他人打喷嚏或咳嗽，以防飞沫传播。在咳嗽或打喷嚏时，用双层纸巾遮住口鼻，纸巾焚烧处理。留置于容器中的痰液须经灭菌处理再弃去。③餐具煮沸消毒或用消毒液浸泡消毒，同桌共餐时使用公筷，以预防消化道传染。④被褥、书籍在烈日下暴晒。⑤患者外出时戴口罩。

（3）保护易感人群　①给未受过结核分枝杆菌感染的新生儿、儿童及青少年接种卡介苗，使人体产生对结核分枝杆菌的获得性免疫力。卡介苗不能预防感染，但可减轻感染后的发病与病情。②密切接触者应定期到医院进行有关检查。③对受结核分枝杆菌感染易发病的高危人群，如 HIV 感染者、硅沉着病患者、糖尿病患者等，可应用预防性化学治疗。

2. 疾病知识指导　嘱患者合理安排休息，恢复期逐渐增加活动，以提高机体免疫力，但避免劳累；保证营养的摄入，戒烟、酒；避免情绪波动及呼吸道感染。指导患者及家属保持居室通风、干燥，按要求对痰液及污染物进行消毒处理。与涂阳肺结核患者密切接触的家属必要时应接受预防性化学治疗。

3. 用药指导与病情监测　向患者强调坚持规律、全程、合理用药的重要性，保证化疗能得到顺利完成。督促患者在治疗期间定期复查胸片和肝、肾功能。指导患者观察药物疗效和不良反应，若出现药物不良反应时及时就诊。定期随访。

考纲摘要

1. 肺结核咯血窒息的表现及护理；结核菌素试验阳性判断标准。
2. 肺结核的化疗原则；常用化疗药物的不良反应。
3. 肺结核传播的预防。

项目十一　呼吸衰竭和急性呼吸窘迫综合征

【学习目标】

1. 掌握呼吸衰竭和急性呼吸窘迫综合征的临床表现、常见护理问题及护理措施。

2. 熟悉呼吸衰竭的分类及发病机制。

案例导入

某患者，男，78岁。反复咳嗽、咳痰30多年，气促10年，加重3天。患者30多年前开始，经常因受凉出现咳嗽、咳痰，以后逐年加重，偶有黏液脓痰。约10年前开始，活动后出现气促，逐年加重。3天前，受凉后咳嗽、咳脓痰，气促加剧，开始烦躁不安、昼夜颠倒，逐渐出现精神错乱、谵妄、嗜睡等。吸烟40多年。查体：体温37.4℃，脉搏110次/分，呼吸30次/分，血压120/78mmHg。体表静脉充盈、皮肤潮红、温暖多汗；口唇、颜面发绀；桶状胸，双肺叩诊呈过清音，呼吸音低，可闻及散在的哮鸣音，双中下肺可闻及细湿啰音，剑突下搏动明显，心率110次/分，房颤律，肺动脉瓣区第二心音亢进；肌肉震颤、扑翼样震动、膝腱反射减弱。$PaO_2$55mmHg，$PaCO_2$52mmHg。

问题：1. 该患者最可能的诊断是什么，主要治疗方法有哪些？

2. 本病有哪些主要护理诊断，怎样护理？

3. 本病健康教育的内容有哪些？

一、呼吸衰竭

呼吸衰竭（respiratory failure）简称呼衰，是指各种原因引起的肺通气和（或）换气功能严重障碍，以致在静息状态下亦不能维持足够的气体交换，导致低氧血症伴（或不伴）高碳酸血症，进而引起一系列病理生理改变和相应的临床表现的综合征。

【分类】

1. 按动脉血气分析分类　①Ⅰ型呼吸衰竭（缺氧型）：其特点为仅有缺氧，无二氧化碳潴留，血气分析$PaO_2<60$mmHg，$PaCO_2$降低或正常，见于换气功能障碍的疾病。②Ⅱ型呼吸衰竭（高碳酸型）：其特点为既有缺氧，又有二氧化碳潴留，血气分析$PaO_2<60$mmHg，

$PaCO_2$>50mmHg，见于肺泡通气不足。

2. 按发病急缓分类 ①急性呼吸衰竭：指原肺功能正常，因某些突发的致病因素，引起通气和（或）换气功能严重损害，在短时间内导致呼吸衰竭。②慢性呼吸衰竭：由于某些慢性疾病，如COPD、严重肺结核、神经肌肉病变等，导致呼吸功能损害逐渐加重，经过较长时间发展为呼吸衰竭。由于缺氧和二氧化碳潴留逐渐加重，在早期机体可代偿适应，多能耐受日常活动及轻体力工作，动脉血气分析pH值在正常范围内。若在慢性呼吸衰竭的基础上并发呼吸系统感染或气道痉挛等，可出现病情急性加重，此时兼有急性呼吸衰竭的特点，并在短时间内PaO_2明显下降、$PaCO_2$明显升高，则称为慢性呼吸衰竭急性加重。

3. 按发病机制分类 ①泵衰竭：由驱动或制约呼吸运动的神经、肌肉和胸廓功能障碍引起。②肺衰竭：由肺组织病变、气管阻塞或肺血管病变引起。

【病因与发病机制】

1. 病因

（1）急性呼吸衰竭 呼吸系统疾病如严重呼吸系统感染、急性呼吸道阻塞性病变、重度或危重哮喘、各种原因引起的急性肺水肿、肺血管疾病、胸廓外伤或手术损伤、自发性气胸和急剧增加的胸腔积液，导致肺通气和（或）换气障碍；急性颅内感染、颅脑外伤、脑血管病变（脑出血、脑梗死）等直接或间接抑制呼吸中枢；脊髓灰质炎、重症肌无力、有机磷中毒及颈椎外伤等可损伤神经-肌肉传导系统，引起通气不足。上述各种原因均可造成急性呼吸衰竭。

（2）慢性呼吸衰竭 慢性呼吸衰竭多由支气管-肺疾病引起，如COPD、严重肺结核、肺间质纤维化、肺尘埃沉着症等。胸廓和神经肌肉病变，如胸部手术、外伤、广泛胸膜增厚、胸廓畸形、脊髓侧索硬化症等，亦可导致慢性呼吸衰竭。

2. 发病机制

（1）低氧血症和高碳酸血症的发生机制

①肺泡通气不足：健康成人在静息状态下呼吸空气时，总肺泡通气量约为4L/min，可维持正常肺泡氧分压（PaO_2）和二氧化碳分压（$PaCO_2$）。引起通气不足的疾病会导致PaO_2下降和$PaCO_2$上升，从而引起缺氧和二氧化碳潴留。

②弥散障碍：肺内气体交换是通过弥散过程实现的。肺内气体的弥散速度取决于肺泡膜的弥散面积、厚度和通透性及肺泡膜两侧气体分压差、血液与肺泡接触的时间等。许多肺部疾病如肺实变、肺不张等可引起弥散面积减少，肺水肿、肺纤维化等可引起弥散距离增宽，从而导致弥散障碍。由于氧气的弥散能力仅为二氧化碳的1/20，故弥散障碍时通常以低氧血症为主。

③通气/血流比例（V/Q）失调：这是低氧血症最常见的原因。正常人在静息状态下，

通气/血流比例为 0.8，这样才能保证有效的气体交换。由于 COPD、肺炎、肺不张和肺水肿等病变并非均匀分布，病变严重部位肺泡通气明显减少，而血流未相应减少，V/Q<0.8，使流经该区的静脉血未经充分氧合便流入动脉中，称为功能性动-静脉分流，使 PaO_2 降低。当肺血管发生病变时，如肺栓塞等，使部分肺泡血流减少，V/Q>0.8，导致病变肺区的肺泡通气不能被充分利用，形成功能性无效腔增大，又称无效腔样通气。

④肺内动-静脉解剖分流增加：肺动脉内的静脉血未经氧合直接流入肺静脉，导致 PaO_2降低，是通气/血流比例失调的特例，常见于肺动-静脉瘘。在这种情况下，提高吸氧浓度并不能提高分流静脉血的血氧分压。分流量越大，吸氧后提高动脉血氧分压的效果越差；若分流量超过 30%，则吸氧并不能明显提高 PaO_2。

⑤耗氧量增加：当机体耗氧量增加时，正常人通过增加通气量来防止缺氧。当发热、寒战、呼吸困难和抽搐等增加耗氧量的同时伴有通气障碍时，机体不能代偿来防止肺泡氧分压下降，则可出现严重的低氧血症。

（2）低氧血症和高碳酸血症对机体的影响

1）对中枢神经系统的影响　①缺氧的程度与发生速度对中枢神经系统的影响：PaO_2 低至 60mmHg 时，可出现注意力不集中、视力和智力轻度减退；PaO_2降至 40～50mmHg 时，可表现为头痛、烦躁不安、定向与记忆力障碍、精神错乱、嗜睡、谵妄等神经精神症状；PaO_2低于 30mmHg 时，可引起神志丧失甚至昏迷；PaO_2低于 20mmHg 时，数分钟即可出现神经细胞不可逆转性损伤。②二氧化碳潴留对中枢神经系统的影响：轻度 CO_2增加时，对皮质下层刺激加强，间接引起皮质兴奋；二氧化碳潴留可引起头痛、头晕、烦躁不安、言语不清、精神错乱、扑翼样震颤、嗜睡、昏迷、抽搐和呼吸抑制，这种由缺氧和二氧化碳潴留导致的神经精神障碍症候群称为肺性脑病，又称二氧化碳麻醉。③严重的缺氧和二氧化碳潴留均会使脑血管扩张、通透性增加，引起脑细胞、脑间质水肿，导致脑组织充血、水肿和颅内压增高，压迫脑血管，进一步加重脑缺血、缺氧，形成恶性循环。

2）对循环系统的影响　轻度缺氧和二氧化碳潴留可引起反射性心率加快、心肌收缩力增强、心排血量增加；严重缺氧和二氧化碳潴留可直接抑制心血管中枢，引起血压下降和各种心律失常。长期慢性缺氧引起肺小动脉收缩，肺循环阻力增加，导致肺动脉高压、右心负荷加重，同时心肌缺氧可使心肌受损，最终导致肺源性心脏病。缺氧和二氧化碳潴留时，脑血管、冠状血管扩张，皮肤和腹腔脏器血管收缩；严重缺氧和二氧化碳潴留时，皮下浅表毛细血管和静脉扩张，表现为四肢红润、温暖、多汗。

3）对呼吸系统的影响　缺氧对呼吸的影响明显小于二氧化碳对呼吸的影响。当PaO_2<60mmHg 时，可通过颈动脉窦和主动脉体的化学感受器的反射作用兴奋呼吸中枢，但缺氧缓慢加重时，这种反射作用变迟钝；当 PaO_2<30mmHg 时，呼吸抑制。CO_2对呼吸中枢具有强大的兴奋作用，$PaCO_2$ 突然升高，呼吸加深加快；当 $PaCO_2$>80mmHg 时，会对呼吸中枢产生抑制和麻痹作用，通气量反而下降，此时呼吸运动主要靠缺氧维持对外周化学感受器的刺激作用。

4）对消化系统和肾功能的影响　对消化系统的影响主要表现为消化不良、食欲不振，严重缺氧时可出现胃肠黏膜糜烂、坏死、溃疡和出血。缺氧可直接或间接损坏肝细胞使丙氨酸氨基转移酶上升，若及时纠正呼吸衰竭，肝功能可以恢复正常。呼吸衰竭使肾血管痉挛、肾血流量减少，早期出现尿量减少，后期导致肾功能不全，若及时纠正呼吸衰竭，肾功能可以恢复。

5）对酸碱平衡和电解质的影响　严重缺氧抑制细胞代谢，产生大量乳酸和无机磷，引起代谢性酸中毒。持续或严重缺氧使能量产生不足，导致钠泵功能障碍，使细胞内 K^+ 转移至血液，而 Na^+ 和 H^+ 进入细胞内，造成高钾血症和细胞内酸中毒。慢性二氧化碳潴留时肾脏排出 HCO_3^- 减少以维持正常 pH 值，机体为维持血中主要阴离子的相对恒定，出现排 Cl^- 增加，造成低氯血症。$PaCO_2$ 增高（>45mmHg）可使 pH 值下降（<7.35），导致呼吸性酸中毒。

【临床表现】

1. 急性呼吸衰竭　急性呼吸衰竭的临床表现主要是低氧血症所致的呼吸困难和多器官功能障碍。

（1）呼吸困难　呼吸困难是呼吸衰竭最早出现的症状。多数患者有明显的呼吸困难，可表现为频率、节律和幅度的改变。较早表现为呼吸频率增快，病情加重时出现呼吸困难，辅助呼吸肌活动加强，如三凹征。中枢性疾病或中枢神经抑制性药物所致的呼吸衰竭，表现为呼吸节律改变，如潮式呼吸、比奥呼吸等。

（2）发绀　发绀是缺氧的典型表现。当动脉血氧饱和度低于90%时，可在口唇、指甲出现发绀；另应注意，因发绀的程度与脱氧血红蛋白含量相关，所以红细胞增多者发绀更明显，贫血者则发绀不明显；严重休克等原因引起末梢循环障碍的患者，即使动脉血氧分压尚正常，也可出现发绀，称作外周性发绀。而真正由于动脉血氧饱和度降低引起的发绀，称作中央性发绀。发绀还受皮肤色素及心功能的影响。

（3）精神神经症状　急性缺氧可出现精神错乱、躁狂、昏迷、抽搐等症状。如合并急性二氧化碳潴留，可出现嗜睡、淡漠、扑翼样震颤，以至呼吸骤停。

（4）循环系统表现　多数患者有心动过速；严重低氧血症、酸中毒可引起心肌损害，亦可引起周围循环衰竭、血压下降、心律失常、心搏停止。

（5）消化系统和泌尿系统表现　严重呼吸衰竭对肝、肾功能都有影响，部分患者可出现丙氨酸氨基转移酶与血浆尿素氮升高；个别患者可出现尿蛋白、红细胞和管型。因胃肠道黏膜屏障功能损伤，导致胃肠道黏膜充血、水肿、糜烂渗血或应激性溃疡，引起上消化道出血。

2. 慢性呼吸衰竭　慢性呼吸衰竭的临床表现与急性呼吸衰竭大致相似。但以下几个方面有所不同。

(1) 呼吸困难　慢性阻塞性肺疾病所致的呼吸衰竭，病情较轻时表现为呼吸费力伴呼气延长，严重时发展成浅快呼吸。若并发二氧化碳潴留，$PaCO_2$升高过快或显著升高以致发生二氧化碳麻醉时，患者可由呼吸过速转为浅慢呼吸或潮式呼吸。

(2) 神经症状　慢性呼吸衰竭伴二氧化碳潴留时，随$PaCO_2$升高可表现为先兴奋后抑制现象。兴奋症状包括失眠、烦躁、躁动、夜间失眠而白天嗜睡（昼夜颠倒现象）。但此时切忌用镇静或催眠药，以免加重二氧化碳潴留，发生肺性脑病。肺性脑病表现为神志淡漠、肌肉震颤或扑翼样震颤、间歇抽搐、昏睡，甚至昏迷等，也可出现腱反射减弱或消失，锥体束征阳性等，此时应与合并脑部病变做鉴别。

(3) 循环系统表现　二氧化碳潴留使外周体表静脉充盈、皮肤充血、温暖多汗、血压升高、心排血量增多而致脉搏洪大；多数患者有心率加快；因脑血管扩张产生搏动性头痛。

【辅助检查】

1. 动脉血气分析　PaO_2<60mmHg，伴或不伴$PaCO_2$>50mmHg。

2. 影像学检查　X射线检查、CT检查和放射性核素肺通气/灌注扫描等可协助分析呼吸衰竭原因。

3. 其他检查　肺功能的检测能够判断通气功能障碍的性质及是否合并换气功能障碍，并可对通气和换气功能障碍的严重程度进行判断。纤维支气管镜检查对于进一步明确诊断和取得病理学证据有重要意义。

【诊断要点】

有导致呼吸衰竭的原发疾病，出现缺氧和（或）二氧化碳潴留的临床表现，根据动脉血气分析，在海平面、静息状态、呼吸空气时，PaO_2 < 60mmHg，伴或不伴 $PaCO_2$ > 50mmHg，并排除原发性心排血量降低时，呼吸衰竭的诊断即可成立。

【治疗要点】

呼吸衰竭处理的原则是保持呼吸道通畅，迅速纠正缺氧、二氧化碳潴留、酸碱失衡和代谢紊乱；积极治疗原发病和消除诱因；防治多器官功能受损和治疗并发症。

1. 保持呼吸道通畅　保持呼吸道通畅是最基本、最重要的治疗措施。必须采取各种措施保持呼吸道通畅，如清理呼吸道分泌物及异物，采用祛痰药、雾化吸入、支气管舒张剂，或糖皮质激素缓解支气管痉挛。经上述处理效果差者则采用简易人工气道、气管插管或气管切开建立人工气道，以方便吸痰和做机械通气治疗。

2. 氧疗　任何类型的呼吸衰竭均存在缺氧，故氧疗是呼吸衰竭的重要治疗措施。急性呼吸衰竭的给氧原则是在保证PaO_2迅速提高到60mmHg或脉搏容积血氧饱和度（SpO_2）

达90%以上的前提下，尽量降低吸氧浓度。Ⅰ型呼吸衰竭的主要问题为氧合功能障碍而通气功能基本正常，较高浓度（>35%）给氧可以迅速缓解低氧血症而不会引起二氧化碳潴留。对于伴有高碳酸血症的急性呼吸衰竭，往往需要将给氧浓度设定为达到上述氧合目标的最低值。Ⅱ型呼吸衰竭可给予低浓度（<35%）持续吸氧。COPD是导致慢性呼吸衰竭的常见呼吸系统疾病，患者常伴有二氧化碳潴留，氧疗时需注意保持低浓度吸氧，防止血氧含量过高。二氧化碳潴留是通气功能不良的结果，慢性高碳酸血症患者呼吸中枢的化学感受器对CO_2反应性差，呼吸主要靠低氧血症对颈动脉体、主动脉体化学感受器的刺激来维持，若吸入高浓度氧气，使血氧迅速上升，解除了低氧对外周化学感受器的刺激，便会抑制患者呼吸，造成通气状况进一步恶化，严重时陷入二氧化碳麻醉状态。

3. 增加通气量、减少二氧化碳潴留

（1）呼吸兴奋剂　主要用于以中枢抑制为主，通气量不足所致的呼吸衰竭，不宜用于以换气功能障碍为主所致的呼吸衰竭。呼吸兴奋剂必须在保持气道通畅的前提下使用，否则会促发呼吸肌疲劳，加重二氧化碳潴留。常用的药物有尼可刹米和洛贝林，用量过大可引起不良反应。近年来这两种药物在西方国家几乎已被淘汰，取而代之的有多沙普仑，该药对于镇静催眠药过量引起的呼吸抑制和COPD并发急性呼吸衰竭有显著的呼吸兴奋效果。慢性呼吸衰竭需要时可服用呼吸兴奋剂都可喜50~100mg，2次/日。该药通过刺激颈动脉体和主动脉体的化学感受器兴奋呼吸中枢，增加通气量。

（2）机械通气　经上述处理病情无好转，出现严重通气/换气功能障碍时，考虑使用机械通气。近年来，临床上多用无创正压通气（NIPPV）治疗呼吸衰竭，效果良好。

4. 纠正酸碱平衡失调　慢性呼吸衰竭常有二氧化碳潴留，导致呼吸性酸中毒，宜采用改善通气的方法纠正。慢性呼吸衰竭的呼吸性酸中毒的发生发展过程缓慢，机体常以增加碱储备来代偿，在治疗中如迅速纠正呼吸性酸中毒，则原已增加的碱储备会使pH值升高，对机体造成严重危害，因此，在纠正呼吸性酸中毒的同时需要给予盐酸精氨酸和氯化钾，以防止代谢性碱中毒的发生。

5. 病因治疗　由于引起呼吸衰竭的原因很多，因此在解决呼吸衰竭本身所造成危害的同时，针对不同的病因须采取适当的措施，这是治疗呼吸衰竭的根本所在。

6. 其他重要脏器功能的监测与支持　多器官功能受损重症患者需转入ICU进行积极抢救和监测，预防和治疗肺动脉高压、肺源性心脏病、肺性脑病、肾功能不全和消化道功能障碍。尤其要注意防治多器官功能障碍综合征（MODS）。

7. 抗感染　慢性呼吸衰竭急性加重的常见诱因是感染，一些非感染因素诱发的呼吸衰竭也容易继发感染，因此需进行积极的抗感染治疗。

【主要护理诊断/问题】

1. 气体交换受损　与通气不足、肺内分流增加、通气血流比例失调和弥散障碍有关。

2. 清理呼吸道无效　与呼吸道感染、分泌物过多、无效咳嗽、意识障碍有关。

3. 营养失调：低于机体需要量　与长期患病或代谢增高有关。

4. 语言沟通障碍　与极度呼吸困难、建立人工气道有关。

5. 焦虑　与疾病危重及对康复信心不足有关。

6. 潜在并发症　肺性脑病、消化道出血、心力衰竭、休克等。

【护理措施】

1. 休息与活动　协助患者取半卧位、坐位、趴伏在床桌上等有利于改善呼吸状态的舒适体位，借此降低膈肌位置，促进肺膨胀，改善通气。呼吸困难严重的患者，应绝对卧床休息，尽量减少自理活动和不必要的操作，以减少体力消耗，降低氧耗量。慢性呼吸衰竭尚能代偿时，可适当下床活动，指导、教会患者腹式呼吸和缩唇呼吸，以改善通气功能。

2. 饮食护理　呼吸衰竭患者由于呼吸功增加、发热等因素导致能量消耗增加，机体代谢处于负平衡。应加强营养支持，给予高热量、高蛋白质、富含维生素、易消化的流质饮食，必要时给予静脉营养。如果经口进食，应少食多餐，以提供足够的能量，降低因进食增加的氧消耗。进餐时应维持给氧，防止气短和进餐时血氧降低。避免易于产气的食物，防止便秘、腹胀，以免影响呼吸。

3. 病情观察　观察患者的呼吸频率、节律和深度，使用辅助呼吸机呼吸的情况，呼吸困难的程度，咳嗽的特征，痰的性状和量。监测生命体征，尤其是血压、心率和心律失常的情况，观察意识状态及神经精神症状。观察有无发绀、球结膜水肿、肺部异常呼吸音等缺氧及二氧化碳潴留症状及体征。观察有无肺性脑病、消化道出血、心力衰竭、休克等表现。及时了解血气分析、尿常规、血电解质等检查结果，若有异常情况及时报告医生。

4. 药物护理　按医嘱及时准确给药，并注意观察疗效及不良反应。

（1）茶碱类、β_2受体激动剂　这两类药物能松弛支气管平滑肌，减少气道阻力，改善通气功能，缓解呼吸困难。指导患者正确使用气雾剂。

（2）呼吸兴奋剂　应保持呼吸道通畅，适当提高吸入氧浓度；注意观察呼吸频率、节律及神志的变化，如出现恶心、呕吐、烦躁不安、面色潮红等应减慢滴数，若出现肌肉抽搐，应及时向医生报告，给予处理。

（3）镇静剂　Ⅱ型呼吸衰竭患者如出现烦躁不安、失眠等，应禁用吗啡等呼吸抑制的药物，慎用其他镇静剂，以防止发生呼吸抑制。

5. 氧疗护理　应根据呼吸衰竭的类型和缺氧的严重程度选择适当的给氧方法和吸入氧分数。Ⅰ型呼吸衰竭患者的主要问题是氧合功能障碍，通气功能基本正常，因此，需吸入较高浓度的氧（$FiO_2 \geqslant 35\%$），使 $PaO_2 \geqslant 60mmHg$ 或 $SpO_2 \geqslant 90\%$。轻者可使用面罩给氧，多数患者需使用机械通气氧疗。Ⅱ型呼吸衰竭患者通气功能障碍，缺氧伴有二氧化碳潴留，应给予低浓度持续给氧（FiO_2<35%），使 PaO_2控制在 60mmHg 或 SpO_2在 90%或略高，防止血氧含量过高。Ⅱ型呼吸衰竭的患者常用鼻导管或鼻塞吸氧。氧疗过程中应密切观察氧疗的效果，如呼吸困难是否缓解、发绀是否减轻、心率是否减慢、意识障碍是否减轻等，并结合血气分析结果和临床表现及时调整氧流量或氧浓度。注意避免长时间高浓度吸氧，防止氧中毒；注意保持吸入氧气的湿化，以免干燥的氧气对呼吸道产生刺激和形成气道黏液栓；输送氧气的导管、面罩、气管导管等应妥善固定，保持其清洁与通畅，定时更换消毒，防止交叉感染。

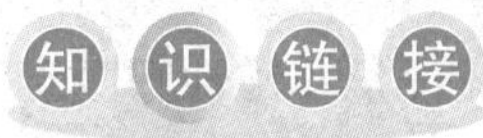

氧疗时莫忘对患者及家属的教育

对慢性呼吸衰竭的患者通常采用低流量、低浓度持续给氧。因为慢性呼吸衰竭患者呼吸中枢的化学感受器对二氧化碳反应性差，呼吸主要靠低氧血症对颈动脉体、主动脉体化学感受器的刺激来维持，若缺氧迅速纠正，解除了低氧对外周化学感受器的刺激，会导致呼吸抑制，加重缺氧和二氧化碳潴留，严重时陷入二氧化碳麻醉状态。但是在氧疗过程中，我们发现有些患者或家属会自行调节氧气装置上的旋钮而吸入高浓度氧，这样虽然能暂时提高动脉血氧分压，但继之会发生上述严重后果，因此，务必向患者及家属说明氧疗的目的和方法，告知其不可随意调节氧流量。

考纲摘要

1. 呼吸衰竭的概念和Ⅱ型呼吸衰竭的判断标准。
2. 呼吸衰竭最早的临床表现，最先受损的脏器。
3. 呼吸衰竭的排痰措施、用药护理及呼吸兴奋剂过量的表现。

二、 急性呼吸窘迫综合征

案例导入

某患者，男，40 岁。烧伤 2 天，呼吸困难 2 小时。2 天前被铁水烫伤，给予抗感染、止痛、补液等综合治疗，病情尚平稳。2 小时前开始出现呼吸困难，呼吸深快，感胸廓紧束、严重憋气，给予面罩吸氧，仍进行性加剧。发热，24 小时尿量约 600mL、黄色。体温 39.2℃，脉搏 110 次/分，呼吸 31 次/分，血压 90/

60mmHg。双肺呼吸可闻及少量细湿啰音。双下肢、腹部、双前臂和双手烫伤面积约 40%，绝大部分为深Ⅱ度和Ⅲ度烧伤。

问题：1. 该患者呼吸困难最可能的原因是什么？

2. 本病有哪些主要护理诊断，主要护理措施有哪些？

急性呼吸窘迫综合征（acute respiratory distress syndrome，ARDS）是急性肺损伤的严重阶段。ARDS 是由各种肺内、外致病因素导致的急性、进行性呼吸衰竭。临床上以呼吸窘迫、顽固性低氧血症为特征。主要病理改变为肺广泛性充血、水肿和透明膜的形成，可伴有肺间质纤维化。死亡原因主要与多器官功能衰竭有关。

【病因与发病机制】

1. 病因　ARDS 病因很多，可分为肺内（直接）因素和肺外（间接）因素两大类。

（1）肺内因素　指对肺的直接损伤，包括吸入胃内容物、烟尘、毒气及氧中毒、重症肺炎、肺挫伤、淹溺等。在我国 ARDS 最主要的病因是重症肺炎。

（2）肺外因素　各种类型的休克、败血症、严重的非胸部创伤、大量输血、大面积烧伤、药物或麻醉品中毒等。

2. 发病机制　ARDS 的发病机制尚未完全阐明。除有些致病因素对肺泡膜的直接损伤外，更重要的是多种炎症细胞（巨噬细胞、中性粒细胞、血小板）及其释放的炎性介质和细胞因子间接介导的肺部炎症反应，最终引起肺泡膜损伤、毛细血管通透性增加和微血栓形成；并可造成肺泡上皮细胞的损伤、肺表面活性物质减少，发生渗出性肺水肿。ARDS 的主要病理生理改变为肺广泛充血、出血、水肿，渗出的纤维蛋白、血浆蛋白沉积在肺泡表面形成透明膜，以致肺的顺应性降低、通气/血流比例失调、气体交换和弥散功能障碍，造成顽固性低氧血症和呼吸窘迫。

【临床表现】

除原发病的表现外，常在原发病起病 5 日内（约半数发生于原发病起病 24 小时以内）突然出现进行性呼吸窘迫、气促，常伴有烦躁、焦虑、出汗等。呼吸困难的特点是呼吸深快、呼吸费力，伴明显发绀，且常规氧疗无效。肺部早期多无阳性体征；中期双肺闻及少量细湿啰音；后期可闻及水泡音及管状呼吸音。

【辅助检查】

1. 胸部 X 射线检查　演变过程的特点为快速多变。早期无异常或出现边缘模糊的肺纹理增多。继之出现斑片状并逐渐融合成大片状的浸润阴影，大片阴影中可见支气管充气征。后期可出现肺间质纤维化改变。

2. 动脉血气分析　典型表现为 PaO_2 降低、$PaCO_2$ 降低和 pH 值升高。肺氧合功能指标包括肺泡-动脉氧分压差［$P_{(A-a)}O_2$］、肺内分流（Q_S/Q_T）、呼吸指数［$P_{(A-a)}O_2/PaO_2$］、氧合指数（PaO_2/FiO_2）等，目前临床上最常使用的指标是 PaO_2/FiO_2，PaO_2/FiO_2降低是诊断 ARDS 的必要条件。

3. 床边肺功能监测　ARDS 时肺顺应性降低，无效腔通气量比例（V_D/V_T）增加，但无呼气流速受限。

4. 肺动脉楔压　肺动脉楔压（PAWP）是反映左心房压较可靠的指标。PAWP 一般<12mmHg，若 PAWP>18mmHg 则支持左心衰竭的诊断。

【诊断要点】

满足如下 4 项条件方可诊断 ARDS。

1. 明确诱因下 1 周内（多为 5 小时至 7 天）出现的急性或进展性呼吸困难。

2. 胸部 X 射线平片或胸部 CT 显示双肺浸润影，不能完全用胸腔积液、肺叶/全肺不张和结节影解释。

3. 呼吸衰竭不能完全用心力衰竭和液体负荷过重解释。如果临床没有危险因素，需要用客观检查（如超声心动图）来评价心源性肺水肿。

4. 低氧血症，根据 PaO_2/FiO_2确立 ARDS 诊断，并将其按严重程度分为轻、中和重 3 种。

【治疗要点】

ARDS 的治疗措施主要是积极治疗原发病、氧疗、机械通气和纠正酸碱平衡。

1. 治疗原发病　原发病是 ARDS 发生和发展最重要的病因，必须积极治疗，防止进一步损伤。感染是发生 ARDS 的常见病因，也是常见的高危因素，因此应积极控制感染。

2. 氧疗　一般需高浓度给氧，使 $PaO_2 \geqslant 60mmHg$ 或 $SpO_2 \geqslant 90\%$。轻者可使用面罩给氧，但多数患者采用机械通气。

3. 机械通气　一旦诊断为 ARDS 应尽早进行机械通气，机械通气的目的是提供充分的通气和氧合，以支持器官功能。目前，ARDS 患者的机械通气采用肺保护性通气策略，主要措施如下：

（1）呼气末正压（PEEP）的调节　适当水平的 PEEP 可以使萎陷的小气道和肺泡重新开放，并且呼气末维持开放状态，使呼气末肺容量扩大，从而改善肺泡弥散功能和通气/血流比例，减少肺内分流，达到改善氧合功能和肺顺应性的目的。但 PEEP 可增加胸腔正压，减少回心血量，并有加重肺损伤的潜在危险，因此在应用 PEEP 时应注意：对于血容量不足的患者，应补充足够的血容量，但要避免过量而加重肺水肿。从低水平开始（先用 $5cmH_2O$），逐渐增加到合适的水平，一般为 $10 \sim 18cmH_2O$，以维持 $PaO_2 > 60mmHg$ 而 $FiO_2 < 60\%$。

（2）小潮气量　由于 ARDS 导致肺泡萎陷和功能性残气量减少，有效参与气体交换的肺泡数减少，因此，要求以小潮气量通气，以防止肺泡过度充气。一般采用通气量为

6~8mL/kg，使吸气平台压控制在30~35cmH_2O。为保证小潮气量，可允许一定程度的二氧化碳潴留和呼吸性酸中毒（pH值7.25~7.30），合并代谢性酸中毒时需适当补碱。

4. 液体管理　为了减轻肺水肿，应合理限制液体入量，以允许的较低循环容量来维持有效循环，保持肺脏处于相对“干”的状态。在血压稳定和保证组织器官灌注的前提下，液体出入量宜呈轻度负平衡，适当使用利尿剂可以促进肺水肿的消退。必要时需放置肺动脉导管检测PAWP，指导液体管理。一般早期ARDS由于毛细血管通透性增加，胶体液可渗入间质加重水肿，因此不宜输胶体液。大量出血患者必须输血时，最好输新鲜血，用库存1周以上的血时应加用微过滤器，避免发生微血栓而加重ARDS。

5. 营养支持和监护　ARDS时机体处于高代谢状态，应补充足够的营养。由于在禁食24~48小时后即可出现肠道菌群异位，且全静脉营养可引起感染和血栓形成等并发症，因此宜早期开始胃肠营养。ARDS患者应安置在ICU，严密监测呼吸、循环、水电解质、酸碱平衡等，以便及时调整治疗方案。

6. 其他治疗　糖皮质激素、表面活性物质替代治疗和吸入一氧化氮等可能有一定的治疗价值。

【护理诊断/问题】

1. 潜在并发症　重要器官缺氧性损伤。

2. 清理呼吸道无效　与呼吸道感染、分泌物过多或黏稠、咳嗽无力有关。

3. 低效性呼吸形态　与不能进行有效呼吸有关。

4. 焦虑　与呼吸窘迫、疾病危重及对环境和事态失去自主控制有关。

5. 自理缺陷　与严重缺氧、呼吸困难、机械通气有关。

【护理措施】

1. 一般护理

（1）绝对卧床休息，取半卧位。

（2）给予流质或半流质饮食，必要时协助进食。

（3）吸入高浓度氧气，必要时加压给氧。为防止氧中毒，应注意观察氧分压的变化，使其维持在60~70mmHg即可。如氧分压始终低于50mmHg，需行机械通气治疗，最好使用呼气末正压通气（PEEP）。

（4）保持呼吸道通畅，及时清理呼吸道分泌物。

（5）做好心理护理，ARDS患者因呼吸困难、预感病情危重常会产生紧张、焦虑情绪，要关心安慰患者，解除其思想顾虑。

（6）做好口腔护理，预防感染。

（7）加强皮肤护理，预防压疮。

2. 专科护理

（1）氧疗　ARDS 患者需吸入较高浓度（$FiO_2>35\%$）的氧气，使 PaO_2 迅速提高到 60～80mmHg 或 $SpO_2>90\%$。在氧疗过程中，应注意观察氧疗效果，如吸氧后呼吸困难缓解、发绀减轻、心率减慢，表示氧疗有效；如果意识障碍加深或呼吸过度表浅、缓慢，应根据动脉血气分析结果和患者的临床表现，及时调整吸氧流量或浓度，保证氧疗效果。如不能改善患者的低氧血症，应做好气管插管和机械通气的准备，配合医生进行气管插管和机械通气。

（2）用药护理　遵医嘱及时准确给药，并观察疗效及不良反应。患者使用呼吸兴奋剂时应保持呼吸道通畅，静脉滴注时速度不宜过快，注意观察呼吸频率、节律及神志变化、动脉血气的变化，以便调整剂量。

（3）病情监测　密切观察生命体征的变化，如呼吸频率、节律和深度，缺氧有无改善；监测心率、心律、血压及意识状态、神经精神症状；观察和记录每小时尿量和出入量；监测动脉血气分析和生化检验结果，了解电解质和酸碱平衡情况。

（4）保持呼吸道通畅　指导并协助患者进行有效的咳嗽、咳痰，协助翻身、拍背，促使痰液排出。使用机械通气患者应及时吸痰，注意无菌操作，并注意观察痰的颜色、性质、量，及时做好记录。

（5）呼吸机参数及功能的检测　检查呼吸机各项设置是否恰当，报警范围是否合适，呼吸机是否正常运转。保持管道通畅，防止管道扭曲、受压。加强气道管理，保持吸入的气体温/湿度适合。防止意外脱管、堵管、管道移位，每班护士测量和记录气管插管外露的长度，及时添加湿化瓶中的无菌注射用水。

【健康教育】

1. 疾病知识指导：向患者及家属讲解疾病的发生、发展和转归。

2. 呼吸锻炼的指导：教会患者有效咳嗽、咳痰的技术，如缩唇呼吸、腹式呼吸、体位引流、拍背等方法，提高患者的自我护理能力，加速康复，延缓肺功能恶化。

3. 用药指导：出院时应将患者使用的药物、剂量、用法和注意事项告诉患者，并写在纸上交给患者以便需要时使用。指导并教会低氧血症的患者及家属学会合理的家庭氧疗方法及注意事项。

4. 活动与休息：根据患者的具体情况指导患者制订合理的活动与休息计划，教会患者避免氧耗量较大的活动，并在活动过程中增加休息。

5. 合理安排膳食，加强营养。

6. 戒烟，避免吸入有害烟雾和刺激性气体。

7. 向家属讲解急性呼吸窘迫综合征的征象及简单处理，若有气急、发绀加重等变化，应尽早就医。

考纲摘要

1. 急性呼吸窘迫综合征的临床表现。
2. 急性呼吸窘迫综合征的护理。

项目十二　呼吸系统疾病常用诊疗技术及护理

【学习目标】

1. 掌握各项操作技术的适应证、禁忌证，操作中配合，操作后护理。
2. 熟悉各项操作技术可能引起的并发症、操作前准备和注意事项。

一、纤维支气管镜检查术

纤维支气管镜检查是将细长的纤维支气管镜经口或鼻置入患者的下呼吸道，即经过声门进入气管和支气管及更远端，直接观察气管和支气管的病变，并根据病变进行相应的检查和治疗。

【适应证】

1. 不明原因的咯血、咳血痰、长期顽固性咳嗽、声带麻痹和气道阻塞需明确诊断者。

2. 胸部X射线检查发现块影，阻塞性肺炎及肺不张，或痰瘤细胞阳性而胸片无异常者。

3. 诊断不明的支气管、肺脏疾患，需做支气管活检或肺活检者。

4. 肺叶切除前后检查，以确定手术切除范围和判断手术效果。

5. 需做叶、段支气管选择性碘油造影。

6. 协助吸痰排除呼吸道分泌物，取出气管内较小异物；向病变的肺叶或肺段支气管内注药。

【禁忌证】

1. 上呼吸道及肺部急性炎症、晚期肺结核或喉结核。

2. 心肺功能不全、严重高血压、体力极度衰竭、主动脉瘤及严重出血倾向或凝血障碍。

3. 新近有支气管哮喘或正在人咯血者，宜在缓解后2周进行检查；喉及气管有狭窄，且呼吸困难者。

【操作前准备】

1. 患者应了解检查目的、操作过程及有关配合注意事项，以消除紧张情绪，取得合作。

2. 详细了解病史和体格检查，评估胸片、肝功能及出凝血时间、血小板等检查结果，对心、肺功能不佳者必要时做心电图和血气分析。

3. 术前4小时禁食禁饮，术前半小时皮下注射阿托品1mg；年老体弱、病重者或肺功能不全者，给予吸氧。

4. 用物准备：纤维支气管镜，活检钳、细胞刷、冷光源等附件，吸引器，注射器，药物（1%麻黄碱、2%利多卡因、阿托品、肾上腺素、生理盐水），氧气，必要时准备简易呼吸皮囊、心电监护仪等抢救设备。

【操作中配合】

1. 用1%丁卡因喷雾鼻腔、咽部、声门，间歇5~10秒，连续3次，1%利多卡因5mL做环甲膜穿刺注入，检查过程中还可用0.5%丁卡因在喉头、气管、左右支气管及活检部位滴入。

2. 患者一般取仰卧位，术者在窥视下由鼻孔插入，看清声门，待声门开大时将支气管镜送入气管，徐徐前进，先查健侧后查病侧，及时吸出呼吸道分泌物，在看清病变的部位范围及形态特征后，可以照相及采取活体组织，或用细胞刷刷取分泌物及脱落细胞，制成薄片，立即送检。

3. 如有大出血，局部滴2mL 1∶2000肾上腺素，止血后方可取镜。

4. 密切观察全身状况，必要时给氧。

【操作后护理】

1. 术后禁食2小时，以防误吸。2小时后，进温凉流质或半流质饮食。

2. 鼓励患者轻咳出痰液及血液；术后半小时内减少说话，使声带得以充分休息，术后有声嘶及咽部疼痛者，可予蒸汽吸入。

3. 密切观察患者有无发热、胸痛；有无呼吸道出血，若为痰中带血丝，一般不需特殊处理，如出血较多，应及时通知医生，并配合处理。注意有无胸闷、气急等情况，少数患者可并发气胸（对钳检的患者应特别注意）。

4. 及时留取痰液标本送检；一般不用抗生素，若肺活检或术后发热，可适当应用抗生素。必要时遵医嘱应用抗生素，防治呼吸道感染。

二、胸腔穿刺术

胸腔穿刺术简称胸穿，是指对有胸腔积液（或气胸）的患者，为了诊断和治疗疾病的需要而通过胸腔穿刺抽取积液或气体的一种技术。

【适应证】

1. 诊断性　原因未明的胸腔积液，可做诊断性穿刺，做胸水涂片、培养、细胞学和生化学检查以明确病因，并可检查肺部情况。

2. 治疗性　通过抽液、抽气或胸腔减压治疗单侧或双侧胸腔大量积液、积气产生的压迫、呼吸困难等症状；向胸腔内注射药物。

【禁忌证】

1. 体质衰弱、病情危重难以耐受穿刺术者。

2. 对麻醉药过敏。

3. 有凝血功能障碍、严重出血倾向，患者在未纠正前不宜穿刺。

4. 有精神疾病或不合作者。

5. 疑为胸腔包虫病患者，穿刺可引起感染扩散，不宜穿刺。

6. 穿刺部位或附近有感染。

【操作前准备】

1. 了解、熟悉患者病情。

2. 与患者家属谈话，交代检查目的、大致过程、可能出现的并发症等，并让患者家属签字。

3. 器械准备：胸腔穿刺包、无菌胸腔引流管及引流瓶、皮肤消毒剂、麻醉药、无菌棉球、手套、洞巾、注射器、纱布及胶布。

4. 心理护理：全面评估患者，及时了解患者的心理状态，耐心细致地做好解释工作，向患者讲明胸穿的目的、必要性及重要性，介绍操作方法，以解除患者的思想顾虑和紧张情绪，并交代注意事项，如避免咳嗽、转动身体以免穿破肺泡而引起气胸；对精神过于紧张者，可于术前口服甲喹酮 0.1g，或可待因 15~30mg，或进行对症处理。针对层次不同患者的心理需求，给予或深或浅或繁或简的解答，营造和谐的氛围和健康向上的护患关系，有效地帮助患者解除紧张、忧虑和恐惧，从而保持良好的心理平衡。

【操作中配合】

1. 患者取坐位面向椅背，两前臂置于椅背上，前额伏于前臂上。不能起床患者可取半坐位，患者前臂上举抱于枕部。

2. 选在胸部叩诊实音最明显部位进行，胸液较多时一般常取肩胛线或腋后线第 7~8 肋间；有时也选腋中线第 6~7 肋间或腋前线第 5 肋间为穿刺点。包裹性积液可结合 X 射线或超声检查确定。穿刺点用蘸甲紫（龙胆紫）的棉签或其他标记笔在皮肤上标记。

3. 操作步骤：

（1）常规消毒皮肤：以穿刺点为中心进行消毒，直径15cm左右，两次。

（2）打开一次性使用胸腔穿刺包，戴无菌手套，覆盖消毒洞巾，检查胸腔穿刺包内物品，注意检查胸穿针与抽液用注射器连接后是否通畅，同时检查是否有漏气情况。

（3）局部麻醉：助手协助检查并打开2%利多卡因安瓿，术者以5mL注射器抽取2%利多卡因2~3mL，在穿刺部位由表皮至胸膜壁层进行局部浸润麻醉。如穿刺点为肩胛线或腋后线，取肋间沿下位肋骨上缘进麻醉针，如穿刺点为腋中线或腋前线则取两肋之间进针。

（4）穿刺：将胸穿针与抽液用注射器连接，并关闭两者之间的开关保证闭合紧密不漏气。术者以一只手示指与中指固定穿刺部位皮肤，另一只手持穿刺针沿麻醉处缓缓刺入，当针锋抵抗感突然消失时，打开开关使其与胸腔相通，进行抽液。助手用止血钳（或胸腔穿刺包的备用钳）协助固定穿刺针，以防刺入过深损伤肺组织。注射器抽满后，关闭开关（有的胸腔穿刺包内抽液用注射器前端为单向活瓣设计，也可以不关闭开关，视具体情况而定），排出液体至引流袋内，记录抽液量。

（5）抽液（或抽气）：诊断性抽液50~100mL即可。一般首次不超过600mL，以后每次不超过1000mL。抽液（或抽气）结束后拔出穿刺针，局部消毒，覆盖无菌纱布，稍用力压迫片刻，用胶布固定。

4. 病情观察：注意观察生命体征变化，防止患者过度紧张而出现休克、呼吸困难等症状；密切观察患者有无头晕、心悸、胸闷、面色苍白、出汗、刺激性干咳，甚至晕倒等胸膜反应。如果患者有上述症状时立即停止抽液，拔出穿刺针，用无菌纱布压穿刺部位，嘱患者平卧，予低流量吸氧（2~5L/min）、心电监护。如果患者症状不缓解，予皮下注射0.1%肾上腺素0.3~0.5mg，并做好记录。

【操作后护理】

1. 术后嘱患者卧位或半卧位休息半小时。

2. 病情观察：密切观察患者生命体征、胸部体征的变化，尤其是体温和呼吸的变化；听取患者主诉，及早发现各种并发症。注意穿刺点有无渗血及液体漏出。患者若神态自如、呼吸平稳，再离床活动。观察并记录所有抽出液体的量、颜色和性质。及时向患者通报穿刺结果。

3. 鼓励患者深呼吸，促进肺膨胀。

4. 做好穿刺记录：记录穿刺时间、抽液（或抽气）的量、胸水颜色、患者术中状态。

三、 机械通气术

机械通气术是借助呼吸机产生机械力量，替代或辅助患者的呼吸动作和呼吸功能，以维持或改善肺泡的通气，减轻或纠正缺氧与二氧化碳潴留，使机体有可能度过基础疾病所致的呼吸功能衰竭，为治疗基础疾病创造条件和达到维持呼吸功能的作用。但呼吸机不能完全替代呼吸功能，因为它不能完成内呼吸或组织呼吸。

【适应证】

1. 脑部外伤、感染、脑血管意外及中毒等所致中枢性呼吸衰竭。

2. 支气管、肺部疾患所致周围性呼吸衰竭。

3. 呼吸肌无力或麻痹状态。

4. 胸部外伤或肺部、心脏手术。

5. 心肺复苏。

【禁忌证】

无绝对禁忌证，相对禁忌证有：

1. 张力性气胸或纵隔气肿（未引流前）。

2. 肺大泡和肺囊肿。

3. 活动性大咯血（已有呼吸衰竭或窒息表现者除外）。

4. 低血压（未经治疗前）。

5. 食管-气管瘘。

【操作要点】

1. 尚未补足血容量的失血性休克及未经胸腔闭式引流的气胸等，应暂缓使用呼吸机。

2. 呼吸机的操作者应熟练掌握呼吸机的性能、使用方法、故障排除等，以免影响治疗效果或损坏机器。

3. 使用呼吸机的患者应有专人监视、护理，按时填写机械通气治疗记录单。

4. 病室每日以1%~2%过氧乙酸喷雾消毒，或紫外线等照射1~2次。

5. 呼吸机应有专人负责管理，定期维修、保养。使用前后，呼吸机的外部管道、呼吸活瓣、雾化装置等每2~3日更换消毒1次。

6. 根据病情选择不同的通气模式。通气模式指呼吸机在每一个呼吸周期中气流发生的特点，主要体现在吸气触发方式、吸-呼切换方式、潮气量大小和流速波形。常用的通气模式有：持续强制通气，包括容量控制通气和压力控制通气；间歇强制通气和同步间歇强制通气；压力支持通气；持续气道正压。

7. 通气参数设置：

（1）吸气氧分数（fraction of inspired oxygen，FiO_2）　选择范围为21%~100%，但当FiO_2大于50%时，应警惕氧中毒。因此调节FiO_2的原则是在保证氧合的前提下，尽量使用较低的FiO_2。

（2）潮气量（VT）　为避免呼吸机相关肺损伤的发生，目前倾向于较小的VT，一般是8~10mL/kg。

（3）呼吸频率（RR） 阻塞性通气障碍的患者宜用缓慢的频率，一般是12~20次/分，有利于呼气；而ARDS等限制性通气障碍的患者选用较快的RR，配以较小的VT，有利于减少因克服弹性阻力所做的功和对心血管系统的不良影响。

（4）吸/呼时间比（I/E） I/E一般为1/2，阻塞性通气障碍的患者可延长呼气时间，使I/E小于1/2，有利于气体排出；而ARDS患者可增大I/E，甚至采用反比通气（I/E>1，即吸气时间长于呼气时间）。

（5）呼气末正压（PEEP） 为避免因胸腔内压上升而致回心血量减少，心排出量下降，因此需选择使肺顺应性和氧运输达到最大、FiO_2达到最小、对循环无不良影响的最小PEEP值，一般在5~10cmH_2O。

（6）报警参数 设置报警参数可以保证呼吸机使用的安全，常用的报警参数包括：①无呼吸报警：当过了预设时间（通常为10~20秒）而呼吸机未感知到呼吸时无呼吸报警即启动，可能的情况有呼吸机管路脱开、气道或管道阻塞、患者无呼吸努力等。②高呼吸频率报警：当患者自主呼吸过快时，需及时处理，防止过度通气。③低容量报警：当呼出气体量少于预设水平时报警。④压力限制报警：此参数既作为报警参数，又可防止两肺压力过高。患者的吸气峰压一般为15~20cmH_2O，有时可达到30cmH_2O，吸气峰压过高容易造成肺的气压伤，并对循环产生不良影响，因此需设置压力上限报警，通常设置在高于患者吸气峰压的5~10cmH_2O。

【护理措施】

1. 注意固定好气管或气管插管与呼吸机接头处的位置，翻身时头颈部及呼吸机导管同时搬动，防止脱出、移位，患者刺激性咳嗽时可根据病情暂时脱机。

2. 严密观察病情，注意神志和发绀的变化，如有严重缺氧，突然烦躁不安、大汗应立即检查有无气囊脱落、漏气或气管梗阻等情况。

3. 注意观察呼吸机运行状况，监测呼吸机各种报警装置，一旦报警及时查明原因，排除故障，保障呼吸机正常运行。

【撤机指征】

1. 患者一般情况良好，病情稳定，感染控制，循环稳定，营养状况良好。

2. 呼吸功能改善，自主呼吸增强经常发生人机对抗，自己排痰能力增强，吸痰时停机无呼吸困难、发绀及二氧化碳潴留，循环稳定，降低呼吸机参数自主呼吸能代偿。

3. 血气分析稳定。

4. 无水电解质酸碱紊乱。

5. 肝肾功能正常。

6. 生理指标：

（1）最大吸气压≥-20cmH_2O。

（2）肺活量>10mL/kg。

（3）自主呼吸潮气量>5mL/kg，深吸气量>10mL/kg。

（4）FEV_1>10mL/kg。

（5）FiO_2=1.0时，$P_{(A-a)}$<80kPa，PaO_2>40kPa。

（6）静息时分钟通气量（MV）>0.1L/kg，最大通气量>2倍的静息MV。

（7）FiO_2<0.4时，PaO_2≥8kPa，$PaCO_2$<6.7kPa。

（8）Q_S/Q_T<15%。

（9）无效腔/潮气量<0.6。

（10）肺顺应性>25mL/cmH_2O（静态，正常60~100mL/cmH_2O）。

（11）肺动脉氧分压>5.2kPa。

（12）PEEP <5cmH_2O。

（13）口腔闭合压<4cmH_2O。

7. 按步骤有序撤机：

（1）调整呼吸机参数：如逐渐减少进气量、进气压力及FiO_2。

（2）间断使用呼吸机或调节呼吸机模式，如可选用SIMV、PSV等，锻炼呼吸肌，帮助患者恢复呼吸功能，要特别注意循序渐进，不可操之过急。

（3）撤机：当患者具备完全撤离呼吸机的能力后，需按以下4个步骤进行：撤离呼吸机-气囊放气-拔管（气管切开除外）-吸氧。

（4）呼吸机的终末消毒与保养：呼吸机使用后要按要求进行拆卸、彻底清洁和消毒，然后再按原结构重新安装调试备用。

复习思考

1. 李某，女，25岁，工人。因低热、乏力、咳嗽1个月，2小时前突然咯血约100mL入院。患者于1个月前开始，无明显诱因发热，体温37.6~38.5℃，以午后为重，乏力、盗汗、食欲不振、咳嗽，初为干咳，继而咳少量白色黏痰。自行按感冒治疗，口服“速效感冒胶囊”等药物，但未见明显好转。今晨咳嗽较前剧烈并咯出鲜红色血约100mL，急来医院就诊。以“咯血原因待查”收入住院。查体：体温38.2℃，脉搏86次/分，呼吸20次/分，血压120/80mmHg，急性病容，神志清楚，表情紧张，自动体位，查体合作。左锁骨上可闻及湿啰音，心脏及腹部未见异常。血常规：白细胞计数8.8×10^9/L，中性粒细胞比例64%。结核菌素试验阳性。胸部X射线检查示左上肺片状阴影，中间有一透亮区，考虑肺结核空洞形成。

问题：（1）该患者主要护理诊断是什么，需如何配合治疗？

（2）该患者健康教育的要点是什么？

2. 钱某，女，68岁。慢性咳嗽、咳痰30余年，近8年来明显加重，长年不断，伴有喘息和呼吸困难，且以冬春季更明显。4日前受凉后发热、剧咳、咳多量黄脓痰、气急、发绀。今晨起出现神志模糊、躁动不安。有吸烟史40余年。查体：体温39.2℃，脉搏116次/分，呼吸28次/分，血压130/90mmHg，半卧位，意识模糊，唇颊发绀，球结膜充血、水肿，皮肤湿润，杵状指（趾），桶状胸，双侧语颤减弱，叩诊过清音，闻及哮鸣音及湿啰音。心率116次/分，心律齐，肝肋下3cm，质软，脾未触及。实验室检查：红细胞计数5.5×10^{12}/L，血红蛋白量160g/L；白细胞计数13×10^{9}/L，中性粒细胞比例90%，$PaO_2$60mmHg，$PaCO_2$ 50mmHg。

问题：（1）该患者最可能的临床诊断是什么？

（2）该患者主要护理诊断是什么，需如何配合治疗？

（3）该患者吸氧护理的要点及理由是什么？

3. 患者，男性，75岁，离休干部。咳嗽、咳痰15年，3天来因发热、咳黄色黏痰、喘息加重再次入院。近1天尿量较少。查体：身高1.7m，体重50kg，体温、血压正常，神志清楚，咳嗽无力，呼吸费力，桶状胸，两肺叩诊过清音，肺底散在干湿啰音，胸部X射线检查未见片状阴影。白细胞计数10×10^{9}/L，中性杆状核粒细胞比例8%。血气分析：pH值7.38，$PaO_2$11kPa，$PaCO_2$6kPa。患者吸烟已20年，医生告之戒烟，但患者戒烟3次均未成功，妻子对其吸烟已默许，患者咳喘不重时能坚持每日户外活动，来往朋友中有吸烟者。

问题：（1）该患者护理诊断是什么？

（2）该患者写出最主要护理诊断的护理措施是什么？

4. 患者，女性，18岁，因咳嗽、喘息3天，氨茶碱治疗无效收入院。查体：血压正常，呼吸24次/分，脉搏130次/分。端坐位，张口喘息，大汗淋漓，口唇轻度发绀，两肺叩诊过清音，呼气明显延长，伴广泛哮鸣音，心律整齐，心音正常，未闻杂音，腹部（－），下肢不肿。1年前春、秋季曾有类似发作，但程度轻，口服氨茶碱后缓解，未引起注意，此次发作以来，进食较少，4小时前排尿300mL。入院后其母一直陪伴。

问题：（1）患者最可能的医疗诊断是什么？

（2）入院时最主要的2个护理诊断是什么？分析诊断依据。

（3）该病缓解后应进行哪些方面的健康教育？

5. 患者，男性，20岁。因发热、咳嗽伴右侧胸痛3天就诊。患者病前曾遭雨淋。目前痰量不多，易咳出。既往体健。查体：体温39.5℃，呼吸24次/分，脉搏100次/分，血压100/70mmHg，神清，急热面容，口角有单纯疱疹，右下肺呼吸运动减弱，叩诊浊音，闻及支气管呼吸音及少量湿啰音，深吸气时有胸膜摩擦音，心（-），白细胞计数 $15\times10^9/L$，中性粒细胞比例80%，胸部X射线检查示右下肺大片浸润阴影。

问题：（1）该患者的医疗诊断是什么，可能的病原菌是什么？

（2）该病一般首选何种抗生素？疗程是多久？

（3）找出当时存在的3个最主要的护理诊断并列出诊断依据。

（4）该病主要的护理措施是什么？

6. 患者，女性，30岁。2个月来经常低热，伴乏力、消瘦、盗汗，同时有咳嗽，初为干咳，现咳出少量黏痰，有时痰中带血丝。伴有左上胸刺痛，可随咳嗽、深呼吸而加剧。自觉呼吸较前急迫，还有月经失调、经量减少等，故来院就诊。查体：体温37.8℃，脉搏102次/分，呼吸24次/分，血压16/12kPa。脸色苍白，两颊潮红，消瘦，神志清，精神萎靡。左上胸近锁骨处于咳嗽后听及少量湿啰音，余无特殊。心脏无异常表现，肝、脾未触及。实验室检查：红细胞计数 $3.0\times10^{12}/L$，血红蛋白含量100g/L；白细胞计数 $8.6\times10^9/L$，中性粒细胞比例62%，淋巴细胞比例38%。

问题：（1）该患者应首先考虑何种疾病？怎样进一步确诊？

（2）试述该病治疗原则和护理要点。

7. 患者，男性，65岁。有吸烟史20年。慢性咳嗽、咳痰已10余年，近5年来明显增剧，长年不断，伴有喘息和呼吸困难，且以冬春季更甚。3天前因受凉感冒而致发热、剧咳、咳多量黄脓痰、气急、发绀，今晨起更出现神志模糊，躁动不安，故急送来院。查体：体温39.2℃，脉搏122次/分，呼吸30次/分，血压18.7/12kPa。半卧位，意识模糊，唇颊发绀；球结膜充血，皮肤湿润，杵状指（趾）；桶状胸，双侧语颤减弱，叩诊过清音，闻及哮鸣音及湿啰音。心尖搏动不明显，心律尚齐，心尖部有Ⅱ级收缩期杂音。肝肋下2cm，质软；脾未触及。实验室检查：红细胞计数 $5.5\times10^{12}/L$，血红蛋白含量160g/L；白细胞计数 $13\times10^9/L$，中性粒细胞比例92%；PaO_2 6.9kPa，$PaCO_2$ 8kPa。

问题：（1）写出该病的完整诊断。

（2）该病的治疗原则和护理要点是什么？

8. 患者，女性，24岁。诉发热、咳嗽、咳血痰、胸痛、气急1天余，近半天来恶心、呕吐。热已退，但出现神志模糊、躁动不安而由家属急送来院。既往体健，无特殊疾病史，但3天前曾受凉感冒。查体：体温36.2℃，脉搏115次/分，呼吸28次/分，血压10/6.4kPa。右下肺叩诊音稍浊，呼吸音减低，听诊闻及少量细湿啰音。心脏无特殊表现，肝、脾未触及。实验室检查：白细胞计数 $3\times10^9/L$，中性粒细胞比例88%。

问题：（1）该病的医疗诊断是什么？

（2）列出该病的护理诊断及护理措施。

扫一扫，知答案

扫一扫，看课件

模块三

循环系统疾病患者的护理

项目一 循环系统疾病常见症状及体征的护理

【学习目标】

1. 掌握心源性呼吸困难的病因、特点及护理措施。
2. 熟悉循环系统疾病的护理评估要点。熟悉心源性水肿、胸痛、心悸、心源性晕厥的病因及临床表现。
3. 了解循环系统的结构功能与疾病的关系。了解心血管疾病的分类。

一、 概述

在人类跨入21世纪之初，心血管疾病已成为全球性的重大公共卫生问题。近几十年来，随着我国经济的发展、人民生活水平的提高、饮食结构的改变及人口迅速老龄化，心血管疾病的发病率和死亡率呈明显上升趋势，是全球范围内上升速度较快的国家之一。目前我国每年约有300万人死于心血管疾病，心血管疾病给人民健康造成严重威胁并给社会带来沉重负担。因此，积极开展心血管疾病的预防和治疗及危险因素的干预具有重要意义。

（一）循环系统的解剖和生理功能

循环系统由心脏、血管和调节血液循环的神经-体液系统组成，包括体循环和肺循环两部分组成（图3-1）。体循环开始于左心室，血液从左心室搏出后，流经主动脉及其派生的若干动脉分支，将血液送入相应的器官。动脉再经多次分支，管径逐渐变细，血管数目逐渐增多，最终到达毛细血管，在此处通过细胞间液同组织细胞进行物质交换。血液中的氧和营养物质被组织吸收，而组织中的二氧化碳和代谢产物进入血液中，变动脉血为静脉血。静脉管径逐渐变粗，数目逐渐减少，直到最后所有静脉均汇集到上腔静脉和下腔静脉，血液即由此回到右心房，从而完成了体循环过程。肺循环自右心室开始，静脉血被右心室搏出，经肺动脉到达肺泡周围的毛细血管网，在此排出二氧化碳，吸收新鲜氧气，变静脉血为动脉血，然后再经肺静脉流回左心房，左心房的血再入左心室，又经体循环遍布全身。这样血液通过体循环和肺循环不断地运转，完成了血液循环的重要任务。

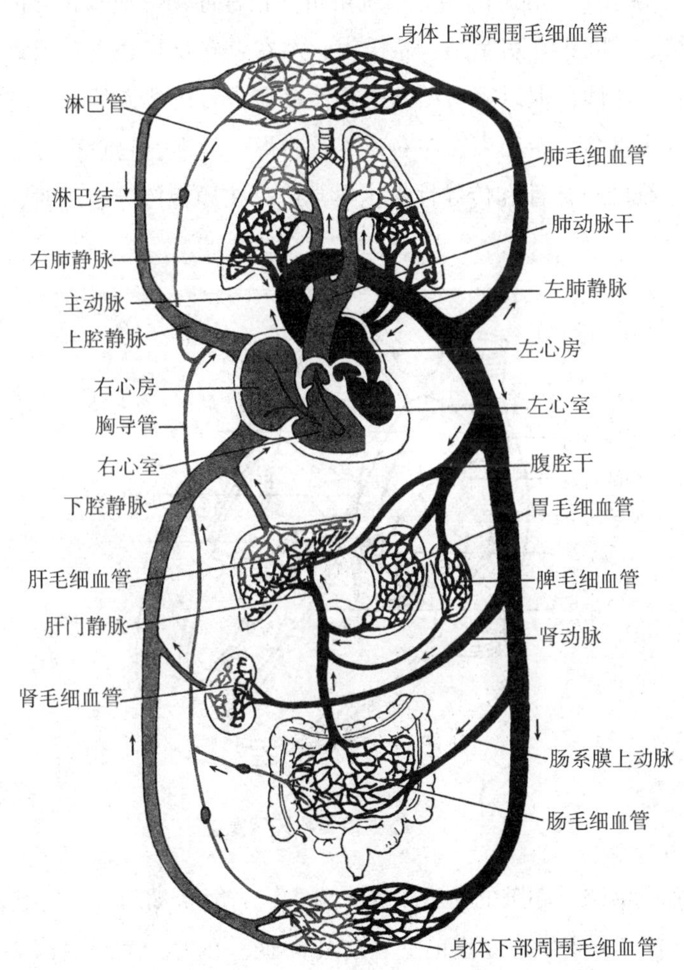

图 3-1　血液循环示意图

1. 心脏　心脏位于胸腔的中纵隔内，约 2/3 位于正中线左侧，1/3 位于正中线右侧。心尖部位于左前下方，由左心室构成。心底部位于右后上方，由大动脉、大静脉组成。

（1）心脏的结构　心脏有左、右心房和左、右心室 4 个心腔。左心房、左心室之间的瓣膜为二尖瓣，右心房、右心室之间的瓣膜为三尖瓣。左、右心室与大血管之间也有瓣膜相隔，位于左心室与主动脉之间的瓣膜为主动脉瓣，位于右心室与肺动脉之间的瓣膜为肺动脉瓣。左、右心房之间为房间隔，左、右心室之间为室间隔。心脏的壁分 3 层：内层为心内膜，由内皮细胞和薄结缔组织构成；中层为肌层，心室肌远较心房肌厚，以左心室最厚；外层为心外膜，即心包膜的脏层，紧贴于心脏的表面，与外面的壁层心包膜之间形成一个间隙，该间隙称为心包腔，腔内含有少量的浆液，在心脏收缩和舒张时起润滑作用。当感染累及心脏时可引起心内膜炎、心肌炎和心包炎。

（2）心脏的传导系统　心脏的传导系统由负责正常冲动形成和传导的特殊心肌细胞所组成，包括窦房结、结间束、房室结、希氏束、左右束支及其分支和浦肯野纤维。心脏传导系统的细胞均有自律性，但以窦房结的自律性最高，为正常人的心脏起搏点。冲动在窦房结形成后，通过房室结、希氏束、左右束支及浦肯野纤维引起心房、心室的激动（图3-2）。当心脏传导系统的自律性和传导性发生异常或存在异常传导组织时，可发生各种心律失常。

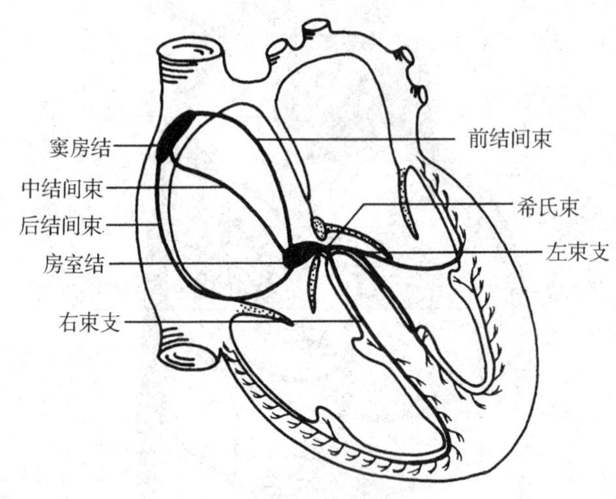

图 3-2　心脏传导系统示意图

（3）心脏的血液供应　心脏的血液供应来自左、右冠状动脉。左冠状动脉分为前降支和回旋支。前降支及其分支供应左室前壁、前乳头肌、心尖、室间隔前 2/3、右室前壁一小部分；回旋支及其分支供应左房、左室侧壁、左室前壁一小部分、左室后壁的一部分或大部分及窦房结。右冠状动脉供应右房、右室前壁大部分、右室侧壁和后壁的全部、左室后壁的一部分及室间隔的后 1/3。当冠状动脉一支或多支发生狭窄或阻塞而侧支循环尚未建立时，相应供血区域的心肌可发生缺血性改变或坏死。

2. 血管　血管分为动脉、毛细血管和静脉 3 类。动脉输送血液到组织器官，管壁有平滑肌和弹力纤维，能在血管活性物质作用下收缩和舒张，改变血管外周阻力，故又称为

“阻力血管”。毛细血管是人体进行物质及气体交换的场所，故称为“功能血管”。静脉汇集从毛细血管来的血液，并将血液运回心脏，其容量大，又称为“容量血管”。阻力血管和容量血管对维持和调节心功能有重要作用。

3. 调节血液循环的神经-体液系统 调节血液循环的神经主要包括交感神经和副交感神经。交感神经通过兴奋肾上腺素能 α 和 β_1受体，使心率加快，心肌收缩力增强，外周血管收缩，血管阻力增加，血压升高。副交感神经通过兴奋乙酰胆碱能受体，使心率减慢，心肌收缩力减弱，外周血管扩张，血管阻力减小，血压下降。调节血液循环的体液因素有肾素-血管紧张素-醛固酮系统、血管内皮因子、某些激素和代谢产物等。肾素-血管紧张素-醛固酮系统调节钠钾平衡、血容量和血压。血管内皮细胞生成的血管收缩物质（内皮素、血管收缩因子等）及血管舒张物质（前列环素、氧化亚氮等）具有收缩和舒张血管的作用，这两类物质的平衡对维持正常的血液循环功能具有重要的作用。

（二）心血管疾病的分类

心血管疾病可以按照病因、病理解剖和病理生理分类。

1. 按病因分类 根据致病因素可将心血管疾病分为先天性和后天性两大类。先天性心血管疾病为心脏、大血管在胚胎期发育异常所致，如房间隔缺损、室间隔缺损、动脉导管未闭等。后天性心血管疾病为出生后心脏、大血管在外来或机体内在因素作用下而致病，如冠状动脉粥样硬化性心脏病、风湿性心脏瓣膜病、肺源性心脏病等。

2. 按病理解剖分类 不同病因的心血管疾病可分别或同时引起心内膜、心肌、心包或大血管具有特征性的病理解剖变化。因此，根据病理解剖可分为心内膜病（心内膜炎、心脏瓣膜狭窄或关闭不全）、心肌病（心肌炎症、肥厚、缺血、坏死等）、心包疾病（心包炎症、积液、积血、缩窄等）、大血管疾病（动脉粥样硬化、夹层分离、血栓形成或栓塞等）。

3. 按病理生理分类 不同病因的心血管疾病引起相同或不同的病理生理变化，可分为心力衰竭、心源性休克、心律失常、乳头肌功能不全等。

在诊断心血管疾病时，要将病因、病理解剖和病理生理分类诊断先后同时列出。例如诊断风湿性心脏瓣膜病时要列出：风湿性心脏病（病因诊断）、二尖瓣狭窄和关闭不全（病理解剖诊断）、心功能Ⅳ级（病理生理诊断）。

二、 常见症状及体征的护理

循环系统疾病常见的症状及体征有心源性呼吸困难、心源性水肿、胸痛、心悸、心源性晕厥。

（一）心源性呼吸困难

心源性呼吸困难是指各种心血管疾病引起的呼吸困难。引起心源性呼吸困难最常见的病因是左心功能不全，也可见于右心衰竭、心包积液、心脏压塞等。左心功能不全引起的心源性呼吸困难的发生机制是由于左心功能不全时肺淤血和肺顺应性降低，导致肺泡气体交换减少。心源性呼吸困难有以下类型：①劳力性呼吸困难是左心衰竭最早出现的症状，在体力活动时发生或加重，休息后缓解或消失。引起呼吸困难的体力活动类型包括快步行走、爬楼梯、吃饭、穿衣、洗漱等。②夜间阵发性呼吸困难常为左心衰竭的特征性表现。呼吸困难常发生在夜间，于睡眠中因突然胸闷、气急而憋醒，并被迫坐起，呼吸深快。轻者数分钟至数十分钟后症状逐渐缓解，重者可出现咳嗽、咳粉红色泡沫痰、气喘、发绀，伴有肺部哮鸣音，此时称为“心源性哮喘”。③端坐呼吸常为严重心功能不全的表现之一，患者休息时也出现呼吸困难，平卧时呼吸困难加重，常需要半卧位或坐位。④急性肺水肿是心源性呼吸困难严重的表现，由急性左心衰竭导致。

【护理评估】

1. 健康史　了解患者有无心力衰竭、冠心病、风湿性心脏瓣膜病、心肌病、肺栓塞等病史；有无增加心脏负荷的诱因，如情绪激动、体力活动、剧烈运动等。评估呼吸困难发生的急缓、时间、特点、严重程度，何种方法可使呼吸困难减轻，是否有咳嗽、咳痰、乏力等伴随症状，痰液的性状和量。是否影响睡眠，对日常生活和活动耐力的影响。

2. 身体状况　监测呼吸频率、节律、深度及脉搏、血压、意识状态、体位、面容与表情、皮肤黏膜有无发绀；两侧肺部是否闻及湿啰音或哮鸣音，啰音的分布是否可随体位变化而改变；心脏有无扩大，心律、心率、心音的改变，有无奔马律。

3. 辅助检查　评估血氧饱和度、血气分析及酸碱平衡状况。胸部 X 射线检查有助于判断肺淤血、肺水肿或肺部感染的严重程度，有无胸腔积液或心包积液。

4. 心理和社会支持状况　随着心功能不全的发展，患者呼吸困难逐渐加重，影响日常生活及睡眠，可使患者产生精神紧张、焦虑不安甚至悲观绝望等不良情绪。

【护理诊断/问题】

1. 气体交换受损　与肺淤血、肺水肿或伴肺部感染有关。

2. 活动无耐力　与呼吸困难所致的能量消耗增加和机体缺氧状态有关。

【护理目标】

1. 患者呼吸困难减轻或消失，发绀减轻，肺部湿啰音减少或消失，血氧饱和度和血气分析结果恢复正常。

2. 患者感觉活动耐力逐渐增加，活动时心率、血压正常，无明显不适。

【护理措施】

1. 一般护理

(1) 休息与体位　嘱患者卧床休息，根据呼吸困难程度采取适当的体位。患者卧床期间加强生活护理，指导其进行床上的主动或被动的肢体活动，预防静脉血栓的形成。在活动耐力可及的范围内，鼓励患者尽可能生活自理，同时在患者自理的过程中给予必要的协助，如抬高床头、就餐时放置床上小桌、将常用物品放在患者容易取放的位置等。病室应保持安静、整洁，适当开窗通风，每次15~30分钟。患者衣着宽松，盖被轻柔，以减轻憋闷感。

（2）饮食护理　指导患者进食清淡、易消化饮食，少量多餐，多吃新鲜蔬菜水果，保持大便通畅。

2. 氧疗　对缺氧患者给予间断或持续吸氧，根据缺氧程度调节氧流量并选择合适的氧疗方法。

3. 用药护理　静脉输液时严格控制输液量和速度，24小时输液量控制在1500mL以内，输液速度20~30滴/分。

4. 病情观察　观察呼吸困难有无改善，发绀是否减轻，肺部湿啰音是否减少，血氧饱和度、血气分析结果是否正常等。

5. 心理护理　及时与患者进行沟通交流，告知患者避免诱因、规律服药、坚持治疗的重要性及不良情绪对疾病的影响。告知家属应给予患者最大的家庭支持，理解并陪伴患者。

【护理评价】

1. 患者呼吸困难是否减轻或消失，夜间能否平卧入睡，发绀有无消失，肺部有无啰音，血氧饱和度和血气分析结果是否恢复正常。

2. 是否能根据自身耐受能力完成活动计划。是否自觉活动耐力增加，活动时无明显不适且心率、血压正常。

（二）心源性水肿

心源性水肿是指心血管疾病引起的水肿。最常见的病因为右心衰竭。心源性水肿的发生机制主要是有效循环血量不足，肾血流量减少，肾小球滤过率降低，水钠潴留，毛细血管滤过压增高，组织液回吸收减少。水肿早期出现在身体低垂部位，如卧床患者的腰骶部或非卧床患者的足踝部，呈凹陷性水肿，重者可延及全身，甚至出现胸水、腹水。此外，患者还可出现尿量减少、近期体重增加等。

【护理评估】

1. 健康史　了解水肿出现的时间、部位、程度、性质、发展速度。评估水肿的原因、饮水量、摄盐量等。

2. 身体状况　检查水肿的部位、范围、程度、性质及水肿部位皮肤的完整性；观察生命体征、体重、静脉充盈程度，有无胸水、腹水征；观察水肿对患者日常自理能力的影响。

3. 辅助检查　评估有无低蛋白血症和电解质紊乱。

4. 心理和社会支持状况 了解患者对自身疾病的认识，是否因水肿引起的躯体不适和形象改变而心情烦躁，或因病情反复而丧失治疗的信心。

【护理诊断/问题】

1. 体液过多 与右心衰竭引起体循环淤血有关。

2. 有皮肤完整性受损的危险 与水肿部位循环障碍或躯体活动受限有关。

【护理目标】

1. 患者能叙述并执行低盐饮食计划，水肿、腹水减轻或消失。

2. 患者皮肤完整，无压疮发生。

【护理措施】

1. 一般护理

（1）休息与体位 指导患者多卧床休息。下肢水肿者，如无明显呼吸困难，可抬高下肢；伴有胸水或腹水者应取半卧位。

（2）饮食护理 给予低盐、清淡、易消化的饮食，伴有低蛋白血症者可静脉补充白蛋白。限制钠盐摄入，每日食盐摄入量在5g以下为宜。根据病情适当限制液体的摄入。

2. 病情观察 监测体重的变化。观察水肿部位及受压部位的皮肤情况，如有无发红、糜烂。有腹水者每日测量腹围。

3. 皮肤的护理 保持床褥清洁、柔软、平整、干燥，严重水肿者可使用气垫床。患者衣服要柔软、宽松。定时翻身和变化体位，局部按摩，以促进血液循环。使用便盆时动作要轻巧，勿强行推、拉，防止擦伤皮肤。用热水袋保暖时水温不宜太高，防止烫伤。

4. 心理护理 告知患者水肿发生的原因，鼓励患者积极治疗。

【护理评价】

1. 患者是否能说出低盐饮食的重要性，水肿、腹水是否减轻或消失。

2. 患者是否皮肤完整，未发生压疮。

（三）胸痛

多种循环系统疾病可引起胸痛。常见病因为心绞痛、急性心肌梗死、梗阻性肥厚型心肌病、急性主动脉夹层、急性心包炎、心血管神经症等。常见循环系统疾病所致胸痛的特点见表3-1。

表3-1 几种常见胸痛特点比较

病因	特点
稳定型心绞痛	多位于胸骨后，呈发作性压榨样痛，于体力活动或情绪激动时诱发，休息或含服硝酸甘油后多缓解
急性心肌梗死	疼痛多无明显诱因，程度较重，持续时间较长，伴心律、血压改变，含服硝酸甘油多不能缓解

续表

病因	特点
梗阻性肥厚型心肌病	含服硝酸甘油无效甚至加重
急性主动脉夹层	可出现胸骨后或心前区撕裂样剧痛或烧灼痛，可向背部放射
急性心包炎	疼痛可因呼吸或咳嗽而加剧，呈锐痛，持续时间较长
心血管神经症	可出现心前区针刺样疼痛，但部位常不固定，与体力活动无关，且多在休息时发生，伴神经衰弱症状

【护理评估】

1. 健康史　了解患者有无心脏病、高血压等病史；有无情绪激动、剧烈运动、过度劳累等诱因；胸痛的部位、性质、程度、持续时间、有无诱因和缓解方式；有无窒息感、休克等伴随症状。既往有无类似发作史。

2. 身体状况　评估胸痛的部位、性质、程度、持续时间、有无诱因和缓解方式；胸痛发作时，心率、血压有无变化。

3. 辅助检查　心电图、超声心动图、胸部X射线检查及心肌酶学检查可协助诊断。

4. 心理和社会支持状况　由于心前区疼痛反复发作，严重影响工作和日常生活，患者可出现忧郁、焦虑等心理。

【护理诊断/问题】

1. 心前区疼痛　与冠状动脉供血不足、炎症累及心包或精神紧张有关。

2. 恐惧　与剧烈疼痛伴濒死感有关。

【护理目标】

1. 患者疼痛减轻或消失。

2. 患者恐惧心理解除。

【护理措施】

1. 一般护理　疼痛发作时，让患者立即停止活动，卧床休息。避免过度体力劳动、用力排便、情绪激动、饱餐及寒冷等，以免诱发疼痛发作。

2. 病情观察　密切监测患者的生命体征；给予心电监护，描记疼痛发作时的心电图；观察疼痛的部位、性质、程度、持续时间；观察患者有无面色苍白、大汗、恶心、呕吐等。

3. 用药护理　遵医嘱应用镇痛药和扩血管药物等，注意观察药物的疗效和不良反应。

4. 心理护理　安慰患者，解除其紧张不安情绪，以减少心肌的耗氧量。

【护理评价】

1. 患者心前区疼痛是否减轻或消失。

2. 恐惧心理是否解除。

（四）心悸

心悸是指患者自觉心脏跳动的不适感。最常见的病因为心律失常，如心动过速、心动过缓、期前收缩等；心脏搏动增强，如各种器质性心血管疾病（如二尖瓣、主动脉瓣关闭不全等）及全身性疾病（如甲状腺功能亢进症、贫血等）；心血管神经症。此外，生理性因素如健康人剧烈运动、精神紧张或情绪激动、大量吸烟、饮酒、饮浓茶或咖啡，应用某些药物如肾上腺素、阿托品、氨茶碱等可引起心率加快、心肌收缩力增强而导致心悸。心悸严重程度不一定与病情成正比。初发、敏感性较强者在夜深人静或注意力集中时心悸明显，持续较久适应者则自觉心悸较轻。心悸一般无危险性，但少数由严重心律失常所致者可发生猝死。

【护理评估】

1. 健康史 询问患者有无心脏病史、心悸发生时有无诱因，心悸与活动或休息的关系，心悸发生的急缓、持续时间、程度，有无心跳停顿感，是否因心悸而感到不安或恐惧，心悸时是否伴有头晕、摔倒、呼吸困难等。

2. 身体状况 注意观察患者的脉率、心率、心律、心音、血压的变化。必要时描记心电图，明确有无心律失常及其类型。

3. 辅助检查 进行心电图、动态心电图检查，了解有无心律失常及其类型。

4. 心理和社会支持状况 心悸反复发作或持续时间较长，患者会出现焦虑、恐惧等不良情绪。心悸会导致活动耐力下降而使患者出现悲观心情。

【护理诊断/问题】

活动无耐力：与心律失常导致氧的供需失衡有关。

【护理目标】

患者活动耐力增加，不适感减轻。

【护理措施】

1. 一般护理 患者多休息，保持情绪稳定，饮食宜清淡，尽量避免烟、酒、浓茶、咖啡等。

2. 病情观察 严密观察病情变化，定时测量体温、脉搏、呼吸、血压。对心律失常者同时测脉率和心率，时间1~2分钟，必要时进行心电监护，发现严重心律失常时，及时报告医生。

3. 用药护理 遵医嘱用药，观察药物的疗效及不良反应。

4. 心理护理 向患者讲解有关心悸的知识，说明心悸一般不影响心功能。指导患者进行自我情绪调节，消除紧张、恐惧心理。鼓励家属多关心照顾患者。

【护理评价】

患者不适感是否减轻或消失，活动耐力是否增加。

（五）心源性晕厥

心源性晕厥是由于心排血量骤减、中断或严重低血压而引起脑供血骤然减少或停止而出现的短暂意识丧失，常伴有肌张力丧失而跌倒的临床征象。常见病因有心律失常、心脏瓣膜病、急性心肌梗死、心肌疾病、心脏压塞、左房黏液瘤等。其中以严重心律失常导致长时间心脏缺血、缺氧，无有效的心排血量最为常见。

【护理评估】

1. 健康史　了解患者有无心血管疾病；晕厥前有无心悸、突然改变体位、剧烈疼痛、饥饿等，既往有无类似发作；晕厥前有无头晕、目眩、乏力、恶心、呕吐等先兆；发作持续时间的长短，有无抽搐、大小便失禁、跌伤，苏醒后有何感受等。必要时进行心电监护，动态观察心律失常的类型。

2. 身体状况　评估晕厥发生时患者的意识、生命体征、肌张力情况及晕厥持续的时间。心脏供血暂停 3 秒以上可发生黑蒙；5 秒以上可发生晕厥；超过 10 秒则可出现抽搐，意识丧失，称为阿-斯综合征。

3. 辅助检查　心电图检查和超声心动图检查有助于判断病因。

4. 心理和社会支持状况　晕厥突然发作会使患者产生恐惧感，评估家庭及社会的支持程度。

【护理诊断/问题】

有受伤的危险：与发生晕厥有关。

【护理目标】

患者能说出晕厥发生的原因、诱因和预防发作的方法，晕厥次数减少，发作时无受伤。

【护理措施】

1. 一般护理　卧床休息，减少活动，避免患者单独外出，防止发生意外。

2. 对症护理　一旦有头晕、黑蒙等先兆时立即平卧，以免摔伤。发作时将患者置于空气流通处，头低脚高位，同时松解衣领、腰带，尽快改善脑缺血、缺氧状态。

3. 用药护理　遵医嘱用药，观察药物的疗效及不良反应。

4. 心理护理　向患者讲明病情，避免剧烈活动、情绪紧张或激动、快速改变体位等诱因。告诉家属应理解支持患者，多与患者进行交流。

【护理评价】

患者是否能说出晕厥发生的原因、诱因和预防发作的方法，晕厥次数是否减少，发作时有无受伤发生。

考纲摘要

1. 心源性呼吸困难的类型。
2. 心源性水肿的特点。
3. 心源性晕厥的护理措施。
4. 胸痛的护理措施。

项目二 心力衰竭

【学习目标】

1. 掌握心力衰竭的概念、心功能分级及急慢性心力衰竭的临床表现、护理措施和健康教育。
2. 熟悉急、慢性心力衰竭的诊断要点、治疗要点。
3. 了解急、慢性心力衰竭的病因与发病机制。

案例导入

王某，男，47岁。10年来劳累或受凉后反复出现胸闷、心悸、气急，休息后缓解。曾多次在当地医院诊治，诊断为扩张型心肌病，长期服用氢氯噻嗪、卡托普利、美托洛尔等药物。3天前受凉后呼吸困难加重，夜间不能平卧，双下肢水肿。

问题：1. 该患者心功能是几级？
2. 该患者目前存在的主要护理诊断是什么？
3. 本病应采取的主要护理措施有哪些？

心力衰竭（heart failure）简称心衰，是由于各种心脏结构或功能异常导致心室充盈和（或）射血能力低下而引起的一组临床综合征。绝大多数情况下是指心肌收缩力下降使心排出量不能满足机体代谢的需要，器官组织血液灌注不足，同时出现肺循环或体循环淤血的表现。心力衰竭按发生病变的部位可分为左心衰、右心衰和全心衰；按发病的缓急可分为急性心力衰竭和慢性心力衰竭两种，以慢性心力衰竭居多；按生理功能分为收缩性心力衰竭和舒张性心力衰竭，以收缩性心力衰竭居多。

一、 慢性心力衰竭

慢性心力衰竭是大多数心血管疾病的最终归宿，也是最主要的死亡原因。在我国，引起慢性心衰的病因以冠心病、高血压为主。

【病因与发病机制】

1. 病因

（1）基本病因

1）原发性心肌损害　以急性心肌梗死、心肌炎、心肌病所致的心肌损害较为常见。也可见于心肌代谢障碍性疾病，以糖尿病心肌病最常见，其他如心肌淀粉样变性、维生素 B_1 缺乏等少见。

2）心脏负荷增加

①容量负荷（前负荷）增加：左心室前负荷增加主要见于主动脉瓣关闭不全、二尖瓣关闭不全等；右心室前负荷增加主要见于肺动脉瓣关闭不全、三尖瓣关闭不全等。

②压力负荷（后负荷）增加：左心室后负荷增加主要见于高血压、主动脉瓣狭窄等；右心室后负荷增加主要见于肺动脉高压、肺动脉瓣狭窄等。

（2）诱因　心力衰竭的症状常由一些增加心脏负荷的因素诱发。常见的诱因有：

①感染：呼吸道感染是最常见的诱因，因呼吸道感染可加重肺淤血，诱发和加重心衰；其次是感染性心内膜炎。

②心律失常：心房颤动是诱发心衰的重要因素。其他各种快速性心律失常及严重缓慢性心律失常亦可诱发心衰。

③生理或心理压力过大：如过度劳累、情绪激动、精神过度紧张等。

④水、电解质紊乱：静脉输液过多、过快，钠盐摄入过多。

⑤其他：如治疗不当、贫血、甲状腺功能亢进、妊娠和分娩等。

2. 发病机制　各种原因导致心脏结构和功能异常时，为了维持心脏正常泵血功能，保证心排血量，机体发生各种代偿以维持心脏功能在相对正常水平，但各种代偿机制均有其负性效应，当代偿失效时可发生心力衰竭。

（1）代偿机制　当心肌收缩力下降时，为了保证正常的心排血量，机体发生的代偿机制有：

1）Frank-Starling 机制　即代偿性增加心脏的前负荷，使回心血量增多，心室舒张末期容积增大，从而增加心排血量及提高心脏做功量。在心力衰竭时，当左心室舒张末压>18mmHg 时，出现肺淤血的症状和体征；若心脏指数<2.2L/（min · m^2），出现低心排血量的症状和体征。

2）心肌肥厚　当心脏后负荷增高时以心肌肥厚为主要代偿机制，此时心肌细胞数并不增多，以心肌纤维增多为主，心肌能源相对不足继续发展将导致心肌细胞坏死。心肌肥厚时心肌顺应性差，舒张能力减弱，客观上已存在心功能障碍。

3）神经体液的代偿机制　①交感神经兴奋性增强：心力衰竭时血中去甲肾上腺素水平升高，作用于心肌 β_1 肾上腺素能受体，增强心肌收缩力并提高心率，以增加心排血量。同时外周血管收缩加重心脏后负荷，心率增快，使心肌耗氧增加。此外，去甲肾上腺素对心肌有直接毒性作用，使心肌细胞凋亡，参与心脏重塑过程。②肾素-血管紧张素-醛固酮系统（RAAS）激活：当心排血量减少时，RAAS 被激活，一方面可使心肌收缩力增强，周围血管收缩维持血压，保证心、脑等重要脏器的血液供应；另一方面促进醛固酮分泌，导致水钠潴留，总体液量增多，以增加有效循环血量和回心血量，对心力衰竭起代偿作用。

（2）心力衰竭时各种体液因子的改变

①利钠肽：主要包括心房利钠肽（ANP）和脑钠肽（BNP）。ANP 主要由心房合成和分泌。BNP 主要由心室肌细胞分泌。利钠肽分泌量增加的幅度与心衰的严重程度呈正相关，尤其是 BNP，目前已成为心衰临床诊断、病情及疗效判断和预后估计的重要指标。ANP 和 BNP 作用相似，具有利尿、利钠、扩张血管等作用。

②精氨酸加压素：由垂体分泌。心力衰竭时，心房牵张受体敏感性下降，精氨酸加压素分泌增多，发挥缩血管、抗利尿作用，增加血容量，加重水潴留。

③内皮素：由血管内皮释放的肽类物质，具有很强的收缩血管作用，还可导致细胞肥大增生，参与心脏重塑过程。

（3）心肌损害和心室重构　原发性心肌损害和心脏负荷过重使心脏功能受损，可导致心室扩大或心室肥厚等各种代偿性变化。

总之，心功能从代偿到失代偿，除了代偿能力有一定的限度外，各种代偿机制的负面影响也在心衰的发展过程中互相关联，互为因果，形成恶性循环。

【临床表现】

1. 左心衰竭　以肺淤血和心排血量降低表现为主。

（1）症状

①程度不同的呼吸困难：呼吸困难是左心衰竭主要的症状。最早出现的是劳力性呼吸困难，随着病情的进展逐渐出现夜间阵发性呼吸困难、端坐呼吸，严重时可发生急性肺水肿。

②咳嗽、咳痰、咯血：咳嗽、咳痰是肺泡和支气管黏膜淤血所致。咳嗽开始常于夜间或卧位时发生，坐位或立位时可减轻；以白色浆液性泡沫状痰为特点，偶尔可见痰中带血丝。长期慢性肺淤血，肺静脉压力升高，导致肺循环和支气管血液循环之间形成侧支，在支气管黏膜下形成扩张的血管，一旦破裂可引起大咯血。

③心排血量降低的表现：可出现乏力、疲倦、头晕、心悸、少尿等。

（2）体征

①肺部湿啰音：由于肺毛细血管压增高，液体渗出到肺泡所致。初期两肺底可闻及湿啰音，随着病情的进展，肺部湿啰音可从局限于肺底部直至全肺，甚至出现哮鸣音。

②心脏体征：除基础心脏病的体征外，慢性左心衰的患者一般均有心脏扩大（单纯舒张性心衰除外）、肺动脉瓣区可闻及第二心音亢进、心尖区可闻及舒张期奔马律。

2. 右心衰竭　以体循环静脉淤血的表现为主。

（1）症状

①消化道症状：胃肠道及肝脏淤血引起腹胀、食欲不振、恶心、呕吐、便秘等，是右心衰最常见的症状。

②呼吸困难：较左心衰轻，多表现为劳力性呼吸困难。

（2）体征

①水肿：水肿是右心衰的典型体征。其特征为首先出现于身体最低垂的部位，常为对称性、可凹陷性，逐渐发展为全身性水肿，严重者可出现胸水、腹水等。

②颈静脉征：颈静脉充盈、怒张是右心衰的主要体征，肝颈静脉回流征阳性则更具特征性，是右心衰区别于其他疾病的重要体征。

③肝脏肿大：肝脏因淤血肿大，伴压痛。持续的慢性右心衰可致心源性肝硬化，晚期可出现黄疸、肝功能受损及大量腹水。

④心脏体征：除基础心脏病的相应体征之外，右心衰时可因右心室显著扩大而出现三尖瓣关闭不全的反流性杂音。

考纲摘要

左、右心力衰竭的主要临床表现。

3. 全心衰竭　同时具有左、右心衰的表现。全心衰竭时，肺淤血因右心排血量减少而缓解，呼吸困难反而有所减轻，但是发绀加重。

4. 心功能分级与分期

（1）心功能分级　目前仍沿用美国纽约心脏病协会（NYHA）于1928年提出的分级方案，主要是根据患者活动能力将其心功能状况分为四级（表3-2）。

表 3-2　心功能分级

心功能分级	特点
Ⅰ级	患者患有心脏病，但日常活动不受限制，平时一般活动不引起疲乏、心悸、呼吸困难、心绞痛等症状
Ⅱ级	体力活动轻度受限。休息时无自觉症状，但平时一般活动可出现上述症状，休息后很快缓解
Ⅲ级	体力活动明显受限。休息时无症状，低于平时一般活动量即可引起上述症状，休息较长时间后症状方可缓解
Ⅳ级	体力活动完全受限。休息时亦有心衰的症状，体力活动后加重

美国纽约心脏病协会（NYHA）分级虽然简便易行，临床沿用至今，但其缺点是患者以主观感觉为依据，主观性强，个体之间差异性较大，症状与客观检查之间有时并非一致。

（2）心力衰竭分期　美国心脏病学会及美国心脏学会（ACC/AHA）于 2001 年提出，以心衰相关的危险因素、心脏的器质性及功能性改变、心衰的症状等为依据将心衰分为 2 个阶段和 4 个等级（表 3-3）。

表 3-3　心力衰竭分期

心力衰竭分期	依据及特点
心衰高危阶段	
A 期	无器质性心脏病或心衰症状，但有发生心衰的高危因素，如高血压、心绞痛、代谢综合征等
B 期	已有器质性心脏病，如左室肥厚、左室射血分数降低，但无心衰症状
心衰阶段	
C 期	有器质性心脏病且目前或既往有心衰症状
D 期	需要特殊干预治疗的难治性心力衰竭。尽管采用强化药物治疗，但静息状态时患者仍有明显心衰症状，常反复住院或没有特殊干预治疗不能安全出院

考纲摘要

心功能不全患者的心功能分级。

【辅助检查】

1. 血液检查　近年来血浆 B 型利钠钛（BNP）和氨基末端 B 型利钠钛前体（NT-proBNP）的测定已成为心衰患者的重要检查之一，有助于心衰的诊断与鉴别诊断，可判断心衰的严重程度、疗效及预后。

2. X 射线检查　心影大小及外形为心脏病的病因诊断提供重要的依据，根据心脏扩大的程度和动态改变也可间接反映心脏功能状态。肺淤血的有无及其程度直接反映左心功能状态。Kerley B 线是在两肺下野外侧清晰可见的水平线状影，是慢性肺淤血的特征性表现。

3. 超声心动图　能较准确地提供各心腔大小变化、心瓣膜结构功能情况及心脏收缩功能与舒张功能。

4. 放射性核素检查　放射性核素心血池显影有助于判断心室腔大小，以收缩末期和舒张末期的心室影像的差别计算心脏射血分数（EF 值），通过记录放射活性-时间曲线计算左心室最大充盈速率以反映心脏舒张功能。

5. 心-肺吸氧运动试验　在运动状态下测定患者对运动的耐受量，仅适用于慢性稳定性心衰患者。进行心-肺吸氧运动试验时主要测量最大耗氧量和无氧阈值。最大耗氧量指运动量虽继续增加，但耗氧量已达峰值且不再增加时的值，表明此时心排血量已不能按需要继续增加。心功能正常时，最大耗氧量应>20mL/（min·kg）。无氧阈值即呼气中的 CO_2的增长超过了氧耗量增长时氧耗量的值，标志着无氧代谢的出现，此值愈低说明心功能愈差。

6. 有创性血流动力学检查　对急性重症心力衰竭患者必要时采用漂浮导管在床边经静脉插管直至肺小动脉，测定各部位的压力及血液含氧量，计算心脏指数（CI）及肺小动脉楔压（PCWP），直接反映左心功能。正常时 CI>2.5L/(min·m^2)；PCWP<12mmHg。

【诊断要点】

心力衰竭的诊断是综合病因、病史、症状、体征及辅助检查而做出的。心力衰竭的症状、体征是诊断心力衰竭的重要依据。

【治疗要点】

心力衰竭的治疗原则是防止和延缓心衰的发生，缓解临床心衰患者的症状，提高运动耐量，改善生活质量，改善预后和降低死亡率。

1. 病因治疗

（1）治疗原发病　对高血压、冠心病、瓣膜病、糖尿病等，通过药物、介入或外科手术等方法进行早期干预和治疗。

（2）消除诱因　及时有效地控制感染，纠正心律失常、贫血，避免过度劳累和情绪激动等。

2. 药物治疗

（1）利尿剂　利尿剂是心衰治疗中最常用的药物，通过排钠排水对缓解淤血的症状、减轻水肿有十分显著的效果。常用的利尿剂有排钾类利尿剂（氢氯噻嗪、呋塞米）和保钾类利尿剂（螺内酯、氨苯蝶啶、阿米洛利）。一般口服给药，重度心衰患者可用呋塞米静脉注射（表 3-4）。

表 3-4 常用利尿剂

种类	剂量及用法
排钾类利尿剂	
氢氯噻嗪	轻度：25mg，每周 2 次或隔日 1 次，口服 较重：每日 75~100mg，分 2~3 次，口服
吲达帕胺	2.5~5mg，每日 1 次，口服
呋塞米	轻度：20mg，每日 1~2 次，口服 重度：100mg，每日 2 次，口服或静脉注射
保钾类利尿剂	
螺内酯	20mg，每日 3 次，口服
氨苯蝶啶	50~100mg，每日 2 次，口服

（2）肾素-血管紧张素-醛固酮系统抑制剂

①血管紧张素转换酶抑制剂（ACEI）：ACEI 是目前治疗慢性心衰的首选药物。ACEI 除了发挥扩血管作用以改善心衰时的血流动力学异常外，更重要的是降低心衰患者代偿性神经体液的不利影响，限制心肌小血管的重塑，从而维护心肌的功能，延缓心衰的进展，降低远期死亡率。常用的药物有卡托普利、依那普利、培哚普利等。

②血管紧张素受体拮抗剂（ARB）：当心衰患者不能耐受 ACEI 引起的干咳则可改用 ARB。常用的药物有氯沙坦、缬沙坦、坎地沙坦等。

③醛固酮拮抗剂：小剂量（亚利尿剂量，20mg，1~2 次/日）的螺内酯具有阻断醛固酮效应，对抑制心血管的重构、改善慢性心衰的远期预后有很好的作用。

（3）β 受体阻滞剂　目前认为所有有心功能不全且病情稳定的患者均应服用 β 受体阻滞剂，除非有禁忌证或不能耐受。由于 β 受体阻滞剂具有负性肌力作用，原则上待心衰情况稳定后，首先从小剂量开始，逐渐增加剂量，适量长期维持。症状的改善常在用药后 2~3 个月才出现。常用的药物有美托洛尔、比索洛尔、卡维地洛等。

（4）洋地黄类药物　洋地黄类药物可增强心肌收缩力，抑制心脏传导系统，直接兴奋迷走神经，减慢心率，改善心衰患者的血流动力学异常，从而增加心排血量。常用的洋地黄制剂有地高辛、毛花苷 C（西地兰）、毒毛花苷 K 等。地高辛为口服制剂，适用于中度心衰维持治疗，目前采用自开始即使用维持量的给药方法，每日 1 次，0.25mg，对 70 岁以上或肾功能不良的患者宜减量。毛花苷 C 为静脉注射用制剂，适用于急性心衰或慢性心衰加重时，特别适用于心衰伴快速心房颤动者，每次 0.2~0.4mg 稀释后静脉注射，10 分钟起效，1~2 小时达高峰，24 小时总量 0.8~1.2mg。毒毛花苷 K 用于急性心衰时，每次 0.25mg 稀释后静脉注射，5 分钟起作用，0.5~1 小时达高峰，24 小时总量0.5~0.75mg。

（5）肼屈嗪和硝酸异山梨酯　多用于不能耐受 ACEI 或 ARB 治疗的患者。

3. 运动锻炼　近年来有关研究表明，运动锻炼可以减少神经激素系统的激活和延缓心室重塑的进程，对减缓心衰患者自然病程有利。所有有稳定的慢性心衰并且还能够参加体力适应计划者，都应当考虑运动锻炼。

4. 心脏再同步化治疗　对于慢性心衰和心脏失同步化患者，植入三心腔起搏装置，用同步化方式刺激右房、右室和左室，从而治疗心脏的非同步化收缩，缓解症状，提高生活质量，而且可减少患者所有原因的死亡率和因心衰的再入院率。

5. 舒张性心衰的治疗　舒张性心衰指由于心室舒张不良使左室舒张末压升高，导致肺淤血。常用的药物有β受体阻滞剂、钙通道阻滞剂、血管紧张素转化酶抑制剂。肺淤血较重者，可适量应用硝酸酯制剂或利尿剂降低前负荷，但不宜过度。在无收缩功能障碍情况下，禁用正性肌力药物。

【护理诊断/问题】

1. 气体交换受损　与左心衰竭致肺淤血有关。

2. 体液过多　与右心衰竭致体循环静脉淤血、钠水潴留有关。

3. 活动无耐力　与心排血量下降有关。

4. 潜在并发症　洋地黄中毒。

5. 有皮肤完整性受损的危险　与长期卧床、水肿及营养不良有关。

6. 焦虑　与病程漫长、病情反复及担心预后有关。

【护理措施】

1. 一般护理

（1）休息与体位　根据患者病情轻重取半卧位或端坐位安静休息，限制活动量。心功能Ⅰ级，不限制一般的体力活动，但避免剧烈运动与重体力劳动。心功能Ⅱ级，适当限制体力活动，可从事轻体力工作和家务劳动。心功能Ⅲ级，限制体力活动，每日有充分休息时间，日常生活可自理或在他人协助下自理。心功能Ⅳ级，绝对卧床休息，日常生活由他人照顾。根据病情安排床上主动与被动活动，以预防静脉血栓的形成。6分钟步行试验也可以作为制定个体运动量的重要依据。

6分钟步行试验

6分钟步行试验是一项简单易行、安全、方便的试验，用于评定慢性心衰患者的运动耐力。要求患者在平直走廊里尽可能快地行走，测定6分钟的步行距离，若6分钟步行距离少于150m，表明为重度心力衰竭；150~425m为中度心力衰竭；426~550m为轻度心力衰竭。本试验除用于评价心脏的储备功能外，常用于评价心衰治疗的效果。

（2）饮食护理　给予低盐、低脂、清淡、易消化的饮食，避免辛辣等刺激性食物，少量多餐，不宜过饱。伴有低蛋白血症者给予高蛋白饮食。戒烟、限酒。限制钠盐摄入，每日食盐摄入量应低于5g。除钠盐外，其他含钠高的食品，如发酵面食、腌制品、海产品、罐头、味精、啤酒、酱油等也应限制。如果大量利尿，则不必严格限钠，防止出现低钠血症。患者食欲不佳时，应经常变化烹饪方法，增加患者食欲。

（3）保持大便通畅　指导患者养成按时排便的习惯，饮食中增加粗纤维食物，如粗粮、芹菜及水果等预防便秘，必要时使用缓泻剂或开塞露。

2. 吸氧　遵医嘱给予吸氧，一般采用持续性给氧，氧流量2～4L/min；肺心病患者为1～2L/min。保持鼻导管通畅，防止脱落。吸氧过程中，注意观察患者口唇、末梢循环发绀有无改善，根据病情及时调整氧流量。

3. 病情观察　观察患者心力衰竭的症状、体征的变化，包括生命体征是否正常，有无发绀和颈静脉怒张等，肝脏的大小、肺部啰音及水肿的部位、性质、范围、程度等。每日测量体重和腹围，准确记录24小时出入量。控制输液量及输液速度，滴速以15～30滴/分为宜。夜间加强巡视，一旦发现病情加重，及时报告医生，配合医生处理及抢救。

4. 用药护理

（1）利尿剂　用药期间，每日监测体重，如3天内体重增加超过2kg，可能存在液体潴留，应通知医生。除非紧急情况，利尿剂应选择在早晨或日间给药，以免夜间排尿次数增多影响患者休息。注意利尿剂不良反应的观察和预防。

①排钾类利尿剂：排钾类利尿剂最主要的不良反应是低钾血症，应监测血钾。患者出现低钾血症时表现为食欲不振、恶心、腹胀、乏力、肠鸣音减弱、心电图U波增高等。呋塞米还可引起口干、心律失常、高尿酸血症、高血糖、听力障碍、视力模糊、体位性低血压等。氢氯噻嗪可引起高尿酸血症及高血糖，痛风及糖尿病患者慎用。为防止利尿引起低血钾，可遵医嘱联合应用排钾利尿剂和保钾利尿剂，进食含钾丰富的食物，如鲜橙汁、西红柿汁、香蕉、柑橘、枣、马铃薯、深色蔬菜等，必要时遵医嘱口服或静脉补钾，口服补钾时宜饭后服，以减轻胃肠道不适，静脉补钾时液体含钾浓度不宜超过0.3%。

②保钾类利尿剂：螺内酯的不良反应有高钾血症、嗜睡、运动失调、男性乳房发育、面部多毛等。用药期间监测血钾水平，血钾升高时立即停药。肾功能不全及高钾血症患者禁用。

（2）洋地黄类药物

①用药注意事项：洋地黄治疗量与中毒量很接近，易发生过量而中毒，故应严格遵医嘱给药。洋地黄用量个体差异大，老年、心肌缺血缺氧、重度心力衰竭、低钾血症等易导致洋地黄中毒，使用时应严密观察患者用药后的反应。给药前应检查心率和心律情况，当心率低于60次/分或发生节律改变，应暂停给药并通知医生。

②中毒的表现：胃肠道症状最常见，表现为食欲减退、恶心、呕吐等；心脏症状表现

主要为心律失常，以室性期前收缩最为常见，多呈二联律或三联律；神经系统症状表现为头痛、头晕、视力模糊、黄视、绿视。

③中毒的处理：立即停用洋地黄制剂；停用排钾类利尿剂；补充钾盐，可采用口服或静脉补充；若为快速性心律失常，可用利多卡因或苯妥英钠，若为缓慢性心律失常，可用阿托品或临时起搏器。

（3）血管紧张素转换酶抑制剂　用药期间监测血压、血钾和肾功能。避免突然改变体位。若患者出现咳嗽不能耐受或血管神经性水肿时，应停止用药。

（4）β受体阻滞剂　在用药时应监测心率和血压，观察有无心功能恶化，当心率低于50次/分时，应停止用药并及时报告医生。

考纲摘要

1. 洋地黄类药物中毒的临床表现。

2. 洋地黄类药物中毒的处理。

5. 心理护理　慢性心衰患者常因病程长、病情反复发作并逐渐加重而导致情绪低落，出现焦虑、恐惧等心理。应加强与患者的沟通，建立良好的护患关系。鼓励患者说出内心感受，指导患者进行自我调整，保持乐观的心态配合治疗。加强与家属沟通，使家属能够理解患者的心理需求，为患者提供生活上的支持与帮助。

【健康教育】

1. 预防疾病　积极治疗原发病，避免各种诱发因素。鼓励患者家属给予积极的支持，帮助患者树立战胜疾病的信心，保持情绪稳定，积极配合治疗。进食低盐、低热量、低脂、高蛋白质、高维生素的清淡易消化的饮食，避免过饱。戒烟、酒。

2. 活动指导　病情稳定的心衰患者，应有规律地进行有氧运动。在活动中需要有家属陪伴并注意监测，如出现胸闷、气急、心悸、脉搏明显增快等不适时要立即停止活动。

3. 用药指导　告知患者所用药物的名称、用法及用药注意事项。强调严格遵医嘱服药，不得随意增减或撤换药物，定期复查，如有不适，及时复诊。

4. 病情监测指导　指导患者每日测体重，注意观察足踝部有无水肿，夜间平卧时是否出现咳嗽、气急加重，有无厌食饱胀感。若发现体重增加或出现以上症状应及时就诊。

5. 定期随诊　定期进行心电图检查、生化检查、超声心动图及X射线检查等，了解心功能进展情况及评估治疗效果。

二、　急性心力衰竭

急性心力衰竭是指由于急性心脏病变引起心排血量显著、急骤降低导致的组织器官灌注不足和急性淤血综合征。临床上急性左心衰较为常见，是以急性肺水肿或心源性休克为主要表现，是严重的急危重症。

【病因与发病机制】

1. 病因

（1）与冠心病有关的急性广泛前壁心肌梗死、乳头肌梗死断裂、室间隔破裂穿孔等。

（2）感染性心内膜炎引起的瓣膜穿孔、腱索断裂所致瓣膜性急性反流。

（3）其他：高血压心脏病血压急剧升高，原有心脏病基础上的快速性心律失常或严重缓慢性心律失常，输液过多过快，体力及精神负荷突然增加等。

2. 发病机制 以上各种病因可引起心脏收缩力突然严重减弱，或左室瓣膜急性反流，心排血量急剧减少，左室舒张末压迅速升高，肺静脉回流不畅，导致肺静脉压快速升高，肺毛细血管压也随之升高，使血管内液体渗入到肺间质和肺泡内，形成急性肺水肿。早期因交感神经激活，血压可升高，但随着病情持续进展，血压将逐步下降。

【临床表现】

突发严重呼吸困难伴有窒息感，呼吸频率可达每分钟30~40次，端坐呼吸，面色灰白或发绀，大汗，烦躁，同时频繁咳嗽，咳大量粉红色泡沫状痰。早期可有一过性血压升高，如不能及时纠正，血压可持续下降直至休克。听诊两肺满布湿啰音和哮鸣音，心率增快至>100次/分，心尖部可闻及舒张期奔马律，肺动脉瓣第二心音亢进。

考纲摘要

急性左心衰的典型临床表现。

【诊断要点】

根据患者的典型症状与体征，如突发极度呼吸困难、咳粉红色泡沫状痰、两肺满布湿啰音等，一般不难做出诊断。

【护理诊断/问题】

1. 气体交换受损 与急性肺水肿有关。

2. 清理呼吸道无效 与呼吸道出现大量泡沫痰有关。

3. 恐惧 与病情突然加重、出现窒息感和担心预后有关。

4. 潜在并发症 心源性休克、猝死。

【抢救配合与护理】

1. 体位：立即协助患者取坐位，双腿下垂，以减少回心血量，减轻肺水肿。

2. 氧疗：立即给予高流量（6~8L/min）鼻导管吸氧，湿化瓶中加入20%~30%的乙醇湿化去泡，使肺泡内泡沫的表面张力降低而破裂，改善肺泡通气。病情特别严重者应采用面罩呼吸机持续加压（CPAP）或双水平气道正压（BiPAP）给氧。

3. 迅速建立两条静脉通道，遵医嘱正确使用药物，观察疗效与不良反应。

（1）吗啡　吗啡 3~5mg 静脉注射，既可以使患者镇静、减少躁动所带来的额外的心脏负担，同时又能扩张小血管而减轻心脏的负荷。必要时每间隔 15 分钟重复 1 次，共 2~3 次。老年患者可酌减剂量或改为肌内注射。吗啡的不良反应主要有呼吸抑制、血压降低、心动过缓、恶心等。呼吸衰竭、昏迷、严重休克者禁用。

（2）快速利尿剂　呋塞米 20~40mg 加入 20%葡萄糖注射液 20mL 快速静脉注射，2 分钟内推完，10 分钟内起效，作用可持续 3~4 小时。除利尿作用外，本药还具有扩张静脉作用，有利于缓解肺水肿。

（3）血管扩张剂　可选用硝普钠、硝酸甘油静脉滴注，严密监测血压，根据血压调整剂量，使收缩压维持在 90~100mmHg。①硝普钠：为动、静脉血管扩张剂，一般剂量为 12. 5~25μg/min 静脉滴入。硝普钠应现配现用，避光滴注，溶液的保存与应用不应超过 24 小时。由于其代谢产物中含有氰化物和硫氰酸盐，连续应用 1 周及 1 周以上时应警惕中毒。②硝酸甘油可扩张小静脉，降低回心血量。一般从 10μg/min 开始，每 10 分钟调整 1 次，每次增加 5~10μg，直到收缩压达到上述水平。

（4）洋地黄制剂　适用于快速心房颤动并已知有心室扩大伴左室收缩功能不全者。可用毛花苷 C 稀释后静脉注射，首剂 0. 4~0. 8mg，2 小时后可酌情再给 0. 2~0. 4mg。对由于急性心肌梗死引起的急性左心衰在 24 小时内不宜用洋地黄类药物。

（5）氨茶碱　通常氨茶碱 0. 25g 加入 50%葡萄糖注射液 40mL 中缓慢静脉注射，时间 10~15 分钟。适用于伴支气管痉挛的患者。主要不良反应有低血压、休克、室性心律失常甚至猝死等。

4. 机械辅助治疗：对极危重患者，有条件的医院可采用主动脉内球囊反搏。

5. 病情观察：严密观察患者的生命体征，意识、精神状态，咳嗽、咳痰的多少，咯血的性质、程度，肺部啰音或哮鸣音的变化。记录出入量。对安置漂浮导管的患者，严密监测血流动力学指标的变化。

6. 心理护理：医护人员在抢救时必须保持镇静、操作熟练、忙而不乱，使患者产生信任与安全感。避免在患者面前讨论、争论病情，以减少误解。必要时可留一亲属陪伴患者，护士应与患者及家属保持密切接触，给予情感支持。

考纲摘要

急性左心衰的体位及吸氧的氧流量；配合抢救要点。

【健康教育】

向患者及家属介绍急性心力衰竭的病因，指导其继续针对基本病因和诱因进行治疗。患者应在静脉输液前主动向医护人员告知病情，以便在输液时控制输液量和输液速度。

项目三　心律失常

【学习目标】

1. 掌握常见心律失常的心电图特征、护理措施及健康教育。
2. 熟悉心律失常的治疗原则与要点。
3. 了解心律失常的分类、病因及发病机制。

案例导入

患者，女性，45岁。发作性胸闷、心悸半年，1个月前晕厥2次，住院时患者主诉头晕。心电图显示：P波与QRS波各自独立、互不相关；心率48次/分；QRS波群形态正常。

问题：1. 分析该患者可能发生了哪种心律失常？

2. 该患者首选的治疗措施是什么？

3. 试述该病的主要护理诊断/问题与护理措施。

心律失常是指心脏冲动的频率、节律、起源部位、传导速度或激动次序的异常。

【分类】

心律失常按其发生机制分为冲动形成异常和冲动传导异常两大类。

1. 冲动形成异常

（1）窦性心律失常　①窦性心动过速；②窦性心动过缓；③窦性心律不齐；④窦性停搏。

（2）异位心律

1）被动性异位心律　①逸搏（房性、房室交界区性、室性）；②逸搏心律（房性、房室交界区性、室性）。

2）主动性异位心律　①期前收缩（房性、房室交界区性、室性）；②阵发性心动过速（房性、房室交界区性、室性）；③心房扑动、心房颤动；④心室扑动、心室颤动。

2. 冲动传导异常

（1）生理性　干扰及房室分离。

（2）病理性　①窦房传导阻滞；②房内传导阻滞；③房室传导阻滞；④束支或分支阻滞（左、右束支及左束支分支传导阻滞）或室内传导阻滞。

（3）房室间传导途径异常　预激综合征。

【发病机制】

1. 冲动形成异常

（1）自律性异常　当自主神经系统兴奋性改变或心脏传导系统发生内在病变，均可导致原有正常自律性的心肌细胞发放不适当冲动。此外，原来无自律性的心肌细胞，如心房、心室肌细胞，亦可在病理状态下出现异常自律性，如见于心肌缺血、药物、电解质紊乱、儿茶酚胺增多等。

（2）触发活动　指心房、心室与希氏束-浦肯野组织在动作电位后产生除极活动，被称为后除极。若后除极的振幅增高并达到阈值，便可引起反复激动，持续的反复激动即构成快速性心律失常。可见于局部出现儿茶酚胺浓度增高、心肌缺血-再灌注、低血钾、高血钙及洋地黄中毒时。

2. 冲动传导异常　折返是快速性心律失常最常见的发病机制。产生折返的基本条件包括：①心脏内两个或多个部位的传导性与不应期各不相同，相互连接形成一个闭合环；②其中一条通道发生单向传导阻滞；③另一通道传导缓慢，使原先发生阻滞的通道有足够时间恢复兴奋性；原先阻滞的通道恢复激动，从而完成一次折返激动。冲动在环内反复循环，从而产生持续的快速性心律失常。

【辅助检查】

1. 心电图检查　心电图检查是诊断心律失常最重要的一项无创性检查。应记录12导联心电图。心电图检查有助于确定心律失常的类型。

2. 动态心电图　动态心电图（Holter）连续记录患者24小时的心电图，便于了解心悸与晕厥等症状的发生是否与心律失常有关，明确心律失常或心肌缺血发作与日常活动的关系及昼夜分布特征，协助评价抗心律失常药物疗效、了解起搏器功能。

3. 临床电生理检查　可用于分析心律失常的发生原因、类型，并进行定位，为导管射频消融治疗提供依据。

一、窦性心律失常

正常窦性心律的冲动起源于窦房结，成人频率为60~100次/分。心电图显示窦性心律的P波在Ⅰ、Ⅱ、aVF、V_4~V_6导联直立，aVR导联倒置，PR间期为0.12~0.20秒（图3-3）。

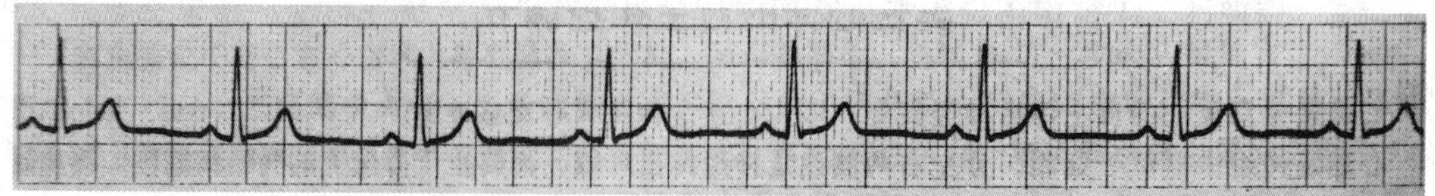

图 3-3 窦性心律

（一）窦性心动过速

成人窦性心律的频率超过 100 次/分，称为窦性心动过速。

【病因】

健康人可在吸烟、饮茶或咖啡、饮酒、体力活动及情绪激动时发生窦性心动过速；某些病理状态，如发热、甲状腺功能亢进、贫血、休克、心肌缺血、充血性心力衰竭可继发窦性心动过速；应用肾上腺素、阿托品等药物亦可引起窦性心动过速。

【临床表现】

患者主要表现为心悸或心脏搏动增强的感觉。心脏听诊快而规则，心率多在 100~150 次/分。

【心电图表现】

窦性心律的 P 波规律出现，频率>100 次/分（图 3-4）。

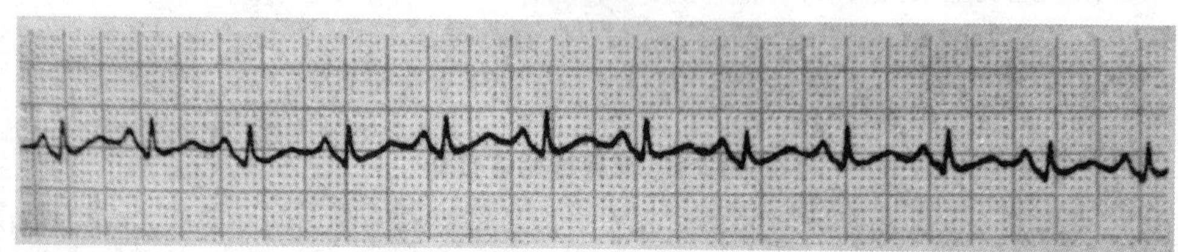

图 3-4 窦性心动过速

【治疗要点】

窦性心动过速的治疗应针对病因和去除诱因，如治疗心力衰竭、纠正贫血、控制甲状腺功能亢进等。必要时可用 β 受体阻滞剂或非二氢吡啶类钙通道阻滞剂减慢心率。

（二）窦性心动过缓

成人窦性心律的频率低于 60 次/分，称为窦性心动过缓。

【病因】

常见于健康的青年人、运动员与睡眠状态。其他原因包括颅内疾患、严重缺氧、低温、甲状腺功能减退、阻塞性黄疸，以及应用 β 受体阻滞剂、非二氢吡啶类钙通道阻滞剂或洋地黄等药物。

【临床表现】

患者一般无症状，当心率低于 50 次/分时，可有头晕、乏力、胸闷等；严重时可诱发心力衰竭、心绞痛、低血压、晕厥等。心脏听诊心率慢而规则。

【心电图表现】

窦性心律的 P 波频率<60 次/分，常伴有窦性心律不齐（P-R 间期之间的差异大于 0.12 秒）（图 3-5）。

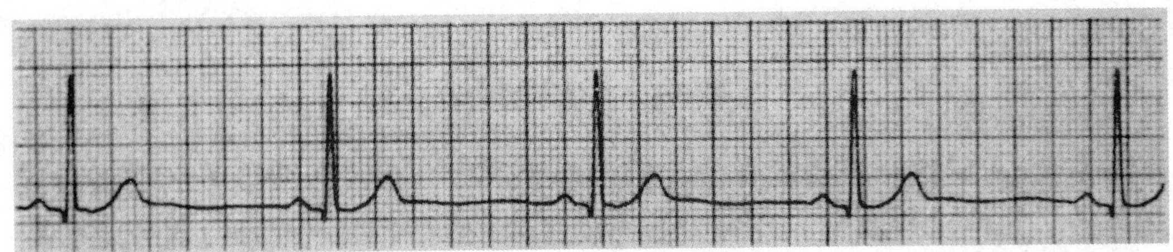

图 3-5　窦性心动过缓

【治疗要点】

无症状的窦性心动过缓通常无需治疗。如因心率过慢，出现心排血量不足症状时，可应用阿托品、麻黄碱、异丙肾上腺素等药物，但长期应用往往效果不确定，易发生严重副作用，故应考虑心脏起搏治疗。

（三）窦性停搏

窦性停搏又称窦性静止，指窦房结不能产生冲动。

【病因】

迷走神经张力增高或颈动脉窦过敏均可发生窦性停搏。此外，急性下壁心肌梗死、窦房结变性与纤维化、脑血管意外等病变，以及应用洋地黄、乙酰胆碱等药物亦可引起窦性停搏。

【临床表现】

过长时间的窦性停搏，并且无逸搏发生时，患者可出现黑蒙、短暂意识障碍，严重者可发生阿-斯综合征，甚至死亡。

【心电图表现】

较长时间内无 P 波发生，之后常可见异位节律点产生的逸搏（图 3-6）。

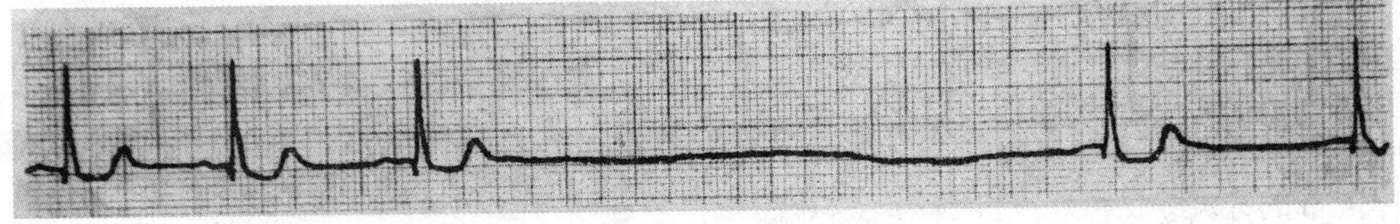

图 3-6　窦性停搏

【治疗要点】

无症状者不必治疗，仅定期随诊观察。有症状者应选择永久人工心脏起搏器治疗。

（四）病态窦房结综合征

病态窦房结综合征简称病窦综合征，是指窦房结病变导致功能减退，产生多种心律失常的综合表现。患者可在不同时间出现一种以上的心律失常。

【病因】

众多病变，如硬化与退行性变、甲状腺功能减退、淀粉样变性、纤维化与脂肪浸润等均可损害窦房结，导致窦房结起搏与窦房传导功能障碍；窦房结周围神经和心房肌的病变、窦房结动脉供血减少也是病窦综合征的病因。此外，迷走神经张力增高、某些抗心律失常药物抑制窦房结的功能亦可导致窦房结功能障碍。

【临床表现】

患者可出现与心动过缓有关的心、脑等脏器供血不足的症状，如发作性头晕、黑蒙、乏力等，严重者可发生晕厥。如有心动过速发作，可出现心悸、心绞痛等症状。

【心电图表现】

①持续而显著的窦性心动过缓（50 次/分以下），且非药物引起。②窦性停搏与窦房传导阻滞。③窦房传导阻滞与房室传导阻滞并存。④心动过缓-心动过速综合征（慢-快综合征），指心动过缓与房性快速性心律失常交替发作，后者包括心房扑动、心房颤动、房性心动过速。

【治疗要点】

无心动过缓的症状者不必治疗，仅定期随诊观察。有症状的病窦综合征者应接受起搏器治疗。心动过缓-心动过速综合征患者心动过速发作时，单独应用抗心律失常药物可能加重心动过缓；若应用起搏器治疗后，患者仍有心动过速发作，则可同时应用抗心律失常药物。

二、房性心律失常

（一）房性期前收缩

房性期前收缩指激动起源于窦房结以外心房的任何部位的一种主动性异位心律。正常成人进行 24 小时心电监护，大约 60%有房性期前收缩发生。

【病因】

各种器质性心脏病患者均可发生房性期前收缩，并且房性期前收缩可能是快速性房性心律失常的先兆。

【临床表现】

偶发的房性期前收缩患者一般无症状，频发者可感到胸闷、心悸。

【心电图表现】

房性期前收缩的 P′波提前出现，形态与窦性心律的 P 波略有不同；P′-R 间期≥0.12

秒；P′波后的 QRS 波群的形态通常正常；代偿间歇多不完全（图 3-7）。

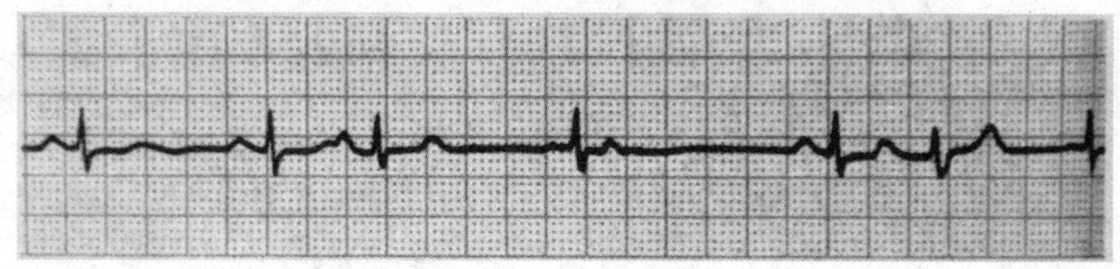

图 3-7　房性期前收缩

【治疗要点】

房性期前收缩通常无需治疗。吸烟、饮酒与咖啡均可诱发房性期前收缩，应劝导患者戒除或减量。当有明显症状或因房性期前收缩触发室上性心动过速时，应给予普罗帕酮、莫雷西嗪或 β 受体阻滞剂等药物治疗。

考纲摘要

房性期前收缩的心电图特征。

（二）房性心动过速

房性心动过速简称房速。根据发生机制与心电图表现的不同可分为自律性房速、折返性房速和紊乱性房速三种。自律性房速与折返性房速常可伴有房室传导阻滞，被称为伴有房室阻滞的阵发性房性心动过速。

1. 自律性房性心动过速

【病因】

心肌梗死、慢性肺部疾病、大量饮酒及各种代谢障碍均为致病原因；洋地黄中毒特别是在低血钾时也较容易发生这种心律失常。

【临床表现】

发作呈短暂、间歇或持续性，患者可出现胸闷、心悸。当房室传导比率发生变动时，听诊心律不齐，第一心音强度变化。

【心电图表现】

①心房率通常为 150~200 次/分。②P 波形态与窦性心律的 P 波不同。③常出现二度Ⅰ型或Ⅱ型房室传导阻滞，呈现 2∶1 房室传导者常见，但心动过速不受影响。④P 波之间的等电位线仍存在。⑤刺激迷走神经不能终止心动过速，仅加重房室传导阻滞。⑥发作开始时心率逐渐加速（图 3-8）。

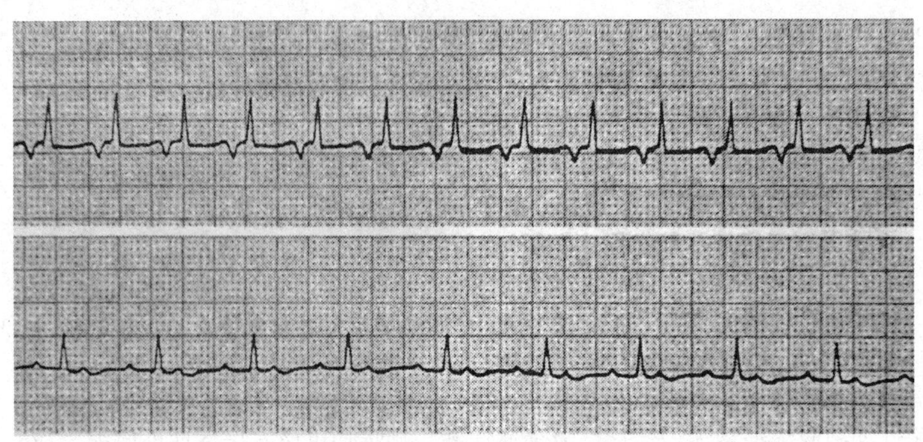

图 3-8 自律性房性心动过速

【治疗要点】

房速合并房室传导阻滞时，心室率通常不太快，无需紧急处理。若由洋地黄中毒所致、心室率达 140 次/分以上或出现严重心力衰竭、休克时，应紧急治疗。洋地黄中毒引起者的处理见“本模块项目二心力衰竭患者的护理”。非洋地黄中毒引起者，应积极寻找病因，针对病因治疗；洋地黄、β 受体阻滞剂、非二氢吡啶类钙通道阻滞剂可用于减慢心室率；少数持续发作而药物治疗无效时，也可考虑射频消融治疗。

2. 折返性房性心动过速　本型较少见，折返发生于手术瘢痕、解剖缺陷的邻近部位。心电图显示 P 波形态与窦性心律的 P 波不同，P-R 间期通常延长。

3. 紊乱性房性心动过速　紊乱性房性心动过速又称多源性房性心动过速。

【病因】

常发生于慢性阻塞性肺疾病或慢性心力衰竭的老年患者，亦可见于洋地黄中毒及低钾血症者。

【心电图表现】

①通常有 3 种或 3 种以上形态各异的 P 波，P-R 间期各不相同。②心房率 100~130 次/分。③大多数 P 波能下传心室，但部分 P 波因过早发生而受阻，心室律不规则，可能最终发展为心房颤动（图 3-9）。

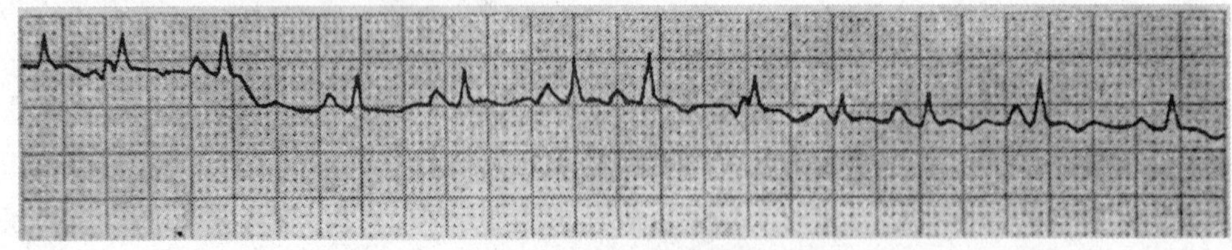

图 3-9 紊乱性房性心动过速

【治疗要点】

针对原发疾病进行治疗。肺部疾病患者应给予充足供氧、控制感染，停用氨茶碱、去甲肾上腺素、异丙肾上腺素、麻黄碱等药物。维拉帕米和胺碘酮可能有效。补充钾盐与镁盐可抑制心动过速发作。

（三）心房扑动

心房扑动简称房扑。

【病因】

阵发性房扑可发生于无器质性心脏病者，持续性房扑多见于各种器质性心脏病，如风湿性心脏病、冠心病、高血压性心脏病、心肌病等。

【临床表现】

房扑往往有不稳定的倾向，可恢复窦性心律或进展为心房颤动，可持续数月或数年。房扑的心室率不快时，患者可无症状。房扑伴有极快的心室率时可诱发心绞痛与心力衰竭。体格检查可见快速的颈静脉扑动。

【心电图表现】

①心房活动呈现规律的锯齿状扑动波，称为 F 波，扑动波之间的等电位线消失，在Ⅱ、Ⅲ、aVF 或 V_1 导联最为明显。心房率通常为 250～300 次/分。②心室率规则或不规则，取决于房室传导比率是否恒定，房室传导比率以 2∶1 或 4∶1 多见。③QRS波群形态正常，伴有室内差异传导或原有束支传导阻滞时，QRS 波群增宽、形态异常（图 3-10）。

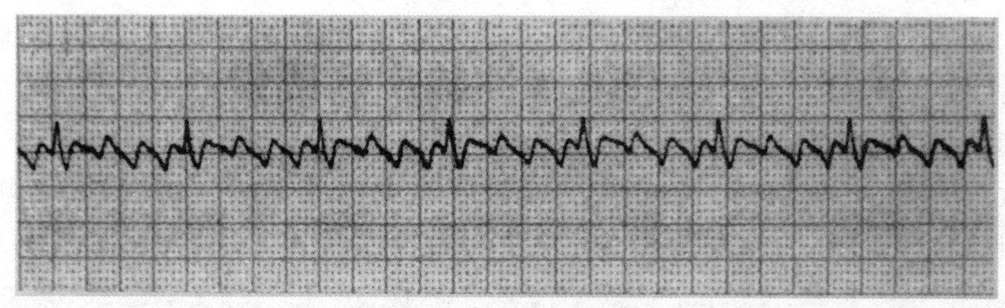

图 3-10　心房扑动

【治疗要点】

应针对原发病进行治疗。同步直流电复律为最有效终止房扑的方法。药物治疗时，若单纯控制房扑的心室率应首选洋地黄制剂，其他如普罗帕酮、维拉帕米、胺碘酮、钙通道阻滞剂也有疗效。房扑的药物疗效有限，射频消融可根治房扑。对于症状明显或引起血流动力学不稳定的房扑，应选用射频消融治疗。

（四）心房颤动

心房颤动简称房颤，是临床上最常见的心律失常之一，随年龄增长其发病率增加。

【病因】

房颤常发生于原有心血管疾病者，如风湿性心脏瓣膜病、冠心病、高血压性心脏病、甲状腺功能亢进性心脏病、缩窄性心包炎、心肌病、感染性心内膜炎及慢性肺源性心脏病等。正常人在情绪激动、运动或大量饮酒时也可发生。房颤发生在无心脏病变的中青年，称为孤立性房颤。

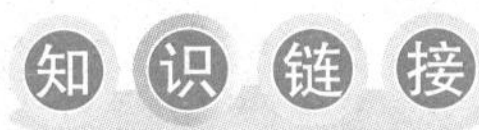

知识链接

2010 年 ESC/EHRA/EACTS 欧洲房颤防治指南关于房颤的分类

初发性房颤：首次发现的房颤。

阵发性房颤：持续时间一般少于48小时，可以自行终止，最长持续不超过7天。

持续性房颤：持续时间超过7天，或不足7天但需紧急药物或直流电复律治疗的房颤。

长期持续性房颤：房颤时间持续超过1年并拟采取节律转复治疗者。

永久性房颤：房颤时间持续超过1年，患者已习惯房颤状态，不准备转复者。

【临床表现】

房颤的症状与心室率快慢和基础心脏病状况有关，通常患者可有心悸、头晕、胸闷等，当心室率超过150次/分时，患者可发生心绞痛与充血性心力衰竭。房颤并发体循环栓塞的危险性甚大，尤其是脑栓塞。心脏听诊第一心音强弱不等、心律绝对不规则，脉搏短绌。

【心电图表现】

①P 波消失，代之以大小不等、形态不一、间隔不均的心房颤动波（f 波），频率 350~600 次/分。②R-R 间期极不规则，心室率通常在 100~160 次/分。③QRS 波群形态基本正常，当心室率过快，发生室内差异性传导时，QRS 波群增宽变形（图3-11）。

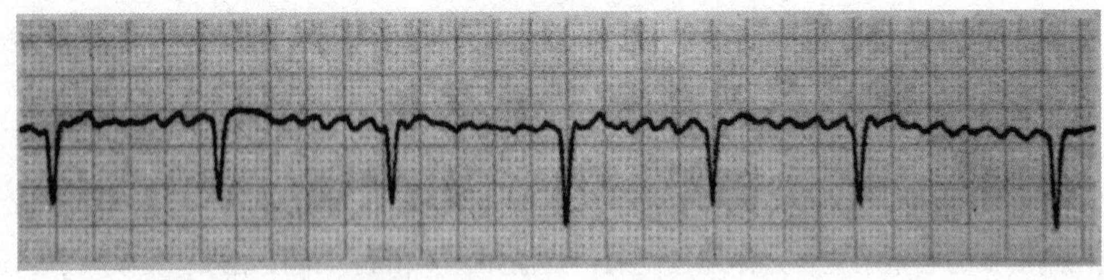

图 3-11 心房颤动

【治疗要点】

1. 积极寻找房颤的原发疾病和诱发因素，做出相应处理。

2. 控制心室率：可用 β 受体阻滞剂或钙通道阻滞剂、洋地黄等。一般认为心室率的控制目标为静息时心率维持在 60~80 次/分，轻微运动后不超过 100 次/分。

3. 转复和维持窦性心律：①药物复律：发作频繁或症状明显的阵发性房颤患者或持

续性房颤不能自行转复为窦性心律患者，可选用胺碘酮、普罗帕酮、索他洛尔等进行复律。②同步直流电复律：房颤持续发作伴血流动力学障碍者宜首选同步直流电复律。③其他治疗方法：射频消融、外科手术、植入式心房除颤器等。

4. 预防栓塞：慢性房颤患者有较高的栓塞发生率，对过去有栓塞病史、瓣膜病、高血压、糖尿病、左心房扩大、冠心病等高危患者，均应接受长期抗凝治疗。目前认为华法林是房颤时预防脑卒中和外周血管栓塞的一线用药，对不适宜用华法林或无上述危险因素的患者，可改用阿司匹林。华法林长期抗凝治疗要考虑个体的差异，用药期间必须注意疗效的监测和出血风险的评估，以调整药物的剂量，使凝血酶原时间国际标准化比值（INR）维持在2.0~3.0之间。

三、房室交界区性心律失常

（一）房室交界区性期前收缩

房室交界区性期前收缩简称交界性期前收缩。冲动起源于房室交界区，可前向和逆向传导，分别产生提前发生的QRS波群与逆行P波。逆行P波可位于QRS波群之前（P-R间期<0.12秒）、之中或之后（R-P间期<0.20秒）。QRS波群形态正常，当发生室内差异性传导时，QRS波群形态可有变化（图3-12）。交界性期前收缩通常无需治疗。

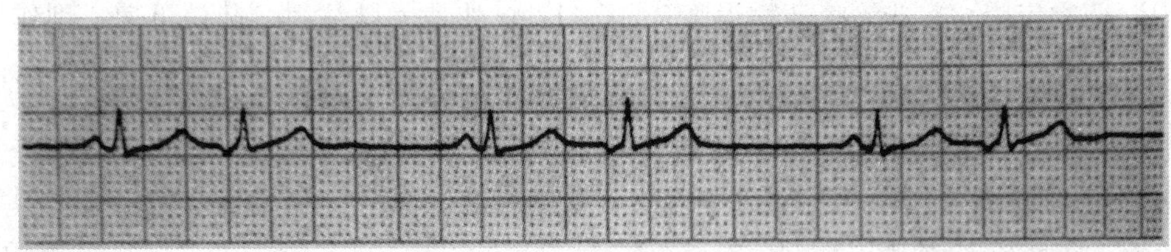

图3-12 房室交界区性期前收缩

（二）与房室交界区相关的折返性心动过速

与房室交界区相关的折返性心动过速又称阵发性室上性心动过速，简称室上速。房室结内折返性心动过速是最常见的阵发性室上性心动过速类型。

【病因】

患者通常无器质性心脏病表现，不同性别与年龄均可发生。

【临床表现】

心动过速突然发作与终止，持续时间长短不一。发作时表现为心悸、胸闷、焦虑、头晕，甚至晕厥、心绞痛、心力衰竭与休克。症状轻重取决于发作时心室率快慢的程度及持续时间，与原发病的严重程度也有关。听诊心律绝对规则，心尖区第一心音强度恒定，

【心电图表现】

连续3个或3个以上快速的QRS波群，其形态与时限正常，若伴有室内差异性传导或

原有束支传导阻滞时，QRS 波可宽大畸形，频率 150~250 次/分，节律规整；P 波为逆行性（Ⅱ、Ⅲ、aVF 导联倒置），常埋藏于 QRS 波群内或位于其终末部分，P 波与 QRS 波群保持固定关系；起始突然，常由一个房性期前收缩触发（图 3-13）。

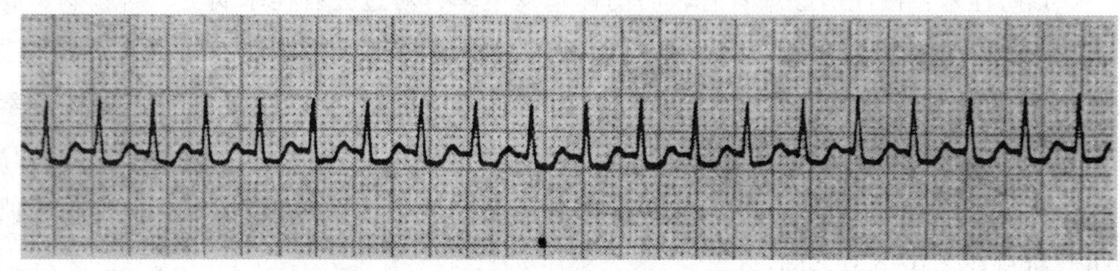

图 3-13 阵发性室上性心动过速

【治疗要点】

1. 急性发作期

（1）刺激迷走神经 颈动脉窦按摩（患者取仰卧位，先行右侧，每次 5~10 秒，切莫双侧同时按摩）、Valsalva 动作（深吸气后屏气，再用力做呼气动作）、诱导恶心、将面部浸没于冰水内等方法可使心动过速终止，但停止刺激后，有时又恢复原来心率。

（2）药物应用 首选治疗药物为腺苷，6~12mg 快速静脉注射，起效迅速，副作用为胸部压迫感、呼吸困难、面部潮红、窦性心动过缓、房室传导阻滞等。如腺苷无效可改静脉注射维拉帕米，首次 5mg，无效时隔 10 分钟再注射 5mg。伴有心功能不全者可用毛花苷 C。对伴有低血压者可用升压药如盐酸去氧肾上腺素、甲氧明等来终止心动过速，但老年人、急性心肌梗死者禁用。

（3）其他 食管心房调搏术常能有效中止心动过速发作。当患者出现严重心绞痛、低血压、充血性心力衰竭表现，应立即电复律。

2. 预防复发 洋地黄、长效钙通道阻滞剂或 β 受体阻滞剂、普罗帕酮可供选用。但对于长期频繁发作，且症状较重、用药效果不佳者，可行导管射频消融术根治。

（三）预激综合征

预激综合征又称 Wolf-Parkinson-White 综合征（WPW 综合征），指心电图有预激，临床上有心动过速发作。心电图的预激是指心房冲动提前激动心室的一部分或全体。发生预激的解剖学基础是在房室特殊传导组织外还存在着一些由普通心肌组成的肌束。连接心房与心室的房室旁路即 Kent 束。此外，还有三种较少见的旁路，即房-希氏束、结室纤维和分支室纤维。

【病因】

预激综合征患者大多无其他心脏异常征象，但先天性心血管疾病如三尖瓣下移畸形、二尖瓣脱垂、心肌病等可并发预激综合征。

【临床表现】

预激本身不引起症状，但容易并发各种心律失常，尤其是心动过速，而且随年龄的增长发作更频繁。其中约80%心动过速发作为房室折返性心动过速，15%~30%为心房颤动，5%为心房扑动。频率过快的心动过速可恶化为心室颤动或导致充血性心力衰竭、低血压。

【心电图表现】

窦性心律的P-R间期短于0.12秒；某些导联的QRS波群增宽，时限>0.12秒，QRS波群起始部分粗钝（称δ波），终末部分正常；ST-T波呈继发性改变，与QRS波群主波方向相反（图3-14）。

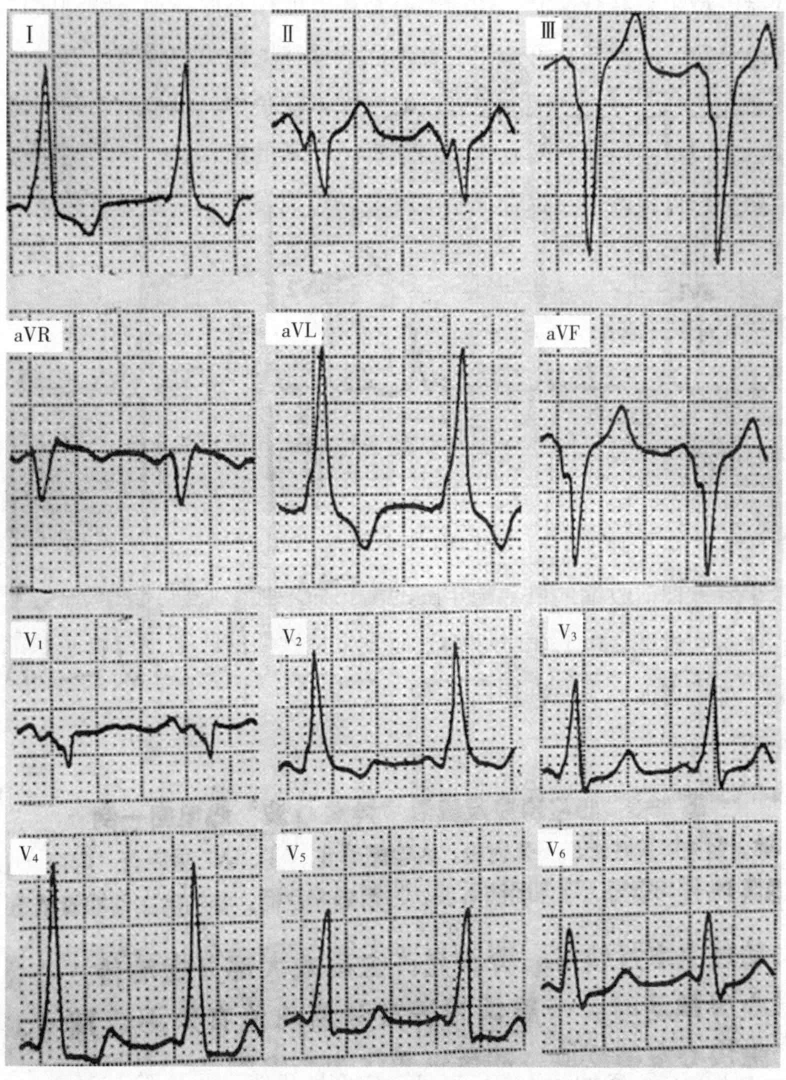

图3-14　预激综合征

预激综合征发作房室折返性心动过速，最常见的类型是通过房室结前向传导，经旁路逆向传导，称正向房室折返性心动过速，此种类型 QRS 波群形态与时限正常。大约 5%的患者，折返的路径正好相反，产生逆向房室折返性心动过速，QRS 波群增宽、畸形，需要与室性心动过速鉴别。

【治疗要点】

若从无心动过速发作或偶有发作，但症状轻微者，无需治疗。如心动过速发作频繁并伴有明显症状，应给予治疗。治疗方法包括药物和导管消融术。

预激综合征发作正向房室折返性心动过速，可先尝试刺激迷走神经，如果无效，首选的药物为腺苷或维拉帕米静脉注射。预激综合征患者发作心房扑动与颤动时伴有晕厥或低血压，应立即电复律，治疗药物可选用普鲁卡因胺或普罗帕酮。静脉注射利多卡因与维拉帕米会加速预激综合征合并心房颤动患者的心室率，应禁用。洋地黄缩短房室旁路不应期使心室率增快，不应单独用于曾经发作心房颤动或扑动的患者。

经导管消融旁路可根治预激综合征室上性心动过速发作，应列为首选，可取代药物治疗或手术治疗。

四、 室性心律失常

（一） 室性期前收缩

室性期前收缩是一种常见的心律失常。其异位冲动起源可发生于心室的任何部位。

【病因】

室性期前收缩常见于高血压、冠心病、心肌病、风湿性心脏瓣膜病与二尖瓣脱垂患者。正常人发生室性期前收缩的机会随年龄的增长而增加。心肌炎、缺血、缺氧、麻醉和手术均可使心肌受到机械、电、化学性刺激而发生室性期前收缩。电解质紊乱、精神不安及过量烟、酒、咖啡亦能诱发室性期前收缩。

【临床表现】

患者偶发室性期前收缩一般无症状，部分患者有心跳暂停感。当室性期前收缩频发（>5 次/分）或连续（二联律、三联律）出现，可有心悸、乏力、胸闷、憋气，严重者可引起心绞痛、低血压、晕厥等。听诊时，室性期前收缩的第一心音增强，第二心音减弱或消失，之后出现较长的停歇。桡动脉搏动减弱或消失。

【心电图表现】

①提前出现宽大畸形的 QRS 波群，时限>0.12 秒，之前无相关 P 波。②T 波方向与 QRS 波群主波方向相反。③期前收缩后可见一完全性代偿间歇（图 3-15）。

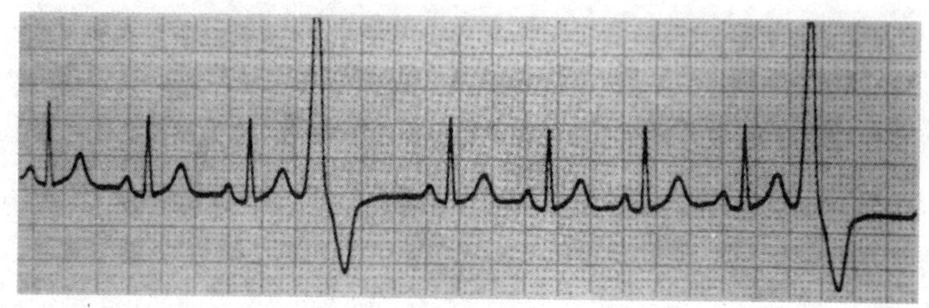

图 3-15 室性期前收缩

室性期前收缩的类型：室性期前收缩可孤立或规律出现。二联律是指每个窦性搏动后跟随一个室性期前收缩；三联律是每两个正常搏动后出现一个室性期前收缩；连续两个室性期前收缩称为成对室性期前收缩。同一导联内，室性期前收缩形态相同者称为单形性室性期前收缩；形态不同者称为多形性或多源性室性期前收缩。

【治疗要点】

治疗的主要目的是防止室性心动过速、心室颤动和猝死的发生。

1. 无器质性心脏病并且症状不明显者，无需药物治疗，应避免诱因，消除患者的顾虑，必要时可给予镇静剂、β 受体阻滞剂等。

2. 严重器质性心脏病如急性心肌梗死引起的室性期前收缩，尤其是频发、多源性、成对或连续出现的室性期前收缩，首选利多卡因静脉注射。洋地黄中毒引起的室性期前收缩，应立即停用洋地黄，使用苯妥英钠并补钾。

（二）室性心动过速

室性心动过速简称室速，是指连续 3 个或 3 个以上室性期前收缩形成的异位心律。

【病因】

常见于各种器质性心脏病患者。最常见病因为冠心病，其次是心肌病、心力衰竭、二尖瓣脱垂、心瓣膜病等，其他病因包括代谢障碍、电解质紊乱、长 QT 综合征等。偶可发生在无器质性心脏病者。

【临床表现】

室速的临床症状轻重视发作时心室率、持续时间、基础心脏病变和心功能状况不同而异。非持续性室速（发作时间短于 30 秒，能自行终止）的患者通常无症状。持续性室速（发作时间超过 30 秒，需药物或电复律才能终止）常有低血压、少尿、晕厥、气促、心绞痛等症状。听诊心律轻度不规则，第一心音强度可不一致。

【心电图表现】

①3 个或 3 个以上的室性期前收缩连续出现。②QRS 波群形态宽大畸形，时限超过 0.12 秒。③T 波方向与 QRS 波群主波方向相反。④心室率通常为 100~250 次/分；心律可不规则。⑤如能发现 P 波，P 波与 QRS 波群无关，呈室房分离现象。⑥常可见心室夺获与室性融合波。心室夺获与室性融合波的存在是确诊室性心动过速的重要依据（图 3-16）。

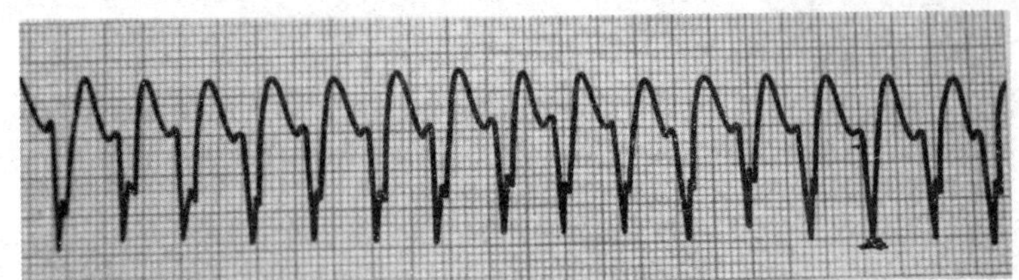

图 3-16 室性心动过速

【治疗要点】

有器质性心脏病或有明确诱因患者应首先给予针对性治疗；无器质性心脏病患者发生非持续性室速，如无症状或血流动力学影响，处理的原则与室性期前收缩相同；持续性室速发作，无论有无器质性心脏病，都应给予治疗。

1. 终止室速发作　室速患者如无显著的血流动力学障碍，可选用胺碘酮、利多卡因或普鲁卡因胺静脉注射，同时持续静脉滴注。静脉注射普罗帕酮亦十分有效，但不宜用于心肌梗死或心力衰竭的患者。若伴有血流动力学障碍（低血压、休克等）或药物治疗无效时，应迅速施行电复律。

2. 预防复发　室速发作终止后，可选用能够控制发作的药物口服，防止复发。必要时行射频消融术或安装抗心动过速起搏器。

（三）心室扑动与心室颤动

心室扑动与心室颤动分别简称室扑与室颤。室颤是指心室有多个异位起搏点发出冲动，引起心室快而不协调的收缩，对血流动力学的影响等于心室停搏，心室丧失排血功能。室颤是最严重的致死性心律失常，也是猝死常见的表现之一；而室扑则为室颤的前奏。

【病因】

常见病因为器质性心脏病、药物中毒、意外事件及其他疾病临终前的状态，如急性心肌梗死、洋地黄中毒、电击伤等。

【临床表现】

室扑或室颤发生后，患者迅速出现意识丧失、抽搐、呼吸停止、脉搏消失、心音消失、血压无法测到。

【心电图表现】

1. 心室扑动　无正常 QRS-T 波群，代之以波幅较大形状相似的正弦波形，频率为 150~300 次/分（通常在 200 次/分以上）（图 3-17）。

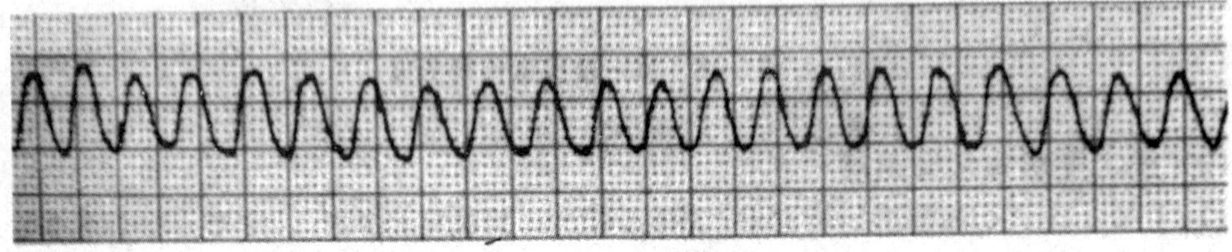

图 3-17 心室扑动

2. 心室颤动 QRS-T 波群完全消失，代之以形态、频率、振幅完全不规则的波形，频率为 250～500 次/分（图 3-18）。

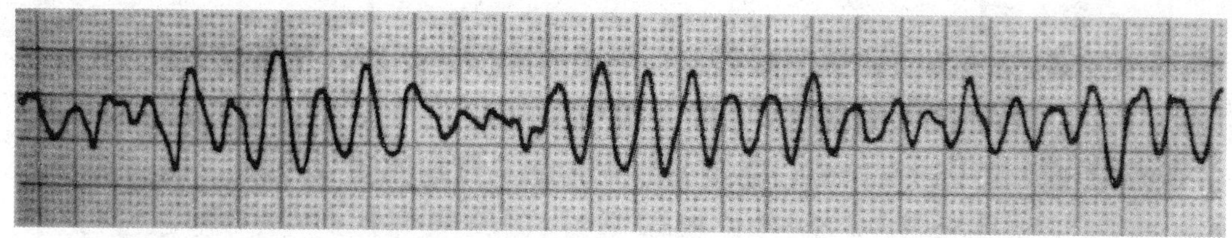

图 3-18 心室颤动

【治疗要点】

应争分夺秒抢救，尽快恢复心脏收缩。抢救措施包括胸外心脏按压、人工呼吸及利多卡因静脉注射，或使用其他复苏药物，如阿托品、肾上腺素等，并尽快使用非同步直流电复律。

五、 心脏传导阻滞

冲动在心脏传导系统的任何部位的传导均可发生减慢或阻滞。如发生在窦房结与心房之间，称窦房传导阻滞。在心房与心室之间，称房室传导阻滞。位于心房内，称房内传导阻滞。位于心室内，称室内传导阻滞。按照传导阻滞的严重程度，通常可将其分为三度。第一度传导阻滞的传导时间延长，全部冲动仍能传导。第二度传导阻滞分为两型：Ⅰ型（文氏型）和Ⅱ型。Ⅰ型阻滞表现为传导时间进行性延长，直至一次冲动不能传导；Ⅱ型阻滞表现为间歇出现的传导阻滞。第三度传导阻滞又称完全性传导阻滞，此时全部冲动不能被传导。本项目重点叙述房室传导阻滞。

房室传导阻滞又称房室阻滞，是指房室交界区脱离了生理不应期后，心房冲动传导延迟或不能传导至心室。阻滞部位可以发生在房室结、希氏束及束支等。

【病因】

房室传导阻滞多见于器质性心脏病，如冠心病、心肌炎、心肌病、心内膜炎、先天性心血管疾病、高血压等。洋地黄制剂中毒、电解质紊乱、心脏手术、甲状腺功能低下等也可诱发房室传导阻滞。此外，迷走神经张力高的正常人可发生Ⅰ型房室传导阻滞。

【临床表现】

第一度房室阻滞患者通常无症状，听诊的第一心音减弱。第二度房室阻滞患者可有心悸与心搏脱漏，听诊第二度Ⅰ型房室阻滞的第一心音强度逐渐减弱并有心搏脱漏，第二度Ⅱ型房室阻滞的第一心音强度恒定，有间歇性心搏脱漏。第三度房室阻滞的症状取决于心室率的快慢与伴随病变，症状包括疲倦、乏力、头晕、晕厥、心绞痛、心力衰竭等，若心室率过慢导致脑缺血，患者可出现暂时性意识丧失，甚至抽搐，称为阿-斯综合征，严重者可猝死，听诊第一心音强度不等，间或听到响亮清晰的第一心音（大炮音）。

【心电图表现】

1. 第一度房室阻滞　P-R 间期延长，超过 0.20 秒，每个 P 波后均有 QRS 波群（图 3-19）。

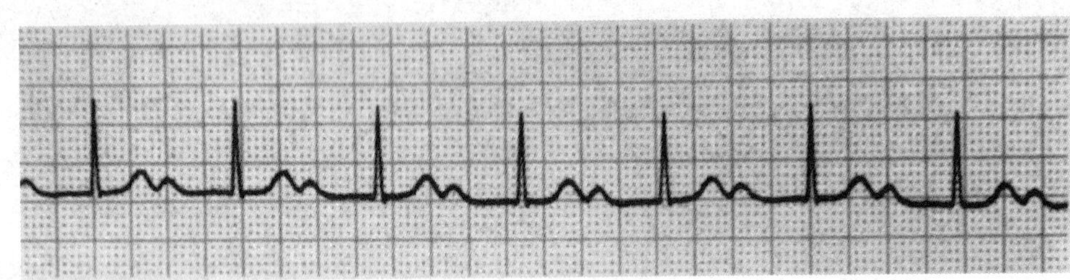

图 3-19　第一度房室阻滞

2. 第二度房室阻滞

1）第二度Ⅰ型房室阻滞　①P-R 间期进行性延长，直至一个 P 波不能下传心室致 QRS 波群脱漏。②相邻 R-R 间期进行性缩短，直至一个 P 波不能下传心室。③包含受阻 P 波在内的 R-R 间期小于正常窦性 R-R 间期的两倍。最常见的房室传导比例为 3∶2 和 5∶4［图 3-20（1）］。

2）第二度Ⅱ型房室阻滞　P-R 间期恒定不变，部分 P 波后无 QRS 波群［图3-20（2）］。

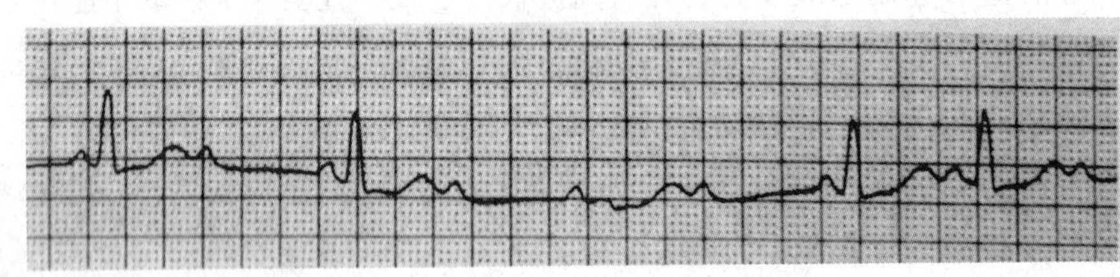

（1）

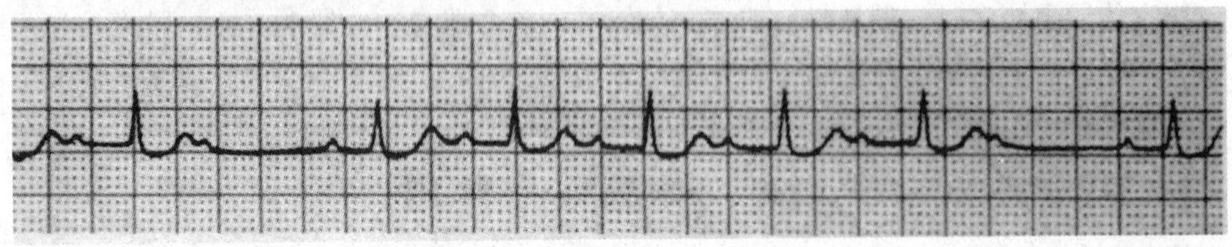

（2）

图 3-20　第二度房室阻滞

（1）第二度Ⅰ型房室阻滞；（2）第二度Ⅱ型房室阻滞

3. 第三度房室阻滞　指心房的冲动不能传导到心室，P-P 与 R-R 间期各有其固定的规律，但 P 波与 QRS 波群无固定关系；P 波频率大于 QRS 波群的频率；QRS 波群可正常或增宽（图 3-21）。

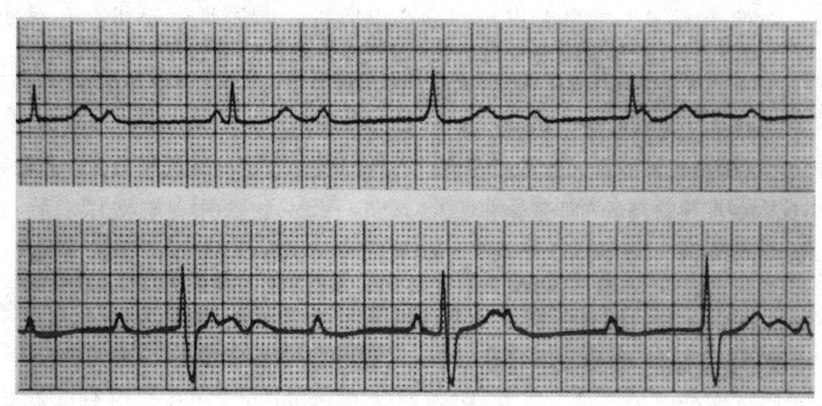

图 3-21　第三度房室阻滞

【治疗要点】

应针对不同的病因进行治疗。第一度和第二度Ⅰ型房室阻滞如心室率不太慢者，无需特殊治疗。第二度Ⅱ型或第三度房室阻滞如心室率缓慢并伴有明显症状或血流动力学障碍，甚至阿-斯综合征发作者，应给予心脏起搏治疗。阿托品、异丙肾上腺素仅适用于无心脏起搏条件的应急情况。

六、　心律失常患者的护理

【护理诊断/问题】

1. 活动无耐力　与心律失常导致心排血量减少有关。

2. 焦虑　与心律失常反复发作、疗效欠佳有关。

3. 有受伤的危险　与心律失常引起晕厥有关。

3. 潜在并发症　急性心力衰竭、猝死与心室颤动、缓慢心律失常、脑栓塞。

【护理措施】

1. 一般护理

（1）休息与活动　无器质性心脏病的心律失常患者，鼓励其正常工作和生活，注意劳逸结合。有症状者应保证充足的睡眠和休息，根据病情采取舒适体位，尽量避免左侧卧位，因左侧卧位患者常能感觉到心脏的搏动而使不适感加重。阵发性室性心动过速、第二度Ⅱ型及第三度房室传导阻滞等严重心律失常发作时，应绝对卧床休息。

（2）饮食护理　给予低脂、易消化、清淡、富含营养的饮食，少量多餐，戒烟、酒，避免饮咖啡和浓茶等。增加粗纤维食物的摄入，预防便秘。

2. 病情观察　观察有无心悸、乏力、胸闷及头晕等心律失常的症状，观察其程度、持续时间及给日常生活带来的影响；定时监测生命体征，尤其是心率和心律；对于心房颤动患者，应同时测量脉率和心率；掌握心电图机的使用方法，及时描记心电图并注明日期和时间。对严重心律失常患者进行连续心电监护，严密观察心律、心率变化并做好记录。发现频发、多源性、联律出现的室性期前收缩或RonT现象、阵发性室性心动过速、第二度Ⅱ型或第三度房室传导阻滞时，立即报告医生，建立静脉通道，并准备好抢救药品、除颤器、临时起搏器等。一旦患者出现意识丧失、抽搐或昏迷，大动脉搏动消失，心音消失，血压测不到，呼吸停止，应立即抢救，如胸外心脏按压、施行非同步直流电复律等。

3. 用药护理　严格遵医嘱应用抗心律失常药物，静脉注射时速度宜慢（腺苷除外），一般5~10分钟内注射完，静脉滴注药物时尽量使用输液泵控制滴速。观察用药前、用药过程中及用药后患者的心率、心律、P-R间期及Q-T间期等变化，以判断药物的疗效及不良反应，必要时监测心电图。常用的抗心律失常药物的不良反应及注意事项见表3-5。

表3-5　常用的抗心律失常药物的不良反应及注意事项

药物名称	不良反应	注意事项
奎尼丁	可致心力衰竭、窦性停搏、房室传导阻滞、室性心动过速等心脏毒性反应	用药前要测量血压、心律、心率，如血压低于90/60mmHg，心率低于60次/分或心律不规则时，应告知医生
利多卡因	有中枢神经系统和心血管系统不良反应，剂量过大可引起震颤、抽搐，甚至呼吸抑制和心脏停搏等	注意给药的剂量和速度，对心力衰竭、肝肾功能不全、酸中毒者和老年人应减少剂量
普萘洛尔	引起低血压、心动过缓、心力衰竭等，并加重哮喘与慢性阻塞性肺疾病；糖尿病患者可能引起低血糖、乏力	在用药前测量患者的心率，当心率低于50次/分时，要立即停药
普罗帕酮	引起恶心、呕吐、眩晕、视力模糊及房室传导阻滞，诱发和加重心力衰竭等	餐时或餐后服用可减少胃肠道刺激
胺碘酮	可有胃肠道反应、肝功能损害、心动过缓、房室传导阻滞等；久服可影响甲状腺功能，并导致角膜色素沉着；少数可出现肺纤维化	仅用于Q-T间期延长的尖端扭转性室速；低血钾、严重心动过缓、第二度Ⅱ型或第三度房室传导阻滞者禁用
维拉帕米	有低血压、心动过缓、房室传导阻滞等不良反应	严重心力衰竭、高度房室传导阻滞及低血压者禁用

4. 对症护理　患者病情出现危急变化时，应迅速建立静脉通道，备好抗心律失常药物及抢救药品、除颤器、临时起搏器等。及时遵医嘱用药，必要时配合心脏起搏器或电复律。有猝死征象时立即配合抢救。

5. 心理护理　由于心律失常易反复发作，而且患者大多数有器质性心脏病，急性发作时可危及生命，患者易产生焦虑和恐惧心理。应耐心向患者解释病情，向患者说明焦虑对病情的影响，使其能更好地配合治疗和护理。经常巡视病房，了解患者的需要并给予帮助。争取家属配合，为患者提供情感和陪伴支持，满足患者的心理需求。

【健康教育】

1. 疾病知识指导　向患者及家属讲解心律失常的常见病因、诱因、发作特点及防治知识。根据心功能情况合理安排休息与活动，保持稳定的情绪，注意劳逸结合。有晕厥史的患者，避免从事驾驶、高空作业等工作；暂不接受起搏器治疗而反复晕厥发作者，外出时应有人陪伴，当出现头昏、黑蒙等晕厥先兆时，应立即就地休息或平卧，以免晕厥发作时造成摔伤。

2. 饮食指导　养成良好的饮食习惯，宜进食低脂、清淡、易消化的饮食，少食多餐。避免饮咖啡及浓茶等，多食蔬菜、水果及富含维生素的食物，保持大便通畅，避免用力排便而加重心律失常。戒烟、酒。

3. 用药指导　向患者及家属介绍药物的名称、作用、服用方法、不良反应及注意事项，指导患者遵医嘱服药，不可自行减量或擅自换药，如出现药物的不良反应，应及时就诊。

4. 病情监测指导　教会患者自测脉搏的方法，至少每日 1 次，每次在 1 分钟以上，并做好记录，以便监测病情；教会家属掌握危急情况的判断和基本心肺复苏的方法，以备紧急情况使用。

5. 定期随诊　定期进行心电图、动态心电图和相关生化检查等。

项目四　原发性高血压

【学习目标】

1. 掌握原发性高血压的定义、临床表现、护理措施及健康教育。
2. 熟悉原发性高血压的诊断要点和治疗要点。
3. 了解原发性高血压的病因和发病机制。

案例导入

张某，男，39 岁。诊断为高血压 5 年，血压最高达 190/110mmHg，间断服用降压药物，血压控制不详。平时工作繁忙，应酬较多，体形肥胖。

问题：1. 高血压患者的用药原则有哪些？

2. 如何针对该患者做好健康教育？

3. 患者可产生哪些并发症？

原发性高血压（primary hypertension）是以血压升高为主要临床表现的综合征。临床所见的高血压，原发性高血压约占95%。由某些明确而独立的疾病引起的血压升高，称为继发性高血压，约占5%。高血压是多种心、脑血管疾病的重要病因和危险因素，可导致脑卒中、心力衰竭及慢性肾脏病等主要并发症，迄今仍是心血管疾病死亡的主要原因之一。

高血压的患病率和发病率在工业化国家较发展中国家高。高血压患病率及血压水平随年龄增加而升高。流行病学调查显示，我国高血压患病率和流行存在地区、城乡和民族差别，北方高于南方，华北和东北属于高发区；沿海高于内地；城市高于农村；高原少数民族地区患病率较高。女性更年期前患病率略低于男性，更年期后略高于男性。

目前，我国非常重视高血压的防治，截至2010年底，各地已管理高血压患者3553.8万。但是我国高血压患者的总体知晓率、治疗率、控制率还是比较低的。

【病因与发病机制】

1. 病因　原发性高血压被认为是在一定的遗传背景下由多种后天环境因素作用的结果。遗传因素约占40%，环境因素约占60%。

（1）遗传因素　高血压具有明显的家族聚集性，父母均有高血压，子女的发病概率高达46%。高血压的遗传可能存在主要基因显性遗传和多基因关联遗传两种方式。在遗传表型上，不仅血压升高发生率体现遗传性，而且在血压升高的程度、并发症发生及其他有关因素方面，如肥胖，也有遗传性。

（2）环境因素

①饮食：流行病学和临床观察发现钠盐摄入量与高血压的发生和血压水平呈正相关，但是在同一地区个体间血压水平与钠盐摄入量无相关性，摄盐过多导致血压升高主要见于对盐敏感的人群。也有人认为，低钙、低钾、高蛋白质摄入、食物中饱和脂肪酸或饱和脂肪酸/不饱和脂肪酸比值较高也是血压升高的因素。饮酒也与血压水平线性相关，尤其是收缩压。

②精神应激：脑力劳动者高血压患病率高于体力劳动者，从事精神紧张度高的职业和长期生活在噪声环境中者患高血压较多。

③其他因素：超重或肥胖是血压升高的重要危险因素。衡量肥胖程度的指标一般采用体重指数（BMI），血压与BMI呈显著正相关。口服避孕药妇女血压升高发生率及程度与服用时间长短有关。阻塞性睡眠呼吸暂停综合征患者50%有高血压，而且血压升高程度与该病病程有关。

2. 发病机制　原发性高血压的发病机制目前还没有统一的认识。从血流动力学角度，血压主要决定于心排血量和体循环周围血管阻力。高血压的血流动力学特征主要是总外周血管阻力相对或绝对增高。从总外周血管阻力增高出发，目前高血压的发病机制主要体现在以下几个环节：

（1）交感神经系统活性亢进　各种病因使大脑皮层下神经中枢功能发生变化，各种神经递质浓度与活性异常，导致交感神经系统活性亢进，血浆儿茶酚胺浓度升高，阻力小动脉收缩增强。

（2）肾素-血管紧张素-醛固酮系统（RAAS）激活　肾小球入球小动脉的球旁细胞分泌肾素，把肝脏产生的血管紧张素原激活而生成血管紧张素Ⅰ（AI），然后经血管紧张素转换酶（ACE）生成血管紧张素Ⅱ（AII）。AII作用于血管紧张素Ⅱ受体（AT1），使小动脉平滑肌收缩，并刺激肾上腺皮质球状带分泌醛固酮，还可通过交感神经末梢突触前膜的正反馈使去甲肾上腺素分泌增加。以上这些作用均可使血压升高，参与高血压发病并维持。近年来发现，很多组织如血管壁、心脏、中枢神经、肾脏及肾上腺，也有RAAS各种组成成分。组织RAAS对心脏、血管的功能和结构的作用，可能在高血压发生和维持中具有更大作用。

（3）肾性水钠潴留　各种原因引起肾性水钠潴留，机体通过自身调节使外周血管阻力和血压升高，从而避免心排血量增加导致组织灌注过多。也可能通过排钠激素分泌释放增加使外周血管阻力增加。

（4）细胞膜离子转运异常　血管平滑肌细胞有许多特异性的离子通道，维持细胞内外离子浓度的动态平衡。在某些因素的影响下可出现离子转运异常，导致细胞内外离子浓度的改变，影响血管平滑肌的功能。如钠泵活性降低时可使血管收缩反应性增强和平滑肌细胞增生与肥大，血管阻力增高。

（5）胰岛素抵抗　约50%原发性高血压患者存在不同程度的胰岛素抵抗。近年来有人认为胰岛素抵抗是2型糖尿病和高血压发生的共同病理生理基础，但是胰岛素抵抗是如何导致血压升高，尚未获得肯定解释。

然而，上述从总外周血管阻力增高出发的机制尚不能解释单纯性收缩期高血压和脉压明显增大。

【临床表现】

1. 一般表现

（1）症状　原发性高血压通常起病缓慢，早期常无症状或症状不明显，仅在体格检查时发现血压升高，少数患者则在发生心、脑、肾等并发症后才被发现。高血压患者可有头痛、眩晕、后颈部疼痛、疲劳、心悸、耳鸣等症状，但并不一定与血压水平相关。

（2）体征　听诊可闻及主动脉瓣区第二心音亢进、主动脉瓣区收缩期杂音或收缩早期喀喇音；长期持续高血压可有左心室肥厚，出现抬举性心尖搏动，并可闻及第四心音。

2. 高血压急症和亚急症

高血压急症指原发性或继发性高血压患者，在某些诱因的作用下，血压突然和显著升高（一般超过180/120mmHg），同时伴有进行性心、脑、肾等重要靶器官功能不全的表现。高血压急症包括高血压脑病、颅内出血（脑出血和蛛网膜下腔出血）、脑梗死、急性左心衰、急性冠状动脉综合征、主动脉夹层、子痫等。

高血压亚急症指血压显著升高但不伴靶器官损害。患者可以有血压明显升高引起的症状，如头痛、胸闷、鼻出血和烦躁不安等。高血压亚急症与高血压急症的唯一区别标准是有无新近发生的、急性的、进行性的严重靶器官损害。

【并发症】

主要与高血压导致重要（靶）器官的损害有关，是高血压患者致残甚至致死的主要原因。

1. 脑血管的并发症 脑血管的并发症最常见，包括各种出血性或缺血性脑卒中、高血压脑病等，多属于高血压急症的范畴。

2. 心脏的并发症 ①高血压性心脏病：与持续左心室后负荷增加有关，主要表现为活动后心悸、气促，心尖搏动呈抬举样等，随着病情的进展，最终可导致心衰、心律失常等。②急性左心衰：多在持续高血压的基础上，由某些诱因诱发，典型表现为急性肺水肿。③冠心病：高血压继发和（或）冠状动脉粥样硬化加重的结果，主要表现为心绞痛、心肌梗死。

3. 肾脏的并发症 高血压肾病及慢性肾衰竭。早期主要表现为夜尿量增加、轻度蛋白尿、镜下血尿或管型尿等，控制不良者最终可发展成为慢性肾衰竭。

4. 其他 ①眼底改变及视力、视野异常；②鼻出血；③主动脉夹层。

【辅助检查】

1. 常规检查 尿常规、血糖、血脂、肾功能、血尿酸、血电解质、心电图及胸部X射线检查，必要时进一步检查眼底、做超声心动图。这些检查有助于发现相关的危险因素和靶器官损害。

2. 特殊检查 为进一步了解高血压患者病理生理状况和靶器官结构与功能变化，可以有目的地选择如24小时动态血压监测（ABPM）、踝/臂血压比值、颈动脉内膜中层厚度等一些特殊检查。

【诊断要点】

高血压诊断主要根据血压值，即测量安静休息坐位时上臂肱动脉部位血压，一般需非同日测量3次血压值收缩压均≥140mmHg和（或）舒张压均≥90mmHg可诊断为高血压。一旦诊断为高血压，应排除其他疾病引起的继发性高血压，如肾小球肾炎、嗜铬细胞瘤等。原发性高血压患者再做有关实验室检查，评估靶器官损害和相关危险因素。

1. 血压水平分类和标准 具体见表3-6。

表3-6　血压水平分类和标准（中国高血压防治指南，2010）

类别	收缩压（mmHg）	舒张压（mmHg）
正常血压	<120	<80
正常高值	120~139	80~89
高血压	≥140	≥90
1级高血压（轻度）	140~159	90~99
2级高血压（中度）	160~179	100~109
3级高血压（重度）	≥180	≥110
单纯性收缩期高血压	≥140	<90

注：以上标准适用于任何年龄的成人。当收缩压和舒张压分属于不同级别时，以较高的级别作为标准。

2. 心血管危险分层　心血管危险分层根据血压水平、心血管危险因素、靶器官损害及并发症情况，将高血压患者分为低危、中危、高危和极高危（表3-7）。

表3-7　高血压患者心血管危险分层标准（中国高血压防治指南，2010）

其他危险因素和病史	血压水平（mmHg）		
	1级高血压	2级高血压	3级高血压
无其他危险因素	低危	中危	高危
1~2个危险因素	中危	中危	极高危
3个及3个以上危险因素或靶器官损害	高危	高危	极高危
有并发症	极高危	极高危	极高危

（1）心血管危险因素　高血压水平（1~3级）；男性>55岁，女性>65岁；吸烟；糖耐量异常和（或）空腹血糖升高；血总胆固醇>5.72mmol/L（220mg/dL）或低密度脂蛋白胆固醇>3.3mmol/L（130mg/dL）或高密度脂蛋白胆固醇<1.0mmol/L（40mg/dL）；早发心血管疾病家族史（一级亲属发病年龄<50岁）；腹型肥胖（腰围：男性≥90cm，女性≥85cm），或肥胖（BMI≥28kg/m^2）；高同型半胱氨酸>10μmol/L。

（2）靶器官损害　左心室肥厚；颈动脉超声证实有动脉粥样斑块或内膜中层厚度>0.9mm；血肌酐轻度升高：男性115~133μmol/L（1.3~1.5mg/dL），女性107~124μmol/L（1.2~1.4mg/dL）；微量白蛋白尿30~300mg/24h，或尿白蛋白/肌酐比值≥30 mg/g。

（3）并发症　心脏疾病（心绞痛、心肌梗死、冠状动脉血运重建、心力衰竭）；脑血管疾病（脑出血、缺血性脑卒中、短暂性脑缺血发作）；肾脏疾病（糖尿病肾病、血肌酐升高：男性超过133μmol/L或女性超过124μmol/L、蛋白尿>300mg/24h）；血管疾病（主动脉夹层、外周血管病）；高血压性视网膜病变（出血或渗出，视盘水肿）；糖尿病。

【治疗要点】

原发性高血压降压治疗的最终目的是减少高血压患者心、脑血管疾病的发生率和死亡率。因此高血压的治疗除了血压控制在目标值外，还要对其他的可干预的危险因素（如吸烟、糖尿病、高胆固醇血症等）进行治疗。目前一般主张血压控制目标值至少<140/90mmHg。糖尿病或慢性肾病合并高血压患者，血压控制目标值<130/80mmHg。

1. 非药物治疗　主要指生活方式干预，适用于所有高血压患者。健康的生活方式可以预防或延迟高血压的发生，也可降低血压，提高降压药物的疗效，降低心血管危险。主要措施包括：控制体重；减少钠盐摄入，增加钾盐的摄入，每人每日食盐量以不超过5g为宜；减少食物中脂肪的摄入；戒烟、限酒；适当运动；减少精神压力，保持心理平衡。

2. 降压药物治疗　应用降压药物治疗应遵循以下原则：①药物剂量一般从小剂量开始逐渐增加，达到目标后需要长期或终身应用。②在单用一种降压药物不能有效降低血压时，可采用两种或多种降压药物联合治疗。③优先选择长效制剂，减少血压波动。

常用的降压药物有以下几类：

（1）利尿剂　主要通过排钠利尿，减少血容量，降低外周血管阻力发挥降压作用。适用于轻、中度高血压患者。有噻嗪类、袢利尿剂和保钾利尿剂三类，其中以噻嗪类使用最多，常用的有氢氯噻嗪。痛风患者禁用。

（2）β受体阻滞剂　通过抑制过度激活的交感神经活性，抑制心肌收缩力、减慢心率来发挥降压作用。适用于各种不同严重程度的高血压患者，尤其是心率较快的中、青年患者或合并心绞痛患者。常用的有美托洛尔、阿替洛尔、比索洛尔等。急性心力衰竭、支气管哮喘、病态窦房结综合征、房室传导阻滞和外周血管病患者禁用。

（3）钙通道阻滞剂　主要通过阻滞血管平滑肌细胞上的钙离子通道，扩张血管来降低血压。钙通道阻滞剂分为二氢吡啶类和非二氢吡啶类，前者以硝苯地平为代表，后者有维拉帕米和地尔硫卓。

（4）血管紧张素转换酶抑制剂（ACEI）　主要通过抑制周围和组织的ACE，使血管紧张素II生成减少而发挥降压作用。ACEI对各种程度的高血压均有一定的降压作用，尤其是伴有靶器官并发症的高血压患者。常用的有卡托普利、依那普利、贝那普利等。不良反应主要是刺激性干咳和血管性水肿。高钾血症、妊娠和双侧肾动脉狭窄者禁用。

（5）血管紧张素II受体阻滞剂　常用的有氯沙坦、缬沙坦等。适应证和禁忌证与ACEI相同，但不引起刺激性干咳。

（6）其他　α_1受体阻滞剂哌唑嗪、特拉唑嗪。

3. 高血压急症的治疗　正确处理高血压急症十分重要，可在短时间内使病情缓解，预防进行性或不可逆性靶器官损害，降低死亡率。

（1）处理原则　持续监测血压，尽快应用适宜的降压药物进行控制性降压，初始阶段

（一般数分钟至 1 小时内）血压控制的目标为平均动脉压的降低幅度不超过治疗前水平的 25%；在其后 2~6 小时内将血压降至安全水平，一般不低于 160/100mmHg。如果临床情况稳定，在之后的 24~48 小时将血压逐步降低至正常水平。同时，针对不同的靶器官损害进行相应处理。

（2）常用的降压药物

①硝普钠：硝普钠为首选药物，能同时直接扩张动脉和静脉，降低心脏前、后负荷。硝普钠需现配现用，避光滴注，用药过程中必须密切观察血压，根据血压水平仔细调节滴注速率。开始时以 50mg/500mL 浓度每分钟 10~25μg 速率静脉滴注，然后根据血压增加剂量。每隔 5~10 分钟可增加 5μg/min。硝普钠降压作用迅速，停止滴注后，作用仅维持 3~5 分钟。硝普钠在体内红细胞中代谢产生氰化物，长期或大剂量使用时应注意可能发生硫氰酸中毒，尤其是肾功能损害者。

②硝酸甘油：硝酸甘油可以扩张静脉和选择性扩张冠状动脉与大动脉。开始以每分钟 5~10μg 速率静脉滴注，然后每 5~10 分钟增加 5~10μg/min。

③尼卡地平：开始从每分钟 0. 5μg/kg 静脉滴注，逐步增加剂量到每分钟 6μg/kg。

④地尔硫卓：地尔硫卓在降压的同时具有改善冠状动脉血流量和控制快速性室上性心律失常的作用。配制成 50mg/500mL 浓度，以每小时 5~15mg 速率静脉滴注，根据血压变化调整速率。

【护理诊断/问题】

1. **头痛** 与血压升高有关。

2. **有受伤的危险** 与头晕、视力模糊、意识改变或发生直立性低血压有关。

3. **潜在并发症** 高血压急症。

4. **焦虑** 与血压控制不满意，已发生并发症有关。

5. **知识缺乏** 缺乏高血压预防、保健和用药知识。

【护理措施】

1. **一般护理**

（1）休息与活动 病室环境应安静，限制探视，各项治疗护理操作应集中进行。协助患者采取合适的体位。轻度高血压患者可在医生指导下做适量的有氧运动，如慢跑、快步走、打太极拳等运动方式。血压较高、症状明显的患者应卧床休息。避免劳累、情绪激动、精神紧张等不良因素。

（2）饮食护理 ①限制钠盐摄入，每天应低于 5g。②保证充足的钾、钙摄入，多食水果、豆类、油菜、芹菜、蘑菇、木耳、虾皮、紫菜等含钙量较高的食物。③减少脂肪摄入，补充适量蛋白质，如蛋类、鱼类等。④增加粗纤维食物摄入，预防便秘。⑤戒烟，限酒。⑥控制体重。

2. 病情监测　定时测量血压，观察血压变化和药物的不良反应。评估头痛的部位、性质、程度及是否伴有头晕、耳鸣、恶心、呕吐等症状。严密观察患者有无并发症征象。

3. 对症护理

（1）高血压急症的护理　绝对卧床休息，抬高床头，避免一切不良的刺激，安定患者情绪，必要时使用镇静剂。保持呼吸道通畅，吸氧。迅速建立静脉通路，遵医嘱给予降压药物。加强心电、血压监护，严密观察病情的变化。

（2）直立性低血压的护理　直立性低血压表现为乏力、头晕、心悸、出汗、恶心，甚至晕倒。首先要告诉患者在联合用药、首剂用药或加量时要特别注意血压的变化及直立性低血压的表现。一旦发生直立性低血压应立即平卧，取头低足高位，以促进下肢血液回流。其次，指导患者预防直立性低血压的方法，如避免长时间站立，尤其是服药后最初几个小时；改变体位时动作宜缓慢，尤其是夜间起床时更要注意；避免用过热的水洗澡、大量饮酒等。

4. 用药护理　遵医嘱给予降压药物，注意观察药物的疗效和不良反应。某些药物有直立性低血压反应，应指导患者在改变体位时动作宜缓慢。

【健康教育】

1. 疾病知识指导　让患者了解自己的病情，告知患者高血压的风险和有效治疗的益处。避免情绪激动、劳累等，以免引起血压升高。戒烟，限酒。坚持低盐、低脂饮食。每日钠盐的摄入量<5g。减少脂肪的摄入，少吃或不吃肥肉或动物内脏等高脂食物，补充适量的蛋白质。多吃蔬菜，增加粗纤维的摄入。根据患者年龄和血压水平指导其选择适宜的运动方式，合理安排运动量。

2. 用药指导　强调长期药物治疗的重要性，原发性高血压一旦确诊，需要终身治疗。嘱患者遵医嘱按时按量服药，不可根据自觉症状来自行增减或突然撤换药物。初始用药若降压效果不佳，不要盲目加大药物剂量或加服另一种降压药物，应请示医生。用药过程中注意观察药物的副作用。

3. 病情监测指导　教会患者或家属正确测量血压的方法，定期测量血压，病情变化时立即就医。定期随访，随访时间依据心血管危险分层而定，低危或中危者，每1~3个月随访1次，高危者，至少每个月随访1次。

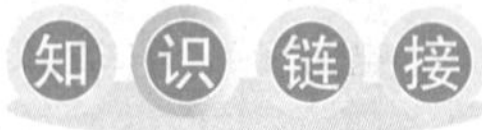

降压的四大误区

误区一：不难受不服药。没有症状不吃药，血压正常就停药，这是很多高血压患者的用药误区。

误区二：凭感觉服药。头痛、头晕就吃药，没感觉就不吃药，也不测血压，完全跟着感觉走。

误区三：不愿意服药。一些患者认为是药三分毒，少吃为好，为了避免药物的副作用，宁少勿多，吃一点点就可以了，或者吃中药，认为中药没有副作用。

误区四：跟风吃药。很多老年高血压患者不求医，自行购药治疗，听说别人吃什么药降压效果好，便自作主张服用同样的药，或者听信广告的夸大宣传，用保健品、降压表、降压帽、降压带、降压仪等替代药物治疗。

项目五　冠状动脉粥样硬化性心脏病

【学习目标】

1. 掌握冠状动脉粥样硬化性心脏病的定义及主要危险因素；心绞痛的典型疼痛特点及治疗要点；心肌梗死的先兆症状、临床表现和心电图特点；心绞痛、心肌梗死的主要护理诊断及护理措施。

2. 熟悉心肌梗死的病因、实验室及其他检查；冠状动脉粥样硬化性心脏病的健康教育。

3. 了解心绞痛的发病机制、临床分型及诊断要点；心肌梗死的血清酶谱变化、心电图定位诊断、并发症及诊断要点。

案例导入

张某，男，55岁。2日前因劳累出现心悸、乏力，休息后稍有缓解，未到医院检查。今日傍晚在饱餐后因家庭矛盾而激烈争吵后出现胸闷、心前区压榨性疼痛、冒冷汗，含服硝酸甘油不能缓解。于20：00由家人送入急诊科就诊，给予吸氧、止痛、扩冠等治疗后收入心血管内科住院治疗。

患者既往有冠心病病史6年，未予系统诊治。体形肥胖，平素缺乏锻炼，性格倔强，生活不规律。已婚，配偶及女儿身体健康，家庭和睦，个人喜食腌制食品，嗜好烟、酒，吸烟史30余年，15～20支/日，饮酒量0.2～0.5kg/d。1个月前曾有胸痛发作，自服硝酸甘油后症状缓解。

问题：1. 该患者存在哪些主要护理问题？

2. 怎样对该患者进行健康教育？

冠状动脉粥样硬化性心脏病（coronary atherosclerotic heart disease）指冠状动脉粥样硬化使血管腔狭窄或阻塞，导致心肌缺血缺氧或坏死而引起的心脏病，简称冠心病。

冠状动脉粥样硬化性心脏病是动脉粥样硬化导致器官病变的最常见类型，也是严重危害人类健康的常见病之一。本病出现症状或致残、致死后果多发生在40岁以后，男性发病早于女性。在欧美发达国家本病常见，我国近年来呈增长趋势。

【病因与发病机制】

本病病因尚未完全明确，目前认为与导致冠状动脉粥样硬化的危险因素作用于各环节有关。

1. 年龄和性别　本病多见于40岁以上的中老年人群，49岁以后进展较快。近年来，临床发病年龄有年轻化趋势。女性发病率低于男性，但更年期后发病率明显增加，可能与雌激素水平下降、高密度脂蛋白减少等有关。

2. 血脂异常　脂质代谢异常是动脉粥样硬化最重要的危险因素。目前认为，总胆固醇（TC）、甘油三酯（TG）、低密度脂蛋白（LDL）或极低密度脂蛋白（VLDL）增高，载脂蛋白B（ApoB）增高，高密度脂蛋白和载脂蛋白A（ApoA）降低，均为本病的危险因素。

3. 高血压　血压升高与本病关系密切。60%～70%的冠状动脉粥样硬化患者有高血压，高血压者患病率较血压正常者高3~4倍。收缩压和舒张压增高都与本病密切相关。

4. 吸烟　吸烟导致动脉壁氧含量不足，促进动脉粥样硬化的形成。吸烟者的发病率和死亡率比不吸烟者高2~6倍，且与每日吸烟的数量成正比。被动吸烟也是本病的危险因素。

5. 糖尿病和糖耐量异常　糖尿病多伴有高脂血症、凝血第Ⅷ因子增高及血小板活性增强，使动脉粥样硬化的发病率明显增加，糖尿病患者心血管疾病的危险比非糖尿病者增加2~5倍，且动脉粥样硬化进展迅速，更易发生心肌梗死。糖耐量降低也常见于本病患者。

6. 肥胖　体重超过正常的20%，尤其是短期内体重明显增加者，动脉粥样硬化可急剧恶化。

7. 其他因素　其他的危险因素还有缺少体力活动，进食过多高热量、高动物脂肪、高胆固醇及糖和钠盐食物，遗传因素，A型性格等；另外，危险因素还包括血中同型半胱氨酸增高、胰岛素抵抗力增强、血中纤维蛋白原及某些凝血因子增高等。

【分型】

由于病理解剖和病理生理变化的不同，本病有不同的临床分型。近年临床医学家趋于将本病分为急性冠脉综合征（acute coronary syndrome，ACS）和慢性冠脉病（chronic coronary artery disease，CAD）两大类。前者包括不稳定型心绞痛、非ST段抬高性心肌梗死、

ST段抬高性心肌梗死和冠心病猝死；后者包括稳定型心绞痛、冠脉正常的心绞痛、无症状性心肌缺血和缺血性心力衰竭（缺血性心肌病）。

本项目重点讨论心绞痛和心肌梗死。

一、心绞痛

心绞痛（angina pectoris）指由于冠状动脉供血不足导致心肌急剧的、短暂的缺血缺氧，以发作性胸痛或胸部不适为主要表现的临床综合征。根据病理生理改变和临床表现的不同，将心绞痛分为稳定型心绞痛和不稳定型心绞痛。

（一）稳定型心绞痛

稳定型心绞痛（stable angina pectoris）亦称稳定型劳力性心绞痛，是在冠状动脉粥样硬化导致的固定性严重狭窄的基础上，由于心肌负荷的突然增加，如过度劳累、情绪激动、气温骤降等，冠状动脉供血量不能满足心肌代谢的需求，引起心肌急剧的、暂时的缺血缺氧的临床综合征。其特点为阵发性的前胸压榨性疼痛或憋闷感，疼痛部位位于胸骨后部，可放射至心前区和左上肢尺侧，常发生于劳力负荷增加时，持续数分钟，休息或使用硝酸酯制剂可缓解。

本病患者男性多于女性，多数患者年龄在40岁以上，劳累、情绪激动、饱食、受寒、急性循环衰竭等为常见的诱因。

【病因与发病机制】

冠状动脉粥样硬化是本病的基本病因。当冠状动脉的供血与心肌的需血之间发生矛盾时，冠状动脉血流量不能满足心肌代谢的需要，引起心肌急剧的、暂时的缺血缺氧，心肌内积聚过多的代谢产物，如乳酸、丙酮酸、磷酸等酸性物质，或类似激肽的多肽类物质，刺激心脏内自主神经传入纤维末梢，经1~5胸交感神经节和相应的脊髓段，传至大脑，产生疼痛感觉。在正常情况下，冠状动脉循环有很大的储备力量，其血流量可随身体的生理情况而有显著的变化；在剧烈体力活动时，冠状动脉适当地扩张，血流量可增加到休息时的6~7倍。缺氧时，冠状动脉也扩张，能使血流量增加4~5倍。动脉粥样硬化而致冠状动脉狭窄或部分分支闭塞时，其扩张性减弱，血流量减少，且对心肌的供血量相对比较固定。心肌的血液供应如减低到尚能应付心脏平时的需要，则休息时可无症状。一旦心脏负荷突然增加，如劳累、激动、左心衰等，使心肌张力增加、心肌收缩力增加和心率增快等而致心肌氧耗量增加时，心肌对血液的需求增加，而冠状动脉的供血已不能相应增加，即可引起心绞痛。

考纲摘要

稳定型心绞痛的基本病因。

【临床表现】

1. 症状 以发作性胸痛为主要表现，疼痛的特点为：

（1）部位 主要位于胸骨体中、上段之后，可波及心前区，甚至横贯前胸，界限不很清楚，常放射至左肩背、左臂尺侧达无名指和小指，或至颈、咽或下颌部。

（2）性质 胸痛常为压迫、发闷或紧缩性，也可有烧灼感，但不像针刺或刀扎样锐性痛，偶伴濒死的恐惧感觉。有些患者仅觉胸闷不适，不认为有痛。发作时，患者往往被迫停止正在进行的活动，直至症状缓解。

（3）诱因 常由体力活动、情绪激动（如愤怒、焦急、过度兴奋等）所诱发，饱食、寒冷、吸烟、心动过速、休克等亦可诱发。疼痛发生于体力活动或情绪激动当时。典型的心绞痛常在相似条件下重复发生。

（4）持续时间 疼痛出现后常逐渐加重，持续 3~5 分钟可缓解，一般不超过 15 分钟。可数日或数周发作一次，亦可一日内多次发作。

（5）缓解方式 停止原来诱发症状的活动或含服硝酸甘油可缓解。

2. 体征 平时一般无异常体征。疼痛发作时，患者心率加快、血压升高、面色苍白、皮肤湿冷，有时出现第四或第三心音奔马律，心尖部可闻及短暂收缩期杂音。

考纲摘要

稳定型心绞痛疼痛的特点。

【辅助检查】

因心绞痛发作时间短暂，以下大多数检查均应在发作间期进行，可直接或间接反映心肌缺血。

1. 心电图检查 心电图检查是发现心肌缺血、诊断心绞痛最常用的检查方法。

（1）静息心电图 约有半数患者在正常范围，可有陈旧性心肌梗死的改变或非特异性 ST 段和 T 波异常。

（2）心绞痛发作时心电图 多数患者出现暂时性心肌缺血引起的 ST 段移位。因心内膜下心肌更容易缺血，故常见反映心内膜下心肌缺血的 ST 段压低（≥0.1mV），疼痛缓解后恢复。有时出现 T 波倒置，T 波改变虽然对反映心肌缺血的特异性不如 ST 段，但如果与平时心电图比较有明显差别，也有助于诊断。

（3）心电图负荷试验 常用运动负荷试验。运动可增加心脏负荷，激发心肌缺血。运动中出现典型心绞痛的心电图改变，主要以 ST 段水平型或下斜型压低≥0.1mV（J 点后 60~80 毫秒）持续 2 分钟为运动负荷试验阳性标准。

（4）心电图连续动态监测（Holter） 通过连续记录24小时的心电图，将疼痛发作相应时间的缺血性ST-T改变与患者的活动和症状相对照，有助于确定心绞痛的诊断。

2. 放射性核素检查 ^{201}TI（铊）心肌显像所示的灌注缺损，提示心肌供血不足或血供消失，对心肌缺血诊断较有价值。

3. 冠状动脉造影 冠状动脉造影使左、右冠状动脉及其主要分支清楚显影，可发现狭窄性病变的部位及程度。一般认为，管腔直径狭窄达50%~70%者有一定意义，管腔直径减少70%~75%会严重影响血供。

考纲摘要

心电图检查是发现心肌缺血、诊断心绞痛最常用的检查方法。

【诊断要点】

根据典型心绞痛的发作特点和体征，结合年龄和冠心病危险因素，观察硝酸甘油的疗效和发作时心电图的改变等，一般即可建立诊断。发作不典型者，可做24小时的动态心电图连续监测，确有必要时可考虑行选择性冠状动脉造影。

【治疗要点】

治疗原则是避免诱发因素；改善冠状动脉的供血，减低心肌耗氧，以减轻症状和减少缺血发作；治疗动脉粥样硬化，预防心肌梗死和猝死，提高生活质量。

1. 发作时治疗

（1）休息与给氧 发作时立即原地休息以缓解症状，必要时持续低浓度吸氧增加心肌氧供以缓解疼痛。

（2）药物治疗 选用作用持久的抗心绞痛药物，除扩张冠状动脉增加冠状动脉血流量外，还扩张外周血管，减少静脉回流心脏的血量，减低心脏负荷和心肌的需氧，从而缓解心绞痛。常用药物有：①硝酸甘油：0.3~0.6mg舌下含化，1~2分钟内显效，约30分钟后作用消失。②硝酸异山梨酯：5~10mg舌下含化，2~5分钟见效，作用维持2~3小时。以上两种药物均有供喷雾吸入的制剂，必要时遵医嘱加用镇静剂。

2. 缓解期治疗 一般不需要卧床休息，但应尽量避免各种诱发因素。

（1）非药物治疗 ①调节饮食，特别是一次进食不应过饱；戒烟，限酒。调整日常生活方式和工作量；减轻精神负担；保持适当的体力活动，但以不至于发生疼痛症状为度。②血管重建治疗：常用方法有经皮冠状动脉介入治疗（PCI）、冠状动脉旁路移植术（CABG）等。③增强型体外反搏治疗：能减少心绞痛发作，改善心肌缺血。

（2）药物治疗 使用作用持久的抗心绞痛药物预防发作。①β受体阻滞剂：通过减慢心率、降低血压，减低心肌收缩力和氧耗量，从而减少心绞痛的发作。常用美托洛尔、阿替洛尔等，低血压、支气管哮喘及心动过缓、第二度或以上房室传导阻滞者不宜应用。②硝酸酯制剂：能减少心肌需氧和改善心肌灌注。常用硝酸异山梨酯、5-单硝酸异山梨酯、硝酸甘油等。③钙通道阻滞剂：可抑制心肌收缩，减少心肌氧耗；扩张冠状动脉，解除冠状动脉痉挛，改善心内膜下心肌的供血；扩张周围血管，降低动脉压，减轻心脏负荷；降低血黏度，抗血小板聚集，改善心肌的微循环。常用维拉帕米、硝苯地平缓释剂等。④调血脂药物：能有效降低血清总胆固醇和低密度脂蛋白胆固醇，延缓斑块进展和使斑块稳定。常用洛伐他汀、辛伐他汀。⑤其他：如曲美他嗪、阿司匹林、氯吡格雷等，以及中医中药“活血化瘀”“芳香温通”“祛痰通络”治疗。

【防治】

针对心绞痛的治疗原则是改善冠状动脉的血供和降低心肌的耗氧，同时治疗动脉粥样硬化。长期服用阿司匹林75~100mg/d和给予有效的降血脂治疗可促使粥样斑块稳定，减少血栓形成，降低不稳定型心绞痛和心肌梗死的发生率。

（二）不稳定型心绞痛

不稳定型心绞痛主要是由于冠状动脉内不稳定的粥样斑块继发斑块内出血、斑块纤维帽出现裂隙、斑块表面有血小板聚集和（或）刺激冠状动脉痉挛等，使局部的心肌血流量明显下降，导致缺血性心绞痛，虽然也因劳力负荷诱发，但劳力负荷终止后胸痛并不缓解。这类心绞痛患者有进展至心肌梗死的高度危险性，必须予以足够的重视。

【病因与发病机制】

与稳定型劳力性心绞痛的差别主要在于冠状动脉内不稳定的粥样斑块继发病理改变，使局部心肌血流量明显下降，如斑块内出血、斑块纤维帽出现裂隙、斑块表面有血小板聚集和（或）刺激冠状动脉痉挛，导致缺血加重。

【临床表现】

胸痛的部位、性质与稳定型心绞痛相似，但具有以下特点之一：

1. 原为稳定型心绞痛，在1个月内疼痛发作的频率增加、程度加重、时限延长、诱发因素变化，硝酸酯类药物缓解作用减弱。

2. 1个月之内新近发生的、较轻负荷所诱发的心绞痛。

3. 休息状态下发作心绞痛或较轻微活动即可诱发，发作时表现有ST段抬高的变异型心绞痛也属此列。

此外，由于贫血、感染、甲亢、心律失常等原因诱发的心绞痛称为继发性不稳定型心绞痛。

考纲摘要

不稳定型心绞痛疼痛的特点。

【治疗要点】

不稳定型心绞痛容易发生急性心肌梗死、猝死等，应加强监护及治疗，疼痛发作频繁或持续不缓解者应立即住院治疗。

1. 一般处理　卧床休息 1~3 天，床边 24 小时心电监护。有呼吸困难、发绀者应给氧吸入，维持血氧饱和度达到 90%以上；烦躁不安、剧烈疼痛者可给予吗啡 5~10mg，皮下注射。如有必要应重复检测心肌坏死标记物。如患者未使用他汀类药物，无论血脂是否增高均应及早使用他汀类药物。

2. 缓解疼痛　单次含化或喷雾吸入硝酸酯类制剂往往不能缓解症状，一般建议每隔 5 分钟 1 次，共用 3 次，后再用硝酸甘油或硝酸异山梨酯持续静脉滴注或微泵输注，直至症状缓解或出现血压下降。治疗变异型心绞痛以钙通道阻滞剂的疗效最好，本类药也可与硝酸酯类制剂同服，其中硝苯地平尚可与 β 受体阻滞剂同服。停用这些药时宜逐渐减量然后停服，以免诱发冠状动脉痉挛。

3. 抗凝（抗栓）　阿司匹林、氯吡格雷和肝素（包括低分子量肝素）是治疗不稳定型心绞痛的重要措施，其目的在于防止血栓形成，阻止病情向心肌梗死方向发展。溶栓药物有促发心肌梗死的危险，不推荐应用。

4. 其他　对于个别病情极严重者，保守治疗效果不佳，心绞痛发作时 ST 段压低>1mm，持续时间>20 分钟，或血肌钙蛋白升高者，在有条件的医院可行急诊冠脉造影，考虑经皮冠状动脉介入治疗。

不稳定型心绞痛经治疗病情稳定，出院后应继续强调抗凝和调脂治疗，特别是他汀类药物的应用以促使斑块稳定。缓解期的进一步检查及长期治疗方案与稳定型心绞痛相同。

二、心肌梗死

心肌梗死（myocardial infarction，MI）是心肌的缺血性坏死，是因冠状动脉病变而发生的血供急剧减少或中断，使相应的心肌严重、持久地缺血而导致心肌细胞死亡。

【病因与发病机制】

冠状动脉粥样硬化是本病的基本病因，亦可因冠状动脉痉挛、栓塞、炎症、先天性畸形和冠状动脉口阻塞造成一支或多支血管管腔狭窄和心肌血供不足，而侧支循环未充分建立，一旦血供急剧减少或中断，使相应心肌严重而持久地急性缺血达 20~30 分钟，即可发生急性心肌梗死（AMI）。

大量的研究已经证明，绝大多数的AMI是由于不稳定冠状动脉粥样硬化斑块破溃，继而出血或管腔内血栓形成，使管腔闭塞；少数为冠状动脉粥样硬化斑块内或其下发生出血或血管持续痉挛，亦使冠状动脉完全闭塞而发生心肌梗死。

促使冠状动脉粥样硬化斑块破裂出血及血栓形成的诱因有：①晨起6时至12时交感神经活动增加，机体应激反应增强，心肌收缩力、心率、血压增高，冠状动脉张力增高。②饱餐尤其是进食过量高脂肪食物后，血脂和血黏度增高。③重体力活动、情绪激动、血压剧升或用力排便时，导致左心室负荷明显加重。④休克、脱水、出血、外科手术或严重心律失常使心排血量骤降，冠状动脉灌流量急剧减少。

AMI可发生在频发心绞痛的患者，也可发生在原来从无症状者。AMI之后发生的严重心律失常、休克或心力衰竭，均可使冠状动脉灌流量进一步降低，心肌坏死范围扩大。

考纲摘要

1. 心肌梗死的基本病因。
2. 促使冠状动脉粥样硬化斑块破裂出血及血栓形成的诱因。

【临床表现】

心肌梗死的严重程度与梗死的部位、大小及侧支循环情况密切相关。

1. 先兆表现　50%～80%的患者发病前数日有乏力、胸部不适、活动时心悸、烦躁、心绞痛等前驱症状，以新发生心绞痛或原有心绞痛加重最为突出。心绞痛发作较前频繁、性质加剧、持续较久，硝酸甘油疗效差，诱发因素不明显。心电图显示ST段一过性明显抬高或压低，T波倒置或增高。如能及时识别和处理，部分患者可以避免发生心肌梗死。

2. 症状

（1）疼痛　疼痛为最早出现、最突出的表现。多发生于清晨。疼痛的性质和部位与心绞痛相似，但程度较重，持续时间较长，达数小时或数日，且诱因多不明显，甚至发生于安静时，休息和含服硝酸甘油并不能缓解。患者多伴烦躁不安、大汗淋漓、恐惧，甚至有濒死感。部分患者因疼痛位于上腹部而被误诊为胃穿孔、急性胰腺炎等急腹症，亦因疼痛放射至下颌、颈部、背部而被误认为是骨关节痛。少数患者无疼痛，开始即表现为休克或急性心力衰竭。

（2）全身症状　表现为发热、心动过速、白细胞增高和红细胞沉降率增快等，一般在疼痛发生后24～48小时出现，因坏死物质吸收所致。体温一般在38℃左右，很少超过39℃，持续约1周。

（3）胃肠道症状　疼痛剧烈时常伴有频繁的恶心、呕吐和上腹胀痛，与迷走神经受坏死心肌刺激和心排血量降低、组织灌注不足等有关。部分患者有肠胀气，重者发生呃逆。

（4）心律失常　见于75%~95%的患者，以室性心律失常最多见，尤其是室性期前收缩。室颤是AMI早期，特别是入院前主要的死因。多发生在起病1~2日，24小时内最多见。可伴乏力、头晕、晕厥等症状。

（5）低血压和休克　休克多在起病后数小时至数日内发生，见于约20%的患者。疼痛期中血压下降常见，未必是休克。如疼痛缓解而收缩压仍低于80mmHg，且患者有烦躁不安、面色苍白、皮肤湿冷、脉细而快、大汗淋漓、尿量减少（<20mL/h）、神志迟钝，甚至晕厥等表现，则为休克。主要是心源性休克，为心肌广泛（40%以上）坏死、心排血量急剧下降所致，神经反射引起的周围血管扩张属次要，有些患者尚有血容量不足的因素参与。

（6）心力衰竭　主要为急性左心衰，发生率为32%~48%。可在起病最初几天内发生，或在疼痛、休克好转阶段出现，表现为呼吸困难、咳嗽、发绀、烦躁等，重者出现肺水肿，随后发生颈静脉怒张、肝大、水肿等右心衰表现，为梗死后心脏舒缩力显著减弱或不协调所致。右心室心肌梗死者可一开始即出现右心衰表现，伴血压下降。

3. 体征

（1）心脏体征　心率多增快，少数也可减慢；心尖区第一心音减弱；可闻及奔马律；10%~20%患者因反应性纤维性心包炎而在起病第2~3天出现心包摩擦音；心尖区可出现粗糙的收缩期杂音或伴收缩中晚期喀喇音，为二尖瓣乳头肌功能失调或断裂所致；可有各种心律失常的体征。

（2）血压　除极早期血压可增高外，几乎所有患者都有血压降低。

（3）其他　可有与休克或心力衰竭相关的体征。

4. 并发症

（1）乳头肌功能失调或断裂　发生率约为50%。二尖瓣乳头肌因缺血、坏死等使收缩功能发生障碍，引起二尖瓣脱垂及关闭不全。轻者可恢复，重者多见于下壁MI，发生乳头肌断裂，左心衰明显，迅速发生急性肺水肿，甚至死亡。

（2）心脏破裂　较少见，常在起病1周内出现，多为心室游离壁破裂，偶有室间隔破裂，可造成心包积血引起急性心脏压塞而猝死。

（3）栓塞　发生率1%~6%，见于起病后1~2周，可为左心室附壁血栓脱落所致，引起脑、肾、脾或四肢等动脉栓塞；也可因下肢静脉血栓脱落导致肺动脉栓塞。

（4）心室壁瘤　主要见于左心室，发生率5%~20%。较大的心室壁瘤体格检查可见左侧心界扩大，超声心动图可见心室局部有反常搏动，心电图示ST段持续抬高。

（5）心肌梗死后综合征　发生率约10%。于急性心肌梗死后数周至数月出现，可反复发生，表现为心包炎、胸膜炎或肺炎，有发热、胸痛等症状，可能为机体对坏死物质的过敏反应。

考纲摘要

1. 心肌梗死的先兆表现。

2. 心肌梗死疼痛的特点。

【辅助检查】

1. 心电图

（1）特征性改变 ST段抬高性MI的心电图特点为：①ST段抬高呈弓背向上型，在面向坏死区周围心肌损伤区的导联上出现。②宽而深的Q波（病理性Q波），在面向透壁心肌坏死区的导联上出现。③T波倒置，在面向损伤区周围心肌缺血区的导联上出现。

在背向心肌梗死区的导联则出现相反的改变，即R波增高、ST段压低和T波直立并增高。

非ST段抬高性MI的心电图有2种类型：①无病理性Q波，有普遍的ST段压低≥0.1mV，但aVR导联（有时还有V_1导联）ST段抬高，或有对称性T波倒置。②无病理性Q波，也无ST段变化，仅有T波倒置改变。

（2）定位和定范围 ST段抬高性MI的定位和定范围可根据出现特征性改变的导联数来判断（表3-8）。

表3-8 心肌梗死心电图定位和定范围

心肌梗死部位和范围	出现Q波导联
前间壁	$V_1 \sim V_3$
前侧壁	$V_5 \sim V_7$
广泛前壁	$V_1 \sim V_5$
高侧壁	Ⅰ、aVL
下壁	Ⅱ、Ⅲ、aVF
正后壁	$V_7 \sim V_8$

2. 实验室检查

（1）血液检查 起病24~48小时后白细胞可增至（10~20）$\times 10^9$/L，中性粒细胞增多，红细胞沉降率增快；C反应蛋白（CRP）增高可持续1~3周。

（2）血清心肌坏死标记物 心肌坏死标记物增高水平与心肌梗死范围及预后明显相关。①肌红蛋白在急性心肌梗死后出现最早，2小时内升高，12小时内达高峰，敏感性高，但特异性不强。②肌钙蛋白I（cTnI）或T（cTnT）是诊断心肌梗死的敏感指标。出现稍迟，于起病 3~4 小时后升高，11~24 小时达高峰，特异性很强、敏感性较高。③肌酸激酶同工酶（CK-MB）在起病后 4 小时内增高，16~24 小时达高峰。虽不如 cTnI 或 cTnT 敏感，但适于早期（<4 小时）急性心肌梗死和再发急性心肌梗死的诊断。其增高的程度能较准确地反映梗死的范围，连续测定以判断峰值是否前移有助于判断溶栓治疗后梗死相关动脉是否开通。

3. 超声心动图　二维和 M 型超声心动图也有助于了解心室壁的运动和左心室功能，判断有无心室壁瘤和乳头肌功能失调等。

4. 放射性核素检查　放射性核素检查可显示心肌梗死的部位与范围，可观察左心室壁的运动和左心室射血分数，有助于判定心室功能、诊断梗死后造成的室壁运动失调和心室壁瘤。

考纲摘要

心肌梗死的心电图特点。

【诊断要点】

根据典型的临床表现、特征性的心电图改变及实验室检查结果，诊断本病并不困难。对老年患者，突然发生严重心律失常、休克、心力衰竭而原因未明，或突然发生较重而持久的胸闷或胸痛者，都应考虑本病的可能。宜先按 AMI 来处理，并短期内进行心电图检查、血清心肌酶测定和肌钙蛋白测定等动态观察以确定诊断。对非 ST 段抬高性 MI，血清肌钙蛋白测定的诊断价值更大。

考纲摘要

心肌梗死诊断要点。

【治疗要点】

对于心肌梗死要及早识别、尽快就医，并加强住院前的就地处理。治疗重点在于尽快恢复心肌血液的再灌注（到达医院后 30 分钟内开始溶栓或 90 分钟内开始介入治疗）以挽救濒死心肌，防止梗死面积扩大或缩小心肌缺血范围，保护和维持心脏功能。及时处理严重心律失常、心力衰竭、休克等并发症，防止猝死。

1. 一般治疗

（1）休息　绝对卧床休息，防止不良刺激，解除焦虑。

（2）吸氧　对有呼吸困难和血氧饱和度降低者，间断或持续吸氧。

（3）监测　急性期安置于冠心病监护室，床边备除颤仪并处于备用状态。进行心电、血压和呼吸监测，密切观察心律、心率、血压和心功能的变化，严重泵衰竭者予监测肺毛细血管压和静脉压。

（4）建立静脉通道　保持给药途径畅通。

（5）阿司匹林　无禁忌证者立即嚼服肠溶性阿司匹林或口服水溶性阿司匹林 150~300mg，后每日 1 次，3 日后改为 75~150mg 口服，每日 1 次，长期服用。

2. 解除疼痛　遵医嘱尽快应用止痛药物：①哌替啶 50~100mg 肌内注射，或吗啡 5~10mg 皮下注射，必要时 1~2 小时后再注射 1 次，以后每 4~6 小时重复使用，注意观察有无呼吸抑制。②疼痛较轻者，用可待因或罂粟碱肌内注射或口服。③再次试用硝酸甘油 0.3mg 或硝酸异山梨酯 5~10mg 舌下含服或静脉滴注，注意有无心率增快和血压降低。

3. 再灌注心肌　开通时间越早，挽救的心肌越多。起病 3~6 小时最多 12 小时内，使闭塞的冠状动脉再通，心肌得到再灌注，濒临坏死的心肌可能得以存活或使坏死范围缩小，减轻梗死后心肌重塑，改善预后。

（1）经皮冠状动脉介入治疗（PCI）　PCI 主要包括经皮冠状动脉腔内成形术（PTCA）和冠状动脉内支架植入术。对符合适应证的患者，尽早实施直接 PCI 可获得更好的治疗效果。

（2）溶栓疗法　无条件施行冠状动脉介入治疗或因患者就诊延误，转送患者到可施行冠状动脉介入治疗的医院将会错过再灌注时机，如无禁忌证应立即（接诊患者后 30 分钟内）行溶栓治疗。以纤维蛋白溶酶原激活剂激活血栓中纤维蛋白溶酶原，使其转变为纤维蛋白溶酶而溶解冠状动脉内的血栓。常用药物有链激酶（SK）、尿激酶（UK）及重组组织型纤维蛋白溶酶原激活剂（rt-PA）。

（3）主动脉-冠状动脉旁路移植术　介入治疗失败或溶栓治疗无效，有手术指征者，争取 6~8 小时内施行主动脉-冠状动脉旁路移植术。

4. 纠正心律失常　及时识别并消除心律失常，以免演变为严重心律失常甚至猝死。发生心室颤动或持续多源性室性心动过速时，尽快采用非同步直流电除颤或同步直流电复律；出现室性期前收缩或室性心动过速时，立即静脉注射利多卡因 50~100mg，必要时重复或维持使用；室性心律失常反复发作者使用胺碘酮；缓慢性心律失常者用阿托品肌内注射或静脉注射；第二度或第三度房室传导阻滞者，宜安装临时心脏起搏器，待传导阻滞消失后撤除。

5. 控制休克　发生心源性休克者，在监测血流动力学的情况下及时补充血容量，合理使用升压药、血管舒张剂，以及纠正酸中毒，避免脑缺血，保护肾功能，必要时应用洋地黄制剂等。有条件的医院可用主动脉内球囊反搏术进行辅助循环，然后做选择性冠状动脉造影，随即施行介入治疗或主动脉-冠状动脉旁路移植术。

6. 治疗心力衰竭　主要是治疗急性左心衰，以应用吗啡（或哌替啶）和利尿剂为主，亦可选用血管舒张剂减轻左心室的负荷。洋地黄制剂可能引起室性心律失常，在心肌梗死发病 24 小时内应尽量避免使用。右心室梗死者慎用利尿剂。

7. 其他治疗

（1）抗凝和抗血小板聚集　多用在溶解血栓疗法之后的无禁忌证患者，单独应用者少。梗死范围较广、复发性梗死或有梗死先兆者可考虑应用。先用肝素或低分子量肝素，维持凝血时间在正常的 2 倍左右，继而口服氯吡格雷或阿司匹林。

（2）β 受体阻滞剂和钙通道阻滞剂　如无低血压、心脏传导阻滞等禁忌证，应常规使用，可减慢心率、降低血压，防止梗死范围扩大，改善预后。急性期给予静脉制剂，之后长期口服。

（3）血管紧张素转换酶抑制剂　在起病早期使用有助于改善恢复期心肌的重塑，降低心力衰竭的发生率，从而降低病死率。

（4）极化液疗法　氯化钾 1.5g、胰岛素 10U 加入 10%葡萄糖溶液 500mL 中静脉滴注，可促进心肌对葡萄糖的摄取和代谢，促使钾离子进入细胞内，恢复心肌细胞膜的极化状态，以利心脏的正常收缩、减少心律失常，并促使心电图中抬高的 ST 段回到等电位线。

考纲摘要

心肌梗死的治疗要点。

三、冠状动脉粥样硬化性心脏病患者的护理

【护理诊断/问题】

1. 胸痛　与心肌缺血、缺氧及坏死有关。
2. 活动无耐力　与心肌氧的供需失调有关。
3. 恐惧　与心绞痛反复发作、濒死感及担心预后等有关。
4. 潜在并发症　心律失常、心力衰竭、心源性休克、猝死。
5. 知识缺乏　缺乏冠心病的预防保健知识。

【护理措施】

1. 一般护理

（1）休息与活动

①心绞痛发作时，立即停止正在进行的活动，就地休息，必要时给氧。不稳定型心绞痛者，卧床休息，密切观察病情变化。避免用力排便、精神紧张、进食过饱，以免诱发心绞痛。

②急性心肌梗死患者发病12小时内绝对卧床休息，保持环境安静，谢绝探视。如无并发症，24小时内鼓励患者进行床上肢体活动；无低血压者，第3天可在病房内走动，第4~5天逐渐增加活动量。病情严重或有并发症者，适当延长卧床时间。

（2）吸氧　给予鼻导管或鼻塞吸氧，氧流量2~4L/min，以改善心肌供氧，减轻缺血和缓解疼痛。

（3）饮食护理　发病后4~12小时内，给予清淡、易消化的流质饮食，少量多餐以减轻胃扩张，之后逐步过渡到半流食、软食、普食。饮食宜低钠、低脂、低胆固醇及富含维生素C。

（4）预防便秘　评估患者排便情况，解释预防便秘的重要性。合理饮食，及时摄入粗纤维食物及新鲜蔬菜、水果，适量饮水，以保持大便通畅。无腹泻情况下常规应用缓泻剂，进行腹部顺时针按摩以促进肠蠕动，必要时使用开塞露等辅助排便，严禁用力排便，以防猝死。

2. 病情观察

（1）观察心绞痛的部位、性质、程度、持续时间、伴随症状及缓解方式；及时记录疼痛发作时心电图。观察患者有无面色苍白、大汗、恶心、呕吐等。疼痛缓解后，了解分析导致心绞痛发作的诱因。

（2）急性心肌梗死患者立即送入冠心病监护病房（CCU），连续监测心电、血压和呼吸等，备好除颤仪、体外临时起搏器、抗心律失常药等急救用物。及时识别各种恶性心律失常，一旦发生立即报告医生并积极配合抢救。

（3）观察有无心律失常、心源性休克、心力衰竭等并发症。定期监测电解质和酸碱平衡状况，防止电解质紊乱或酸碱平衡失调诱发心律失常。严密观察患者有无呼吸困难、咳嗽、咳痰、少尿、颈静脉怒张、低血压、心率加快等，听诊肺部有无湿啰音等。

3. 用药护理

（1）硝酸酯制剂　硝酸酯制剂具有血管扩张作用，部分患者用药后出现面部潮红、头晕、头部胀痛、心悸、心动过速等不适。应遵医嘱用药，硝酸甘油舌下含服；静脉输液时要控制滴速，不可擅自调节滴速；随时监测血压变化，维持收缩压在100mmHg以上。

（2）β受体阻滞剂　β受体阻滞剂与硝酸酯制剂合用有协同作用，使用时注意观察血压、心率，并减小剂量避免引起体位性低血压。不可突然停药以免诱发心肌梗死。低血压、支气管哮喘、心动过缓、第二度或第二度以上房室传导阻滞者不宜使用。

（3）止痛剂　遵医嘱给予吗啡或哌替啶止痛时，随时监测血压变化，注意观察有无呼吸抑制等不良反应。

（4）溶栓

1）溶栓前准备：询问患者有无溶栓禁忌证，协助医生做好溶栓前血常规、出凝血时间和血型等检查。

2）迅速建立静脉通道，遵医嘱准确及时用药。

3）溶栓疗效观察：①心电图中抬高的 ST 段 2 小时内回降>50%；②胸痛在 2 小时内基本消失；③2 小时内出现再灌注性心律失常；④cTnI 或 cTnT 峰值提前至发病后 12 小时内，血清 CK-MB 峰值提前至发病后 14 小时以内出现。上述四项中②、④最为重要，也可通过冠状动脉造影直接判断溶栓效果。

4）溶栓后 24 小时内易发生再灌注性心律失常，治疗开始至结束后 2 小时内应密切心电监护，及时识别室性心律失常、严重房室传导阻滞的发生。

5）观察有无不良反应：有无寒战、发热、皮疹等；低血压；出血，包括皮肤黏膜出血、咯血、尿血、便血、颅内出血等。

（5）其他　他汀类药物可引起肝脏损害和肌病，用药期间应严密监测血清转氨酶及肌酸激酶等。采用强化降脂治疗时，监测药物的安全性。

4. 心理护理　关心安慰患者，解除其紧张不安情绪以减少心肌耗氧量。向患者介绍 CCU 的环境及功能，简要解释疾病过程与治疗配合，减轻患者的心理负担，缓解其恐惧心理。允许患者表达内心感受，给予心理支持。工作有序，予患者安全感。尽量降低监护仪器报警声的干扰。必要时遵医嘱适当使用镇静剂。

5. 活动指导　评估患者进行康复训练的适应证，如患者生命体征平稳、无明显疼痛、安静时心率低于 100 次/分及无并发症发生等均主张早期活动。为患者制订个性化的运动处方并在活动时做好监测，以不引起任何不适为度。

考纲摘要

心肌梗死的护理措施。

【健康教育】

1. 疾病知识指导　指导患者积极做到全面综合的二级预防，预防再次梗死或其他心血管事件。避免各种诱发因素，劳逸适度。对于规律发作的劳力性心绞痛，预防性用药，如就餐、外出、排便等活动前含服硝酸甘油；指导心肌梗死患者学会自我心理调适的技巧，保持良好心态，保证充足睡眠，积极预防再次梗死和其他心血管事件。

2. 饮食指导　指导患者进食低热量、低脂、低胆固醇、低盐的饮食，多食新鲜蔬菜、水果及粗纤维食物，少量多餐，控制总热量。戒烟，限酒，忌浓茶、咖啡、辛辣等刺激性饮食，预防肥胖，避免心肌梗死再发。

3. 心理指导　患者常因担心今后工作的胜任能力和生活质量而产生焦虑，应给予充分的心理支持并为患者创造良好的身心环境，当患者出现不良心理时应及时给予疏导。指导患者正确对待病情，保持乐观、平和的心态，教会患者疏泄或缓解不良情绪的方法。

4. 康复指导 根据患者活动能力合理制订活动计划，活动方式以有氧运动为主，循序渐进，运动强度和时间以不引起冠心病发作为度。鼓励患者适当参与运动，个人卫生活动、适度的家务劳动和娱乐活动对患者身心皆宜。经过2~4个月的康复训练后，可酌情恢复部分工作，并逐渐向全天工作过度，但不宜再从事重体力劳动、驾驶、高空作业及其他精神紧张或工作量过大的工种。

5. 用药指导 指导患者遵医嘱服药，告知其遵医嘱用药的重要性，不可随意增减药量甚至停药，学会监测药物的不良反应。随身携带硝酸甘油，以备发作时急救。硝酸甘油应存放在棕色瓶内及干燥处，以免光解或潮解失效。药瓶开封后每6个月更换1次，确保疗效。可通过发给患者个人用药手册、定期电话随访等方式提高用药依从性。

6. 病情监测指导 教会患者及家属心绞痛发作时的缓解方法，学会识别并规避高危因素。胸痛发作时应立即停止活动并舌下含服硝酸甘油，如连续含服硝酸甘油3次仍不缓解或心绞痛发作频繁、程度加重、持续时间延长，须立即就医。有些患者心绞痛和心肌梗死症状并不典型，表现为牙痛、上腹痛等，应及时就医并按心绞痛发作处理。告知患者定期复查心电图、血压、血糖、血脂、肝功能等。心肌梗死是心脏性猝死的高危因素，教会家属心肺复苏的基本技术，以备急用。

7. 冠心病的三级预防 冠心病一级预防针对未发生冠心病的高危人群和健康人群，即对多种危险因素（吸烟、高血压、血脂异常、糖尿病、肥胖、静息生活方式）在源头上的综合控制，重点是干预血糖、血脂和血压；最基本的措施是改变不健康的生活方式，提倡健康饮食与戒烟，鼓励公众参加体育活动，提倡有氧代谢运动。二级预防是指对患有冠心病者采取药物或非药物措施，预防病情复发或加重。三级预防是指积极防治冠心病慢性并发症，进行合理、适当的康复治疗，降低死亡率，延长患者寿命。

冠心病社区预防误区

目前相当多的老百姓中间存在着冠心病社区预防的三个误区：一是忽略心肌梗死的紧急信号：胸痛。因为心肌梗死的发生常常在后半夜至凌晨，患者往往因不愿意叫亲属而等天亮，失去抢救机会。二是身体一直较好或没有胸痛的患者突发胸痛时，以为是胃痛挺挺就过去了，这一挺把命挺没了。三是心肌梗死发生在白天时，患者去了一些小的诊所或基层医疗单位，这些单位顾虑转诊有危险而未将其转到有条件的大医院，使宝贵的“时间窗”终于关闭。

项目六　心脏瓣膜病

【学习目标】

1. 掌握心脏瓣膜病的临床表现和并发症。

2. 熟悉心脏瓣膜病的常见病因及病理生理改变。

3. 能够应用护理程序对心脏瓣膜病患者实施整体护理；能够熟练地对心脏瓣膜病患者进行健康教育。

案例导入

患者，男性，45岁，农民。因间断心悸、气短咳嗽3年，加重伴不能平卧1周入院。患者3年前因重体力劳动后诱发心悸、气短，以后上述症状反复因感冒、劳动、情绪激动诱发出现，有时痰中带血，劳动能力逐渐下降。近半年在静息时也有咳嗽、咯血、呼吸困难，多在夜间睡眠时发作，当地医院诊断为风湿性心脏病，给予吸氧、抗感染、利尿治疗好转。1周前患者无明显诱因出现呼吸困难，不能平卧，咳嗽，咳粉红色泡沫样痰，已在当地医院对症治疗，病情稍好转，为进一步明确诊断及治疗而入院。既往有反复咽部及关节游走样疼痛史。

查体：体温36.8℃，脉搏112次/分，呼吸28次/分，血压108/72mmHg。二尖瓣面容，无颈静脉怒张，两肺底可闻及湿啰音及哮鸣音，湿啰音以肺底明显，心尖区可触及舒张期震颤，心率112次/分，律齐，P2亢进，二尖瓣听诊区可闻及双期杂音，舒张期杂音为舒张中晚期低调的隆隆样杂音，无传导，收缩期杂音为全收缩期Ⅴ级吹风样杂音，向左腋下及背部传导。

辅助检查：超声心动图示，二尖瓣瓣叶融合、增厚、钙化，活动度减低，左心房增大，二尖瓣口面积1.4cm^2，收缩期可见大量反流。

问题：1. 该病的临床诊断是什么，如何治疗？

2. 该病的主要护理诊断及护理措施是什么？

心脏瓣膜病（valvular heart disease）是由于炎症、黏液瘤样变性、缺血性坏死、退行性改变、先天性畸形、创伤等原因引起的单个或多个瓣膜结构的功能或结构异常，导致瓣口狭窄和（或）关闭不全。心室扩大和主、肺动脉根部严重扩张也可产生相应房室瓣和半月瓣的相对性关闭不全。二尖瓣最常受累，其次为主动脉瓣。

风湿性心脏瓣膜病（rheumatic valvular heart discasc）简称风心病，是风湿性心脏炎症反复发作后所致的瓣膜损害。风心病与 A 组乙型溶血性链球菌反复感染引起自身免疫性疾病损害心脏瓣膜有关，主要累及 40 岁以下人群，约 2/3 为女性。

我国风心病的患病率已有所下降，但仍是常见的心脏病之一，而老年人的瓣膜钙化和瓣膜黏液瘤样变性在我国日益增多。本项目重点介绍风心病中较常见的二尖瓣和主动脉瓣病变。

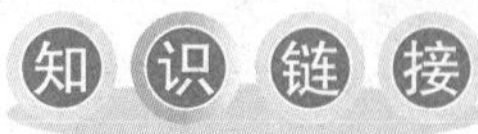

心脏瓣膜听诊区

心脏各瓣膜开放与关闭时所产生的声音传导至体表最易听清的部位称心脏瓣膜听诊区，与其解剖部位不完全一致。心脏瓣膜听诊区通常有 5 个：①二尖瓣区（M）：位于心尖搏动最强点，又称心尖区；②肺动脉瓣区（P）：在胸骨左缘第 2 肋间；③主动脉瓣区（A）：位于胸骨右缘第 2 肋间；④主动脉瓣第二听诊区（E）：在胸骨左缘第 3 肋间，又称 Erb 区；⑤三尖瓣区（T）：在胸骨下端左缘，即胸骨左缘第 4、5 肋间。

通常的听诊顺序可以从心尖区开始，逆时针方向依次听诊。先听心尖区再听肺动脉瓣区，然后为主动脉瓣区、主动脉瓣第二听诊区，最后是三尖瓣区。

一、 二尖瓣狭窄

【病因】

二尖瓣狭窄（mitral stenosis）的最常见病因是风湿热。初次风湿病变至形成明显二尖瓣狭窄至少需要 2 年时间。约半数患者无明显急性风湿热发作史，但多有反复链球菌扁桃体炎或咽峡炎史。单纯二尖瓣狭窄约占风心病的 25%，二尖瓣狭窄伴关闭不全占风心病的 40%，常同时伴有主动脉瓣病变。

【病理解剖与病理生理】

1. 病理解剖　二尖瓣狭窄的病理解剖改变可表现为瓣膜交界处、瓣叶游离缘、腱索等处粘连融合。上述病变导致二尖瓣开放受限，瓣口面积减少，严重时狭窄的二尖瓣呈漏斗状，瓣口呈“鱼口”状。瓣叶钙化使瓣环显著增厚。并发心房颤动时左心耳及左心房内可形成附壁血栓。

2. 病理生理　正常成人二尖瓣口面积为 4~6cm^2。当瓣口面积减少至 2cm^2以下（轻度狭窄）时，左心房压力升高，左心房代偿性扩张及肥厚以增强收缩，此时患者多无症状。

当瓣口面积减少至1cm²（重度狭窄）时，左心房压力开始升高，使肺静脉和肺毛细血管压力相继增高，临床上出现劳力性呼吸困难，称左心房衰竭期。由于左心房压和肺静脉压升高，引起肺小动脉反应性收缩，最终导致肺小动脉硬化，肺动脉压力增高，增加右心室后负荷，右心室肥厚扩张，导致右心衰竭，称右心衰竭期。

【临床表现】

1. 症状

（1）呼吸困难　呼吸困难是最常见的早期症状，常因运动、精神紧张、感染、性交、妊娠或心房颤动等诱发出现。多先有劳力性呼吸困难，随狭窄加重，出现夜间阵发性呼吸困难和端坐呼吸，甚至急性肺水肿。

（2）咯血　严重二尖瓣狭窄患者可突然咯大量鲜血，为支气管静脉破裂出血，可为首发症状；夜间阵发性呼吸困难时可伴血性痰或血丝痰；急性肺水肿时可伴大量粉红色泡沫痰。

（3）咳嗽　咳嗽常见，尤其在冬季明显。表现为在卧床时干咳，可能与支气管黏膜淤血、水肿引起支气管炎等有关。

（4）声音嘶哑　声音嘶哑少见，由于扩大的左心房和肺动脉压迫左喉返神经所致。

2. 体征

（1）重度二尖瓣狭窄常有“二尖瓣面容”，表现为双颧紫红及口唇轻度发绀。

（2）心尖区有低调的隆隆样舒张中晚期杂音，是二尖瓣狭窄的特征性体征。

（3）心尖区可闻及第一心音亢进和开瓣音，提示瓣膜弹性尚好；伴有肺动脉高压时肺动脉瓣区第二心音亢进或伴分裂；当伴有肺动脉扩张引起相对性肺动脉瓣关闭不全时，可在胸骨左缘第二肋间闻及舒张早期吹风样杂音，称 Graham Steell 杂音；当伴有右心室扩大及相对性三尖瓣关闭不全时，在三尖瓣区闻及全收缩期吹风样杂音，吸气时增强。

【并发症】

1. 心力衰竭　心力衰竭是风心病晚期常见并发症，也是主要的死亡原因。

2. 心律失常　以心房颤动最多见。突发快速房颤常为左心衰、右心衰甚至急性肺水肿的常见诱因。

3. 急性肺水肿　急性肺水肿是重度二尖瓣狭窄的严重并发症，如不及时救治可致死。

4. 血栓栓塞　常见于二尖瓣狭窄伴心房颤动时。以脑栓塞最多见，外周动脉和内脏动脉亦可栓塞。

5. 肺部感染　肺部感染是诱发或加重心力衰竭的常见原因。

【辅助检查】

1. X 射线检查　轻度二尖瓣狭窄时，X 射线检查可显示正常。左心房显著增大时，心影呈梨形（二尖瓣型心脏），同时伴有肺动脉总干、左心耳和右心室扩大。

2. 心电图　左心房扩大可出现“二尖瓣型 P 波”，P 波宽度>0.12 秒，伴切迹；可有电轴右偏和右心室肥厚表现。

3. 超声心动图　超声心动图是明确诊断二尖瓣狭窄的可靠方法。M 型超声心动图显示二尖瓣前叶活动曲线 EF 斜率降低，双峰消失，前后叶同向运动，呈“城墙样”改变。二维超声心动图可显示狭窄瓣膜的形态和活动度，测量瓣口面积。彩色多普勒血流显像可实时观察二尖瓣狭窄的射流。经食管超声心动图有利于左心房附壁血栓的检出。

【诊断要点】

有典型临床表现，心尖区有舒张期隆隆样杂音，X 射线检查或心电图示左心房增大，一般可诊断为二尖瓣狭窄，超声心动图检查可确诊。

【治疗要点】

1. 预防风湿热复发和感染性心内膜炎　有风湿活动的患者应长期甚至终身应用苄星青霉素 120 万 U，每个月肌内注射 1 次。感染性心内膜炎的防治见本模块项目七。

2. 并发症的处理

（1）急性肺水肿的处理　治疗原则参见本模块项目二。应选用以扩张静脉、减轻心脏前负荷为主的硝酸酯类药物，避免使用以扩张小动脉为主的药物；正性肌力药对单纯二尖瓣狭窄引起的肺水肿无益，慎用。

（2）心房颤动　①心房颤动急性发作伴快心室率可静脉注射毛花苷 C 等减慢心室率；②慢性心房颤动据病情考虑电复律或药物复律；③慢性心房颤动者如无禁忌证应长期服用肠溶性阿司匹林或华法林预防血栓栓塞。

（3）右心衰　限制钠盐摄入，应用利尿剂等。

3. 介入和外科治疗　介入和外科治疗是治疗本病的根本方法，包括经皮球囊二尖瓣成形术、二尖瓣分离术、人工瓣膜置换术等。

二、二尖瓣关闭不全

【病因】

慢性二尖瓣关闭不全最常见病因为风心病；急性二尖瓣关闭不全可由腱索断裂引起。风湿性炎症引起瓣叶纤维化、增厚、僵硬、缩短，使心室收缩时两瓣叶不能紧密闭合。常伴二尖瓣狭窄或主动脉病变。

【病理解剖与病理生理】

由于二尖瓣关闭不全，心室收缩时部分血液反流入左心房，左心室排血量减少；舒张期左心房有过多血液流入左心室，长此以往，导致左心房和左心室肥大，终致左心室功能衰竭，出现肺淤血，最终导致肺动脉高压和右心衰。

【临床表现】

1. 症状　症状轻者可终身无症状；严重反流者由于左心排血量减少，首先出现的最突出症状是疲乏无力；肺淤血症状如呼吸困难出现较晚；后期可出现右心功能不全的表现。

2. 体征 心尖区闻及全收缩期高调吹风样杂音，向左腋下和左肩胛下区传导，这是最重要的体征，可伴震颤；心尖搏动增强并向左下移位；第一心音减弱；伴肺动脉高压时肺动脉瓣区第二心音亢进。

【并发症】

与二尖瓣狭窄相似。

【辅助检查】

1. X 射线检查 常见左心房、左心室增大，左心衰时可见肺淤血征。

2. 心电图 主要为左心房增大，部分有左心室肥厚。

3. 超声心动图 M 型和二维超声心动图不能明确诊断二尖瓣关闭不全。脉冲式多普勒超声和彩色多普勒血流显像可在二尖瓣左心房侧探及明显收缩期反流束，诊断二尖瓣关闭不全的敏感性几乎达 100%，且可半定量反流程度。

4. 其他 放射性核素心室造影等。

【诊断要点】

主要诊断依据为典型心尖区收缩期杂音，伴 X 射线检查或心电图示左心房、左心室增大；超声心动图检查有确诊价值。

【治疗要点】

内科治疗包括预防风湿活动和感染性心内膜炎，针对并发症治疗。外科治疗为恢复瓣膜关闭完整性的根本措施，包括瓣膜修补术和人工瓣膜置换术。

三、 主动脉瓣狭窄

【病因】

风湿性炎症导致瓣叶交界处融合，瓣叶纤维化、钙化、僵硬和挛缩畸形，引起主动脉瓣狭窄，风湿性主动脉瓣狭窄常伴关闭不全和二尖瓣病变。

【病理解剖与病理生理】

正常成人主动脉瓣口面积≥$3.0cm^2$；当瓣口面积≤$1.0cm^2$时，左心室收缩压明显升高，跨瓣压差显著。主动脉瓣狭窄使左心室射血阻力增加，左心室代偿性扩张肥厚，室壁顺应性降低，引起左心室舒张末压升高，因而使左心房后负荷增加，左心房代偿性肥厚，最终导致左心衰。严重主动脉瓣狭窄、心排血量降低等原因，可出现心绞痛、晕厥甚至猝死。

【临床表现】

1. 症状 出现较晚。呼吸困难、心绞痛和晕厥为典型主动脉瓣狭窄的三联症。

（1）呼吸困难　劳力性呼吸困难为常见首发症状，进而可发生夜间阵发性呼吸困难、端坐呼吸和急性肺水肿。

（2）心绞痛　见于60%的有症状患者，主要由心肌缺血引起。

（3）晕厥　见于1/3的有症状患者，多发生于直立、运动中或运动后即刻，因脑缺血引起。严重者可致猝死。

2. 体征　最重要的体征为主动脉瓣第一听诊区可闻及粗糙而响亮的吹风样收缩期杂音，可向颈部传导，常伴震颤。心尖搏动相对局限、持续有力。

【并发症】

可有晕厥甚至猝死，猝死一般发生于先前有症状者。右心衰、感染性心内膜炎、体循环栓塞少见。

【辅助检查】

1. X射线检查　心影正常或左心室轻度增大，左心房可能轻度增大，升主动脉根部常见狭窄后扩张。

2. 心电图　重度主动脉瓣狭窄者可有左心室肥厚伴继发性ST-T改变。

3. 超声心动图　超声心动图为明确诊断和判定狭窄程度的重要方法。二维超声心动图对探测主动脉瓣异常十分敏感，有助于显示瓣膜结构。多普勒超声可测出主动脉瓣口面积及跨瓣压差。

4. 心导管检查　可同步测定左心室与主动脉内压力并计算压差。

【诊断要点】

根据临床表现及主动脉瓣区典型收缩期杂音伴震颤，较易诊断。确诊有赖于超声心动图。

【治疗要点】

1. 内科治疗　包括预防感染性心内膜炎和风湿热复发。如有频发房性期前收缩，应予抗心律失常药物预防心房颤动，一旦出现应及时转复为窦性心律。心绞痛者可试用硝酸酯类药物。心力衰竭者宜限制钠盐摄入，可小心应用洋地黄制剂和利尿剂，但过度利尿可发生直立性低血压；不宜使用小动脉舒张剂，以防血压过低。

2. 介入和外科治疗　治疗成人主动脉瓣狭窄的主要方法为人工瓣膜置换术；有适应证者可行经皮球囊主动脉瓣成形术。

四、主动脉瓣关闭不全

【病因】

主动脉瓣关闭不全（aortic incompetence）由主动脉瓣和（或）主动脉根部病变所致，多为风心病引起。由于风湿性炎性病变使瓣叶纤维化、增厚、缩短、变形，造成关闭不全。风心病单纯主动脉瓣关闭不全少见，常合并二尖瓣损害。

【病理解剖与病理生理】

由于主动脉瓣关闭不全，血液反流引起左心室舒张末容量增加，使每搏容量增加和主动脉收缩压增加；舒张期主动脉血液反流，主动脉舒张压降低，脉压增大；左心室扩张，直至发生左心衰；左心室心肌肥厚使心肌氧耗增多，主动脉舒张压降低使冠状动脉血流量减少，引起心肌缺血、缺氧，产生心绞痛。

【临床表现】

1. 症状　早期可无症状。最先出现的症状表现为与心搏量增多、脉压增大有关，如心悸、心前区不适、头部动脉强烈搏动感等。晚期可出现左心室衰竭的表现。常有体位性头晕，晕厥罕见。

2. 体征　最重要的体征为胸骨左缘第 3、4 肋间可闻及舒张期高调叹气样杂音，坐位前倾和深呼气时明显。心尖搏动呈抬举性，向左下移位。重度反流者，常在心尖区听到舒张中晚期隆隆样杂音（Austin-Flint 杂音），其产生机制目前认为系严重的主动脉血液反流使左心室舒张压快速升高，导致二尖瓣处于半关闭状态而引起。收缩压升高，舒张压降低，脉压增大，周围血管征常见，包括毛细血管搏动征、水冲脉、点头征、股动脉枪击音、Duroziez 征等。

【并发症】

感染性心内膜炎、室性心律失常较常见，猝死少见。

【辅助检查】

1. X 射线检查　可有左心房、左心室增大，升主动脉继发性扩张。

2. 心电图　左心室肥厚及继发性 ST-T 改变。

3. 超声心动图　M 型超声心动图示二尖瓣前叶或室间隔纤细扑动；二维超声心动图可显示瓣膜和主动脉根部的形态改变；脉冲多普勒和彩色多普勒血流显像在主动脉瓣的心室侧可探及全舒张期反流束，为最敏感的确定主动脉瓣反流的方法，并可通过计算反流血量与搏出血量的比例，判断其严重程度。

4. 放射性核素心室造影　可测定左心室收缩、舒张末容量和静息、运动时射血分数，判断左心室功能。

5. 主动脉造影　当无创技术不能确定反流程度，并考虑外科治疗时，可行选择性主动脉造影，半定量反流程度。

【诊断要点】

根据临床表现、胸骨左缘第 3、4 肋间典型舒张期杂音伴周围血管征可诊断为主动脉瓣关闭不全。超声心动图可助确诊。

【治疗要点】

内科治疗参照“主动脉瓣狭窄”。严重主动脉瓣关闭不全的主要治疗方法为人工瓣膜置换术。

五、 心脏瓣膜病患者的护理

【护理诊断/问题】

1. 体温过高 与风湿活动、并发感染有关。

2. 潜在并发症 心力衰竭、栓塞、心律失常、感染性心内膜炎、猝死等。

3. 家庭应对无效 与家属长期照顾患者导致体力、精神、经济上负担过重有关。

4. 焦虑 与担心疾病预后、工作、生活与前途有关。

【护理措施】

1. 一般护理 减轻心脏负担，增强活动耐力，按心功能分级安排活动量。有风湿活动、并发症及心衰者，需多卧床休息。病情稳定者适当活动，增加心脏储备力，但应避免过劳。饮食宜易消化、低胆固醇、低钠、高蛋白质、富含维生素。保持情绪稳定，心情舒畅。

2. 预防和护理心力衰竭 具体见本模块项目二。

3. 预防和护理风湿热复发 风湿热活动时应注意休息，病变关节应制动、保暖，并用软垫固定，避免受压和碰撞；局部热敷、按摩，增加血液循环，减轻疼痛，遵医嘱使用止痛剂。

4. 防止栓塞发生

（1）指导患者适当活动腿部，避免长时间盘腿或蹲坐，勤换体位，肢体保持功能位，防止下肢静脉血栓形成。

（2）合并房颤者服用阿司匹林，防止附壁血栓形成。

（3）避免剧烈运动和突然改变体位，以免附壁血栓脱落栓塞血管。

（4）观察栓塞发生的征兆：脑栓塞可引起突然头痛、呕吐、偏瘫等；肾动脉栓塞出现剧烈腰痛、肉眼血尿；四肢动脉栓塞引起相应肢体剧烈疼痛、局部皮肤温度下降、动脉搏动减弱或消失；肺动脉栓塞可出现突起一侧剧烈胸痛、呼吸困难、发绀、暗红色血痰。

5. 亚急性感染性心内膜炎的护理 具体见本模块项目七。

【健康教育】

1. 疾病知识指导 告诉患者及家属本病的病因和病程进展特点，鼓励患者树立信心，做好长期与疾病做斗争以控制病情进展的思想准备。告诉患者坚持按医嘱用药的重要性，并定期来门诊复查。有手术适应证者劝患者尽早择期手术，提高生活质量，以免失去最佳手术时机。

2. 预防感染 尽可能改善居住环境中潮湿、阴暗等不良条件，保持室内空气流通、温暖、干燥，阳光充足。日常生活中适当锻炼，加强营养，提高机体抵抗力。注意防寒保暖，避免感冒，避免与上呼吸道感染、咽炎患者接触，一旦发生感染应立即用药治疗。在拔牙、内镜检查、导尿术、分娩、人工流产等手术操作前应告诉医生自己有风湿性心脏病史，以便预防性使用抗生素。劝告反复发生扁桃体炎者在风湿活动控制后2~4个月手术摘除扁桃体。

3. 避免诱因　避免重体力劳动、剧烈运动或情绪激动。女性患者注意不要因家务劳动过重而加重病情。育龄妇女要根据心功能情况在医生指导下选择好妊娠与分娩时机，病情较重不能妊娠与分娩者，做好患者及其配偶的思想工作。

考纲摘要

1. 不同心脏瓣膜病的症状和体征。
2. 不同心脏瓣膜病的心电图、X射线检查及超声心动图的特点。
3. 心脏瓣膜病患者的护理措施及诱因的预防。

项目七　感染性心内膜炎

【学习目标】

1. 掌握感染性心内膜炎的临床表现及护理措施。
2. 熟悉感染性心内膜炎的病因及健康教育。
3. 了解感染性心内膜炎的发病机制。

案例导入

患者，男，48岁。心脏杂音病史20年，发热6周住院。查体：睑结膜见瘀点，心尖部闻及双期杂音。超声心动图检查示二尖瓣增厚、回声增强，二尖瓣狭窄并关闭不全，二尖瓣叶可见赘生物。化验类风湿因子（+），血培养两次草绿色链球菌（+）。诊断为亚急性感染性心内膜炎。

问题：1. 该患者有哪些重要症状及体征，诊断该病目前最重要的辅助检查是什么？

2. 该患者的临床诊断及主要治疗方法和护理措施有哪些？

感染性心内膜炎（infective endocarditis，IE）是病原微生物感染所致的心内膜和邻近的大动脉内膜炎症，其特征是心脏瓣膜上赘生物形成，赘生物为大小不等、形状不一的血小板和纤维素团块，内含大量微生物和少量炎性细胞。根据临床病程，IE 分为急性和亚急性；根据受累瓣膜，分为自体瓣膜 IE 和人工瓣膜 IE。

急性感染性心内膜炎的特征为：①中毒症状明显；②病程进展迅速，数天至数周引起瓣膜破坏；③感染迁移多见；④病原体主要为金黄色葡萄球菌。

亚急性感染性心内膜炎的特征为：①中毒症状轻；②病程数周至数月；③感染迁移少见；④病原体以草绿色链球菌多见，其次为肠球菌。

【病因与发病机制】

1. 病因 IE 的常见病原体包括金黄色葡萄球菌、链球菌属和肠球菌属。它们均具有黏附损伤瓣膜、改变局部凝血活性、局部增殖的能力，并具备多种表面抗原决定簇，对宿主损伤瓣膜表达的基质蛋白具有黏附作用，黏附后的病原微生物对宿主防御可能产生耐受现象。

2. 发病机制 IE 发病主要与以下因素有关：

（1）瓣膜内皮细胞受损 正常瓣膜内皮细胞具有抵抗循环中的细菌黏附，防止感染形成的能力。当血液湍流、导管损伤、炎症及瓣膜退行性变等引起瓣膜内皮损伤时，导致内皮下基质蛋白暴露、组织因子释放、纤维蛋白及血小板沉积，从而有利于细菌黏附和感染。

（2）短暂菌血症 短暂菌血症是指由于各种感染或细菌寄居所致暂时性菌血症，经过循环，细菌定居在无菌性赘生物上即可发生心内膜炎。

【临床表现】

不同类型的 IE 起病形式有差异，亚急性 IE 起病隐匿，急性 IE 多表现为突发或者暴发性起病。

1. 发热 发热是最常见的症状。主要与感染和（或）赘生物脱落引起的菌血症或败血症有关。亚急性 IE 者主要表现为持续性低热，一般不超过 39℃，尤以午后及夜间较为明显，偶有高热呈弛张热型，常伴有乏力、头痛、背痛和肌肉关节痛等。急性 IE 者由于入侵细菌毒力强，全身中毒症状极为明显，常有寒战、高热。

2. 心脏杂音 绝大多数患者有病理性心脏杂音，由基础心脏病和（或）心内膜炎导致瓣膜损害而出现。

3. 周围体征 多为非特异性，不多见，可能与微血管炎或微血管栓塞有关。①瘀点：出现在任何部位，以锁骨以上皮肤、口腔黏膜和睑结膜多见。②指（趾）甲下线状出血。③Osler结节：在指和趾垫出现的豌豆大的红（或紫）色痛性结节。④Roth 斑：为视网膜的卵圆形出血斑，中心呈白色。⑤Janeway 损害：为手掌和足底处直径 1~4mm 的无痛性出血红斑。

4. 动脉栓塞　与赘生物脱落有关，且以开始抗生素治疗头 2 周内发生率最高。可发生于机体的任何部位而出现相应的症状和体征，其中以脑和脾栓塞最为常见，以心、肺和脑栓塞危险性较大，其他还有肾、肠系膜和肢体等部位的栓塞。脑栓塞表现为意识和精神的改变、视野缺失、吞咽困难、失语、偏瘫等；肾栓塞出现腰痛、血尿、肾功能不全等；肺栓塞表现为突发胸痛、气急、发绀、咯血等；脾栓塞时患者左上腹剧痛，呼吸或体位改变时疼痛加剧。

5. 感染的非特异性症状　如贫血、脾大等，部分患者可见杵状指（趾）。

【并发症】

1. 心脏并发症　心力衰竭最常见，其次可见心肌脓肿、急性心肌梗死、心肌炎和化脓性心包炎等。

2. 细菌性动脉瘤　多见于亚急性感染性心内膜炎患者，受累动脉依次为近端主动脉、脑、内脏和四肢。

3. 迁移性脓肿　多见于急性感染性心内膜炎患者，常发生于肝、脾、骨髓和神经系统。

4. 神经系统并发症　可有脑栓塞、脑细菌性动脉瘤、脑出血、中毒性脑病、脑脓肿、化脓性脑膜炎等不同神经系统受累表现。

5. 肾脏并发症　大多数患者有肾损害，包括肾动脉栓塞和肾梗死、肾小球肾炎、肾脓肿等。

考纲摘要

感染性心内膜炎患者发生动脉栓塞时在不同部位的表现。

【辅助检查】

1. 血培养　阳性的血培养不仅有助于 IE 的诊断，而且可指导抗生素治疗。近期未接受过抗生素治疗的患者阳性率高达 95%以上，但是如有 2 周内使用过抗生素或采血、培养技术不当会降低血培养的阳性率。

2. 血液一般检查　进行性贫血较常见，白细胞计数轻度升高或明显升高（急性者），红细胞沉降率增快。

3. 尿液分析　可见镜下血尿和轻度蛋白尿。肉眼血尿提示肾梗死。红细胞管型和大量蛋白尿提示弥漫性肾小球肾炎。

4. 超声心动图　对于 IE 的早期诊断、明确心脏基础病变及心脏并发症、判断预后及指导治疗意义重大，为本病临床诊治最基本的检查方法。发现赘生物及瓣周并发症等可确诊 IE。临床上以经胸超声心动图（TTE）检查为首选，必要时可行经食管超声心动图（TEE）检查，以提高病变的检出率及准确性。

5. 其他　心电图可发现心律失常；X 射线检查可了解心脏外形、肺部表现等。

【诊断要点】

血培养阳性及超声心动图发现赘生物对本病诊断有重要价值。根据临床表现、实验室及超声心动图检查制定了 IE 的杜克（Duke）诊断标准，凡符合 2 项主要诊断标准，或 1 项主要诊断标准和 3 项次要诊断标准，或 5 项次要诊断标准即可确诊。

主要诊断标准：①2 次血培养阳性，而且病原菌完全一致，为典型的感染性心内膜炎致病菌；②超声心动图发现赘生物、脓肿或人工瓣膜裂开。

次要诊断标准：①基础心脏病或静脉滥用药物史；②发热，体温≥38℃；③血管征象：栓塞、细菌性动脉瘤、颅内出血、结膜瘀点及 Janeway 损害；④免疫反应：肾小球肾炎、Osler 结节、Roth 斑及类风湿因子阳性；⑤血培养阳性，但不符合主要诊断标准；⑥超声心动图发现符合感染性心内膜炎，但不符合主要诊断标准。

【治疗要点】

1. 抗生素治疗　在连续多次采集血培养标本后应早期、大剂量、长疗程地应用杀菌性抗生素，一般需要达到体外有效杀菌浓度的 4~8 倍，疗程至少 6 周，以静脉给药方式为主，以保持高而稳定的血药浓度。病原微生物不明时，急性者选用对金黄色葡萄球菌、链球菌、革兰阴性杆菌均有效的广谱抗生素，亚急性者选用对大多数链球菌有效的抗生素。已培养出病原微生物时，应根据药物敏感试验结果选择用药。

2. 手术治疗　约半数 IE 患者须接受手术治疗。IE 患者自身抵抗能力极弱，战胜疾病主要依靠有效的抗生素。对于抗生素治疗预期疗效不佳的高危患者，在 IE 活动期仍在接受抗生素治疗时就可考虑早期手术干预。IE 患者早期手术的 3 个适应证是心衰、感染不能控制、预防栓塞。早期手术按其实施的时间可分为急诊（24 小时内）、次急诊（几天内）和择期手术（抗生素治疗 1~2 周后）。

【护理诊断/问题】

1. 体温过高　与感染有关。

2. 潜在并发症　栓塞、心力衰竭等。

3. 营养失调：低于机体需要量　与食欲下降、长期发热导致机体消耗过多有关。

【护理措施】

1. 饮食护理　给予清淡、高蛋白质、高热量、高维生素、易消化的半流质饮食或软食，以补充发热引起的机体消耗。鼓励患者多饮水，做好口腔护理。有心力衰竭征象的患者按心力衰竭患者饮食进行指导。

2. 加强病情观察　观察体温及皮肤黏膜变化：动态监测体温变化情况，每4~6小时测量体温1次并准确绘制体温曲线，判断病情进展及治疗效果。评估患者有无皮肤瘀点、指（趾）甲下线状出血、Osler结节和Janeway损害等及其消退情况。观察患者有无栓塞征象，重点观察瞳孔、神志、肢体活动及皮肤温度等。

3. 发热护理　动态监测体温变化情况，高热患者卧床休息，病室的温度和湿度适宜。可采用冰袋或温水擦浴等物理降温措施，并记录降温后的体温变化。出汗较多时可在衣服与皮肤之间垫以柔软毛巾，便于潮湿后及时更换，增加舒适感，并防止因频繁更衣而导致患者受凉。

4. 用药护理　遵医嘱应用抗生素治疗，观察药物疗效、可能产生的不良反应，并及时报告医生。告知患者抗生素是治疗本病的关键，病原菌隐藏在赘生物内和内皮下，需坚持大剂量长疗程的抗生素治疗才能杀灭。严格按时间用药，以确保维持有效的血药浓度。注意保护静脉，可使用静脉留置针，避免多次穿刺增加患者痛苦。

5. 正确采集血标本　告知患者及家属为提高血培养结果的准确率，需多次采血，且采血量较多，在必要时甚至需暂停用抗生素，以取得他们的理解和配合。对于未经治疗的亚急性IE患者，应在第1日每间隔1小时采血1次，共3次。如次日未见细菌生长，重复采血3次后，开始抗生素治疗。已用过抗生素者，停药2~7天后根据体温情况进行采血。急性IE患者应在入院后立即安排采血，在3小时内每隔1小时采血1次，共取3次血标本后，按医嘱开始治疗。本病的菌血症为持续性，无需在体温升高时采血。每次采血10~20mL，同时做需氧和厌氧培养。

6. 并发症护理　心脏超声心动图可见巨大赘生物的患者，应绝对卧床休息，防止赘生物脱落。观察患者有无栓塞征象，重点观察瞳孔、神志、肢体活动及皮肤温度等。当患者突然出现胸痛、气急、发绀和咯血等症状，要考虑肺栓塞的可能；出现腰痛、血尿等考虑肾栓塞的可能；出现神志和精神改变、失语、吞咽困难、肢体感觉或运动功能障碍、瞳孔大小不对称，甚至抽搐或昏迷征象时，警惕脑血管栓塞的可能；出现肢体突发剧烈疼痛，局部皮肤温度下降，动脉搏动减弱或消失要考虑外周动脉栓塞的可能；突发剧烈腹痛，应警惕肠系膜动脉栓塞。出现可疑征象，应及时报告医生并协助处理。

考纲摘要

1. 感染性心内膜炎采集血标本的要求。
2. 感染性心内膜炎的并发症观察及护理。

【健康教育】

1. 避免诱因　向患者和家属讲解本病的病因与发病机制、致病菌侵入途径。嘱患者平时注意防寒保暖，少去公共场所，避免感冒，加强营养，增强机体抵抗力，合理安排休息。勿挤压痤疮、疖、痈等感染病灶，减少病原体入侵的机会。良好的口腔卫生习惯和定期的牙科检查是预防 IE 的最有效措施。

2. 用药指导与病情监测　指导患者坚持完成足够剂量和足够疗程的抗生素治疗。教会患者自我监测体温变化、有无栓塞表现，并定期门诊随访。在施行口腔手术如拔牙、扁桃体摘除术，上呼吸道手术或操作，泌尿、生殖、消化道侵入性诊治或其他外科手术治疗前，应说明自己有感染性心内膜炎的病史，以预防性使用抗生素，防止感染性心内膜炎的发生。

考纲摘要

有感染性心内膜炎疾病史的患者在进行外科手术前予抗生素的目的。

项目八　病毒性心肌炎

【学习目标】

1. 掌握病毒性心肌炎的最常见病因、诊断要点、临床表现、护理措施。
2. 熟悉病毒性心肌炎的治疗要点、健康教育、辅助检查。
3. 了解病毒性心肌炎的发病机制。

案例导入

患者 1 个月前着凉后出现发热，全身乏力，伴肌肉酸痛，活动时疼痛加重，休息后缓解，无明显咳嗽、咳痰，无盗汗、咯血，未予重视。3 天前患者再次受凉后出现发热，无咳嗽、咳痰，伴乏力，故至我院急诊就诊。查体：心电图示窦性心动过速，左心室高电压。心肌酶谱：CK1099U/L，CK-MB64U/L。病程中，无胸闷胸痛，无夜间阵发性呼吸困难，无头晕。饮食尚可，睡眠欠佳，体重有所减轻。诊断为病毒性心肌炎。

问题：1. 该患者的可能诊断是什么？

2. 诊断该病还需做哪些辅助检查？

3. 该患者如何休息？

病毒性心肌炎（viral myocarditis）指嗜心肌性病毒感染引起的，以心肌非特异性间质性炎症为主要病变的心肌炎。病毒性心肌炎包括无症状的心肌局灶性炎症和心肌弥漫性炎症所致的重症心肌炎。

【病因与发病机制】

1. 病因　很多病毒都可能引起心肌炎，其中以柯萨奇病毒、孤儿（ECHO）病毒、脊髓灰质炎病毒较常见，尤其是柯萨奇B组病毒感染占30%~50%。此外，流感、风疹、单纯疱疹、肝炎病毒、HIV等也能引起心肌炎。

2. 发病机制　病毒直接作用对心肌的损害；病毒介导的免疫损伤作用，主要是T细胞免疫；多种细胞因子和氧化亚氮等介导的心肌损害和微血管损伤。这些变化均可损害心脏的结构和功能。典型病变是心肌间质增生、水肿及充血，内有多量炎性细胞浸润等。

【临床表现】

病毒性心肌炎临床表现取决于病变的广泛程度和严重性，轻者可无明显症状，重者可致猝死。

1. 病毒感染症状　约半数患者在发病前1~3周有病毒感染前驱症状，如发热、全身倦怠感等“感冒”样症状或恶心、呕吐、腹泻等消化道症状。

2. 心脏受累症状　患者常出现心悸、胸闷、呼吸困难、胸痛、乏力等表现。严重者甚至出现阿-斯综合征、心源性休克、猝死。

3. 主要体征　可见与发热程度不平行的心动过速，各种心律失常，心尖部第一心音减弱，可出现第三心音或杂音。或有肺部啰音、颈静脉怒张、肝大、心脏扩大、下肢水肿等心力衰竭体征。

病毒性心肌炎可分急性心肌炎和慢性心肌炎，病程各阶段的时间划分比较困难，一般急性期定为3个月，3个月至1年为恢复期，1年以上为慢性期。

【辅助检查】

1. 血液生化及心肌损伤标志物检查　血沉增快、C反应蛋白阳性；急性期或心肌炎活动期心肌肌酸激酶（CK-MB）、血清肌钙蛋白增高。

2. 病原学检查　血清柯萨奇病毒IgM抗体滴度明显增高、外周血肠道病毒核酸阳性或肝炎病毒血清学检查阳性，心内膜心肌活检有助于本病的诊断。

3. X射线检查　可见心影扩大或正常。

4. 心电图　对心肌炎诊断的敏感性高，但特异性差。以ST-T段改变及多种心律失常，尤其是窦性心动过速及第一度房室传导阻滞较为常见，严重者可出现病理性Q波、完全性房室传导阻滞或危险性室性期前收缩，甚至室性心动过速或心室颤动。

【诊断要点】

主要依据病毒前驱感染史、心脏受累症状、心肌损伤表现及病原学检查结果等综合分析，排除风湿性心肌炎、中毒性心肌炎等其他疾病而做出诊断。但病毒感染心肌的确诊有赖于病毒抗原、病毒基因片段或病毒蛋白的检出。

若患者有阿-斯综合征发作、心力衰竭、心源性休克、持续性室性心动过速伴低血压等在内的1项或多项表现，可诊断为重症病毒性心肌炎。若仅在病毒感染后3周内出现少数期前收缩或轻度T波改变，不宜轻易诊断为急性病毒性心肌炎。

考纲摘要

病毒性心肌炎的诊断要点。

【治疗要点】

1. 一般治疗　急性期应卧床休息，补充富含维生素和蛋白质的清淡食物。

2. 对症治疗　心力衰竭者给予利尿剂和血管紧张素转换酶抑制剂等。频发室性期前收缩或有快速性心律失常者，可选用抗心律失常药物；完全性房室传导阻滞者，可考虑使用临时性心脏起搏器。目前不主张早期使用糖皮质激素，但对有房室传导阻滞、难治性心力衰竭、重症患者或考虑有自身免疫的情况下则可慎用。

3. 抗病毒治疗　在心肌炎急性期，抗病毒是治疗的关键，应早期应用抗病毒药物。①利巴韦林是人工合成的核苷类似物，具有广谱抗RNA和DNA病毒的作用。②干扰素具有广谱抗病毒能力，且对免疫细胞有调节作用，可抑制病毒在心肌内复制，缩短病程，促进恢复。③黄芪、牛磺酸、辅酶Q_{10}等中西医结合治疗，有抗病毒、调节免疫功能等作用，有一定疗效。

【护理诊断/问题】

1. 活动无耐力　与心肌受损、并发心律失常或心力衰竭有关。

2. 潜在并发症　心律失常、心力衰竭。

【护理措施】

1. 休息与活动　向患者解释急性期卧床休息可减轻心脏负荷，减少心肌耗氧，有利于心功能的恢复，防止病情加重或转为慢性病程。协助患者满足生活需要。保持环境安静，限制探视，减少不必要的干扰，保证患者充分的休息和睡眠时间。无并发症者急性期应卧床休息1个月；重症病毒性心肌炎患者应卧床休息3个月以上，直至症状消失、血液学指标等恢复正常后方可逐渐增加活动量。病情稳定后，与患者及家属一起制订并实施每日活动计划，严密监测活动时心率、心律、血压变化，若活动后出现胸闷、心悸、呼吸困难、心律失常等，应停止活动，以此作为限制最大活动量的指征。

2. 饮食护理　轻症患者饮食无特殊限制，鼓励其多吃富含维生素C的食物。重症患者若有明显心力衰竭按心力衰竭饮食指导。防止便秘，避免用力排便，必要时可使用缓泻剂。

3. 严密监测病情变化 对重症病毒性心肌炎患者，急性期应严密心电监护直至病情平稳。注意心率、心律、心电图变化，密切观察生命体征、尿量、意识、皮肤黏膜颜色，注意有无呼吸困难、咳嗽、颈静脉怒张、水肿、肺部湿啰音、奔马律等表现。同时准备好抢救仪器及药物，一旦发生严重心律失常或急性心力衰竭，立即配合急救处理。

4. 心理护理 病毒性心肌炎常影响患者日常生活、学习或工作，从而患者易产生不良情绪。应向患者说明本病的演变过程及预后，使患者安心休养。告诉患者体力恢复需要一段时间，不要急于求成；对不愿活动或害怕活动的患者，应给予心理疏导，督促患者完成耐力范围内的活动量。为患者提供适宜的活动环境和氛围，激发患者活动的兴趣。

考纲摘要

病毒性心肌炎患者限制活动的原因。

【健康教育】

1. 疾病知识指导 患者应进食高蛋白质、高维生素、清淡、易消化的饮食，尤其是补充富含维生素 C 的食物如新鲜蔬菜、水果，以促进心肌代谢与修复。戒烟、酒及刺激性食物。患者出院后需继续休息 3~6 个月，无并发症者可考虑恢复学习或轻体力工作。适当锻炼身体，增强机体抵抗力，6 个月至 1 年内避免剧烈运动或重体力劳动、妊娠等。注意防寒保暖，预防病毒性感冒。

2. 病情监测指导 教会患者及家属测脉率、节律，发现异常或有胸闷、心悸等不适及时就诊。

项目九　心肌病

【学习目标】

1. 掌握心肌病的护理要点。
2. 熟悉心肌病的临床表现、治疗要点。
3. 了解心肌病的病因、有关检查及诊断方法。

心肌病又称原发性心肌病，指伴有心肌功能障碍的心肌疾病。心肌病包括扩张型心肌病、肥厚型心肌病、限制型心肌病和致心律失常型右室心肌病四型。其中以扩张型心肌病常见，其次是肥厚型心肌病。据统计，在住院患者中，心肌病可占心血管疾病的0.6%~4.3%，近年心肌病有增加趋势。在因心血管疾病死亡的尸体解剖中，心肌病占0.11%。青年男性发病率高。本项目重点阐述扩张型心肌病和肥厚型心肌病。

一、扩张型心肌病

案例导入

患者，男性，54岁。2年来劳累后心悸、气短进行性加重，多次出现夜间睡眠中呼吸困难，坐起后可缓解。半年来感腹胀、食欲下降、尿少、下肢水肿。既往无高血压、糖尿病、高脂血症。查体：脉搏110次/分，血压130/70mmHg，半卧位，颈静脉怒张，双肺底可闻及湿啰音，心前区搏动弥散，心界向两侧扩大，心率110次/分，心律不齐，心音强弱不等，$P_2>A_2$，心尖部可闻及收缩期吹风样杂音，肝肋下2cm，肝-颈静脉反流征（+），下肢水肿（++）。临床诊断为扩张型心肌病。

问题：1. 该患者为什么诊断为扩张型心肌病？

2. 该患者主要的护理诊断/问题是什么？

3. 如何对该患者进行护理？

扩张型心肌病（dilated cardiomyopathy，DCM）是以单侧或双侧心腔扩大、室壁变薄，心肌收缩功能障碍为特征，伴或不伴有充血性心力衰竭，常合并心律失常。男性多于女性，病死率较高。

【病因与发病机制】

病因不明，可能与病毒、细菌、药物中毒和代谢异常等所致各种心肌损伤有关。其中病毒感染是其重要原因，病毒对心肌的直接损伤或体液、细胞免疫反应所致心肌炎均可导致和诱发扩张型心肌病。酒精中毒、抗肿瘤药物、代谢异常等因素也可引起本病。家族遗传因素与本病也有一定关系。本病的病理改变以心腔扩张为主，肉眼可见心室扩张，室壁多变薄，纤维瘢痕形成，且常伴附壁血栓。瓣膜、冠状动脉多无改变。组织学为非特异性心肌细胞肥大、变性和纤维化。

【临床表现】

起病缓慢，早期患者多无明显症状。后期出现气急，甚至出现端坐呼吸、水肿、肝大等充血性心力衰竭的表现，常合并各种类型的心律失常，甚至可发生栓塞或猝死。主要体征为心脏扩大，可闻及第三或第四心音，心率快时呈奔马律。晚期出现左、右心功能不全的体征。

【辅助检查】

1. X 射线检查　心影明显增大，心胸比>50%，肺淤血。

2. 心电图　可见各种心律失常，如心房颤动、房室传导阻滞等。亦可有 ST-T 改变、低电压、R 波降低，少数出现病理性 Q 波，多是由于心肌广泛纤维化所致。

3. 超声心动图　本病早期即可有心腔轻度扩大，后期各心腔均扩大，以左心室扩大早而显著，室壁运动普遍减弱，提示心肌收缩力下降，以致二尖瓣、三尖瓣本身虽无病变，但在收缩期不能退至瓣环水平而致关闭不全，彩色血流多普勒显示二尖瓣、三尖瓣反流。

4. 心导管检查和心血管造影　早期近乎正常。有心力衰竭时心导管检查可见左右心室舒张末期压、左心房压和肺毛细血管楔压增高，心搏量、心脏指数减低。心室造影可见心腔扩大，室壁运动减弱，心室射血分数低下。冠状动脉造影多无异常。

5. 心脏放射性核素检查　核素血池扫描可见舒张末期和收缩末期左心室容积增大，心搏量降低。

6. 心内膜心肌活检　可见心肌细胞肥大、变性及间质纤维化等。

【诊断要点】

本病缺乏特异性诊断指标，临床上看到心脏增大、心律失常和充血性心力衰竭的患者时，如超声心动图证实有心腔扩大与心脏弥漫性搏动减弱，即应考虑有本病的可能，但需排除各种器质性心脏病，如急性病毒性心肌炎、风湿性心脏病、冠心病、先天性心血管疾病及各种继发性心肌病后方可确立诊断。

【治疗要点】

因病因未明，尚无特殊的治疗方法，主要是对症治疗，控制心力衰竭和心律失常。对无症状的患者，应预防感染，防止过劳，戒烟，禁酒，以防发生心力衰竭。有心功能不全时与一般心衰处理相同，但本病患者对强心苷耐受性差，易发生中毒，故用量宜偏小。可用营养心肌药物。必须及时有效地控制各类心律失常，晚期条件允许可行心脏移植术。

二、 肥厚型心肌病

案例导入

患者，男，28 岁。劳动时出现胸部闷痛，多次晕倒，数分钟后意识恢复。既往无高血压、糖尿病、高脂血症。查体：脉搏 86 次/分，血压 120/80mmHg，双肺（-），心界不大，胸骨左缘第 4 肋间闻及喷射性收缩期杂音，屏气时杂音增强。临床诊断为梗阻性肥厚型心肌病。

问题：1. 该患者为什么诊断为梗阻性肥厚型心肌病？

2. 该患者主要的护理诊断/问题是什么?

3. 如何对该患者进行护理?

肥厚型心肌病（hypertrophic cardiomyopathy，HCM）是以心肌非对称性肥厚、心室腔变小、左心室血液充盈受限、舒张期顺应性下降为特征的心肌病。根据有无左心室内梗阻分为梗阻性和非梗阻性肥厚型心肌病。本病常为青年猝死的原因。

【病因与发病机制】

病因尚不清楚。本病常有明显的家族史，约占 1/3，目前被认为是常染色体显性遗传疾病。肌节收缩蛋白基因突变是主要的致病因素。儿茶酚胺代谢异常、高血压、高强度运动等可为本病发病的促进因素。

【临床表现】

起病缓慢，部分患者可完全无自觉症状，因猝死或在体检中发现。非梗阻性肥厚型心肌病患者的临床表现与扩张型心肌病相似；梗阻性肥厚型心肌病患者可有头晕、黑蒙、心悸、胸痛、劳力性呼吸困难，伴有流出道梗阻的患者在突然起立、运动、应用硝酸酯类药物时，导致回心血量减少，使左心室流出道更为狭窄，导致上述症状加重，甚至出现晕厥、猝死。部分患者因肥厚心肌耗氧增多而致心绞痛，但用硝酸甘油和休息多不能缓解。病程晚期可出现心力衰竭。主要体征为心脏轻度增大，能听到第四心音；流出道有梗阻的患者可在胸骨左缘第 3~4 肋间听到较粗糙的喷射性收缩期杂音；心尖部也常可听到收缩期杂音。

【辅助检查】

1. X 射线检查　心脏增大多不明显，心功能不全时心影明显增大。

2. 心电图　最常见的表现为左心室肥大、ST-T 改变、T 波倒置及病理性 Q 波。室内传导阻滞和期前收缩亦常见。

3. 超声心动图　超声心动图是本病临床上主要的诊断手段。检查可见室间隔的非对称性肥厚，舒张期室间隔的厚度与左心室后壁的厚度之比≥1.3，间隔运动低下。

4. 心导管检查和心血管造影　心导管检查显示左心室舒张末期压上升。心室造影显示左心室腔变小、心室壁增厚。冠状动脉造影多无异常。

【诊断要点】

对临床或心电图表现类似冠心病的患者，如患者较年轻，诊断冠心病依据不充分又不能用其他心脏病来解释，则应想到本病的可能。结合心电图、超声心动图及心导管检查做出诊断。如有阳性家族史（猝死、心脏增大等）更有助于诊断。

【治疗要点】

梗阻性肥厚型心肌病治疗以 β 受体阻滞剂及钙通道阻滞剂最常用，可以减慢心率，降低流出道肥厚心肌的收缩能力，缓解流出道梗阻，增加心搏出量，并可治疗室上性心律失常。还常用美托洛尔或维拉帕米（由小剂量逐渐增加）。对重度梗阻性肥厚型心肌病可做左心室流出道心肌切除术，或无水乙醇化学消融。

三、 心肌病患者的护理

【护理诊断/问题】

1. **胸痛** 与心肌肥厚耗氧量增加、冠状动脉供血不足有关。

2. **活动无耐力** 与心肌收缩力降低、心搏出量降低有关。

3. **有受伤的危险** 与梗阻性肥厚型心肌病所致晕厥有关。

4. **有感染的危险** 与机体抵抗力下降有关。

5. **潜在并发症** 心力衰竭、心律失常、栓塞、猝死等。

【护理措施】

1. **一般护理**

（1）休息与活动 无症状患者，日常工作、生活多不受影响，但应生活规律，避免过度劳累和剧烈运动。有明显心力衰竭或心律失常的患者应充分休息，以不引起胸闷、心悸等症状为原则，随病情逐渐稳定可适当增加活动量。

（2）饮食护理 早期饮食无特殊限制，鼓励患者多吃富含维生素 C 的食物。晚期有明显心力衰竭患者按心力衰竭饮食指导。防止便秘，避免用力排便，必要时可使用缓泻剂。

2. **病情观察** 密切观察生命体征，必要时进行心电监护，及时发现心律失常。观察有无呼吸困难、颈静脉怒张、肝脏肿大、水肿等心力衰竭表现。扩张型心肌病心脏明显扩大的患者，若合并心房颤动，易形成附壁血栓，需观察有无栓子脱落引起心、脑、肾等重要脏器及肢体动脉的栓塞。肥厚型心肌病患者，因心排血量明显减少，导致心、脑、肾等脏器严重供血不足，应注意患者有无头晕、黑蒙、晕厥、心绞痛等表现，一旦出现，积极采取相应措施，防止意外发生。

3. **对症护理**

（1）心绞痛 与一般心绞痛护理相似，但不宜用硝酸酯类药物，应遵医嘱使用 β 受体阻滞剂及钙通道阻滞剂治疗。嘱患者避免突然屏气或站立，以免加重病情。

（2）晕厥 肥厚型心肌病患者体力活动后有晕厥和猝死的危险，故应避免持重、屏气及剧烈的运动如跑步、球类比赛等，有晕厥史者避免独自外出活动，以免发生意外。

（3）心力衰竭、心律失常、栓塞 应做好相应的护理。

4. **用药护理** 遵医嘱用药，因心肌病患者对强心苷的耐受性差，应特别注意其毒性反应。肥厚型心肌病患者应用钙通道阻滞剂时，应注意观察血压，以防血压降得过低。肥厚型心肌病患者出现心绞痛时不宜用硝酸酯类药物，以免加重左心室流出道梗阻。

5. 心理护理　心肌病尚无特殊治疗方法，只能对症治疗，患者反复发作心力衰竭，需要经常住院治疗，且患者多为青壮年，担心疾病影响将来的学习、工作和家庭生活，思想负担大，可产生明显的焦虑或恐惧心理。家属也有较大的心理压力和经济负担。护理人员应经常与患者沟通、交流，了解其心理特点，做好解释、安慰工作，解除其思想顾虑，树立其战胜疾病的信心。

【健康教育】

1. 生活指导　指导患者保持室内空气流通，阳光充足，注意防寒保暖，预防感冒及上呼吸道感染。合理安排休息与活动，症状轻者可参加轻体力工作但要避免劳累；症状明显者应卧床休息，肥厚型心肌病患者体力活动后有晕厥和猝死的危险，应避免激烈活动。有晕厥史者应避免独自外出活动，以防意外发生。给予高蛋白质、高维生素、高纤维素的清淡饮食，以促进心肌代谢，增强机体抵抗力。心衰时，低盐饮食，不吃含钠高的食物。

2. 疾病知识指导　耐心细致地向患者及家属宣教疾病的有关知识，让其了解心肌病有一长期、慢性的发展过程，积极有效的预防措施有助于控制疾病、延缓病情、提高生活质量。坚持遵医嘱用药，说明用法、剂量，教会患者及家属观察药物疗效及不良反应。定期门诊随访，有症状时立即就诊，防止病情进展恶化。

考纲摘要

1. 扩张型心肌病的临床表现。
2. 肥厚型心肌病的临床表现。
3. 心肌病患者的护理措施。

项目十　心包疾病

【学习目标】

1. 掌握心包疾病的护理要点。
2. 熟悉心包疾病的临床表现、治疗要点和护理诊断/问题。
3. 了解心包疾病的病因和发病机制、诊断要点。

案例导入

患者，男，32岁。午后低热、盗汗、厌食、乏力1年，近半个月来出现心慌、胸闷、进行性加重的呼吸困难。查体：消瘦，端坐呼吸，颈静脉怒张，心浊音界向两侧扩大，心率120次/分，律齐，无杂音，心音遥远，肝肋下2cm，肝-颈静脉回流征阳性。实验室检查：血沉增快，心脏X射线检查心影明显增大，呈烧瓶状。临床诊断为急性心包炎。

问题：1. 该患者为什么诊断为急性心包炎？

2. 该患者主要的护理诊断/问题是什么？

3. 如何对该患者进行护理？

心包疾病是由感染、肿瘤、代谢性疾病、尿毒症等引起的心包病理性改变。临床上按病程分为急性（病程<6周）、亚急性（病程6周至6个月）及慢性（病程>6个月）；按病理性质分为纤维素性、渗出性、缩窄性、粘连性；按病因分为感染性、非感染性。感染性心包炎可由细菌、病毒、真菌等引起。非感染性心包炎可由急性心肌梗死、肿瘤、尿毒症等引起。临床最常见的为急性心包炎和缩窄性心包炎两种。

一、急性心包炎

急性心包炎（acute pericarditis）为心包脏层和壁层的急性炎症，可由细菌、病毒、肿瘤、自身免疫、物理、化学等因素引起。

【病因与发病机制】

1. 病因

（1）感染性　由细菌、真菌、病毒、寄生虫、立克次体等感染引起。

（2）非感染性　常见的有急性非特异性心包炎，包括自身免疫性（如风湿热、系统性红斑狼疮、类风湿关节炎）、肿瘤性、内分泌及代谢性（如尿毒症、痛风）心包炎，心肌梗死后综合征，外伤性、放射性心包炎等。

2. 发病机制　心包腔是由壁层和脏层构成的一个封闭囊袋，正常心包腔内约含50mL液体。急性炎症反应时，心包上有纤维蛋白、白细胞及少许内皮细胞渗出，此时为急性纤维蛋白性心包炎。随着渗出物增加，则转为渗出性心包炎，渗出液常为浆液纤维蛋白性，液体量一般在100~500mL，也可多达2000~3000mL，多为黄而清的液体，也可为脓性或血性。当渗出液迅速积聚和（或）渗出液量超过一定水平时，心包内压力急骤上升，影响心室舒张期充盈，使心搏量降低，动脉收缩压下降。同时，心包内压力增高也影响血液回流，使静脉压高，从而出现急性心脏压塞的临床表现。

【临床表现】

1. 纤维蛋白性心包炎

（1）症状　心前区疼痛为纤维蛋白性心包炎的主要症状，因炎症使壁层和脏层心包变得粗糙，心脏活动时两层心包相互摩擦刺激痛觉神经末梢而产生疼痛。多呈尖锐性疼痛，常因咳嗽、深呼吸或变换体位而加重。疼痛也可为压榨样，位于胸骨后。

（2）体征　心包摩擦音是纤维蛋白性心包炎的典型体征，也是确诊的主要依据。心包摩擦音是由于心脏活动时两层心包相互摩擦而产生的，多呈刮抓样粗糙音，于胸骨左缘第3~4肋间听诊最清楚，坐位身体前倾、深呼吸时更容易听到。当心包腔中液体增加将两层心包隔开时心包摩擦音消失，同时心前区疼痛减轻，部分患者可有心包摩擦感。

2. 渗出性心包炎

（1）症状　呼吸困难是渗出性心包炎最突出的症状，可能与肺、支气管受压或肺淤血有关。严重时可有端坐呼吸。也可因压迫气管、喉返神经、食管而产生干咳、声音嘶哑、吞咽困难等。此外可有发热、出汗、乏力、烦躁等全身症状。

（2）体征　心尖搏动减弱或消失，心浊音界向两侧扩大，心率快，心音低而遥远。大量心包积液时心脏舒张受限，心搏出量减少，收缩压下降，而舒张压变化不大，故脉压减小；静脉回流受阻淤血，出现颈静脉怒张、肝大、水肿及腹水等。严重者可引起急性循环衰竭、休克、奇脉等心脏压塞征。

【辅助检查】

1. 血液检查　感染时有白细胞计数增加及红细胞沉降率增快等炎症反应。

2. X射线检查　当心包内积液量超过300mL时，可见心脏阴影普遍性向两侧增大，呈烧瓶样，心脏搏动减弱或消失；尤其是肺部无明显充血现象而心影显著增大是心包积液的典型特征。

3. 心电图　常规导联（除aVR外）皆呈ST段弓背向下型抬高，一至数日后，ST段回到基线；出现T波低平及倒置，持续数周至数月后T波逐渐恢复正常；渗出性心包炎时可有QRS波群低电压及电交替；无病理性Q波。

4. 超声心动图　超声心动图对诊断心包积液简单易行，迅速可靠。M型或二维超声心动图可见液性暗区。

5. 心包穿刺　心包穿刺不但可用于确诊而且还可用于治疗，主要用于未能明确病因的渗出性心包炎和心脏压塞。通过心包穿刺液常规检查，寻找肿瘤细胞、进行细菌培养等，可鉴别积液性质，明确病因。通过穿刺放液还可解除心脏压塞症状，达到治疗目的。

【诊断要点】

根据急性起病、典型胸痛、心包摩擦音、特征性心电图表现可进行诊断。超声心动图检查可以确诊并判断积液量。

【治疗要点】

1. 病因治疗：如用抗结核药、抗生素、化疗药物等。

2. 对症治疗：胸痛可使用镇痛剂。

3. 心包穿刺：解除心脏压塞和减轻大量渗出液引起的邻近器官的压迫症状。

4. 心包切开引流及心包切除术等。

二、 缩窄性心包炎

缩窄性心包炎是指心脏被致密厚实的纤维化和钙化心包所包围，使心室舒张期充盈受限而产生一系列循环障碍的病症。缓慢起病，一般在急性心包炎后1年形成。

【病因与发病机制】

缩窄性心包炎继发于急性心包炎，其病因以结核性心包炎最常见，其次为化脓性或外伤性心包炎，少数为非特异性或肿瘤性心包炎等。缩窄性心包炎是急性心包炎的后果，部分急性心包炎痊愈后，其脏层与壁层可残留不同程度的粘连，并可出现纤维组织增生，最终形成坚厚的瘢痕，使心包失去伸缩性，致使心室舒张期充盈受限而产生血液循环障碍。

【临床表现】

1. 症状 起病缓慢，病程长，少数可长达数年。主要症状为劳力性呼吸困难，这是由于心排血量不能随活动而相应增加所致。随着腹水的出现和增加，或合并胸腔积液时，使患者肺活量减少，以致休息时也出现呼吸困难，甚至出现端坐呼吸。由于静脉淤血，也可有上腹胀满或疼痛、食欲不振等。

2. 体征 主要表现体循环静脉压升高的一系列体征，有颈静脉怒张、肝大、腹水、胸腔积液、下肢水肿等。心脏体征表现为心浊音界正常或稍增大，心尖搏动减弱或消失，心率增快，心音减弱，可触及奇脉。约有半数患者可在胸骨左缘第3~4肋间听到心包叩击音。叩击音的出现系心包缩窄，心室舒张充盈时血流突然受阻引起心包壁振动所致。

【并发症】

缩窄性心包炎如不及时手术治疗可发展为心肌萎缩、心源性恶病质和严重肝肾功能不全等。

【辅助检查】

1. X射线检查 心影偏小、正常或轻度增大，可呈三角形，部分患者可见心包钙化影。

2. 心电图 非特异性的ST-T变化、QRS波群低电压。

3. 超声心动图 心包增厚，心室腔容积变小，室间隔矛盾运动。

4. 右心导管检查 血流动力学可有相应改变。

【诊断要点】

典型缩窄性心包炎根据临床表现和相关检查可明确诊断。

【治疗要点】

本病治疗主要为早期施行心包切除术，病程过长后因心肌纤维变性而影响手术效果，通常在心包感染被控制、结核活动已静止时手术，并在术后继续用药1年。

三、 心包疾病患者的护理

【护理诊断/问题】

1. 胸痛　与心包炎症有关。

2. 气体交换受损　与肺和支气管受压、肺淤血有关。

3. 体温过高　与心包炎症有关。

【护理措施】

1. 一般护理

（1）休息与活动　根据病情帮助患者采取半卧位或前倾坐位，床上放置小桌，可附桌休息。疼痛时卧床休息，减少活动，保持情绪稳定，勿用力咳嗽、深呼吸或突然改变体位，以免加重疼痛。

（2）饮食护理　给予高热量、高蛋白质、高维生素、易消化的半流食或软食，保证合理营养，适当限制钠盐摄入。少食产气食物。

2. 病情观察　观察患者的生命体征、意识、胸痛的性质及部位、呼吸困难的程度，以及有无心包摩擦音和心脏压塞的表现。

3. 对症护理　胸痛时镇痛，遵医嘱给予解热镇痛剂，注意有无胃肠道反应、出血等副作用。若疼痛严重，可适量使用吗啡类药物。遵医嘱给予糖皮质激素及抗菌、抗结核、抗肿瘤等药物治疗并注意观察药物的疗效与副作用。

4. 心理护理　向患者介绍病情，鼓励患者说出内心感受，给予心理安慰，帮助患者树立战胜疾病的信心。

【健康教育】

1. 生活指导　心包疾病患者机体抵抗力下降，应注意充分休息，避免剧烈运动，加强营养。注意保暖，防止呼吸道感染。

2. 疾病知识指导　向患者强调坚持足够疗程药物治疗的重要性，勿擅自增加或减少药物的剂量和种类，防止复发。注意药物不良反应，定期随访。对缩窄性心包炎的患者应讲明行心包切除术的重要性，解除其思想顾虑，尽早接受手术治疗。

考纲摘要

1. 各种心包炎的主要临床表现及区别。
2. 心包炎的护理措施。

项目十一　循环系统疾病常用诊疗技术及护理

【学习目标】

1. 掌握循环系统疾病常用诊疗技术操作后护理。
2. 熟悉循环系统疾病常用诊疗技术操作中配合。
3. 了解循环系统疾病常用诊疗技术适应证。

一、心脏起搏治疗

心脏起搏治疗是治疗心律失常的重要方法，分为临时心脏起搏和永久心脏起搏两种。起搏系统由脉冲发生器（起搏器）、能量传输系统（电极导线）组成，利用起搏器发放脉冲电流，通过导线和电极的传导刺激心肌，使之兴奋和收缩，从而使心脏按脉冲电流的频率有效地搏动，即模拟正常心脏的冲动形成和传导。

【人工心脏起搏器类型】

1. 根据起搏器电极导线植入的部位分

（1）单腔起搏器　只有一根电极导线置于一个心腔。有固定频率起搏器和按需型起搏器，目前临床上常用按需型起搏器，可感知心内电信号而使自身频率受抑制，因而不引起竞争心律。最常用的为心室按需型起搏器（VVI）、心房按需型起搏器（AAI）。

（2）双腔起搏器　有两根电极导线分别置于心房和心室，使心房和心室能顺序起搏，更合乎生理要求。有房室同步型心室起搏（VAT）、房室顺序起搏（DVI）、房室全自动型起搏（DDD）等。

（3）其他　如程序可控型起搏器、抗心动过速起搏器、频率适应性起搏器、植入型心律转复除颤器（ICD）、治疗心衰起搏器。

2. 根据心脏起搏器应用的方式分

（1）临时心脏起搏采用体外携带式起搏器。

（2）植入型心脏起搏器一般埋植在患者胸部（偶尔植入其他部位）的皮下组织内。

【适应证】

1. 临时心脏起搏　脉冲发生器置于体外，电极导线经食管或外周静脉（股静脉、贵要静脉或锁骨下静脉）送入右心室的心尖部，电极放置时间一般不超过 14 天。适用于伴血流动力学障碍的心动过缓，起到诊断、预防及治疗的目的，适应范围包括：

（1）急性心肌梗死、心肌炎、洋地黄类药物中毒、电解质紊乱等，导致心脏传导功能障碍，甚至阿-斯综合征发作。

（2）射频消融术或介入治疗等，引起一过性第三度房室传导阻滞。

（3）预防性应用于某些治疗与检查过程中将出现明显心动过缓的高危患者。

（4）起搏器依赖的患者更换新起搏器之前的过渡。

2. 永久心脏起搏　脉冲发生器植入患者胸部的皮下组织内，适用于需长期心脏起搏的患者，适应范围包括：

（1）伴有临床症状的第二度Ⅱ型以上房室传导阻滞。

（2）病态窦房结综合征或房室传导阻滞有明显临床症状，或虽无症状，但心室率长期低于 40 次/分或心脏停搏时间超过 3 秒者。

（3）窦房结功能障碍或房室传导阻滞者，必须应用减慢心率的药物治疗时。

（4）其他：预防和治疗长 Q-T 间期综合征的恶性室性心律失常，辅助治疗梗阻性肥厚型心肌病、扩张型心肌病、顽固性心衰等。

【操作前准备】

1. 评估患者的文化水平、心理状态及对该技术认识的程度，并进行心理护理，向患者介绍手术目的及过程，说明患者的配合对手术成功的重要性，使患者做好充分的思想准备，保持稳定的情绪，消除疑虑心理，保证充足的睡眠。

2. 遵医嘱做好各种化验检查：血液常规检查、血小板计数、凝血时间测定。一般常规描记 12 导联心电图。

3. 术前用药：遵医嘱做青霉素和普鲁卡因皮试。于术前一天晚 8 点给患者安定 5~10mg 口服，保证充足的睡眠。于术前半小时给予安定肌内注射，防止精神紧张及血管痉挛。建立静脉通道，以保证手术中用药。应用异丙肾上腺素、抗凝剂者，术前应停药。

4. 心电监护：观察患者生命体征，给予持续心电监护，床边备除颤器及各类急救药品。

5. 皮肤准备：进行常规备皮，保持手术区的清洁干净，选择柔软衣服，避免搔抓，防止皮肤感染。

【操作中配合】

1. 临时性起搏　常规消毒，局部麻醉，将双极电极导线经外周静脉穿刺（常用右股静脉，其次是贵要静脉、左锁骨下静脉）入右心室心尖部，将电极接触到心内膜，固定电极，进行起搏参数测定，连接临时起搏器。

2. 永久性（埋藏式）起搏 常规消毒穿刺部位，用2%利多卡因局部麻醉，将单极电极导线从头静脉或锁骨下静脉、颈外静脉送至右心室心尖部，将电极接触心内膜，固定电极，进行起搏参数测定，将起搏器埋藏于切口同侧的胸大肌前皮下组织。

【操作后护理】

1. 卧床休息、防电极脱位 术后48小时内电极导线易移位。术后应绝对卧床1~3天，限制手术侧肢体活动。术后当日取半卧位，3天后患者可下床活动，但应避免高举、伸拉手臂，术后6周内避免抬举重物。

2. 心电监护 术后对患者进行2~3天持续心电监护，观察记录心率、心律变化，以了解起搏器的工作情况。

3. 伤口护理 手术的静脉穿刺点在术后应以小沙袋压迫8~12小时，以防止出血及导线移位。起搏器囊袋处避免外力压迫、冲击。切口敷料每日更换1次，行床头交班，观察皮肤血运情况，有无渗血、血肿，有异常及时做出相应处理。避免穿太紧的衣服，以免对伤口及起搏器产生过度的压力。

4. 预防感染 术后应用抗生素3~5天，预防感染。

5. 皮肤护理 卧床期间指导患者床上排便，便后清洗皮肤，对骶尾部、背部等受压时间长的部位给予按摩，防止压疮发生。定时帮助患者活动下肢，防止深静脉血栓形成。

二、 心脏电复律

心脏电复律是在短时间内向心脏通以高压强电流，使心肌瞬间同时除极，消除异位性快速心律失常，使之转复为窦性心律的方法。最早用于消除心室颤动，故亦称心脏电除颤。心脏电复律可分为两类，即同步电复律和非同步电复律。同步电复律的电复律器同步触发装置能利用患者心电图的R波来触发放电，放电仅在心动周期的绝对不应期，从而可避免心室颤动的发生；而非同步电复律的电复律器可在任何时间放电。

【适应证】

1. 非同步直流电复律 室颤及伴有严重血流动力学障碍的室速。

2. 同步直流电复律 常用于除心室颤动以外的各种快速性异位心律失常的治疗，如室性心动过速、心房颤动、心房扑动等。

【操作前准备】

1. 评估患者，向患者介绍电复律的意义、必要性，解除其思想顾虑。

2. 术前准备：复律前1~2日口服奎尼丁，预防转律后复发，服药前做心电图检查，观察QRS波时限及Q-T间期变化。遵医嘱停用强心苷类药物1~3日，改善心功能，纠正低钾血症和酸中毒。

3. 复律前当日晨禁食，排空膀胱。

4. 建立静脉通道。

【操作过程】

1. 非同步直流电复律　将患者置于硬板床上，勿与金属接触，非操作人员远离床边。立即将两电极板上均匀涂满导电糊或包以生理盐水浸湿的纱布，分别置于主动脉瓣区（胸骨右缘第2~3肋间）和心尖部，并与皮肤紧密接触，按充电钮充电到功率达300J左右，两电极板同时放电，此时患者身体和四肢抽动一下，通过心电示波器观察患者的心律是否转为窦性心律。

2. 同步直流电复律　患者仰卧于硬板床上，松开衣领，有义齿者取下，开放静脉通道。先连接好心电图机及示波器，术前做全导心电图，选R波较大的导联测试电复律仪的同步性能，即放电时电脉冲是否落在R波下降支，同时选择R波较高的导程来触发同步放电。用地西泮0.3~0.5mg/kg缓慢静脉注射，嘱患者出声数"1、2、3……"直至入睡、睫毛反射消失。麻醉过程中严密观察呼吸，有呼吸抑制时面罩给氧。电极板放置方法和部位及操作程序同前，充电到100~200J，按同步复律键，放电。如心电图显示未转复为窦性心律，可增加电功率，再次电复律。

3. 病情观察　术中注意观察患者的意识状态、瞳孔、血压、心率、心律、呼吸、血氧饱和度等变化，以及心电示波。

【操作后护理】

1. 休息与饮食　卧床休息1日，清醒后2小时避免进食，以防恶心、呕吐。

2. 病情监测　持续心电监护24小时，注意心率、心律变化；密切观察病情变化，如神志、瞳孔、呼吸、血压、皮肤及肢体活动情况；及时发现有无心律失常、栓塞、局部皮肤灼伤、肺水肿等并发症，并协助医生给予处理。

3. 遵医嘱用药　继续服用奎尼丁、强心苷或其他抗心律失常药物以维持窦性心律。

三、　心导管检查术

心导管检查术是通过心导管插管术进行心脏各腔室、瓣膜和血管的构造和功能的检查，包括右心导管检查与选择性右心造影、左心导管检查与选择性左心造影。

【适应证】

1. 做血流动力学检查。

2. 先天性心脏病，特别是有心内分流的先天性心脏病诊断。

3. 心内电生理检查及心肌活检术。

4. 心室壁瘤需了解瘤体大小与位置以决定手术指征。

5. 肺动脉、肺静脉造影，选择性冠状动脉造影等。

【禁忌证】

1. 感染性疾病，如感染性心内膜炎、肺部感染、败血症。

2. 严重心律失常及严重高血压未控制者。

3. 电解质紊乱、洋地黄中毒。

4. 有出血倾向、外周静脉血栓性静脉炎。

5. 严重肝肾功能损害者。

【操作前准备】

1. 用物准备　备好麻醉药、穿刺包及急救药等。

2. 评估患者　向患者及家属介绍心导管检查的方法和意义、手术的必要性和安全性，以解除他们的思想顾虑和精神紧张。

3. 遵医嘱做好各种检查　出凝血时间、肝肾功能、X 射线检查、超声心动图等。

4. 皮肤准备　术前双侧腹股沟及会阴部进行常规备皮。

5. 术前准备　术前详细询问患者有无药物过敏史，并做静脉碘过敏试验。术前 1 日晚遵医嘱应用镇静剂，保证患者良好睡眠。术前 0.5~2 小时给患者应用适量的抗生素预防感染。遵医嘱术前 30 分钟给予镇静剂。在医护人员指导下，让患者进行必要的术前配合训练，如吸气和屏气、咳嗽训练和床上排尿训练等。

6. 动脉观察　穿刺动脉者应检查两侧足背动脉搏动情况并做好标记，以便与术中、术后对照观察。

7. 饮食护理　术前 4 小时禁食、禁水。小儿全麻者术前 6 小时禁食，4 小时禁水，适当补液。

【操作中配合】

一般采用心导管经皮穿刺法，局麻后自股静脉、上肢贵要静脉或锁骨下静脉（右心导管术）或股动脉、肱动脉（左心导管术）插入导管到达相应部位。整个检查均在 X 射线透视下进行，并做连续的心电和压力监测。动脉穿刺成功后应注入肝素 3000U，随后操作每延长 1 小时追加肝素 1000U。

1. 协助患者平卧，连接监测仪器。

2. 严密记录生命体征、心率及心律变化，准确记录压力数据。

3. 维持静脉通路通畅，遵医嘱给药。

4. 准确提送各种器械，完成术中记录。

5. 准备抢救药品、用物和器械。

6. 陪伴在患者身边，多与患者交谈，安慰患者。

【操作后护理】

1. 病情观察　持续监测生命体征，注意有无心律失常，若发现血压降低、心跳加快、心律不规则等，立即通知医生，采取相应的处理措施。注意穿刺部位有无出血、血肿、血管栓塞及感染等并发症，并做好相应护理。

2. 穿刺局部处理与观察　患者术后平卧，静脉穿刺者局部沙袋压迫 4 小时，术侧肢体制动 4~6 小时，卧床 12 小时；动脉穿刺者以左手示、中二指压迫止血 15~20 分钟，压迫点在皮肤穿刺点近心侧 1~2cm 处，确认无出血后，以弹力绷带加压包扎，用 1kg 左右沙袋压迫 6 小时，穿刺侧肢体制动 12 小时，卧床 24 小时。观察肢体皮肤颜色与温度、感觉与运动功能有无变化，检查足背动脉搏动是否减弱或消失等。

3. 预防感染　术后常规预防性使用抗生素抗感染，一般首选青霉素，连续静脉滴注 3 日。

4. 生活护理　婴幼儿全麻后应注意保温，头偏向一侧，防止误吸，待患儿完全清醒后方可进水、进食。指导患者适当多饮水，促进造影剂排泄。排尿困难者进行诱导，无效时可导尿。

四、 心导管射频消融术

心导管射频消融术是指通过心导管将电能、激光、冷冻或射频电流引入心脏内，以消融特定部位的心肌细胞，是融断折返环路或消除病灶，达到根治心律失常或控制心律失常发作目的的一种介入性治疗方法。

【适应证】

1. 频繁发作的室上性心动过速，经药物治疗无效或不能耐受药物副作用者。

2. 反复发作的折返性室速。

3. 预激综合征并发心室率较快的心房颤动。

4. 发作频繁、心室率不易控制的房性心律失常并发心力衰竭者，可消融房室结后安装永久性心脏起搏器。

5. 药物治疗效果欠佳的心房颤动和扑动。

6. 发作频繁、症状重、药物治疗效果差的心肌梗死后室速。

【操作前准备】

1. 评估患者　向患者介绍心导管消融治疗的基本原理、手术过程、麻醉方法、穿刺部位等，以减轻患者对手术的恐惧，使患者能积极配合。

2. 术前完成常规的相关检查　血常规，凝血时间，肝、肾功能，心肌酶。描记术前心电图。

3. 皮肤准备　常规清洁备皮，备皮范围为颈部、双侧腹股沟及会阴部，备皮后沐浴、更换衣服及被服。防止感冒。

4. 用药准备　术前 3 日停用各种抗心律失常药物（口服胺碘酮需要停用 1 个月的时

间药物才能完全排出体外)。做青霉素皮试。遵医嘱于手术前1日晚给予地西泮5mg口服，以减轻患者紧张心理，保证睡眠质量。手术当日遵医嘱肌内注射地西泮10mg，可起到抗焦虑与镇静作用。

5. **动脉观察** 术前观察足背动脉搏动并做足背动脉标记（明确位置后用甲紫涂2cm即可)。

6. **饮食护理** 术前6小时禁食，少量饮水。

【操作中配合】

选用大头导管发放射频电流。左侧房室旁路，大头导管经股动脉逆行置入；右侧房室旁路，大头导管经股静脉置入。通过X射线透视和心腔内电生理检查，确定靶点后，放电消融。

1. 陪伴在患者身边，多与患者交谈，安慰患者。
2. 严密记录生命体征、心率及心律变化。
3. 维持静脉通路通畅，遵医嘱给药。
4. 准确提送各种器械，完成术中记录。
5. 准备抢救药品、用物和器械。

【操作后护理】

1. 病情监测：持续心电监护24小时，严密观察心电示波图及生命体征变化，防止并发症发生。预防心律失常复发、房室传导阻滞、反射性迷走神经兴奋、心脏压塞等并发症。术后每日复查心电图（3~5日内)。
2. 遵医嘱服用血小板抗凝剂。
3. 穿刺部位护理、预防感染：同心导管检查术。
4. 出院指导：嘱患者出院后休息1~2周，避免负重和剧烈活动，常规服用阿司匹林3个月。使患者掌握自测脉搏的方法及定期复查的要求，出院后1~2周复查心电图1次，以后1~3个月复查心电图1次，直至6个月，如有变化应及时复诊。

五、 经皮穿刺球囊二尖瓣成形术

经皮穿刺球囊二尖瓣成形术是利用球囊扩张的机械力量使粘连的二尖瓣叶交界处分离，以缓解瓣口狭窄程度。根据所用扩张器械的不同可分为Inoue球囊法、聚乙烯单球囊法、聚乙烯双球囊法及金属机械扩张器法。目前临床普遍应用的是Inoue球囊法。

【适应证】

1. 中、重度单纯二尖瓣狭窄，瓣膜无明显变形、弹性好、无严重钙化，瓣膜下结构无明显异常，左心房无血栓，瓣口面积≤1.5cm^2，窦性心律。

2. 二尖瓣交界分离手术后再狭窄，心房纤颤，二尖瓣钙化，合并轻度二尖瓣或主动脉瓣关闭不全，可作为相对适应证。

3. 二尖瓣狭窄伴重度肺动脉高压，手术治疗危险性很大，不宜换瓣者。

【禁忌证】

1. 二尖瓣叶明显变形，瓣下结构严重异常，二尖瓣或主动脉瓣中度以上关闭不全，房间隔穿刺禁忌者。有风湿活动。

2. 有体循环栓塞史及严重心律失常。

【操作前准备】

1. **评估患者** 向患者介绍经皮穿刺球囊二尖瓣成形术的基本原理、手术过程、麻醉方法、穿刺部位等，以减轻患者对手术的恐惧，使患者能积极配合。

2. **完成相关检查** 心电图、超声心动图、心功能、血型、出凝血时间。

3. **物品准备** 备好术中需要的各种导管、无菌器械、生理盐水、造影剂、肝素和心血管疾病常用的急救药品，如利多卡因、阿托品、异丙肾上腺素、地塞米松等。

4. **皮肤准备** 备皮范围是两侧腹股沟及会阴部皮肤。

5. **术前准备** 做青霉素、链霉素、普鲁卡因、碘过敏试验。嘱患者手术当日清晨禁食、禁水及排空小便。术前 30 分钟遵医嘱给予地西泮 10mg 肌内注射。

【操作中配合】

经皮穿刺右股静脉，做右心导管检查，测右心各腔压力，同时穿刺右股动脉送入猪尾导管至左心室测压。撤普通导管入 0. 097mm 导丝至上腔静脉，沿导丝送入 Mullins 管，撤导丝，经套管送入穿刺针，将套管及套在管上的穿刺针一起移至房间隔卵圆窝处，成功穿刺房间隔，推造影剂证实针尖在左心房，同时与猪尾导管同期测定二尖瓣扩张前压力阶差。经套管送入专门引导导丝，撤掉套管，沿导丝送入 14F 扩张器，扩张股静脉及房间隔穿刺孔，根据二尖瓣口面积选择适当大小球囊沿导丝推送进入左心房，待球囊抵达二尖瓣口后将远端充盈，充盈后立即回抽排空球囊，扩张后听心音及杂音改变，重测二尖瓣口压力阶差。撤出导管，压迫止血，加压包扎。

1. 建立静脉通道，保持输液通畅，一切操作严格无菌。

2. 密切观察患者的生命体征。

3. 注意患者有无输液反应、造影剂过敏等，发现情况及时处理。

4. 仔细观察术中可能发生的并发症，如期前收缩、室性心律失常等，多系导管刺激所致，移动导管部位即可消失。

5. 定时测量血流动力学参数，如心搏量、肺嵌压等，并做好记录。

【操作后护理】

1. **休息制动** 卧床 24 小时，取平卧位，对休息不好的患者给予适量镇静剂。并限制穿刺侧肢体的活动。

2. 饮食护理 术后患者因活动受限，导致胃肠蠕动减弱，消化功能减低，故应加强饮食护理。患者宜用低脂、低胆固醇、清淡、易消化的膳食，少食多餐，避免刺激性酸、辣食物，以减少便秘和腹胀。

3. 发热护理 术后患者体温一般均偏高，若有高热应积极采取降温措施或按医嘱给予药物治疗，可用抗生素预防继发感染，一般用青霉素640万U，连续用2日观察疗效。

4. 伤口处理 用沙袋压迫穿刺部位4~6小时，并严格观察穿刺处有无渗血、渗液，保持穿刺部位的清洁无菌，渗血、渗液过多时，应报告医生，予以处理。

5. 心电监护 术后患者转入CCU病房，连续监护72小时，24小时内监测心率、心律、呼吸、血压，72小时后酌情而定。

6. 密切观察有无并发症和手术效果 是否出现心包填塞、急性肺水肿、栓塞等。术后测量各种血流动力学参数，如心搏量、肺嵌压、左心房压力等，了解球囊扩张的效果。

六、 冠状动脉介入性诊断和治疗

冠状动脉介入性诊断即冠状动脉造影术，是目前诊断冠心病最为可靠的方法和最主要的手段之一，它可提供冠状动脉病变的部位、性质、范围、侧支循环状况等准确资料，有助于选择最佳治疗方案。冠状动脉介入性治疗包括经皮冠状动脉腔内成形术、经皮冠状动脉内支架置入术及冠状动脉内旋切术、旋磨术、激光成形术，是用心导管技术疏通狭窄甚至闭塞的冠状动脉管腔，从而改善心肌血流灌注的方法。

【适应证】

1. 冠状动脉造影术

（1）药物治疗后心绞痛仍较重者，明确动脉病变情况以考虑介入性治疗或旁路移植手术。

（2）胸痛疑似心绞痛而不能确诊者。

（3）中老年患者心脏增大、心力衰竭、心律失常、疑有冠心病而无创性检查未能确诊者。

2. 经皮冠状动脉腔内成形术

（1）急性和陈旧性心肌梗死患者有稳定或不稳定心绞痛。冠状动脉狭窄程度超过75%。

（2）冠心病左心功能不全者及外科行冠状动脉搭桥手术后又有心绞痛发作者。

（3）单支或多支冠状动脉血管病变，病变部位局限、孤立、向心性、长度不超过15mm的无钙化病变。

（4）被保护的左主干病变或无保护但左主干病变在开口部或中段，以及冠状动脉外科搭桥手术后的桥血管病变。

3. 经皮冠状动脉内支架置入术

（1）冠状动脉分支起始部或近端病变。

（2）行冠状动脉成形术后夹层形成和弹性回缩病变。

（3）病变血管直径大于3mm。

【操作前准备】

1. 评估患者：向患者说明介入治疗的必要性、过程及手术成功后的获益，帮助患者稳定情绪，增强信心。必要时遵医嘱于手术前夜给予口服地西泮5mg，保证患者充足的睡眠。

2. 术前检查：包括血常规、血型、出凝血时间、电解质、肝肾功能、心电图、超声心动图、X射线检查。冠状动脉介入治疗者术前1周行冠状动脉造影。

3. 皮肤准备：根据需要行双侧腹股沟及会阴部或上肢锁骨下静脉穿刺区的备皮及皮肤清洁。

4. 用药准备：行冠状动脉造影的患者，术前2~3日给予5%葡萄糖500mL、10%氯化钾10mL、25%硫酸镁10mL，每日1次静脉滴注，以增加心肌膜稳定性，防止发生心律失常。对有明确变异性心绞痛者，为防止冠状动脉造影术中发生冠状动脉痉挛，可在术前2~3日开始服钙阻滞剂和（或）硝酸酯类药物。冠状动脉介入治疗者术前1周行冠状动脉造影。术前1周内常规服用硝酸异山梨酯、硝苯地平、阿司匹林等药物，以扩张冠状动脉，减少血小板凝集，避免术中及术后血栓形成。术前5日停用口服抗凝剂。做青霉素皮试及造影剂过敏试验。

5. 冠状动脉介入性诊断和治疗患者准备同心导管检查术。

【操作中配合】

冠状动脉造影术是将心导管经皮穿刺插入股动脉、肱动脉或桡动脉，推送至主动脉根部，使导管顶端进入左、右冠状动脉开口，注入造影剂，可使左、右冠状动脉及其分支得到清晰的显影。常用的造影剂为76%的泛影葡胺及其他非离子型碘造影剂如优维显。

经皮冠状动脉腔内成形术是使用特制的球囊导管，通过气囊膨胀作用，对冠状动脉进行扩张，消除其狭窄，改善心血液供应。

经皮冠状动脉内支架置入术是在冠状动脉成形术的基础上，通过一根特制的导管将支架放到冠状动脉狭窄处并用气囊将其扩张，使支架支撑起管壁，使狭窄或闭塞的血管重新开放或最大限度地减少血管成形术后再狭窄。

1. 严密监测生命体征、心率、心律变化。

2. 告知患者术中有心悸、胸闷等不适，立即告知医生。特别注意观察导管定位时、造影时、球囊扩张时患者的反应及心电活动和血压的变化，鼓励安慰患者。

3. 维持静脉通路通畅，遵医嘱给药。

4. 准确提送各种器械，完成术中记录。

5. 准备抢救药品、用物和器械。

【操作后护理】

1. 冠状动脉造影术后护理　除与心导管检查术基本相同外，术后尤其要注意动脉穿刺部位按压15~20分钟彻底止血，加压包扎，沙袋压迫6小时，术侧肢体制动12小时，注意观察穿刺部位有无出血、血肿，观察足背动脉搏动情况，观察心率、血压及心电图变化。

2. 冠状动脉介入性治疗后护理

（1）病情监测　将患者安置于CCU病房，给予吸氧，持续心电监护，密切观察心电示波及生命体征，严密观察有无心律失常、心肌缺血、心肌梗死等急性期并发症。冠状动脉成形术后的严重并发症有急性冠状动脉闭塞及冠状动脉穿孔、破裂，患者可出现胸痛、血压下降、心率加快等表现，心电图出现心肌缺血、损伤甚至坏死的相应改变。一旦发生，应积极抢救。

（2）一般护理　患者术后需绝对卧床至少24小时。可能出现腰酸背胀、全身不适及排便困难。护士应关心患者，主动协助患者的生活，尽量缓解患者的不适。宜进易消化清淡饮食，但避免过饱；鼓励患者多饮水，促进造影剂排泄。训练患者床上排便，尿潴留者可用温水冲洗会阴部、听流水声、热敷、按摩膀胱等方法诱导排尿，无效可行导尿。

（3）股动脉内留置鞘管部位的护理　撤出鞘管前，该侧肢体平伸，防止折损鞘管。鞘管一般于术后4小时拔除，拔管时，注意心率、血压及心电图监测，防止迷走神经反射（由于局部疼痛使迷走神经兴奋性增强，导致心动过缓和低血压，使冠状动脉血流减少所致）。迷走神经反射常表现为血压下降伴心率减慢、恶心、呕吐、出冷汗，严重时心跳停止。一旦发生则立即报告医生，给予阿托品1mg静脉注射。撤出鞘管后，压迫穿刺部位30分钟，止血后用弹力绷带加压包扎，局部压沙袋12小时，该侧肢体平伸、制动24小时，患者咳嗽及大小便时压紧穿刺点，防止出血，1周内避免用力、屏气等动作，防止伤口再度出血。

（4）用药护理　冠状动脉成形术后常规给予肝素抗凝以预防血栓形成。并注意观察有无出血倾向，如伤口渗血、皮下瘀斑、牙龈出血等。常规使用抗生素3~5日，预防感染。

复习思考

1. 患者，男性，57岁，有心绞痛病史7年。4小时前无明显原因突然出现心前区疼痛，连续含服3片硝酸甘油疼痛仍不缓解，并伴有恶心、呕吐，因疼痛难以忍受且持续不缓解而入院。查体：血压90/60mmHg，心率110次/分，有室性期前收缩，每分钟2次，心尖部第一心音减弱。心电图示$V_{1\sim5}$导联Q波宽而深，ST段弓背向上抬高。既往有十二指肠溃疡14年，近日时发作。

问题：（1）该患者的病情可能发生了何种变化？

（2）简述对该患者的治疗原则。

（3）该患者主要护理诊断有哪些？

（4）该患者应如何活动与休息？

2. 患者，男性。主诉心悸、乏力2天。心电图检查发现P波消失，代之以大小不等、形态各异的f波，频率为350~600次/分，QRS波群间距绝对不规则。

问题：（1）根据其心电图特点，判断该患者是哪种类型心律失常？

（2）这种心律失常的临床听诊特点有哪些？

（3）该患者常见护理诊断有哪些？

3. 护士在夜间巡视病房时发现一患者突然坐起、张口呼吸、大汗、烦躁不安、咳嗽、喘息、咳大量浆液泡沫痰。心肺听诊有哮鸣音及湿啰音，心率120次/分，律齐，可触及交替脉。

问题：（1）根据上述情况，考虑该患者病情发生什么变化？

（2）为减轻呼吸困难须采取哪些护理措施？

（3）怎样帮助该患者度过危险期？

4. 胡某，男性，50岁，有高血压病史。因剧烈头痛、眩晕、恶心、呕吐、视力模糊，由家属送入院。查体：神清合作，皮肤潮红，手足颤抖，血压200/110mmHg，心率95次/分，肺部未发现异常，未引出病理反射。

问题：（1）高血压病出现上述表现，你认为可能发生了什么情况？

（2）对该患者的急救原则是什么？

（3）对该患者你如何配合抢救？

5. 患者，男性，60岁，有心绞痛病史3年。半夜2点钟感到上腹部不适，出冷汗、胸闷、恶心、呕吐，由家人送入院，已经医生初步检查，立即含服硝酸甘油1片，半小时后无好转，医生怀疑为急性心肌梗死。

问题：（1）医生的怀疑有没有道理？为什么？

（2）该患者的主要护理诊断是什么？

（3）对该心肌梗死患者如何做好保健指导？

6. 罗某，女性，23岁，已婚。心悸、气促4个多月，加重伴水肿半个月。进食后上腹饱胀，头晕，疲乏。曾在当地医院以“风心病”“心衰”诊治，经治疗（用药不详），水肿逐渐消退，但仍感心悸、气促，伴夜间咳嗽而入院。查体：体温 37℃，脉搏 84 次/分，呼吸 24 次/分，血压 110/70 mmHg。半坐卧位，二尖瓣面容，扁桃体轻度充血，Ⅰ度肿大。可见颈静脉怒张，胸廓对称，双肺底有少量细湿啰音。心尖搏动不明显，心尖区扪及舒张期震颤，心界向左下扩大，心率 84 次/分，律齐，心尖区闻及舒张期隆隆样杂音，心尖区第一心音有所增强，肺动脉瓣区第二心音亢进。腹平软，无压痛，肝于右肋下 2.5cm，质软边齐无压痛，肝-颈静脉回流征阳性。双下肢中度凹陷性水肿。

问题：（1）请提出完整的医疗诊断。

（2）该患者主要的护理诊断有哪些？

（3）对该患者的治疗原则有哪些？

（4）对该患者健康指导的重点是什么？

7. 患者，男性，31 岁。3 年前出现劳累性心悸、气促，有时伴下肢水肿，未经系统治疗。1 周前，因感冒后上述症状加重而来院治疗。查体：体温 37℃，呼吸 24 次/分，血压 110/70mmHg。呼吸急促，口唇轻度发绀，可见颈静脉怒张，双肺底有中小水泡音，心界向两侧扩大，但以左侧明显，可听到第四心音奔马律，心尖部 3/6 级收缩期吹风样杂音，心率 130 次/分，心律不齐。肝于右锁骨中线肋缘下 3.0cm。双下肢中度水肿。辅助检查：血常规中白细胞计数 10×10^9/L，中性粒细胞比例 80%，淋巴细胞比例 20%。尿常规正常。心电图示窦性心律，肢导联低电压，P-R 间期延长至 0.24 秒，室性期前收缩。超声心动图示左心室扩张，左心室流出道扩大，室间隔、左心室后壁运动减弱，提示心肌收缩力下降，二尖瓣前后叶呈镜面像。

问题：（1）该患者最可能的诊断是什么？

（2）该患者主要的护理诊断有哪些？

（3）对该患者应采取哪些护理措施？

扫一扫，知答案

扫一扫，看课件

模块四

消化系统疾病患者的护理

项目一 消化系统疾病常见症状及体征的护理

【学习目标】

1. 掌握恶心、呕吐、腹痛、腹泻、腹胀、呕血、黑便、黄疸的护理措施；消化道大出血时出血量的判断和急救。

2. 熟悉恶心、呕吐、腹痛、腹泻、腹胀、呕血、黑便、黄疸的护理评估要点。

3. 了解消化系统的解剖结构、生理功能。

一、概述

消化系统疾病主要包括食管、胃、小肠、大肠、肝、胆囊、胰腺等脏器的器质性或功能性疾病。消化系统疾病是临床常见病和多发病，其种类较多。我国居民慢性疾病患病率居前十的疾病中就包括胃肠炎、胆结石和胆囊炎、消化性溃疡。据统计，约10%的人在一生中的某一时期患有消化性溃疡。由于现代人们生活方式、饮食习惯的改变，消化系统疾病谱也发生了变化，急慢性胰腺炎、炎症性肠病、酒精性和非酒精性脂肪肝等疾病的发病率逐年增高；肝癌和胃癌分别居恶性肿瘤患者死亡原因的第二位和第三位；结直肠癌、胰腺癌的发病率也在逐年增高。随着科技进步和医学的不断发展，内镜技术、肝移植技术等不断发展和成熟，对消化系统疾病的护理方法也提出了更高的要求。

（一）解剖结构

消化系统由消化道、消化腺及腹膜、肠系膜、网膜等脏器组成（图4-1）。

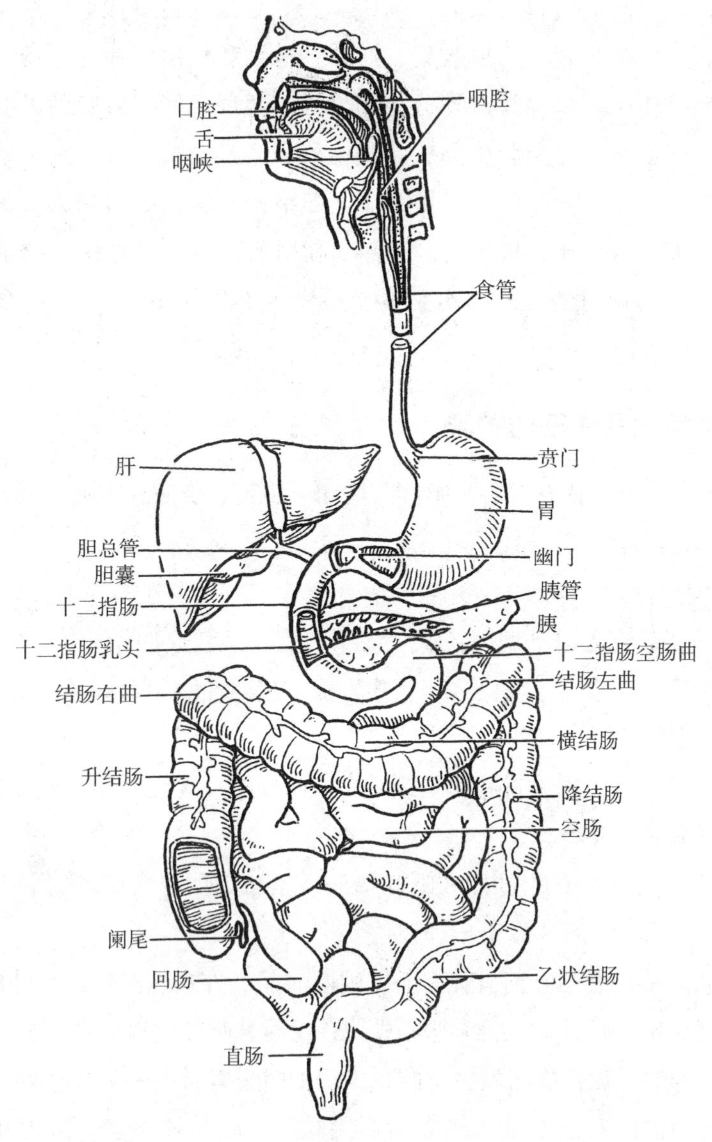

图 4-1　消化系统组成

消化道包括口腔、咽、食管、胃、小肠、大肠，以十二指肠屈氏韧带为界将消化道分为上消化道和下消化道。消化腺包括唾液腺、肝、胰、胃腺、肠腺等。

（二）生理功能

消化系统的主要生理功能是摄取和消化食物，吸收营养和排泄废物。食管的主要功能是把食物和唾液等运送到胃内。胃的主要功能为暂时储存食物，通过胃蠕动将食物与胃液充分混合，以利形成食糜，并促使胃内容物进入十二指肠。小肠的主要功能是消化与吸收，小肠内消化是整个消化过程的主要阶段。大肠的主要功能是吸收水分和盐类，并为消化后的食物残渣提供暂时的储存场所。肝脏是体内物质代谢、解毒、生成胆汁的最重要器官。胆道系统与胆囊构成收集、储存、运输和排泄胆汁的系统，胆囊还有浓缩胆汁和调节胆流的作用。胰腺具有外分泌和内分泌两种功能。胰腺的外分泌主要分泌胰液，胰液中含有胰淀粉酶、胰脂肪酶、胰蛋白酶和糜蛋白酶，参与淀粉、脂肪、蛋白质这三种食物成分的消化。胰腺的内分泌：①A 细胞：分泌胰高血糖素，促进糖原分解和葡萄糖异生；②B 细胞：分泌胰岛素，储存和利用葡萄糖，促进糖原合成，抑制葡萄糖异生，降低血糖。消化道的运动、分泌功能受神经内分泌调节。消化系统分泌多种激素，具有免疫功能。

二、 常见症状及体征的护理

消化系统疾病常见症状有恶心、呕吐、腹痛、腹泻、腹胀、呕血、黑便、黄疸等。

（一） 恶心与呕吐

【护理评估】

1. 健康史 了解有无以下病因：

（1） 中枢性呕吐 常见于颅内高压；尿毒症、代谢性酸中毒；洋地黄中毒；神经官能症、感受到不卫生的环境、气味等。

（2） 周围性呕吐 常见于胃黏膜受刺激、幽门梗阻；腹腔脏器急性炎症、肠梗阻；晕动病、迷路炎、梅尼埃病等。

2. 身体状况 通过对呕吐过程和呕吐物的观察，询问患者呕吐时自我感受，可对引起呕吐的原因做出初步判断并做出护理评估。

（1） 发作状态 注意呕吐前有无恶心，呕吐时间、方式、次数，与进食的关系。如颅内压增高所致的呕吐呈喷射状，多无恶心先兆；反射性呕吐常有较明显的恶心先兆；慢性胃炎、妊娠及尿毒症者常在晨间发生呕吐；幽门梗阻患者常在餐后发生呕吐；闭目平卧后恶心呕吐可缓解为前庭功能紊乱；进食后即刻呕吐，吐出量不多，多为功能性消化道疾病；进食后数小时发生呕吐，量较多，多为器质性消化道疾病。

（2） 呕吐物的量、性状和特点 观察呕吐物的量、性质、气味、消化程度及是否混有血液、胆汁、粪便等。如幽门梗阻呕吐物量大，呈酸腐味的宿食，呕吐后腹部症状减轻；小肠下段梗阻呕吐物为粪臭味；消化性溃疡、胃癌呕吐物多含有血液、咖啡样残渣；急性胃肠炎呕吐物内含未消化的食物。

（3） 伴随症状 反复呕吐或呕吐量过大时要注意是否伴有：①脱水、低氯低钾血症和代谢性碱中毒；②营养不良；③吸入性肺炎或窒息。

3. 心理和社会支持状况 注意是否因恶心、呕吐引起患者痛苦、焦虑、恐惧或不安等情绪变化。评估家属对疾病知识的知晓程度和家庭支持情况。

【护理诊断/问题】

1. 体液不足的危险　与大量呕吐导致失水有关。

2. 活动无耐力　与频繁呕吐导致水、电解质丢失有关。

【护理目标】

1. 患者能找出诱发或加重呕吐的因素，呕吐减轻或停止，逐步恢复进食。患者生命体征平稳，无脱水、电解质和酸碱失衡。

2. 患者能正确运用缓解恶心与呕吐的方法，恶心与呕吐消失或减轻，活动耐力恢复或有所改善。

【护理措施】

1. 有体液不足的危险

（1）一般护理

1）休息与体位　呕吐严重者，卧床休息，不宜多翻身。患者呕吐时，取坐位或侧卧位，头偏向一侧，防止发生误吸。呕吐完毕后协助患者漱口，做好口腔护理，及时更换污染衣服被褥，必要时留取呕吐物送检。保持病室环境清洁，开窗通风去除异味。

2）饮食护理　呕吐患者饮食以低渣、易消化食物为主，避免生冷、高纤维素及刺激性强的食物。进食前后应协助患者漱口以清洁口腔。给予口服补液时，应少量多次饮用。呕吐剧烈而不能进食或严重水电解质失衡时，遵医嘱应用止吐药或其他治疗。完全禁食者，宜静脉输液补充营养，待症状缓解后逐步恢复饮食。

（2）病情观察　监测患者生命体征和意识状态。观察并记录呕吐的次数及呕吐物的性质、数量、颜色和气味。观察有无因为大量呕吐导致代谢性碱中毒、心动过速、呼吸急促、低血压、休克、脱水等症状发生，如血容量不足时可出现心率加快、呼吸急促、血压降低特别是直立性低血压。根据脱水程度不同，患者可出现软弱无力、口渴、皮肤黏膜干燥和弹性减低、尿量减少、尿比重增高，并可有烦躁、神志不清甚至昏迷等表现。准确测量和记录每日的出入量、尿比重、体重。动态监测实验室检查结果，例如血清电解质、酸碱平衡状态。

（3）心理护理　患者频繁呕吐，可造成紧张、焦虑等情绪反应。应及时关心患者，耐心解答患者及家属提出的问题，对患者进行细致全面的心理评估，疏导患者紧张、焦虑的情绪，指导患者应用深呼吸、转移注意力（如听音乐、阅读）等放松技术，减少呕吐的发生。

2. 活动无耐力

（1）一般护理　长期或频繁呕吐者，出现营养消耗、体力不足，应积极协助患者日常活动和生活护理。将患者所需日常用品放置于易于取放的位置。遵医嘱应用止吐药及其他治疗，促使患者逐步恢复正常饮食和体力。

（2）安全护理　告知患者坐起活动、变换体位时，应动作缓慢，避免发生直立性低血压、心悸等不适。

【护理评价】

1. 患者生命体征是否稳定在正常范围，有无口渴、尿少、皮肤干燥和弹性减退等失水表现，血生化指标是否正常。呕吐有无减轻或消失，是否逐步耐受及增加进食量。

2. 活动耐力是否增加，活动后有无头晕、心悸、气促或直立性低血压。

3. 是否能认识自己的焦虑状态并运用适当的应对技术。

（二）腹痛

腹痛是肋骨以下到腹股沟以上的部位出现的疼痛。临床上一般将腹痛按起病急缓、病程长短分为急性腹痛与慢性腹痛。

【护理评估】

1. 健康史　了解腹痛发生的原因。急性腹痛多由腹腔脏器的急性炎症、扭转或破裂，空腔脏器梗阻或扩张，腹腔内血管阻塞等引起。慢性腹痛多由腹腔脏器的慢性炎症、消化性溃疡、肿瘤压迫及浸润等引起。此外，某些全身性疾病、泌尿生殖系统疾病、腹外脏器疾病亦可引起腹痛。

腹痛的病因有以下几类：

（1）消化道疾病　急性或慢性胃炎、胃及十二指肠溃疡、胃癌、胃及十二指肠穿孔、肠穿孔等。

（2）肝胆胰疾病　肝炎、肝脓肿、肝癌、肝淤血、胆囊及胆管的炎症、结石、寄生虫、肿瘤；急性或慢性胰腺炎、胰腺脓肿；膈下脓肿及肝脾破裂出血等。

（3）腹膜及血管病变　急性腹膜炎、结核性腹膜炎、肠系膜淋巴结炎、大网膜扭转；血管病变，如肠系膜动脉栓塞、肠系膜静脉血栓形成、门静脉血栓形成等。

（4）其他系统疾病　如泌尿系统结石、积水、结核，异位妊娠，急性或慢性输卵管炎，卵巢囊肿蒂扭转，卵巢囊肿破裂。中毒及代谢性疾病，如铅中毒、尿毒症、低钙血症和低钠血症、糖尿病酮症酸中毒等。

2. 身体状况

（1）了解腹痛的性质、程度、部位与病变脏器　腹痛可表现为隐痛、钝痛、灼痛、胀痛、刀割样痛、钻痛或绞痛等。胃、十二指肠疾病引起的腹痛多为中上腹部隐痛、灼痛或不适感，伴畏食、嗳气、反酸、恶心、呕吐等。小肠疾病多呈脐周疼痛并伴有腹泻、腹胀等。绞痛常表示空腔脏器梗阻。急性阑尾炎引起的疼痛可由脐周转移至右下腹。急性胆囊炎疼痛可放射至右肩胛部和背部。急性胰腺炎常出现上腹部剧烈疼痛，为持续性钝痛、钻痛或绞痛，并向腰背部呈带状放射。急性腹膜炎时全腹疼痛，腹肌紧张，有压痛、反跳痛。

（2）了解腹痛伴随症状　腹痛伴随发热提示与炎症、结缔组织病、恶性肿瘤等有关，伴呕吐提示与食管、胃或胆道疾病有关，呕吐量多提示有胃肠梗阻；伴腹泻提示与肠道炎症、吸收不良、胰腺疾病有关；伴休克同时有贫血提示与腹腔内脏器破裂有关，伴休克提示与急性胃肠穿孔、急性出血性坏死性胰腺炎、急性心肌梗死、肺炎等有关，应特别警惕；伴尿急、尿频、尿痛、血尿等可能与泌尿系统感染或结石有关；伴消化道出血、柏油样便或呕血提示与消化性溃疡或胃炎等有关；伴鲜血便或暗红色血便，提示与溃疡性结肠炎、结肠癌、肠结核等疾病有关。

（3）护理体检　包括①全身情况：生命体征、神志、神态、体位、营养状况，以及有关疾病的相应体征，如腹痛伴黄疸者提示与胰腺、胆系疾病有关，腹痛伴休克者可能与腹腔脏器破裂、急性胃肠穿孔、急性出血性坏死性胰腺炎、急性心肌梗死、肺炎等有关。②腹部检查：腹部外形，有无膨隆或凹陷；有无胃形、肠形及蠕动波；有无腹壁静脉显露及其分布与血流方向。肠鸣音是否正常。腹壁紧张度，有无腹肌紧张、压痛、反跳痛，若有判断其部位、程度。肝、脾是否肿大，了解其大小、硬度和表面情况，有无振水声、移动性浊音。

3. 辅助检查

（1）实验室检查：血、尿、便常规检查，考虑急性胰腺炎时做血、尿淀粉酶检查；腹水检查，必要时做腹水的细菌培养。

（2）X 射线检查、消化道内镜检查有无异常。

4. 心理和社会支持状况

（1）了解患者的职业情况、生活方式、饮食习惯、服药史、腹部外伤史、中毒史和家族史。

（2）评估腹痛对患者日常生活、工作和社交有无影响，患者是否因长期反复腹痛而出现情绪改变，有恐惧、忧郁或焦虑心理。

【护理诊断/问题】

1. 腹痛　与腹腔脏器或腹外脏器的炎症、缺血、梗阻、溃疡、肿瘤或功能性疾病等有关。

2. 焦虑　与剧烈腹痛、反复或持续腹痛不易缓解有关。

【护理目标】

1. 患者的腹痛逐渐减轻或消失。

2. 焦虑程度减轻。

【护理措施】

1. 腹痛的护理措施

（1）一般护理

①休息与体位：急性剧烈腹痛患者应卧床休息，要加强巡视，协助患者采取适当的体位有利于减轻疼痛。伴烦躁不安者应采取防护措施，以防止坠床等意外发生。

②饮食护理：未明确病因的急性腹痛者应禁食、禁饮。胃肠梗阻患者遵医嘱给予胃肠减压。指导患者合理饮食，忌暴饮暴食，忌食生冷、油腻、坚硬的食物，可少量多餐。

（2）病情观察　观察并记录腹痛的部位、性质及程度，发作的时间、频率，持续时间及相关疾病的其他临床表现。如果疼痛突然加重、性质改变且经一般对症处理疼痛不能减轻，需警惕某些并发症的出现，应立即报告医生并配合其进行处理。观察患者生命体征、神志、大小便情况，有无皮肤苍白、脉率细数、血压下降、出冷汗、反应迟钝等休克先兆，及时发现患者的病情变化并配合医生积极处理。

（3）非药物缓解腹痛　非药物止痛法是指针对慢性腹痛患者采取的缓解情绪紧张、焦虑的方法，是对疼痛特别是慢性疼痛患者的主要处理方法，通过提高患者疼痛的阈值减轻疼痛。患者可取屈曲位，腹肌松弛，指导患者回忆趣事或想象某种事物来转移其对疼痛的注意。还可指导患者冥想、放松、听音乐、生物反馈等分散其注意力。除急腹症及不明原因腹痛外，腹痛部位可应用热水袋热敷，解除肌肉痉挛以达到止痛效果。

（4）药物缓解疼痛　镇痛药物种类甚多，应根据病情、疼痛性质和程度选择给药。药物止痛是指对疼痛时间较长、由恶性肿瘤引起、对患者生理和心理造成严重影响的疼痛所采取的措施。急性剧烈腹痛诊断未明时不可随意使用镇痛药，以免掩盖症状，延误病情。癌性疼痛应依据癌痛等级采取三阶梯止痛疗法，遵循按需给药的原则有效控制患者的疼痛。观察药物不良反应如口干、恶心、呕吐、便秘和用药后的镇静状态。疼痛缓解或消失后应及时停药，减少药物耐受性和药物依赖的发生。

2. 焦虑的护理措施

（1）评估患者　疼痛是一种主观感觉，对疼痛的感受既与疾病的性质、程度有关，也与患者对疼痛的耐受性有关。

（2）心理疏导　急骤发生的剧烈腹痛、持续存在或反复出现的慢性腹痛及预后不良的癌性疼痛，均可造成患者精神紧张、情绪低落，消极悲观和紧张的情绪又可不同程度加剧疼痛。因此，护士对患者和家属应进行细致全面的心理评估，取得家属的配合，有针对性地对患者进行心理疏导，增强患者对疼痛的耐受性。

【护理评价】

1. 患者是否叙述腹痛减轻或消失。

2. 患者是否情绪稳定，并运用适当的放松技术缓解焦虑和腹痛。

（三）腹泻

正常人的排便习惯多为每日 1 次，有的人每日 2~3 次或每 2~3 日 1 次，只要粪便的性状正常，排便规律，均属正常范围。腹泻是指排便次数多于平日习惯的频率，粪质稀薄，或含有未消化食物、脓血、黏液等。腹泻分急性和慢性两类。病程短于 3 周者为急性腹泻，病程超过 3 周或长期反复发作者为慢性腹泻，是临床上多种疾病的常见症状。

【护理评估】

1. 健康史 了解腹泻发生的时间、起病原因或诱因。腹泻的病因有以下几个方面：

（1）胃部疾病 胃癌、萎缩性胃炎、胃大部分切除-胃空肠吻合术等。

（2）肠道疾病 ①感染性腹泻：菌痢、肠结核、慢性阿米巴肠炎、慢性血吸虫病；②非感染性腹泻：肠易激综合征、肠道菌群失调、溃疡性结肠炎、克罗恩病等；③肠道肿瘤：结肠癌、肠淋巴瘤、结肠息肉等。

（3）肝胆胰疾病 肝炎、肝硬化、肝癌、胆囊炎、慢性胰腺炎等。

（4）全身性疾病 甲状腺功能亢进、糖尿病、甲状腺功能减退、尿毒症、药物过敏、情绪紧张等。

2. 身体状况 应了解腹泻的病程长短；粪便的性状、气味和颜色，排便次数和量；有无腹痛及疼痛的部位，有无里急后重、恶心、呕吐、发热等伴随症状；有无口渴、疲乏无力等提示失水的表现；有无精神紧张、焦虑不安等心理因素。

小肠病变引起的腹泻，粪便呈糊状或水样，量常多，烂或稀薄，可含有脂肪，黏液少，臭，大量水泻易导致脱水和电解质丢失。大肠病变引起的腹泻，粪便量少，可含脓、血、黏液，病变累及直肠时可出现里急后重。急性腹泻常伴有腹痛。部分慢性腹泻患者可发生营养不良，出现消瘦和贫血等情况。

护理体检包括：①急性严重腹泻时，注意观察患者的生命体征、神志、尿量、皮肤弹性等；慢性腹泻时应注意患者的营养状况，有无消瘦、贫血的体征。②腹部检查：腹部外形，有无膨隆或凹陷；有无胃形、肠形及蠕动波；有无腹壁静脉显露及其分布与血流方向。肠鸣音是否正常。腹壁紧张度，有无腹肌紧张、压痛、反跳痛，若有了解其部位、程度。了解肝、脾是否肿大，以及其大小、硬度和表面情况，有无振水声、移动性浊音。③肛周皮肤：有无因排便频繁及粪便刺激，引起肛周皮肤糜烂。

3. 辅助检查 实验室及其他检查。采集新鲜粪便标本做显微镜检查，必要时做细菌学检查。急性腹泻者注意监测血清电解质、酸碱平衡状况。

4. 心理和社会支持状况

（1）了解患者的职业情况、生活方式、饮食习惯、服药史、中毒史和家族史。

（2）评估腹泻对患者日常生活、工作和社交有无影响，患者是否因长期反复慢性腹泻而出现情绪改变，如恐惧、忧郁或焦虑心理。

【护理诊断/问题】

1. 腹泻 与肠道疾病或全身性疾病有关。

2. 有体液不足的危险 与大量腹泻引起失水有关。

【护理目标】

1. 患者的腹泻及其引起的不适减轻或消失。

2. 能保证机体所需水分、电解质、营养素的摄入。

【护理措施】

1. 腹泻的护理

（1）一般护理

①休息与体位：急性起病、全身症状明显的患者应卧床休息，注意腹部保暖。可用热水袋热敷腹部，以减弱肠道运动，减少排便次数，且有利于腹痛等症状的减轻。慢性轻症者可适当活动。腹泻频发者要及时更换污染衣物。

②饮食护理：饮食以少渣、易消化食物为主，避免生冷、高纤维素、味道浓烈而辛辣的刺激性食物。急性腹泻应根据病情和医嘱给予禁食、流食、半流食或软食，逐步过渡到普食。

（2）病情观察　观察患者排便情况、伴随症状、生命体征及意识状态；观察肛周皮肤、尿量、全身情况及血生化指标等。

（3）对症护理　腹泻的治疗以病因治疗为主，腹泻者服用止泻药时观察患者的排便情况有无改善，根据治疗效果及时调整用药。应用解痉止痛药如阿托品时注意有无药物不良反应发生，如发生口干、视力模糊、心动过速等不良反应时应及时停药。排便频繁时因粪便的刺激可使肛周皮肤损伤，引起糜烂及感染，故排便后应用温水清洗肛周，保持肛周皮肤清洁干燥，涂无菌凡士林、抗生素软膏等保护肛周皮肤。

（4）心理护理　慢性腹泻者可出现精神紧张、焦虑等情绪，可告知患者某些腹泻如肠易激综合征与精神因素有关，鼓励患者积极配合检查与治疗，指导患者通过放松、适当活动锻炼来消除紧张、焦虑情绪。

2. 体液不足的护理

（1）动态观察体液平衡状态　急性严重腹泻时丢失大量水分和电解质，可引起脱水及电解质紊乱，严重时会导致休克，故应严密监测患者生命体征、神志、尿量的变化；有无口渴、口唇干燥、皮肤弹性下降、尿量减少、神志淡漠等脱水表现；有无肌肉无力、腹胀、肠鸣音减弱、心律失常等低钾血症的表现；动态监测血生化指标的变化并及时报告医生。

（2）补充水分和电解质　遵医嘱补充水分和电解质、营养物质，通过口服补液或静脉补液满足患者生理需要量，补充额外丢失量，恢复和维持血容量。一般腹泻患者经口服补液，严重腹泻伴恶心与呕吐、禁食或全身症状显著者经静脉补充水分和电解质。静脉补液时，注意输液速度的调节，尤其是老年患者，避免因输液速度过快引起循环衰竭。

【护理评价】

1. 患者的腹泻及其伴随症状是否减轻或消失。

2. 患者是否获得足够的热量、水、电解质和各种营养物质，营养状态是否改善。

3. 患者生命体征是否正常，有无脱水、电解质紊乱、酸碱失衡的表现。

（四）腹胀

腹胀是一种腹部胀满、膨隆的不适感觉。正常人胃肠道内可有少量气体，约为150mL，当咽入胃内的空气过多及消化吸收功能不良时，胃肠道内产气过多而肠道内的气体又不能从肛门排出体外时，则可发生腹胀。

【护理评估】

1. **健康史** 腹胀主要由胃肠道积气、积食或积粪及腹水、气腹、腹腔内肿物、胃肠功能紊乱、胃肠道梗阻等引起，也可由低血钾所致。腹水超过1000mL时，也可出现腹胀不适。了解激发、加重或缓解腹胀的因素，是否与季节、气候、体位、饮食、情绪、睡眠、疲劳有关。

2. **身体状况** 应了解腹胀发生的时间、部位、病程长短。腹胀范围可局限于某一区域，也可是全腹。由内科原因引起的消化功能不良或肠麻痹、低位肠梗阻可引起全腹胀。消化道梗阻部位越高，腹胀程度越轻。正常人在饱餐后可出现一过性腹胀。腹胀伴有胃肠道蠕动增强常表示远端的消化道可能存在梗阻。叩诊腹胀部位可确定腹胀是由气体、液体还是实质性病变所引起，叩诊时气体为鼓音，液体为浊音，实质性病变则为实音。了解粪便的性状、气味和颜色，排便次数和量；有无腹痛及疼痛的部位，有无里急后重、恶心、呕吐、发热等伴随症状；有无精神紧张、焦虑不安等心理因素。评估腹部检查结果：包括腹部外形，有无膨隆或凹陷；有无胃形、肠形及蠕动波；有无腹壁静脉显露及其分布与血流方向。肠鸣音是否正常。腹壁紧张度，有无腹肌紧张、压痛、反跳痛，若有了解其部位、程度。了解肝、脾是否肿大，以及其大小、硬度和表面情况，有无振水声、移动性浊音。

3. **辅助检查**

（1）实验室检查：血、尿、便常规检查。如白细胞计数增高提示腹胀患者存在全身或局部如腹腔内、肠腔内或脏器的感染。大便常规和粪便培养可明确病因，指导用药。腹水检查可鉴别漏出液或渗出液。

（2）B超、钡灌肠、肠X射线检查：判断腹腔病变性质，具有诊断意义。

4. **心理和社会支持状况**

（1）了解患者的职业情况、生活方式、饮食习惯、服药史、中毒史和家族史。

（2）评估腹胀对患者日常生活、工作和社交有无影响，患者是否因长期反复腹胀而出现情绪改变，如恐惧、忧郁或焦虑心理。

【护理诊断/问题】

舒适度的改变：与腹部积气、积液有关。

【护理目标】

1. 患者的腹胀及其引起的不适减轻或消失。

2. 能保证机体所需水分、电解质、营养素的摄入。

【护理措施】

1. 一般护理

（1）休息与体位 腹胀者多感腹部胀满，横膈升高，影响呼吸功能。患者宜取半卧位或坐位。病因明确后，可以适量活动，促进胃肠蠕动，减轻腹胀。

（2）饮食护理 养成良好的进食习惯，细嚼慢咽，避免过度进食、过快进食引起腹胀。少食产气食物，如土豆、面食、糖、碳酸饮料等，以免在胃肠部制造气体导致腹胀。少食不易消化的食物，如炒豆、硬煎饼等硬性食物，此类食物不易消化，在胃肠里滞留的时间较长，可产生较多的气体引发腹胀。禁食生冷食物，适量补充富含高纤维素的食物以促进胃肠道蠕动，防止便秘，减轻腹胀。

2. 病情观察 观察患者腹胀的程度、伴随症状和有无明显诱因。通过触压、叩击腹壁，判断患者腹胀是否缓解，如腹壁紧张、叩诊鼓音增强、直立时下腹部向外鼓出、平卧时向上鼓出，则说明腹胀尚未缓解。急性腹膜炎时患者腹胀同时伴有腹肌紧张或板样强直或肝浊音区缩小、消失等紧急情况，应立即报告医生，并配合医生及时处理。

3. 对症护理 便秘患者可应用开塞露等药物排出肠道内的大便和气体，降低肠内压力。伴有嗳气者可服用氢氧化铝协助排出气体。遵医嘱服用促进肠蠕动的药物。在明确病因的情况下，可采用腹部按摩或热敷减轻腹部胀满感。

4. 心理护理 生气或情绪受刺激时可加重腹胀，告知患者要控制不良情绪，如紧张、焦躁、忧虑等，以免使消化功能减弱或刺激胃产生过多胃酸而加剧腹胀。指导患者通过放松、适当活动锻炼来消除紧张、焦虑情绪，保持心情舒畅。

【护理评价】

1. 患者的腹胀及其伴随症状是否减轻或消失。

2. 患者生命体征是否正常，有无脱水、电解质紊乱、酸碱失衡的表现。患者是否获得足够的热量、水、电解质和各种营养物质，营养状态是否改善。

（五）呕血与黑便

当上消化道出血时，胃内或反流入胃内的血液，经口腔呕出称为呕血。血液流入肠道，血红蛋白的铁质在肠道经硫化物作用，形成黑色硫化铁，随大便排出即形成黑便。上消化道大量出血均有黑便但不一定有呕血。出血部位在幽门以上者常兼有呕血，但若出血量小、速度慢多无呕血；出血部位在幽门以下者多表现为黑便，但若出血量大、速度快也可引起呕血。食入动物血、大量绿色蔬菜，服用铁剂、铋剂、某些中草药等也可使粪便呈黑色，应注意鉴别。

【护理评估】

1. 健康史 了解有无以下病因：①食管疾病：如食管炎、食管癌。②胃、十二指肠疾病：如消化性溃疡、急性胃炎、胃黏膜脱垂、胃癌等。③肝脏疾病：如肝硬化所致的食管-胃底静脉曲张破裂。④胆道和胰腺疾病：如胰腺炎、胆道肿瘤等。⑤其他：血液病、尿毒症、应激性溃疡等。

2. 身体状况　主要通过询问患者的自我感受，对呕吐物、粪便的直接观察，以及检查患者身心状况，结合纤维胃镜等检查资料进行评估。

（1）发作诱因　患者最近的饮食情况，有无服用可能诱发出血的药物史，有无工作压力、心理压力及严重的全身性疾病等。

（2）呕血和黑便的颜色和量　呕血的颜色取决于出血的量和速度。少量而缓慢的出血，呕出的血液常呈暗褐色或咖啡色，因血液在胃内停留较久，经胃酸作用形成亚铁血红蛋白所致。大量快速出血，则呕鲜红色血液。出现呕血说明胃内积血量至少达 250~300mL。一次出血达 5~10mL 粪便外观无异常，隐血试验可呈阳性，出血量达 50~70mL 或 70mL 以上时，可产生黑便。

（3）伴随症状　①常有恐惧、焦虑等情绪反应。②胃部胀痛不适、肠鸣音活跃。③头晕、心悸、晕厥等。④血压下降、脉搏细速、面色苍白、尿量减少及四肢湿冷等。⑤原有疾病加重。

【护理诊断/问题】

1. 体液不足　与上消化道大量出血有关。

2. 恐惧　与上消化道大量出血威胁生命及自身健康有关。

3. 有窒息的危险　与呕出血液反流入气管有关。

【护理目标】

1. 患者体液充足。

2. 恐惧解除。

3. 无窒息发生。

【护理措施】

1. 促进止血

（1）卧床休息　呕血时采取半卧位或去枕平卧位，头偏向一侧。安慰患者，说明情绪安定有助于止血，而精神紧张可导致反射性血管扩张，加重出血。环境保持安静，避免噪声和强光刺激。注意保暖，保持衣被和床单整洁舒适。

（2）观察病情　密切观察呕血、黑便的量、性质、次数及伴随症状、体温、脉搏、呼吸、血压、尿量、意识状态及诱发因素等，及时做好记录。

（3）按医嘱迅速采取各种止血措施　如使用止血剂；胃溃疡出血用冰盐水洗胃；对食管-胃底静脉出血者应用双气囊三腔管压迫止血；急性胃出血者需进行纤维胃镜直视下止血。

（4）饮食护理 严重呕吐或呕血伴有剧烈呕吐者，应暂禁食8~24小时；消化性溃疡伴小量出血，一般不需禁食，可摄入少量温凉流质如牛奶，以中和胃酸，待病情稳定后过渡到软食。

（5）出血后注意事项 呕血停止后帮助患者漱口，清洁口腔；呕血时因混有胃液，所以呕出物看起来较实际出血量多，应尽量不让患者见到；沾污衣被要及时撤换，若患者已看到出血，应做必要的解释，以免加重其不安、忧虑。

2. 维持有效血容量，预防或纠正失血性休克

（1）补充液体 迅速建立静脉通路，保证输液通畅；失血量多时应以粗针头快速输液，先用生理盐水或林格氏液，然后输中分子右旋糖酐或其他血浆代用品，必要时输血。

（2）注意事项 应避免因输血、输液过多过快而引起急性肺水肿，对老年人和有心血管疾病的人尤需注意。

（3）预防失血性休克 一次大量快速的呕血和便血可导致失血性休克，应指导患者如何早期发现呕血和便血的先兆，以便早期处理。

（六）黄疸

由于血清中胆红素浓度增高，使巩膜、皮肤、黏膜及其他组织和体液发生黄染的现象，称为黄疸。正常血清中胆红素浓度小于17.1μmol/L，其中结合胆红素（CB）小于3.42μmol/L，非结合胆红素（UCB）为1.70~13.68μmol/L。胆红素在17.1~34.2μmol/L时，临床上不易觉察黄疸，称为隐性黄疸；胆红素值超过34.2μmol/L时出现的黄疸，称为显性黄疸。

【护理评估】

1. 健康史

（1）肝细胞性黄疸 常见于病毒性肝炎、肝硬化、中毒性肝炎等。

（2）溶血性黄疸 常见于溶血性疾病、败血症、血型不合输血反应及毒蛇咬伤等。

（3）阻塞性黄疸 常见于胆石症、胆囊炎、胰头癌、胆汁性肝硬化及胆道蛔虫等。

2. 身体状况

（1）黄疸发生的急缓、部位及色泽 急骤出现的黄疸见于急性肝炎、胆囊炎、胆石症和大量溶血。缓慢潜隐发生的黄疸常为癌性黄疸。黄疸在巩膜和软腭较早出现，颜面及前胸次之。溶血性黄疸常为淡黄色（浅柠檬色）；急性肝细胞性黄疸多为金黄色；胆汁淤积引起的黄疸为暗黄色，严重时为黄绿色。

（2）伴随症状 ①急性病毒性肝炎：常伴食欲不振、恶心、呕吐、肝区轻度胀痛。②癌症：伴体重减轻或恶病质。③胆石症：常伴有发热、寒战、全身酸痛、右上腹阵发性绞痛。④阻塞性黄疸：常伴有脂肪性腹泻、白陶土样便、皮肤瘙痒及出血倾向等。⑤其他：肝细胞性黄疸、阻塞性黄疸时尿色加深，甚至呈浓茶样。患者常因巩膜、体表发黄而产生病情严重的预感而致心情抑郁。

【护理诊断/问题】

1. **有皮肤完整性受损的危险** 与胆汁淤积性黄疸致皮肤瘙痒有关。

2. **自我形象紊乱** 与黄疸所致外形改变有关。

【护理措施】

1. **病情观察** 注意患者的尿色、便色及皮肤、巩膜黄染的动态变化，伴随症状、诱因或病因有无消除，已采取哪些治疗措施，效果如何等。

2. **给予心理支持** 让患者安静卧床，注意姿势调整，避免负性语言刺激。向患者解释有关黄疸的知识及注意事项，鼓励患者树立信心，渡过黄疸期。

3. **饮食护理** 饮食宜清淡、易消化、含丰富维生素，蛋白质供应视肝功能情况而定，禁忌烟、酒。胆道阻塞患者对脂溶性维生素吸收不足，可由肌内注射补充。

4. **皮肤护理** 对皮肤瘙痒者应注意清洁，睡前温水浴，局部可擦炉甘石洗剂等止痒剂；严重瘙痒者，给予2%～3%碳酸氢钠溶液外涂，并按医嘱服用氯苯那敏、异丙嗪等。剪短指甲，以免搔破皮肤。

5. **保持大便通畅** 对因严重肝脏疾病引起黄疸，且有肝性脑病潜在可能的患者应嘱其养成定时排便的习惯，防止因便秘造成毒素的产生和吸收增加而使病情加重。

项目二　胃　炎

【学习目标】

1. 掌握急性、慢性胃炎的最常见病因、常见部位、临床表现及护理措施。
2. 熟悉急性、慢性胃炎的治疗要点、健康教育、辅助检查。
3. 了解急性、慢性胃炎的发病机制、诊断要点。

案例导入

患者，女性，51岁。间断上腹疼痛2年，疼痛发作与情绪、饮食有关。查体：上腹部轻压痛。胃镜检查：胃窦皱襞平坦，黏膜粗糙无光泽，黏膜下血管透见。初步诊断为慢性萎缩性胃炎。

问题：1. 为什么该患者被诊断为慢性萎缩性胃炎？

2. 慢性胃炎与消化性溃疡有什么不同？

3. 急性、慢性胃炎患者怎样治疗、护理？

胃炎（gastritis）是一种临床常见病，是由多种原因引起的胃黏膜炎症。胃黏膜因炎症出现损害，可出现中上腹疼痛、消化不良、上消化道出血等症状，甚至癌变。依据胃黏膜病理生理和临床表现，胃炎可分为急性、慢性和特殊类型胃炎。本项目主要介绍急性胃炎和慢性胃炎。

一、 急性胃炎

急性胃炎（acute gastritis）是指发生于胃黏膜的急性炎症，胃镜下可见胃黏膜充血、水肿、糜烂和出血等一过性病变，病理学为胃黏膜有大量中性粒细胞浸润。急性糜烂出血性胃炎是临床最常见的急性胃炎，是以胃黏膜多发性糜烂为特征的急性胃黏膜病变。

【病因与发病机制】

1. 病因

（1）药物　常引起胃黏膜炎症的药物是非甾体抗炎药（NSAID）如阿司匹林、吲哚美辛等，还有某些抗肿瘤药物、铁剂或氯化钾口服液等，这些药物可直接损伤胃黏膜上皮层，其中NSAID可通过抑制胃黏膜前列腺素的合成，削弱胃黏膜的屏障作用。

（2）应激　严重创伤、手术、败血症、多器官功能衰竭、烧伤、精神紧张等。如烧伤所致者称Curling溃疡，中枢系统病变所致者称Cushing溃疡。

（3）乙醇　乙醇具有亲脂性和溶脂能力。高浓度乙醇可直接破坏黏膜屏障。

（4）其他　物理因素、十二指肠-胃反流及胃黏膜血液循环障碍等均可导致胃黏膜糜烂、出血、溃疡等。

2. 发病机制　以上各种因素导致胃黏膜微循环障碍、缺血缺氧，黏液分泌减少，局部前列腺素合成不足，屏障功能损坏；并可增加胃酸分泌，大量氢离子反渗，损伤血管和黏膜，最后引起胃黏膜糜烂和出血。

【临床表现】

轻症常无症状。有症状者主要表现为上腹痛、腹胀、恶心、呕吐和食欲不振等。上消化道出血是该病突出的临床表现，突发的呕血或黑便是首发症状，其中急性糜烂出血性胃炎引起的占10%~30%，严重者可出现脱水、酸中毒或休克。

考纲摘要

1. 急性胃炎的常见病因。
2. 急性胃炎最严重的并发症表现。

【辅助检查】

1. 粪便检查　粪便隐血试验阳性。

2. 胃镜检查　胃镜检查是诊断本病的主要依据。胃镜检查一般应在大出血后 24~48 小时内进行，镜下可见胃黏膜浅表溃疡、多发性糜烂或出血灶，表面附有黏液和炎性渗出物。

【诊断要点】

患者近期服用 NSAID 等药物或大量饮酒、处于严重疾病状态或应激状态，如出现上述临床表现，应考虑本病，确诊需进行胃镜检查。

【治疗要点】

针对病因和原发病采取防治措施，停止服用可能引起胃黏膜炎症的药物，应用抑制胃酸分泌药物，如 H2 受体拮抗剂或质子泵抑制剂，或胃黏膜保护剂，如硫糖铝或米索前列醇等，促进胃黏膜修复和止血。

【护理诊断/问题】

1. 知识缺乏　缺乏急性胃炎的病因及防治知识。

2. 营养失调：低于机体需要量　与消化不良、少量持续出血有关。

3. 潜在并发症　上消化道大量出血。

4. 焦虑　与消化道出血及病情反复有关。

【护理措施】

1. 一般护理

（1）休息与体位　嘱患者生活规律，适度活动，特别是急性应激性胃炎伴有消化道出血者，应卧床休息。当病情缓解后适当锻炼，避免过度劳累，增强机体抵抗力。

（2）饮食护理　嘱患者养成规律进餐的习惯，不可暴饮暴食，可少量多餐。避免过冷、过热及辛辣等刺激性食物，进食少渣、温凉、半流质饮食，如有少量出血者可给牛奶、米汤等流质饮食以中和胃酸，有利于黏膜的修复。急性大出血或呕吐频繁者应禁食。

2. 病情观察　观察腹痛的部位、性质、程度及变化情况，观察有无呕血、便血及其他伴随症状，及时发现病情变化并判断有无脱水、电解质紊乱等情况。遵医嘱并配合医生及时治疗。

3. 药物护理　禁用或慎用阿司匹林、吲哚美辛等对胃黏膜有刺激的药物。遵医嘱给予胃黏膜保护剂、抑酸剂、H2 受体拮抗剂等药物，观察药物疗效及不良反应。

4. 心理护理　了解患者对该病病因、治疗及护理的认识，做好患者的心理疏导，告知患者不良情绪也可导致或加重急性胃炎，协助患者平和情绪，促进患者身、心两方面得以充分的松弛和休息，有利于身体的康复。

考纲摘要

1. 急性胃炎急性期绝对卧床休息的要求。
2. 急性胃炎腹痛、呕血、便血的病情观察。

【健康教育】

向患者和家属介绍急性胃炎的病因、临床表现、预防方法和自我护理措施。对患者和家属进行饮食指导，饮食规律，避免过冷、过热、辛辣等刺激性食物，注意饮食卫生，戒烟、酒。避免使用对胃黏膜有刺激的药物，必须使用时应同时服用抑酸剂。生活规律，保持轻松愉快的心情，合理锻炼。

二、 慢性胃炎

慢性胃炎（chronic gastritis）是指各种原因引起的胃黏膜非糜烂的炎性改变，组织学以显著炎性细胞浸润、上皮增殖异常、胃腺萎缩及瘢痕形成为特点。

【病因与发病机制】

1. 幽门螺杆菌（Hp）感染 目前认为Hp感染是慢性胃炎最主要的病因。其致病机制是Hp经口进入胃内，部分附着于胃窦部黏液层，依靠其鞭毛结构穿过黏液层，定居于黏液层与胃窦黏膜上皮细胞表面，直接侵袭胃黏膜。Hp产生尿素酶可分解尿素，产生氨中和胃酸，形成有利于Hp定居和繁殖的中性环境，并损伤上皮细胞。Hp还能使胃黏膜上皮细胞空泡变性，造成黏膜损害和炎症。Hp菌体细胞壁作为抗原还可引起自身免疫反应。

2. 饮食因素 长期进食高盐食物，食物单一缺乏新鲜蔬菜、水果，长期消化不良、营养缺乏等均与慢性胃炎发生密切相关。

3. 自身免疫 自身免疫性胃炎以富含壁细胞的胃体黏膜萎缩为主，患者体内存在壁细胞抗体和内因子抗体，壁细胞总数可减少，胃酸分泌减少乃至缺乏，内因子不能发挥正常功能，导致维生素 B_{12} 吸收不良，出现巨幼细胞性贫血。

4. 其他 长期饮用浓茶、咖啡，食用过热、过冷、过于粗糙的食物，可损伤胃黏膜；大量服用非甾体抗炎药及十二指肠液反流等均可破坏胃黏膜屏障，使其易受胃酸-胃蛋白酶的损害，导致胃的慢性炎症。

【临床表现】

大多数患者无明显症状。部分患者可表现为上腹痛或不适、食欲不振、饱胀、嗳气、反酸、恶心和呕吐等，少数患者可有少量上消化道出血。自身免疫性胃炎患者可出现明显畏食、贫血、体重减轻等。体征多不明显，可有上腹部轻压痛。

考纲摘要

1. 慢性胃炎的常见病因。

2. 慢性胃炎的临床表现。

【辅助检查】

1. 胃镜检查和胃黏膜组织活检　胃镜检查和胃黏膜组织活检是最可靠的诊断方法。慢性非萎缩性胃炎胃镜下可见红斑、黏膜粗糙不平、出血点。慢性萎缩性胃炎胃镜下可见胃黏膜呈颗粒状、黏膜血管显露、色泽灰暗、皱襞细小。

2. Hp 检测　通过侵入性（组织学检查、快速尿素酶测定）和非侵入性（^{13}C 或^{14}C-尿素呼气试验等）方法检测 Hp。

3. 血清学检测　自身免疫性胃炎，壁细胞抗体和内因子抗体阳性，血清促胃液素水平升高；多灶萎缩性胃炎，血清促胃液素水平正常或偏低。

【诊断要点】

胃镜检查和胃黏膜组织活检是明确诊断的重要手段。Hp 检测有助于病因诊断。

【治疗要点】

1. 根除幽门螺杆菌感染　适用于慢性胃炎伴胃黏膜糜烂、萎缩及肠化生，或有消化不良症状者，或有胃癌家族史者。目前多采用的治疗方案是一种胶体铋剂+两种抗生素或一种质子泵抑制剂+两种抗生素（表 4-1），疗程 7~14 日。由于各种抗生素耐药情况不同，抗生素及疗程的选择应视患者耐药情况而定。

表 4-1　消化系统三联疗法常用药物

常用药物	药物名称
抗生素	克拉霉素、阿莫西林、甲硝唑、替硝唑、喹诺酮类抗生素、四环素
铋剂	枸橼酸铋钾、果胶铋、碱式碳酸铋
质子泵抑制剂	埃索美拉唑、奥美拉唑、兰索拉唑、泮托拉唑、雷贝拉唑

2. 对症治疗　根据病因给予对症处理，如因非甾体抗炎药引起，应停药并给予抑酸药；如因胆汁反流，可使用氢氧化铝凝胶来吸附，或硫糖铝等中和胆盐，缓解症状并保护胃黏膜；使用多潘立酮、西沙必利等改善胃动力；自身免疫性胃炎，目前无特异治疗方法；有恶性贫血者可注射维生素 B_{12}。

3. 胃黏膜异型增生的治疗　胃黏膜异型增生若属于局灶中、重度不典型增生，在确定没有淋巴结转移时，可在胃镜下行黏膜下剥离术，并应视病情定期随访。胃黏膜异型增生若属于灶性重度不典型增生伴有局部淋巴结肿大时，应考虑手术治疗。

【护理诊断/问题】

1. 腹痛　与胃黏膜炎性病变有关。

2. 营养失调：低于机体需要量　与厌食、消化吸收不良等有关。

3. 焦虑　与病情反复、病程迁延有关。

【护理措施】

1. 一般护理

（1）休息与体位　急性发作期患者应卧床休息，待病情缓解后，进行适当运动锻炼。

（2）饮食护理　嘱患者养成少量多餐的进食习惯，以进食高热量、高蛋白质、高维生素、易消化的饮食为原则。避免摄入过咸、过甜、过辣的刺激性食物。存在营养失调者，向患者说明营养充分的重要性，协助患者制订饮食计划，指导患者家属改进烹饪技巧，增加食物的色、香、味等刺激患者食欲。胃酸低者，酌情可食用浓肉汤、山楂、食醋等。胃酸高者，避免浓肉汤及酸性食物，可食用牛奶、面包及菜泥等。

2. 病情观察　急性发作期观察患者腹痛情况及伴随症状。观察患者进食情况，如每日进餐次数、量、品种，以了解患者营养摄入是否充足。定期监测患者体重，了解相关营养指标的变化。指导腹痛患者缓解紧张情绪，可采取转移注意力、深呼吸等方法缓解疼痛，或者在明确诊断的情况下用热水袋热敷胃部，解除痉挛不适，减轻腹痛。

3. 药物护理　遵医嘱给予根除Hp感染的药物，观察药物作用与不良反应。禁用或慎用阿司匹林、吲哚美辛等对胃黏膜有刺激的药物。

（1）胶体铋剂　枸橼酸铋钾（CBS）为常用制剂，因其在酸性环境中方起作用，应在餐前半小时服用。服CBS过程中，会使齿、舌变黑，可用吸管直接吸入。部分患者服药后出现便秘和粪便变黑，停药后可自行消失。少数患者有恶心、一过性转氨酶升高等，极少出现急性肾损伤。

（2）抗生素　患者服用阿莫西林前应询问其对青霉素有无过敏，应用过程中应注意有无迟发性过敏反应的出现，如皮疹等。甲硝唑可引起呕吐等胃肠反应，应在餐后半小时服用。

4. 心理护理　了解患者心理状况，向患者及家属解释疾病发生的相关知识、治疗方法，对于反复发作者，应指导患者正确进食及避免加重病情的不良因素。改善患者的不良情绪，协助患者平和情绪，有利于身体的康复。

考纲摘要

1. 慢性胃炎的辅助检查。

2. 慢性胃炎的饮食护理、药物护理。

【健康教育】

向患者和家属介绍慢性胃炎的病因、临床表现、预防方法和自我护理措施。指导患者避免诱发因素，合理安排工作和休息，劳逸结合，生活规律。保持轻松愉快的心情，加强锻炼，增强机体抵抗力。

项目三　消化性溃疡

【学习目标】

1. 掌握消化性溃疡的最常见病因、临床表现、并发症、护理措施。
2. 熟悉消化性溃疡的治疗要点、健康教育、辅助检查。
3. 了解消化性溃疡的发病机制、诊断要点。

案例导入

患者，男，28 岁。突发上腹剧痛 5 小时入院。既往有胃痛史。查体：呼吸较快，双肺呼吸音略粗糙，心率 108 次/分，上腹部压痛，腹肌紧张，肠鸣音弱。白细胞计数 12×10^9/L。初步诊断为消化性溃疡合并急性穿孔。

问题：1. 该患者为什么被诊断为消化性溃疡合并急性穿孔？

2. 消化性溃疡的并发症有哪些？如何治疗并护理？

3. 做哪项检查可确诊消化性溃疡？

消化性溃疡（peptic ulcer）主要指胃肠道黏膜被自身消化的溃疡，因其形成与胃酸-胃蛋白酶的消化作用有关而得名。可发生于食管、胃、十二指肠、胃-空肠吻合口附近，其中发生在胃和十二指肠的慢性溃疡，即胃溃疡（gastric ulcer，GU）和十二指肠溃疡（duodenal ulcer，DU）最为常见。消化性溃疡是一种全球性常见病。本病可发生于任何年龄，十二指肠溃疡多见于青壮年，胃溃疡多见于中老年，十二指肠溃疡与胃溃疡发病率之比约为 3∶1，男性发病率高于女性，我国南方发病率高于北方。消化性溃疡多为慢性病程、周期性发作、节律性上腹部疼痛，其发作有明显的季节性，秋冬和冬春之交是本病的好发季节。

【病因与发病机制】

消化性溃疡的发生是由于胃、十二指肠黏膜的侵袭因素与黏膜自身的防御-修复因素之间失去平衡所致。胃、十二指肠黏膜的侵袭因素包括 Hp 感染、胃酸-胃蛋白酶对黏膜的消化作用、胆盐、胰酶、非甾体抗炎药（NSAID）、乙醇等。胃、十二指肠黏膜的防御-修复因素包括黏液/碳酸氢盐屏障、黏膜屏障、黏膜血流量和上皮细胞更新，以及前列腺素和表皮生长因子的作用等。侵袭因素过强，防御-修复因素减弱，或两者并存时，就会产生溃疡。

1. Hp 感染　Hp 感染是消化性溃疡的主要病因。大量研究表明，消化性溃疡患者 Hp 感染率高，胃溃疡患者 Hp 感染率为 80%～90%，十二指肠溃疡患者 Hp 感染率为 90%～100%。根除 Hp 感染可促进溃疡愈合和显著降低消化性溃疡的复发。

2. 药物因素　长期服用非甾体抗炎药（NSAID）、糖皮质激素、氯吡格雷、化疗药物等对胃、十二指肠黏膜具有损伤作用，其中以 NSAID 最为明显。NSAID 除直接导致胃、十二指肠黏膜损伤外，主要通过抑制前列腺素 E 合成，削弱其对胃、十二指肠黏膜的保护作用。

3. 胃酸-胃蛋白酶分泌过多　胃酸和胃蛋白酶是胃液的主要成分，是对胃和十二指肠黏膜有侵袭作用的主要因素，而胃酸又在其中起主要作用。这是因为胃蛋白酶原需要盐酸激活才能转变为胃蛋白酶，而且胃蛋白酶的活性取决于胃液 pH 值，当胃液 pH 值上升到 4 以上时，胃蛋白酶就失去了活性。因此胃酸的存在是溃疡发生的决定因素。

4. 胃排空延缓和十二指肠-胃反流　GU 患者多有胃排空延缓和十二指肠-胃反流。胃排空延缓及胃内食糜停留过久，可刺激促胃液素分泌，进而兴奋壁细胞分泌胃酸。胃窦-十二指肠运动失调和幽门括约肌功能障碍时可引起十二指肠-胃反流，反流液中的胆汁、胰液和溶血磷脂酰胆碱（卵磷脂）可导致胃黏膜损伤。以上病因不是 GU 的原发病因，但能加重 Hp 感染或 NSAID 对胃黏膜的损伤。

5. 应激与遗传因素　长期精神紧张、焦虑、情绪波动或过度劳累的人易患消化性溃疡。遗传因素与消化性溃疡也有关，部分消化性溃疡患者有该病的家族史，有研究表明，GU 患者的家族中，GU 的发病率较正常人高 3 倍。O 型血者易患 DU。

6. 其他因素　吸烟者消化性溃疡的发病率比不吸烟者高，其机制尚不明确，可能与以下因素有关：吸烟可增加胃酸-胃蛋白酶分泌，降低幽门括约肌张力和影响胃黏膜前列腺素合成，增加溃疡发生率。患者高盐饮食可损伤胃黏膜而增加 GU 发生的危险性。

【临床表现】

消化性溃疡患者表现不一，部分患者可无症状。

1. 症状　上腹部疼痛或不适是本病的主要症状，性质可有钝痛、灼痛、胀痛，甚至剧痛或呈饥饿样不适感，可能与胃酸刺激溃疡壁的神经末梢有关。腹痛常具有以下特点：①慢性病程，病史可达数年或十余年。②周期性发作，发作期可为数周或数月，缓解期也长短不一。发作有季节性，多在秋冬和冬春之交发作。③疼痛呈节律性，胃溃疡患者进食后疼痛，十二指肠溃疡患者空腹时疼痛，也称“饥饿痛”。GU 和 DU 腹痛的鉴别见表 4-2。④腹痛可被抑酸剂缓解，部分患者无上述典型的疼痛，仅有反酸、嗳气、上腹胀、食欲减退等消化不良症状。

表 4-2 GU 和 DU 腹痛的鉴别

	GU	DU
疼痛特点	饱餐痛	饥饿痛，夜间痛
疼痛部位	剑突下正中或偏左	上腹正中或稍偏右
疼痛发作时间	进食后 30~60 分钟，疼痛较少发生于夜晚	进食后 3~4 小时，午夜常被痛醒
疼痛持续时间	1~2 小时	饭后 2~4 小时，到下次进餐后为止
节律	进食-疼痛-缓解	疼痛-进食-缓解

2. 体征　溃疡活动期剑突下有固定而局限的压痛点，缓解期则无明显体征。

【并发症】

1. 出血　出血是消化性溃疡最常见的并发症，大约 50% 的消化性大出血是由消化性溃疡所致，DU 比 GU 容易发生。出血引起的临床表现取决于出血的速度和量，轻者仅表现为黑便、呕血，重者可出现周围循环衰竭，甚至低血容量性休克，应积极抢救。

2. 穿孔　当溃疡向深处发展，穿透胃、十二指肠壁可引起穿孔。其后果有 3 种：①溃疡穿透浆膜层达游离腹腔致急性穿孔，引起弥漫性腹膜炎，患者突发剧烈腹痛，持续而加剧，体征有腹壁板状强直、压痛、反跳痛，肝浊音界消失，部分患者出现休克。②溃疡穿透胃壁全层并与邻近器官、组织粘连，称为穿透性溃疡，患者腹痛顽固而持续。③溃疡穿孔人体空腔器官形成瘘管。

3. 幽门梗阻　大多由 DU 或幽门管溃疡引起。急性梗阻多因炎症水肿和幽门部痉挛所致，梗阻多为暂时性，随炎症好转而缓解；慢性梗阻主要由于溃疡愈合后瘢痕组织收缩形成，梗阻为持久性。幽门梗阻患者出现明显上腹胀痛，餐后加重，呕吐后腹痛可稍缓解。呕吐物为宿食，严重呕吐可致脱水、低氯低钾性碱中毒，导致体重下降和营养不良。

4. 癌变　少数 GU 可发生癌变，癌变率在 1% 以下。对有长期 GU 病史，年龄在 45 岁以上，经严格内科治疗 4~6 周症状无好转，大便隐血试验持续阳性者，应怀疑是否癌变，需进一步检查和定期随访。

考纲摘要

1. 消化性溃疡的疼痛特点。
2. 消化性溃疡的并发症。

【辅助检查】

1. 胃镜检查和黏膜活检　胃镜检查和黏膜活检是诊断消化性溃疡的首选方法。通过胃镜可直接观察溃疡部位、病变大小和性质，并可在直视下取活组织做病理检查和 Hp 检测。对于合并出血者还可进行止血治疗。胃镜下可见单发或多个溃疡，呈圆形或椭圆形。

GU 多发生在胃角和胃窦小弯，DU 多发生在球部，前壁比较常见；溃疡浅者累及黏膜肌层，深者可贯穿肌层，甚至浆膜层。溃疡边缘常有增厚，基底光滑、清洁，表面覆有灰白或灰黄色纤维渗出物。

2. X 射线钡餐检查　X 射线钡餐检查可了解胃部运动情况，有胃镜检查禁忌证者可选用此检查方法。溃疡在 X 射线下直接征象是龛影，对溃疡有确诊价值。

3. Hp 检测　Hp 检测是消化性溃疡的常规检查方法，通过侵入性（组织学检查、快速尿素酶测定）和非侵入性（^{13}C 或 ^{14}C-尿素呼气试验）方法检测 Hp，为治疗方法的选择提供依据。

^{13}C 或 ^{14}C-尿素呼气试验

由于 ^{13}C 或 ^{14}C-尿素呼气试验准确率达 95%以上，以及无痛、无创、快速简便、无交叉感染的优点，被国内外专家一致推荐为诊断 Hp 的金标准，在临床上已被广泛推广应用。

^{13}C 或 ^{14}C-尿素呼气试验机理：因为 Hp 内有尿素酶，当它在胃内遇到吞下的 ^{13}C 或 ^{14}C-尿素，就会把它分解成 $^{13}CO_2$ 或 $^{14}CO_2$，$^{13}CO_2$ 或 $^{14}CO_2$ 经胃肠道吸收经血液循环到达肺后随呼气排出。我们只要收集呼出的气体，测定其中的 $^{13}CO_2$ 或 $^{14}CO_2$，就可准确地证明有没有 Hp 感染。

检查前注意事项：检查须在空腹状态或者餐后 2 小时后进行；患者近 1 个月内未服用抗生素、铋制剂、质子泵抑制剂等 Hp 敏感药物，否则会造成检查结果假阴性。

检查方法：检测时先收集第一呼气样本，然后口服一粒 ^{13}C 或 ^{14}C-尿素胶囊及一杯约 250mL 水后立即计时。静坐等候 30 分钟，在此时间内不能喝或吃任何东西，最后再全力把气体呼到另一收集试管内，将收集到气体的两个试管在特定的仪器上分析，即可得到有无 Hp 存在的结果。

4. 大便隐血试验　了解溃疡有无出血发生，大便隐血试验阳性提示溃疡活动期；大便隐血试验持续阳性提示有癌变可能。

【诊断要点】

根据本病具有慢性病程、周期性发作和节律性中上腹疼痛且上腹痛为进食或抗酸药所缓解的临床表现可做出初步诊断。但确诊需要依靠胃镜检查、X 射线钡餐检查。

【治疗要点】

去除病因、控制症状、促进溃疡愈合、预防复发和避免并发症。

1. 抑制胃酸分泌　抑制胃酸分泌药有 H2 受体拮抗剂（H2RA）和质子泵抑制剂（PPI）两大类。H2 受体拮抗剂是治疗消化性溃疡的主要药物之一，通过选择性竞争结合 H2 受体，使壁细胞分泌胃酸减少，常用药物有法莫替丁、西咪替丁、雷尼替丁等。质子泵抑制剂可使壁细胞分泌胃酸的关键酶 H^+-K^+-ATP 酶失去活性，从而阻止壁细胞内的 H^+ 转移至胃腔而抑制胃酸分泌，其抑制胃酸分泌较 H2RA 更强，作用更持久，并可增强抗生素对 Hp 的杀菌作用，常用的药物有奥美拉唑、兰索拉唑、泮托拉唑等。

2. 根除 Hp 治疗　消化性溃疡不论是否处于活动期，都应进行 Hp 的根除治疗。对于有并发症或反复复发的消化性溃疡患者应进行跟踪治疗，一般在治疗后 4 周复查 Hp。

3. 保护胃黏膜　常用铋剂和弱碱性抑酸剂。铋剂分子量较大，与溃疡基底面的蛋白形成蛋白-铋复合物，覆盖于溃疡表面，阻断胃酸和胃蛋白酶的消化作用，也可包裹 Hp 菌体，干扰 Hp 代谢而发挥杀菌作用。常用铋剂有枸橼酸铋钾、果胶铋等。弱碱性抑酸剂可中和胃酸，短暂缓解疼痛，常用药物有硫糖铝、氢氧化铝凝胶等。

4. 手术治疗　大量出血经药物、胃镜和血管介入治疗无效时，急性穿孔、慢性穿透溃疡，瘢痕性幽门梗阻，胃溃疡疑有癌变者均采用手术治疗。

【护理诊断/问题】

1. 腹痛　与胃酸刺激溃疡面引起化学性炎症反应有关。

2. 潜在并发症　上消化道出血、穿孔、幽门梗阻、癌变。

【护理措施】

1. 一般护理

（1）休息与体位　在溃疡活动期，症状较重或有并发症时嘱患者卧床休息以减轻疼痛。病情缓解期，鼓励患者适当活动。夜间疼痛者，遵医嘱夜间可加服一次抑酸剂以保证睡眠。生活规律，避免劳累、情绪激动、精神紧张、吸烟、饮酒等诱发因素。

（2）饮食护理　指导患者建立合理的饮食习惯和结构可有效避免疼痛的发作。指导患者规律进食，定时、定量。溃疡活动期，宜少食多餐，避免餐间零食和睡前进食，进餐时细嚼慢咽。症状较重的患者以面食为主，避免食用生冷、坚硬等机械性和化学性刺激强的食物，如葱头、韭菜、芹菜、咖啡、浓茶、辣椒、酸醋等。

2. 病情观察　观察患者腹痛部位、特点及规律。观察有无呕血、黑便等情况，有无突发性腹痛加剧，若出现呕血或黑便、腹痛加剧，应警惕消化道出血或穿孔的发生。监测患者生命体征、神志及腹部体征变化以便及时发现并处理并发症。

3. 对症护理

（1）疼痛护理　去除诱发上腹部疼痛的因素，如停止服用非甾体抗炎药、避免刺激性食物等。注意观察及详细了解患者上腹部疼痛的规律和特点，并按其疼痛特点指导患者采取缓解疼痛的方法。如 DU 表现为空腹痛或午夜痛，指导患者准备制酸性食物（苏打饼干）在疼痛前进食或服用抑酸药以防疼痛，也可采用局部热敷或针灸止痛。

（2）并发症护理　若突发腹痛加剧，可能出现急性穿孔，应遵医嘱做好术前准备；发生幽门梗阻者应禁食、禁水，并给予胃肠减压；发生上消化道出血的护理参见本模块项目十。

4. 用药护理　遵医嘱给患者进行药物治疗，并注意观察药效及不良反应。

（1）抗酸药　抗酸药应避免与奶制品同时服用，因两者相互作用可形成络合物。酸性食物及饮料不宜与抗酸药同服。氢氧化铝凝胶，应在饭后 1 小时和睡前服用，服用片剂时应嚼服，乳剂给药前应充分摇匀。氢氧化铝凝胶能阻碍磷的吸收，引起磷缺乏症，表现为食欲不振、软弱无力等症状，甚至可导致骨质疏松，长期大量服用还可引起严重便秘、代谢性碱中毒与钠潴留，甚至造成肾损害。服用镁制剂则易引起腹泻。

（2）H2 受体拮抗剂　这类药物应在餐中或餐后立刻服用，也可把一日剂量在睡前服用。如需同时服用抗酸药，则两药服用应间隔 1 小时以上。如静脉给药应注意控制速度，速度过快可引起低血压和心律失常。西咪替丁对雄激素受体有亲和力，可产生男性乳腺发育、阳痿及性功能紊乱，肾脏是其主要排泄器官，应用期间应注意患者肾功能。此外，少数患者还可出现一过性肝功能损害和粒细胞缺乏，可出现头痛、头晕、疲倦、腹泻及皮疹等反应，如出现上述反应应及时协助医生进行处理。药物可从母乳排出，哺乳期应停止用药。

（3）其他药物　奥美拉唑可引起头晕，应嘱患者用药期间避免开车或做其他必须高度集中注意力的工作。硫糖铝片宜在进餐前 1 小时服用，可有便秘、口干、皮疹、眩晕、嗜睡等不良反应，因其含糖量较高，糖尿病患者应慎用，不能与多酶片同服，以免降低两者的效价。枸橼酸铋钾可见舌苔和粪便变黑，偶见恶心、便秘等消化道症状，肾功能不全者忌用，需餐前半小时或睡前服用，服用后半小时内不能服用抗酸药、牛奶等，不宜长期使用。抗生素类可见恶心、呕吐、腹泻等胃肠道反应，皮疹等；抗生素多餐后服用；阿莫西林用前询问患者有无青霉素过敏史。

5. 心理护理　疾病发作期，指导患者听音乐、冥想等，转移其注意力、放松心情，以减轻疼痛。患者常因疼痛、疾病反复、害怕癌变而出现焦虑情绪，应向患者及家属讲解引起和加重溃疡病的主要因素，告知他们乐观的情绪、规律的生活对疾病康复尤为重要。同时教育患者去除影响因素。指导患者积极配合治疗，帮助其建立治疗的信心。

考纲摘要

1. 消化性溃疡急性期绝对卧床休息的要求。
2. 消化性溃疡治疗药物的用药指导。
3. 消化性溃疡并发症的相关护理。

【健康教育】

1. **疾病知识指导** 向患者及家属讲解引起和加重消化性溃疡的相关因素。指导患者保持乐观情绪、规律生活，避免过度紧张与劳累。嘱患者慎用或勿用导致溃疡的药物，如阿司匹林、泼尼松等。

2. **饮食指导** 告知患者建立合理的饮食习惯和结构，戒烟、酒，避免摄入刺激性食物。

3. **药物指导** 指导患者遵医嘱正确服药，学会观察药效及药物不良反应，不随便停药以减少复发。嘱患者定期复诊，如上腹疼痛节律发生变化并加剧或者出现呕血、黑便时应立即就医。

项目四 肝硬化

【学习目标】

1. 掌握失代偿期肝硬化的临床表现和护理措施。
2. 熟悉肝硬化的病因、治疗要点、健康教育、辅助检查。
3. 了解肝硬化的病理、诊断要点。

案例导入

患者，男，57岁。因乏力、纳差2个月，腹胀、少尿半个月入院。查体：体温36.2℃，脉搏72次/分，呼吸18次/分，血压120/80mmHg。消瘦，神志清楚，肝病面容，巩膜轻度黄染，肝掌（+），面部和颈部可见蜘蛛痣。膨隆腹，腹壁静脉曲张，以脐周最明显，血流方向脐以上向上、脐以下向下，移动性浊音（+），双下肢轻度水肿。有慢性乙型肝炎病史23年。初步诊断为肝硬化。

问题：1. 该患者常见的并发症有哪些？

2. 该患者的腹水是如何形成的？

3. 目前该患者主要的护理诊断有哪些？如何护理？

4. 如何对该患者进行健康教育？

肝硬化（hepatic cirrhosis）是一种由不同病因引起的慢性、进行性、弥漫性肝病。病理特点为广泛的肝细胞变性坏死、再生结节形成、结缔组织增生及纤维化，正常肝小叶结构破坏和假小叶形成。临床早期表现不明显，后期以肝功能损害和门静脉高压为主要表现，晚期可出现上消化道大出血、肝性脑病等严重并发症。肝硬化是常见病，世界范围内的年发病率为（25～400）/10万，患者以青壮年男性多见，发病高峰年龄在35～50岁，男性多于女性。在全世界人口死因中位居第12位，其中在25～44岁年龄组中位居第7位，在45～64岁年龄组中位居第5位。

【病因与发病机制】

引起肝硬化的原因在国内以病毒性肝炎最为常见，国外以酒精中毒多见。

1. **病毒性肝炎** 在我国常见，主要是乙肝，其次是丙肝，或乙肝合并丁肝感染。而甲肝和戊肝一般不发展为慢性肝炎和肝硬化。从病毒性肝炎发展到肝硬化病程长短不一，短需数月，长达数十年。

2. **慢性酒精中毒** 长期大量饮酒（每日摄入乙醇80g达10年以上），乙醇及其中间代谢产物（乙醛）的毒性作用引起酒精性肝炎，继而发展为肝硬化。女性较男性更易发生酒精性肝病。

3. **营养障碍** 长期营养摄入不足或不均衡、慢性疾病导致消化吸收不良、肥胖或糖尿病等致非酒精性脂肪性肝炎，都可以发展为肝硬化。

4. **药物或化学毒物** 长期服用某些药物如双醋酚丁、甲基多巴、异烟肼等，或长期接触某些化学毒物如磷、砷、四氯化碳等，可引起中毒性肝炎，最终演变为肝硬化。

5. **胆汁淤积** 持续存在肝外胆管阻塞或肝内胆汁淤积时，高浓度的胆酸和胆红素可损伤肝细胞，引起胆汁性肝硬化。

6. **遗传和代谢性疾病** 肝豆状核变性、血色病、半乳糖血症和α_1-抗胰蛋白酶缺乏症等遗传或代谢性疾病引起某些物质或代谢产物沉积于肝，造成肝损害，逐渐发展为肝硬化。

7. **循环障碍** 慢性充血性心力衰竭、心包炎、肝静脉和（或）下腔静脉阻塞等使肝脏长期淤血，肝细胞缺氧坏死、结缔组织增生，最终引起肝硬化。

8. **免疫疾病** 自身免疫性慢性肝炎及累及肝脏的免疫性疾病可发展为肝硬化。

9. **血吸虫病** 反复或长期感染血吸虫者，虫卵沉积在汇管区，虫卵及代谢毒物的刺激引起肝脏结缔组织增生，导致肝纤维化和门静脉高压，称为血吸虫病性肝硬化。

10. **隐源性肝硬化** 发病原因暂时不能明确的肝硬化，占5%～10%。

上述一种或多种病因长期作用于肝脏，导致广泛的肝细胞变性坏死、再生结节形成和假小叶形成。这些病理变化使肝内的血管扭曲、变形、受牵拉、管腔狭窄、肝血管床变小，致使肝内血液循环障碍，由此构成了门静脉高压的病理解剖基础，同时血液循环障碍加重了肝脏的营养代谢障碍，促使肝脏病变的进一步发展和肝功能的不断下降。肝在受到损伤时，肝星状细胞激活，在多种细胞因子的参与下转化为成纤维细胞，合成过多的胶原，细胞外基质过度沉积，从而引起肝纤维化。早期的纤维化可逆转，有再生结节形成时纤维化则不可逆。

考纲摘要

肝硬化最常见的病因。

【临床表现】

起病隐匿，病程发展缓慢，可潜伏 3~5 年或更长。临床上根据是否出现腹水、上消化道出血或肝性脑病等并发症，分为代偿期肝硬化和失代偿期肝硬化。

1. 代偿期 患者症状较轻，缺乏特异性。早期以乏力、食欲不振、低热为主要表现，可伴有恶心、厌食油腻、腹胀、腹泻、上腹不适等。多呈间歇性，因劳累出现，经休息或治疗后缓解。患者营养状况一般，肝轻度肿大、质偏硬，可有轻度压痛，脾轻至中度大。肝功能检查正常或仅有轻度酶学异常。

2. 失代偿期 主要表现为肝功能减退和门静脉高压所致的全身多系统症状和体征。

（1）肝功能减退的表现

①全身表现：患者一般情况及营养状况差，消瘦乏力，精神不振，皮肤干而粗糙，面色灰暗黝黑（肝病面容），常有不规则低热、夜盲及水肿等。

②消化道症状：食欲减退为最常见的症状。进食后上腹饱胀不适明显、恶心、呕吐；对脂肪和蛋白质耐受性差，进油腻肉食易引起腹泻。上述症状的发生与胃肠道淤血水肿、消化吸收功能紊乱和肠道菌群失调等因素有关。患者因腹水和胃肠积气终日腹胀难受。部分患者有黄疸，提示肝细胞有进行性或广泛性坏死，是肝功能严重减退的表现。

③出血倾向和贫血：可有鼻出血、牙龈出血、皮肤紫癜，重者胃肠道出血引起黑便。与肝合成凝血因子减少、脾功能亢进和毛细血管脆性增加等导致凝血功能障碍有关。患者常有不同程度的贫血，系由营养不良、肠道吸收障碍、胃肠道失血和脾功能亢进等因素所致。

④内分泌失调：由于肝功能减退，肝脏对雌激素、醛固酮和抗利尿激素的灭活作用减弱，患者体内的雌激素、醛固酮和抗利尿激素的水平增高。雌激素的增高又通过负反馈抑制脑垂体的分泌功能，从而影响垂体-性腺轴或垂体-肾上腺皮质轴的功能，致雄激素和肾上腺糖皮质激素的分泌减少。①由于雌激素和雄激素比例失调，男性有性欲减退、睾丸萎缩、毛发脱落及乳房发育；女性出现月经失调、闭经、不孕等，患者常有肝掌、蜘蛛痣。②由于醛固酮和抗利尿激素增多，患者出现尿量减少和水肿，对腹水的形成和加重亦起重要的作用。③由于肾上腺皮质功能减损，患者面部（尤其是眼眶周围）和其他暴露部位，可见色素沉着。④因为肝对胰岛素灭活减少，引起胰岛素增多。肝功能严重减退时因肝糖原储备减少，易发生低血糖。

（2）门静脉高压的表现　脾大、侧支循环形成、腹水是门静脉高压症的三大临床表现。尤其是侧支循环形成，对门静脉高压症的诊断有特征性意义。

①脾大和脾功能亢进：脾因长期淤血而肿大，多为轻、中度肿大。晚期脾大伴有红细胞、白细胞、血小板减少，称为脾功能亢进。上消化道大出血时，脾脏或暂时缩小，待出血停止并补足血容量后，脾脏会再度增大。

②侧支循环的建立与开放：正常的门静脉压力为5~10mmHg，>10mmHg时叫门静脉压力增高。由于门静脉压力增高，导致门静脉与腔静脉吻合支逐渐扩张，形成门-体侧支循环（图4-2）。常见的侧支循环有：①食管下段和胃底静脉曲张：最能提示门静脉高压。主要是门静脉系的胃冠状静脉和腔静脉系的食管静脉、奇静脉等沟通开放。常因门静脉压力突然增高、十二指肠胃食管反流、粗硬食物机械损伤或腹内压突然增高而使曲张静脉破裂，发生上消化道大出血，出现呕血、黑便及休克等症状。②腹壁和脐周静脉曲张：由于脐静脉重新开放，与附脐静脉、腹壁静脉等沟通，在脐周与腹壁可见迂曲的静脉，呈水母头状。③痔静脉曲张：由门静脉系的直肠上静脉和下腔静脉系的直肠中、下静脉吻合形成，形成痔核，破裂时可引起便血。

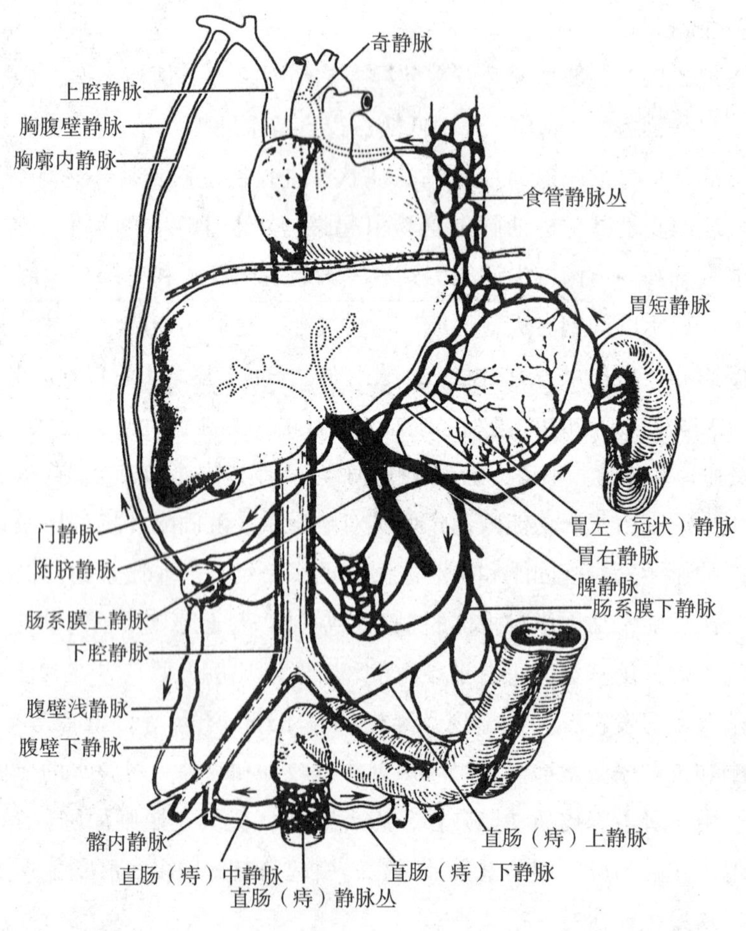

图4-2　门静脉高压侧支循环示意图

③腹水：腹水是肝硬化最突出的临床表现。失代偿期患者75%以上有腹水。患者常有腹胀，尤以饭后明显，大量腹水使腹部膨隆，呈蛙腹状，膈显著抬高，可出现呼吸困难、心悸和脐疝。当腹水超过1000mL时，可出现移动性浊音阳性；超过3000mL时，可出现震水音阳性。腹水形成的主要因素有：①门静脉压力增高：门静脉压力增高使腹腔脏器毛细血管床静水压增高，组织液回吸收减少而漏入腹腔。②血浆胶体渗透压下降：肝功能减退使清蛋白的合成减少、蛋白质摄入和吸收障碍，发生低清蛋白血症，致血浆胶体渗透压降低，血管内液外渗。③肝淋巴液生成过多：肝静脉回流受阻时，肝内淋巴液生成增多，每日可多达10L（正常1~3L），超过胸导管的引流能力，致使淋巴液渗出至腹腔。④有效循环血容量不足：抗利尿激素及醛固酮增多，引起水钠重吸收增加；肾血流量减少，肾小球滤过降低，排钠和排尿量减少。

（3）肝脏情况　早期肝脏增大，表面尚光滑，质中等硬；晚期肝脏缩小，表面呈结节状，质地坚硬；一般无压痛，但在肝细胞进行性坏死、并发肝炎和肝周围炎时可有压痛与叩击痛。

【并发症】

1. 上消化道出血　上消化道出血是常见的并发症，多为曲张的食管胃底静脉因粗糙食物、化学刺激和腹内压增高等因素而突然破裂所致，部分为并发急性胃炎或消化性溃疡所致。表现为突然大量的呕血和黑便，可引起出血性休克或诱发肝性脑病，死亡率较高。

2. 肝性脑病　肝性脑病是本病最严重的并发症，也是最常见的死亡原因。

3. 感染　肝硬化患者由于抵抗力较低、侧支循环开放等原因，易并发细菌感染，如肺炎、胆道感染、大肠杆菌败血症、自发性腹膜炎等。患者可出现发热、腹痛、腹胀、腹水持续不减，少数患者发生中毒性休克。体征可有全腹压痛、腹膜刺激征。

4. 肝肾综合征　因患者肾脏无明显器质性损害，又叫功能性肾衰竭。肝硬化失代偿期大量腹水时，由于有效循环血容量不足，肾血管收缩，导致肾皮质血流量和肾小球滤过率持续性降低，临床表现为自发性少尿或无尿、氮质血症、稀释性低钠血症和低尿钠。

5. 原发性肝癌　患者短期内出现肝迅速增大、持续性肝区疼痛或腹水呈血性应考虑并发原发性肝癌，需做进一步检查。大结节性或大小结节混合性肝硬化易并发原发性肝癌。

6. 肝肺综合征　指严重肝病伴肺血管扩张和低氧血症。临床表现为呼吸困难和顽固性低氧血症。内科治疗多无效，吸氧只能暂时缓解症状，不能逆转病程。

7. 电解质和酸碱平衡紊乱　由于患者摄入不足、长期利尿或大量放腹水、呕吐、腹泻等因素易导致电解质和酸碱平衡紊乱，如低钠血症、低钠低钾低氯性碱中毒。严重的电解质和酸碱平衡紊乱可诱发肝性脑病。

8. 门静脉血栓形成　与门静脉梗阻时门静脉内血流缓慢等因素有关。如血栓局限可无临床表现。如发生门静脉血栓急性完全性梗阻，可表现为腹胀、剧烈腹痛、呕血、便血、休克、脾脏迅速增大、腹水形成加速，常诱发肝性脑病。

考纲摘要

1. 失代偿期肝硬化肝功能减退的临床表现。
2. 失代偿期肝硬化门静脉高压的临床表现。
3. 肝硬化最常见的并发症、最严重的并发症。

【辅助检查】

1. 血常规检查　代偿期多正常，失代偿期有轻重不等的贫血。合并感染时白细胞计数可升高；脾功能亢进时，红细胞、白细胞、血小板均减少。

2. 尿常规检查　有黄疸时胆红素增加，尿胆原增加。并发肝肾综合征时可有蛋白尿、血尿和管型尿。

3. 肝功能检查　代偿期正常或轻度异常；失代偿期转氨酶轻、中度增高，以 ALT 增高较显著，但肝细胞严重坏死时则 AST 升高更明显于 ALT。血清总蛋白正常、降低或增高，但白蛋白降低、球蛋白增高，白蛋白/球蛋白比率降低或倒置。凝血酶原时间有不同程度延长。

4. 免疫学检查　血清 IgG 显著增高，IgA、IgM 增高，T 淋巴细胞数减少，可出现多种非特异性自身抗体和病毒标记物阳性。

5. 腹水检查　腹水一般为漏出液，如并发自发性腹膜炎，则为渗出液。

6. 影像学检查　食管静脉曲张时进行 X 射线钡餐检查，钡剂在黏膜上分布不均而呈现虫蚀状或蚯蚓状充盈缺损及纵行黏膜皱襞增宽；胃底静脉曲张时，X 射线钡餐检查呈菊花样缺损。超声显像可显示肝脾大小、门静脉高压、腹水。肝早期增大、晚期萎缩，肝实质回声增强、不规则、反射不均；门静脉高压时可见脾大、门静脉直径增宽、侧支血管存在；有腹水时可见液性暗区。CT 和 MRI 检查可显示肝、脾、肝内门静脉、肝静脉、侧支血管形态改变和腹水。

7. 内镜检查　胃镜检查可直接观察并确定食管及胃底有无静脉曲张，了解其曲张程度与范围。腹腔镜检查可直接观察肝、脾情况，在直视下对病变明显处进行肝穿刺做活组织检查。

8. 肝穿刺活组织检查　若发现有假小叶形成，是诊断肝硬化最可靠的方法。有助于明确肝硬化的病因，确定肝硬化的病理类型、炎症和纤维化程度，并有助于鉴别诊断、指导治疗和判断预后。

考纲摘要

诊断肝硬化最可靠的方法。

【诊断要点】

肝硬化代偿期的诊断不容易，对原因不明的肝脾大、慢性病毒性肝炎、长期饮酒者定期随访，必要时进行肝穿刺活组织检查以确诊。肝硬化失代偿期的诊断主要根据病史、肝功能减退和门静脉高压的临床表现，以及肝功能检查异常等。

【治疗要点】

本病无特效治疗，关键在于早期诊断，针对病因进行治疗，加强一般治疗，使病情缓解及延长其代偿期。对失代偿期患者主要是对症治疗、改善肝功能和抢救处理并发症，有手术适应证者应慎重选择时机进行手术。

1. 药物治疗　目前尚无特效药，可服用肝细胞保护药如还原型谷胱甘肽、S-腺苷蛋氨酸等，维生素，助消化药如多酶片等，抗纤维化药物如秋水仙碱等，活血化瘀类中药如丹参等。不宜滥用护肝药物，以免加重肝脏负担。避免应用对肝脏有损害的药物。

2. 腹水的治疗

（1）限制水和钠盐的摄入　水的摄入量应限制在1000mL/d左右，如有稀释性低钠血症，应限制在300~500mL/d。钠盐的摄入量应在500~800mg/d（氯化钠1.2~2.0g/d）。

（2）利尿剂　利尿剂是目前临床应用最广泛的治疗腹水的方法。常用保钾利尿剂螺内酯（安体舒通）和排钾利尿剂呋塞米（速尿）。目前主张两者联合应用，可减少电解质紊乱。一般开始用螺内酯60mg/d加呋塞米20mg/d，逐渐增加到螺内酯120mg/d加呋塞米40mg/d，但最大剂量不超过螺内酯400mg/d加呋塞米160mg/d。利尿速度不宜过猛，以免诱发肝性脑病、肝肾综合征等。

（3）提高血浆胶体渗透压　每周定期、少量、多次静脉输注血浆、新鲜血或白蛋白，不仅有助于腹水的消退，也利于改善机体一般状况和肝功能。

（4）难治性腹水的治疗　指经限钠、利尿剂治疗达最大剂量，排除其他因素对利尿剂疗效的影响，仍难以消退或很快复发的腹水。可选择以下方法：

①大量放腹水加输注白蛋白：如患者无感染、上消化道出血、肝性脑病等并发症，肝代偿功能尚可，凝血功能正常，可选用此方法。可每日或每周3次放腹水，每次4000~6000mL，亦可一次放10000mL，同时输注白蛋白40g。此方法比大剂量利尿剂治疗效果好，但缓解症状的时间短，易诱发肝肾综合征、肝性脑病。

②腹水浓缩回输：腹水浓缩回输是治疗难治性腹水的较好办法。可放腹水5000~10000mL，通过浓缩处理成500mL，再静脉回输，除能清除部分潴留的水和钠外，还可提

高血浆蛋白浓度和增加有效血容量、改善肾血液循环，从而减轻或消除腹水。但有感染的腹水不可回输。不良反应和并发症有发热、感染、电解质紊乱等。

③减少腹水的生成和增加其去路：如腹腔-颈静脉引流（又称 LeVeen 引流法）是将腹水引入上腔静脉；胸导管-颈内静脉吻合术可使肝淋巴液顺利进入颈内静脉，从而减少肝淋巴液漏入腹腔，使腹水的来源减少。

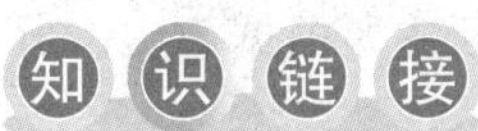

超滤·浓缩腹水回输系统

超滤·浓缩腹水回输系统可以治疗各种原因导致的顽固性腹水，迅速缓解呼吸困难，明显改善症状。适用于无腹水回输禁忌证（上消化道出血倾向、肝性脑病、胆红素明显升高、肝癌）的患者。腹水超滤量一般为 4000~9000mL，治疗时间为 1.5~3.5 小时。腹水回输治疗后，腹腔压力降低，腹膜回吸收通路开放，同时腹腔内蛋白浓度增高，通过内脏血液的动态交换使蛋白质回收入血。人血白蛋白、总蛋白水平提高，肾小球滤过率增加，尿钠增加，尿素、血管紧张素、醛固酮浓度均下降，且一般不出现电解质紊乱。由于血浆胶体渗透压提高，增加了有效循环血量，可减少腹水再形成，并有利于防止肝肾综合征。此外，超滤·浓缩腹水回输可滤出腹水内毒素，提高 C3、巨噬细胞水平，增加了腹腔抗感染能力，减少自发性腹膜炎的发生。临床显示，该系统能够在短短 2 个小时内抽去腹水 7500mL。

3. 手术治疗　通过各种分流、断流术和脾切除术等，降低门静脉压力和消除脾功能亢进。脾切除术是治疗脾功能亢进的有效方法。肝移植是近年来治疗晚期肝硬化的最佳治疗方法。

4. 并发症的治疗

（1）自发性腹膜炎　自发性腹膜炎易诱发肝肾综合征、肝性脑病等严重并发症。应强调早期、足量、联合应用抗生素，用药时间不得少于 2 周。选用肝毒性小，主要针对革兰阴性杆菌兼顾革兰阳性球菌的抗生素，如头孢哌酮、喹诺酮类抗生素。

（2）肝肾综合征　应预防或去除诱因，如上消化道出血、感染、利尿、放腹水；控制入液量，并纠正水、电解质紊乱及酸碱失衡；利尿消肿；改善肾脏血流，避免用有损肾功能的药物等。

（3）上消化道出血及肝性脑病　分别详见本模块项目十和项目六相关内容。

考纲摘要

腹水的治疗。

【护理诊断/问题】

1. 营养失调：低于机体需要量　与肝硬化引起食欲减退、消化和吸收障碍有关。

2. 体液过多　与肝硬化所致的门静脉高压、低蛋白血症及水钠潴留有关。

3. 有皮肤完整性受损的危险　与营养不良、水肿、皮肤瘙痒、长期卧床有关。

4. 活动无耐力　与肝功能减退、大量腹水有关。

5. 潜在并发症　上消化道出血、肝性脑病等。

6. 有感染的危险　与营养障碍、白细胞减少、机体抵抗力降低等有关。

【护理措施】

1. 一般护理

（1）休息和体位　休息可减轻患者能量消耗，减轻肝脏负担，有助于肝细胞修复。代偿期患者可参加轻体力工作，减少活动量；失代偿期患者应多卧床休息，卧床时尽量取平卧位，以增加肝、肾血流量，改善肝细胞营养，提高肾小球滤过率。大量腹水者可取半卧位，以使膈下降，有利于呼吸运动，减轻呼吸困难和心悸。阴囊水肿者可用托带托起阴囊，以利水肿消退。

（2）饮食护理　保证饮食营养又遵守必要的饮食限制是改善肝功能、延缓病情进展的基本措施。向患者及家属说明饮食治疗的意义及原则，与患者共同制订既符合治疗需要患者又能接受的饮食计划。选择高热量、高蛋白质、高维生素、易消化的饮食。蛋白质来源以豆制品、鸡蛋、牛奶、鱼、鸡肉、瘦肉等为主，肝功能严重受损时，尤其是血氨增高时限制或禁食蛋白质。多食新鲜蔬菜和水果，保证维生素的摄入。严禁饮酒。适当摄入脂肪，不宜过多摄入动物脂肪，并根据病情变化及时调整。有静脉曲张者应食菜泥、肉末、软食，细嚼慢咽，咽下的食团宜小且外表光滑，切勿混入糠皮、硬屑、鱼刺、甲壳等坚硬、粗糙食物，防止曲张的静脉损伤而导致出血。必要时静脉补充营养。

2. 病情观察　准确记录24小时液体出入量，定期测量腹围和体重，以观察腹水消长情况。密切监测血清电解质和酸碱度的变化，及时发现水、电解质紊乱和酸碱失衡。注意有无呕血和黑便，性格和行为改变如烦躁不安、嗜睡、扑翼样震颤，腹痛，发热，少尿，无尿等，以监测上消化道出血、肝性脑病、自发性腹膜炎及肝肾综合征等并发症。若出现异常，应立即报告医生并协助处理。

3. 对症护理

（1）腹水的护理

①休息和体位：轻度腹水者取平卧位，大量腹水者取半坐卧位，使横膈下降，增加肺活量，减轻呼吸困难。避免可使腹腔内压突然增高的因素，如咳嗽、剧烈打喷嚏、用力排便等。

②限水限钠：给予低盐或无盐饮食（氯化钠 1.2~2.0g）；进水量限制在 1000mL/d 左右，如有显著低钠血症，应限制在 500mL/d 以内。

③定期测量、记录体重和腹围（早餐前取同一体位和同一部位测量），观察腹水消长，准确记录 24 小时出入液量；遵医嘱测血清电解质、酸碱平衡状况，补充电解质，防止电解质、酸碱平衡紊乱。

④遵医嘱给予利尿剂、输新鲜血或白蛋白，观察利尿效果。

⑤协助腹腔放液或腹水浓缩回输。腹腔穿刺放液时速度不宜过快，量不宜过大，放腹水后立即用腹带包扎，以免腹压骤降而危及心肺功能。记录抽出腹水的量、性质和颜色，标本及时送检。

（2）皮肤的护理　肝硬化患者因皮肤干燥、水肿、黄疸易出现皮肤瘙痒，长期卧床易发生皮肤破损和继发感染。每日可用温水擦浴，保持皮肤清洁，避免用力搓擦。沐浴时水温不可过高，不使用有刺激性的皂类和沐浴液。皮肤瘙痒者给予止痒处理，嘱患者不可用手抓搔，以免皮肤破损。应保持床铺平整、干燥，衣物宜宽松、柔软，足部、骶尾部和水肿部位可用软垫保护；指导及协助患者定时改变体位，按摩受压处的皮肤，减少局部组织长期受压，促进血液循环，避免皮肤破损，防止压疮发生。

（3）曲张的食管、胃底静脉破裂出血的抢救配合　详见本模块项目十。

4. 用药护理　在使用利尿剂期间，应准确记录液体出入量，定期测量体重、腹围，观察腹水消长情况。使用利尿剂时应特别注意维持水、电解质和酸碱平衡。利尿速度不宜过快，每日体重减轻一般不超过 0.5kg，有下肢水肿者每日体重减轻不超过 1kg。

5. 心理护理　病情严重或因患病需长期住院的患者常常出现消极悲观情绪，甚至绝望等心理反应。应鼓励患者说出其内心感受和忧虑，增加与患者交谈的时间，与患者一起讨论其可能面对的问题，在精神上给予患者安慰和支持。充分利用来自他人的情感支持，鼓励患者同那些经受同样事件及理解患者处境的人多交流。引导患者家属在情感上多关心患者，使之能从情感宣泄中减轻沉重的心理压力。

考纲摘要

1. 肝硬化的饮食护理。

2. 腹水的护理。

【健康教育】

1. 生活指导　生活起居有规律，保证足够的休息和睡眠。在安排好治疗和身体调理的同时，勿过多考虑病情，遇事豁达开朗。向患者及家属说明合理饮食的意义及原则，使患者切实遵循饮食治疗原则和计划。保持愉快心情，树立治病信心。代偿期可参加轻工作，避免过度劳累；失代偿期以卧床休息为主，视病情适当活动，活动量以不加重疲劳感和其他症状为度。

2. 疾病知识指导　肝硬化为慢性过程，护士应帮助患者和家属掌握本病的有关知识和自我护理方法，并发症的预防和早期发现，尤其应注意肝硬化与慢性乙肝的关系。嘱患者遵医嘱用药，指导其认识常用的对肝脏有害的药物，勿滥用药，以免服药不当而加重肝脏负担和肝功能损害；向患者详细介绍所用药物的名称、剂量、给药时间和方法，教会其观察药物疗效和不良反应，如果出现软弱无力、心悸等症状，提示低钠血症、低钾血症，应及时就医。指导患者及家属了解各种并发症的主要诱发因素及其基本表现，发现并发症时及时就医。疾病恢复期应定期复诊和检查肝功能。

3. 照顾者指导　指导家属理解和关心患者，给予其精神支持和生活照顾。细心观察，及早识别病情变化。

项目五　原发性肝癌

【学习目标】

1. 掌握原发性肝癌的临床表现、护理措施。
2. 熟悉原发性肝癌的病因、病理、治疗要点、健康教育、辅助检查。
3. 了解原发性肝癌的发病机制、诊断要点。

案例导入

患者，男，55岁。因右上腹疼痛40多天入院。患者20天前无明显诱因出现右上腹疼痛，呈持续性钝痛，夜间明显，疼痛不向肩背部放射，不伴有发热、恶心、呕吐等表现。患病以来疼痛逐渐加重，伴乏力、腹胀、食欲下降，体重下降约3kg，无黄疸、腹泻，无呕血、黑便等。患者既往有30多年的乙肝病史。查体：体温36℃，脉搏72次/分，呼吸20次/分，血压120/80mmHg。肝肋下5cm，脾肋下2cm。实验室检查：甲胎蛋白6005μg/L。初步诊断为原发性肝癌、肝炎后肝硬化。

问题：1. 该患者可能出现哪些部位的转移癌病灶？

2. 该患者最主要的护理诊断是什么？护理措施有哪些？

原发性肝癌（primary carcinoma of the liver）是指原发于肝细胞或肝内胆管上皮细胞的恶性肿瘤。原发性肝癌的发病率在全球以东南亚及非洲撒哈拉沙漠以南地区为最高，我国以广西扶绥和江苏启东为最高。原发性肝癌在我国恶性肿瘤中死亡率占第 2 位，城市中次于肺癌，农村中次于胃癌。本病可发生于任何年龄，以 40~49 岁为多，男女发病率之比为 5∶1。

【病因与发病机制】

病因尚未完全明确，可能与下列因素有关。

1. 病毒性肝炎　在我国，特别是原发性肝癌高发区，有 90% 以上的原发性肝癌患者有乙型肝炎病毒感染史。日本、欧洲的原发性肝癌患者中丙型肝炎抗体阳性率显著高于普通人群。可能与肝炎病毒感染引起肝细胞反复损害和增生，激活癌基因等有关。

2. 肝硬化　原发性肝癌合并肝硬化者占 50%~90%，多数为乙型肝炎或丙型肝炎发展成大结节肝硬化。

3. 环境、化学及物理因素　黄曲霉素的代谢产物黄曲霉毒素 B_1 有强烈的致癌作用。长期食用霉变的花生和玉米可致原发性肝癌的发生。长期进食含亚硝胺的食物、食物中缺乏微量元素、长期大量饮酒、饮用藻类毒素污染的水等，均与原发性肝癌的发生有密切关系。

4. 其他因素　有机氯农药、亚硝胺类物质、偶氮芥类化学物质、寄生虫（如血吸虫、华支睾吸虫）感染、遗传因素等都可能与原发性肝癌的发生有关。

【病理】

1. 分型　按大体形态可分为：①块状型：最多见，癌块直径大于 5cm，可分为单块、多块、融合块 3 个亚型。②结节型：较多见，有大小和数目不等的癌结节，一般直径小于 5cm，可分为单结节、多结节和融合结节 3 个亚型。孤立的直径小于 3cm 的癌结节或相邻两个癌结节的直径之和小于 3cm 者称为小原发性肝癌。③弥漫型：最少见，有米粒至黄豆大小的癌结节分布于整个肝。

按组织学可分为：①肝细胞型：占原发性肝癌的 90%，由肝细胞发展而来，多伴有肝硬化。②胆管细胞型：较少见，由胆管上皮细胞发展而来。③混合型：上述两型同时存在，更少见。

2. 转移途径　原发性肝癌可经血行转移、淋巴转移、种植转移造成扩散。肝内的血行转移发生最早、最常见，是原发性肝癌切除术后早期复发的主要原因。原发性肝癌容易侵犯门静脉形成癌栓，脱落后在肝内引起多发性转移灶。肝外血行转移以肺最常见，还可以累及肾上腺、骨、脑等器官。

考纲摘要

1. 原发性肝癌最常见的病因。
2. 原发性肝癌最常见的转移方式和转移部位。

【临床表现】

多起病隐匿，早期缺乏典型表现。经甲胎蛋白普查检出的早期患者无任何症状和体征，称为亚临床原发性肝癌。一旦出现症状就诊者，病程大多已进入中晚期。

1. 症状

（1）肝区疼痛　最常见。半数以上患者有肝区疼痛，多呈持续性右上腹胀痛或钝痛，夜间或劳累后加重。疼痛是由于肿瘤快速增长，使肝包膜紧张所致。如侵犯膈，疼痛可牵涉右肩。如肝表面癌结节包膜下出血或向腹腔破溃，可表现为突然发生剧烈腹痛并伴腹膜刺激征，甚至出现休克。

（2）消化道症状　如食欲减退、腹胀、恶心、呕吐、腹泻等。

（3）全身症状　有进行性消瘦、乏力、发热、营养不良，晚期患者常有黄疸、全身衰竭和恶病质。少数患者因癌肿本身代谢异常而导致内分泌代谢异常，出现自发性低血糖、红细胞增多症、高血钙、高血脂等伴癌综合征表现。

（4）转移症状　转移到不同的部位有相应的表现，如转移到肺出现咳嗽、咯血等；转移到胸膜出现胸痛、血性胸水；转移到骨骼和脊柱出现局部压痛、活动受限等；转移到脑出现相应的神经定位症状和体征。

2. 体征

（1）肝大　进行性肝脏肿大是最常见的特征性体征之一。肝质地坚硬，表面凹凸不平，可触到结节或巨块，有不同程度的压痛。

（2）黄疸　多为晚期征象，由于肝细胞损害，或癌肿压迫、侵犯肝门附近的胆管，或癌组织、血块脱落引起胆道梗阻所致。

（3）肝硬化征象　当原发性肝癌浸润腹膜，压迫门静脉或肝静脉内癌栓形成，可出现腹水，呈草黄色或血性；可出现脾肿大和侧支循环形成。

【并发症】

1. 肝性脑病　肝性脑病是原发性肝癌末期的并发症，约1/3的患者因此死亡。

2. 上消化道出血　原发性肝癌常因合并肝硬化或门静脉、肝静脉癌栓致门静脉高压，引起食管及胃底静脉曲张、破裂，导致呕血和（或）黑便。晚期可因胃肠道黏膜糜烂合并凝血功能障碍而广泛出血，大出血又可引起休克和肝性脑病。约15%的患者因上消化道出血死亡。

3. 癌结节破裂出血　当癌结节破裂局限于肝包膜下，可形成压痛性包块；若血液进入腹腔可引起急性腹痛及腹膜刺激征。约10%的患者因癌结节破裂死亡。

4. 继发感染　由于长期消耗或因放射、化学治疗导致白细胞减少，抵抗力减弱，加之长期卧床等因素，易并发肺炎、败血症、肠道感染等。

考纲摘要

1. 原发性肝癌最常见的症状和体征。
2. 原发性肝癌最常见的死亡原因。

【辅助检查】

1. 癌肿标记物检测

（1）甲胎蛋白　甲胎蛋白（AFP）是最重要的标记物，是早期诊断原发性肝癌的重要方法之一，对于原发性肝癌的普查、诊断、判断疗效、预测复发等有重要意义。肝癌AFP阳性率为70%~90%。AFP浓度常与原发性肝癌大小呈正相关。在排除妊娠、肝炎和生殖腺瘤的基础上，AFP>400μg/L是诊断原发性肝癌的条件之一。AFP由低浓度逐渐升高不降或在200μg/L以上的中等水平维持8周以上者，须结合影像学和肝功能的变化进行动态观察和综合分析。

（2）其他标志物　γ-谷氨酰转移酶同工酶Ⅱ（γ-GGT_2）、血清岩藻糖苷酶、异常凝血酶原等有助于AFP阴性的原发性肝癌的诊断。

2. 影像学检查　B超、CT、核素扫描、选择性肝动脉造影等对原发性肝癌的早期诊断、定位、鉴别诊断有重要价值。B超检查是目前原发性肝癌筛查的首选检查方法。CT检查能发现直径1cm以下的肿瘤。MRI能显示肝细胞内部结构特征。

3. 肝活组织检查　在B超或CT引导下用细针穿刺癌结节行组织学检查，是明确原发性肝癌最可靠的方法。

考纲摘要

1. 诊断原发性肝癌最重要的实验室检查方法。
2. 诊断原发性肝癌最可靠的检查方法。

【诊断要点】

有肝病史的中年人，尤其是中年男性患者，出现不明原因的肝区疼痛、消瘦、进行性肝大，就做 AFP 测定和其他相关检查。

【治疗要点】

早期发现、早期治疗是改善原发性肝癌预后的最主要措施。早期原发性肝癌尽量采取手术切除，对不能手术切除者可运用多种方法综合治疗。

1. **手术治疗**　手术切除仍是目前根治原发性肝癌的最好方法。明确诊断且有手术指征者尽早手术。

2. **肝动脉化疗栓塞治疗**　肝动脉化疗栓塞治疗是原发性肝癌首选的非手术治疗方法，可明显提高 3 年生存率。常用肝动脉插管注射抗肿瘤药和栓塞剂，可使癌肿缩小，再行手术治疗。

3. **经皮穿刺肿瘤内注射无水乙醇**　B 超引导下经皮穿刺肿瘤内注射适量无水乙醇，使肿瘤坏死。适用于肿瘤直径 3cm 以内，结节数在 3 个以下伴有肝硬化不宜手术治疗者。

4. **化疗**　常用药物有 5-氟尿嘧啶、丝裂霉素 C（MMC）、阿霉素（ADM）、顺铂（DDP）、替加氟（FT-207）等，常联合用药、静脉给药，但疗效逊于肝动脉化疗栓塞治疗。

5. **放射治疗**　主要适用于肝门区原发性肝癌的治疗，对病灶局限、肝功能较好的患者疗效较好。

6. **生物和免疫治疗**　近年生物和免疫治疗有所进展。应用生物和免疫治疗可起巩固和增强疗效的作用，如用干扰素、肿瘤坏死因子（TNF）、白细胞介素-2（IL-2）等，单克隆抗体、酪氨酸激酶抑制剂类的靶向治疗药物等也应用于临床。

7. **中医治疗**　配合手术、化疗和放疗使用，以改善症状、调动机体免疫功能、减少不良反应，从而提高疗效。

8. **并发症治疗**　原发性肝癌癌结节破裂时，非手术治疗难以止血，可行局部堵塞缝合术、肝动脉栓塞术、肝动脉结扎术等。并发肝性脑病时，见本模块项目六。

9. **肝移植**　原发性肝癌合并肝硬化的患者，如未发生血管侵犯和远处转移，肝移植是一种有效的治疗方法。

原发性肝癌的预后

随着诊断和治疗方法的不断进步，早期原发性肝癌根治切除率和术后 5 年存活率有明显提高。瘤体小于 5cm、能早期手术、癌肿包膜完整、无癌栓形成、免疫状态良好者预后好；合并肝硬化或有肝外转移，发生原发性肝癌破裂、上消化道出血、ALT 显著增高者预后差。

【护理诊断/问题】

1. 肝区痛　与肿瘤增长迅速，肝包膜被牵拉或肝动脉栓塞术后综合征有关。

2. 绝望　与得知癌症的诊断有关。

3. 营养失调：低于机体需要量　与疼痛、心理反应、化疗导致的食欲不振、恶心、呕吐有关。

【护理措施】

1. 一般护理

（1）休息与体位　保持环境安静舒适，取舒适的体位，减少对患者的不良刺激。

（2）饮食护理　以适当热量、高蛋白质、高维生素饮食为宜。避免摄入高热量、高脂饮食和刺激性食物，戒烟、酒，避免加重肝脏的负担，减轻肝损害。有肝性脑病者，减少蛋白质摄入。做好口腔护理，于服用镇吐剂后进少量食物，增加餐次。尽可能安排舒适、安静的就餐环境，选择患者喜欢的食物种类、烹调方式，以促进食欲。

2. 疼痛的护理　疼痛是对原发性肝癌患者困扰较大的生理和心理问题之一，在晚期患者常持续存在。为减轻患者的疼痛，常采用以下措施：

（1）非药物止痛　指导并协助患者减轻疼痛，认真倾听患者诉说疼痛的感觉，做出适当的回应。教会患者放松和转移注意力的技巧，如深呼吸、听音乐、与病友交谈，有利于缓解疼痛。

（2）药物止痛　非药物止痛效果不佳或中、重度疼痛者，采用 WHO 推荐的疼痛三阶梯止痛法，也可采用自控镇痛法止痛。

（3）观察病情　观察疼痛的部位、程度、性质、持续的时间和伴随症状，及时发现和处理异常情况。

3. 肝动脉化疗栓塞治疗的护理

（1）术前护理　①做好各类术前检查，如生命体征、心电图、出凝血时间、血常规、肝肾功能等。②做好各项术前准备，如禁食、碘过敏试验、普鲁卡因皮试、备皮等。③术前 1 日给易消化饮食，术前 6 小时禁食、禁水。④备好各种抢救用品和药物，调节室内温度和湿度，铺好麻醉床，备好心电监护仪。

（2）术中配合　术中询问患者的主观感受，给予心理支持。注射造影剂时观察患者的反应，如有无恶心、心慌、胸闷、皮疹等，测血压。注射化疗药物时观察患者有无恶心、呕吐，一旦出现头应偏向一侧、做深呼吸，可遵医嘱在化疗前给止吐药。如果患者出现腹痛，转移其注意力，如果疼痛剧烈，遵医嘱对症处理。

（3）术后护理　①饮食护理：术后禁食 2~3 日，渐过渡到流质，注意少量多餐，以减轻恶心、呕吐，同时避免因食物消化吸收过程消耗门静脉含氧量。②穿刺部位护理：穿刺部位压迫止血 15 分钟再加压包扎，沙袋压迫 6 小时，保持穿刺侧肢体伸直 24 小时，并观察穿刺部位有无血肿及渗血。③密切观察病情变化：术后应观察体温的变化，多数患者术后 4~8 小时体温升高，持续 1 周左右，这是机体对肿瘤组织的重吸收反应。高热者应降温，避免机体消耗增加。注意有无局部出血、肝性脑病的前驱症状等。准确记录出入量。④鼓励患者深呼吸、排痰，预防肺部感染，必要时吸氧，以提高血氧分压，利于肝细胞代谢。⑤栓塞后 1 周，因肝缺血影响肝糖原储存和蛋白质的合成，遵医嘱补充蛋白质和葡萄糖。

4. 心理护理

（1）及时对患者的恐惧心理进行评估，以确定对患者心理辅导的强度。

（2）注意与患者建立良好的护患关系，随时给患者家属以心理支持和具体指导，使家属保持镇静，多陪伴患者，以减轻患者的恐惧感、稳定情绪和增强治疗信心。

（3）了解患者的护理需要并及时给予回应，对晚期的患者，尤应注意维护患者的尊严，耐心处理患者提出的各种要求。当患者出现不适症状时应协助积极处理，减轻患者的不适来稳定患者的情绪。

考纲摘要

1. 原发性肝癌最常用的根治方法。
2. 肝动脉化疗栓塞治疗的护理。

【健康教育】

1. 生活指导　保持规律生活，注意劳逸结合，避免情绪剧烈波动和劳累。指导患者合理进食，增强机体抵抗力。戒烟、酒，减轻对肝脏的损害。注意饮食、饮水卫生。接种肝炎疫苗。在原发性肝癌高发区，定期普查，做到早发现、早治疗。

2. 疾病知识指导　积极宣传和普及原发性肝癌的预防知识，预防接种乙肝疫苗。应定期体检。保持乐观情绪，积极参加社会活动，如抗癌俱乐部，增强战胜疾病的信心。遵医嘱服药，忌服损害肝脏的药物。

项目六　肝性脑病

【学习目标】

1. 掌握肝性脑病的病因和诱因、临床表现、护理措施。
2. 熟悉肝性脑病的发病机制、治疗要点、健康教育。
3. 了解肝性脑病的诊断要点、辅助检查。

案例导入

患者，男，55岁，肝硬化患者。1周前出现昼夜颠倒，昨天食鸡蛋后出现回答问题答非所问。查体：体温36℃，脉搏80次/分，呼吸18次/分，血压100/70mmHg，嗜睡，对答不切题，定向力差。消瘦，慢性肝病面容，扑翼样震颤(+)，腹壁静脉曲张，脾肋下2cm，腹部移动性浊音（+），双下肢可见瘀斑。诊断为肝性脑病。

问题：1. 该患者最可能的发病原因是什么？为什么会发生该病？

2. 本患者最主要的护理诊断是什么？如何护理？

3. 如何对该患者进行健康教育？

肝性脑病（hepatic encephalopathy，HE）又称肝昏迷（hepatic coma），是严重肝病或门-体静脉分流手术引起的，以代谢紊乱为基础的中枢神经系统功能失调的综合征。临床主要表现为意识障碍、行为失常和昏迷等。

【病因与发病机制】

1. 病因及诱因　肝性脑病多继发于肝硬化（特别是肝炎后肝硬化）或因门-体静脉分流手术引起。重症病毒性肝炎、中毒性肝炎、药物性肝病引起急性或暴发性肝功能衰竭、原发性肝癌、严重胆道感染、妊娠期急性脂肪肝等也可引起肝性脑病。肝性脑病特别是门-体分流性脑病常有明显的诱因，常见的有上消化道出血、高蛋白质饮食、大量排钾利尿和放腹水、使用镇静催眠药和麻醉药、感染、便秘、腹泻、低血糖、尿毒症、分娩、外科手术等。

2. 发病机制　尚未完全明了。一般认为肝性脑病的发生是由于肝细胞功能衰竭和门-体静脉分流术造成，或自然形成的侧支循环使来自肠道的毒性代谢产物未被肝解毒和清除，便经侧支进入体循环，透过血脑屏障而至脑部，引起大脑功能紊乱。其学说主要有：

（1）氨中毒学说　氨是促发肝性脑病最主要的神经毒素，氨代谢紊乱引起氨中毒是肝性脑病特别是门-体分流性脑病的重要发病机制。肠道是氨生成的主要部位。肠道内的氨（NH_3）大部分是由尿素经肠道细菌的尿素酶分解产生，小部分为食物蛋白质经肠菌作用而形成，肠道吸收的氨经门静脉到达肝脏合成尿素，经肾排出，正常人每日产氨约4g。游离的NH_3有毒性，能透过血脑屏障；NH_4^+相对无毒，不能透过血脑屏障。两者受pH值梯度变化而相互转化。当结肠内pH<6时，则NH_3从血液转至肠腔，转变为不易吸收的NH_4^+随粪便排泄。当结肠内pH>6时，NH_3不能转变为NH_4^+而大量弥散入血。血氨的升高是氨的生成过多和（或）排出减少的结果。肝功能衰竭时，肝将氨合成为尿素的能力减退，或门-体静脉分流存在时，肠道的氨未经肝脏解毒直接进入体循环，使血氨增加。氨透过血脑屏障进入脑组织，干扰脑细胞三羧酸循环，使脑的能量供应不足；增加中枢神经系统对酪氨酸、苯丙氨酸、色氨酸的摄取，这些物质对脑功能有抑制作用；氨浓度增高，使脑星形胶质细胞合成谷氨酰胺增加，导致神经元细胞水肿，这是肝性脑病脑水肿发生的重要原因；氨还可直接干扰神经的电活动。

（2）假性神经递质学说　正常时，神经兴奋性递质和抑制性递质保持生理平衡。肝功能衰竭时，食物中的芳香族氨基酸如酪氨酸、苯丙氨酸经肠菌脱羧酶作用产生酪胺和苯乙胺且不能被清除，进入脑组织在脑内被β-羟化酶作用分别形成β-多巴胺、苯乙醇胺。后两者的化学结构与正常神经递质去甲肾上腺素等相似，但传递神经冲动的作用很弱，因此称为假性神经递质。当假性神经递质被脑细胞摄取并取代了突触中的正常递质，兴奋冲动不能正常传至大脑皮质而产生异常抑制，出现意识障碍与昏迷。

（3）γ-氨基丁酸/苯二氮卓（GABA/BZ）复合体学说　GABA是大脑的主要抑制性神经递质，在门-体静脉分流和肝衰竭时，可绕过肝进入体循环。大脑突触后神经元的GABA受体增多与BZ受体及巴比妥紧密相连，组成GABA/BZ复合体，共同调节氯离子通道，复合体中任何一个受体被激活均可促使氯离子内流而使神经传导被抑制。

（4）色氨酸学说　正常情况下色氨酸和清蛋白结合不易进入血脑屏障。肝功能衰竭时，清蛋白合成减少，游离色氨酸增多。游离色氨酸可通过血脑屏障，在大脑中代谢生成5-羟色胺（5-HT）及5-羟吲哚乙酸（5-HITT），两者都是抑制性神经递质，参与肝性脑病的发生，与早期睡眠方式及日夜节律改变有关。

考纲摘要

1. 肝性脑病最常见的病因和诱因。

2. 氨中毒学说。

【临床表现】

肝性脑病的临床表现因原有肝病性质、肝细胞损害程度及诱因不同而不一样。急性肝衰竭引起的肝性脑病可无明显诱因。慢性肝性脑病多是门-体分流性脑病，常见于肝硬化患者和门-体静脉分流术后的患者，常有明显的诱因。起病缓慢，除原有肝病特征外，最突出的体现是木僵和昏迷。临床上根据意识障碍程度、神经系统表现和脑电图改变分为5期。

1. 0期（潜伏期） 又称轻微肝性脑病。无明显临床表现和生化异常，仅能用精细的智力测验和（或）电生理检测才能发现轻微异常，无性格、行为异常，无神经系统病理征，脑电图正常。

2. Ⅰ期（前驱期） 有轻度的精神异常。表现为欣快激动或淡漠寡言、睡眠倒错、健忘等。对答尚准确，但吐词不清且较缓慢。患者可有扑翼样震颤，即嘱患者两臂平伸、肘关节固定、手掌向背侧伸展、手指分开时，可见手向外侧偏斜，掌指关节、腕关节、肘关节和肩关节急促而不规则的扑击样抖动。此期病理反射多阴性，脑电图多正常。

3. Ⅱ期（昏迷前期） 表现为嗜睡、行为异常（衣冠不整、随地便溺）、言语不清、书写障碍及定向力障碍。定向力和理解力减退，对人物、地点、时间的概念混乱，不能完成简单的计算和构图（如搭积木、用火柴杆摆五角星等）。多有睡眠时间倒错，昼睡夜醒。部分患者可能出现幻觉、狂躁等较严重的精神症状。患者有扑翼样震颤，同时伴有明显的肌张力增高、腱反射亢进、巴宾斯基征阳性。脑电图有特征性改变。

4. Ⅲ期（昏睡期） 以昏睡为主。患者大部分时间呈昏睡状，但可被唤醒，醒时尚能对答，但常有神志不清，常有幻觉。各种神经体征持续存在或加重，肌张力增加，腱反射亢进，锥体束征呈阳性，扑翼样震颤仍可引出，脑电图明显异常。

5. Ⅳ期（昏迷期） 神志完全丧失，不能被唤醒。浅昏迷时对疼痛刺激尚有反应；深昏迷时，各种反射消失，肌张力降低。扑翼样震颤无法引出，脑电图明显异常。

【辅助检查】

1. 血氨检查 正常人空腹静脉血氨6~35μmol/L。慢性肝性脑病尤其是门-体分流性脑病患者多有血氨增高，急性肝功能衰竭导致的肝性脑病血氨可以正常。

2. 脑电图检查 脑电图检查有诊断价值且有一定的预后意义。正常脑电图呈 α 波，每秒8~13次。肝性脑病的典型改变为节律变慢。Ⅱ~Ⅲ期患者表现为普遍性 δ 波或三相波，每秒4~7次；昏迷患者表现为高波幅的 δ 波，每秒少于4次。

3. 诱发电位 诱发电位用于诊断轻微肝性脑病，是大脑皮质或皮质下层接收到各种感觉器官受刺激的信息后产生的电位。

4. 临界视觉闪烁频率 临界视觉闪烁频率可以诊断轻微肝性脑病。视网膜胶质细胞病变是肝性脑病大脑星形胶质细胞病变的标志。

5. 心理智能测验 心理智能测验可以用于轻微肝性脑病的筛查。常规使用数字连接试验、数字连接试验及数字符号试验联合应用，但结果受到年龄和教育程度的影响。

考纲摘要

1. 肝性脑病的临床分期。

2. 肝性脑病的脑电图改变。

【诊断要点】

肝性脑病的主要诊断依据有：①有严重肝病和（或）广泛门-体静脉侧支循环形成的基础和肝性脑病的诱因。②出现精神紊乱、昏睡或昏迷，可引出扑翼样震颤。③实验室检查肝功能明显异常和（或）血氨增高。④脑电图异常。⑤诱发电位、临界视觉闪烁频率、心理智能测验异常。⑥头部 CT 或 MRI 检查排除脑血管意外和颅内肿瘤等疾病。

【治疗要点】

目前尚无特效疗法，治疗采用综合措施。治疗要点包括去除肝性脑病发作的诱因，防止肝功能进一步受损，治疗氨中毒和调节神经递质。

1. 及早识别和去除诱因 及时防治感染和上消化道出血、慎用麻醉剂及镇静药、纠正电解质和酸碱平衡紊乱、合理腹穿抽液、缓解便秘等，可避免诱发和加重肝性脑病。

2. 减少肠内毒物的生成和吸收

（1）减少或暂停蛋白质饮食　开始数日内禁食蛋白质。待神志清楚后，可逐渐增加蛋白质。

（2）灌肠和导泻　清除肠内积食、积血或其他含氮物。灌肠可用生理盐水或弱酸性溶液（如稀醋酸液），弱酸性溶液可使肠内 pH 值保持在 5.0~6.0，有利于 NH_3在肠内与 H^+合成 NH_4^+随粪便排出。灌肠时忌用肥皂水，因其为碱性，可增加氨的吸收。对急性门-体分流性脑病昏迷患者应首选 66.7%乳果糖 500mL 加水 500mL 灌肠。口服或鼻饲 25%硫酸镁 30~60mL 导泻。也可口服乳果糖（30~60g/d）或乳梨醇（30~45g/d）。

（3）抑制肠道细菌生长　口服新霉素 2~8g/d，分 4 次口服，或每日口服 0.8g 甲硝唑，或利福昔明每日口服 1.2g 等，可抑制肠道细菌生长，以减少氨的生成。

（4）降低肠道 pH 值　乳果糖每日 30~60mg 或乳梨醇每日 30~40mg，分 3 次口服。乳果糖和乳梨醇口服后在肠道不被分解，可以降低肠道 pH 值，抑制肠道细菌生长，减少氨的形成和吸收。

3. 促进体内氨的代谢 临床常用的有谷氨酸钾和谷氨酸钠（与游离氨结合形成谷氨

酰胺，从而降低血氨，药物偏碱性，碱中毒时慎用）、精氨酸（可促进尿素合成而降低血氨，药物为酸性，适用于碱中毒时），但疗效有争议。目前有效的最常用药物有L-鸟氨酸-L-门冬氨酸，是鸟氨酸和门冬氨酸混合制剂，可促进体内的尿素循环（鸟氨酸循环），从而降低血氨。常用20g/d，静脉注射。

4. 调节神经递质

（1）减少或拮抗假性神经递质　口服或静脉注射支链氨基酸制剂（是一种以亮氨酸、异亮氨酸、缬氨酸等为主的复合氨基酸），可竞争性抑制芳香族氨基酸进入脑组织，减少假性神经递质的形成。但疗效有争议。

（2）GABA/BZ复合受体拮抗药　氟马西尼是BZ受体拮抗药，可拮抗内源性苯二氮卓导致的神经抑制，对Ⅲ期和Ⅳ期患者具有促醒作用。剂量为0.5～1mg，静脉注射或1mg/h持续静脉滴注。

5. 人工肝　用分子吸附再循环系统、血液灌流、血液透析、血浆置换等方法可清除血氨和其他毒性物质，对于急、慢性肝性脑病均有一定疗效。

6. 肝移植　肝移植是治疗各种终末期肝病的一种有效手段。适用于严重和顽固性肝性脑病且有移植指征的患者。

7. 对症治疗

（1）纠正水、电解质紊乱和酸碱失衡　入液总量不超过2500mL/d为宜，肝硬化腹水患者的入液量一般约为尿量加1000mL，以免引起血液稀释、血钠过低而加重昏迷。及时纠正缺钾和碱中毒。

（2）保护脑细胞功能　可静脉滴注甘露醇和高渗葡萄糖等脱水剂，防治脑水肿；也可用冰帽降低颅内温度。

（3）保持呼吸道畅通　深昏迷患者，可行气管切开以排痰、给氧。

考纲摘要

1. 减少氨生成和吸收的方法。
2. 增加氨代谢和去路的方法。

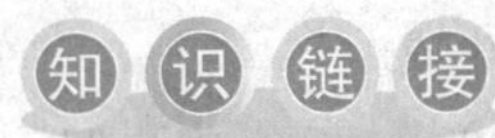

肝性脑病的预后

肝性脑病的预后取决于肝衰竭的程度。轻微肝性脑病患者经积极治疗后大多数能好转。慢性肝病所致的肝性脑病，如果肝功能较好、分流术后诱因明显且诱因易消除者预后好；如果肝功能较差，有腹水、黄疸、出血倾向等，预后差。急性肝衰竭所致的肝性脑病死亡率高。暴发性肝衰竭所致的肝性脑病预后最差。

【护理诊断/问题】

1. **意识障碍** 与血氨增高干扰脑细胞能量代谢和神经传导有关。

2. **营养失调：低于机体需要量** 与肝功能减退、消化吸收障碍及控制蛋白质摄入有关。

3. **有受伤的危险** 与肝性脑病致精神异常、烦躁不安有关。

4. **有皮肤完整性受损的危险** 与黄疸导致皮肤瘙痒有关。

5. **有感染的危险** 与长期卧床、营养失调、抵抗力低下有关。

【护理措施】

1. **一般护理**

（1）休息 患者应注意休息，减轻肝脏负担。病室环境安静，安排专人护理，训练患者的定向力，利用媒体提供适当的刺激；对躁动的患者注意保护，应加床栏，必要时可用约束带，防止发生坠床、跌伤、撞伤等意外。

（2）饮食护理 ①保证足够热量：每日总热量保持在5.0~6.7kJ，来减少蛋白质的分解。以碳水化合物为主，因糖类能促使氨转化为谷氨酰胺，有利于血氨降低，可提供蜂蜜、葡萄糖、果汁、面条、稀饭等。昏迷患者可鼻饲25%葡萄糖液供给热量，必要时遵医嘱静脉营养。②蛋白质的摄入：大多数肝硬化患者存在营养不良，长时间限制蛋白质摄入会加重营养不良的程度。因此重点在于保持正氮平衡。昏迷患者暂停蛋白质饮食，以减少氨的生成。待病情好转、神志清楚后，可逐渐恢复，先从小剂量开始（20g/d），每3~5日增加10g，逐渐达到50g左右。但需密切注意患者对蛋白质的耐受力，反复尝试，掌握较适当的蛋白质量。肝性脑病患者恢复蛋白质饮食以植物蛋白为好，因植物蛋白含甲硫氨酸、芳香族氨基酸较少，含支链氨基酸较多，还可提供纤维素，有利于维护结肠的正常菌群和酸化肠道。③禁用维生素B_6，因其可使多巴在周围神经处转为多巴胺，影响多巴进入脑组织，减少中枢神经系统的正常传导递质。④脂肪可延缓胃的排空，尽量少用。⑤注意水、电解质的平衡：肝性脑病患者多有水钠潴留倾向，水不宜摄入过多，一般为尿量加1000mL/d，对疑有脑水肿的患者，尤应限制。显著腹水者钠盐应限制在250mg/d。除肾功能有障碍者，钾应补足。⑥伴有肝硬化的患者应避免刺激性、粗糙食物，以免诱发上消化道出血。

2. **病情观察** 密切注意观察肝性脑病的早期征象，如患者有无性格改变，理解力、近期记忆力有无减退，有无行为异常；观察患者思维及认知的改变，如采用定期呼唤的方法给患者刺激，判断其意识障碍的程度；监测并记录患者生命体征和瞳孔的变化，有无扑翼样震颤；定期检查血氨、肝肾功能、电解质的变化，有异常及时协助医生进行处理。

3. 对症护理

（1）避免和去除诱发因素　①积极预防和控制上消化道出血，上消化道出血是最常见的诱因，可用生理盐水或弱酸性溶液灌肠，忌用肥皂水。因上消化道出血可使肠道产氨增多，从而使血氨增高而诱发本病，故出血停止后也应灌肠和导泻，以清除肠道内积血，减少氨的吸收。②避免快速利尿和大量放腹水，防止有效循环血容量减少、大量蛋白质丢失及水电解质平衡紊乱，加重肝脏损害。③防止和控制感染，机体感染时会加重肝脏吞噬、免疫和解毒功能的负荷，同时组织分解代谢提高而增加产氨和机体耗氧量。故发生感染时，应遵医嘱及时、准确地应用抗生素，有效控制感染。④避免应用催眠镇静药、麻醉剂等，禁用吗啡、水合氯醛、哌替啶及速效巴比妥类药物。这些药物可直接抑制呼吸中枢，导致脑缺氧，降低其对氨毒的耐受性。⑤保持大便通畅，防止便秘。便秘使含氨、胺类和其他有毒物质与结肠黏膜接触时间延长，促进毒物的吸收，可采用灌肠和导泻的方法清除肠内毒物。灌肠应使用生理盐水或弱酸性溶液（生理盐水 1~2L 加用食醋 100mL）；口服 33%硫酸镁导泻。⑥禁止大量输液，过多液体可引起低血钾、稀释性低血钠、脑水肿等，从而加重肝性脑病。⑦禁食或限食者，避免发生低血糖。因葡萄糖是大脑产生能量的重要燃料，低血糖时能量减少，脑内去氨活动停滞，氨的毒性增加。

（2）昏迷患者的护理　①患者取仰卧位，头略偏向一侧以防舌后坠阻塞呼吸道。②保持呼吸道通畅，深昏迷患者应做气管切开以排痰，保证氧气的供给。③做好基础护理，保持床褥干燥平整，定时协助患者翻身、按摩受压部位，防止压疮。做好口腔、眼部的护理，对眼睑闭合不全角膜外露的患者可用生理盐水纱布覆盖眼部。④尿潴留患者给予留置导尿，并详细记录尿量、颜色、气味。⑤给患者做肢体的被动运动，防止静脉血栓形成及肌肉萎缩。

4. 用药护理

（1）降氨药物　谷氨酸钾、谷氨酸钠应依据患者血清钾、钠浓度选用，如患者出现少尿、无尿应慎用钾剂，明显水肿、腹水时慎用钠剂。谷氨酸盐为碱性，使用前可先注射 3~5g 维生素 C，碱血症者不宜使用。使用精氨酸时滴注速度不宜过快，因滴注速度过快可出现流涎、呕吐、面色潮红等不良反应。精氨酸呈酸性，含氯离子，不宜与碱性溶液配伍使用。

（2）乳果糖　乳果糖有轻泻作用，多从小剂量开始服药，需观察服药后的排便次数，以每日排便 2~3 次、粪 pH 值 5.0~6.0 为宜。该药在肠内产气较多，易出现腹胀、腹痛、恶心、呕吐，也可引起电解质紊乱。

（3）新霉素　长期服用少数患者可出现听力和肾脏损害，使用时间不宜超过 1 个月，服药期间应做好听力和肾功能的监测。

(4) 其他　大量输注葡萄糖时应注意防止低钾血症、心力衰竭和脑水肿；应用支链氨基酸（BCAA）时速度不宜过快。

5. 心理护理　因病情重、病程长、久治不愈、医疗费用高等原因，患者常常出现焦虑、悲观绝望等情绪。应安慰患者，提供感情支持，对患者的异常思维及行为，不能嘲笑或表示不满，切忌伤害患者的人格，以尊重、体谅的态度对待患者。

【健康教育】

1. 生活指导　帮助患者建立健康的生活方式，制定合理的饮食原则，限制蛋白质及避免粗糙食物，戒烟、酒，保持大便通畅，避免各种感染。

2. 疾病知识指导　向患者及家属介绍肝脏疾病和肝性脑病的有关知识及导致肝性脑病的各种诱发因素，指导患者及家属积极治疗原发病，识别、避免诱因。指导患者遵医嘱规定的剂量、用法服药，了解药物的主要副作用，不滥用药物（对肝有损害的药物、镇静剂和麻醉药）。告诉患者家属肝性脑病发生时的早期征象，以便患者发生肝性脑病时能及时就医，得到诊治。患者应定期复诊。

考纲摘要

1. 肝性脑病的饮食护理。
2. 肝性脑病的药物护理。
3. 肝性脑病诱因的去除和避免。

项目七　急性胰腺炎

【学习目标】

1. 掌握急性胰腺炎的病因、临床表现、护理措施。
2. 熟悉急性胰腺炎的辅助检查、治疗要点、健康教育。
3. 了解急性胰腺炎的发病机制、诊断要点。

案例导入

患者，男，25岁。上腹部疼痛5小时入院。患者今天中餐饮酒后出现上腹部疼痛，呈刀割样，以左上腹为甚，阵发性加剧，放射到腰背疼痛，伴有严重的恶心、呕吐，呕吐物为含有胆汁的胃内容物。查体：体温39.5℃，脉搏120次/分，呼吸26次/分，血压70/50mmHg。精神萎靡，全腹压痛、反跳痛及肌紧张，尤以上腹部为甚，移动性浊音阳性，肠鸣音消失。腹穿抽出血性液体。血淀粉酶600U，尿淀粉酶300U。诊断为急性胰腺炎。

问题：1. 该患者发病最可能的病因是什么？

2. 该患者首要的护理诊断是什么？护理措施有哪些？

3. 该患者出现哪些表现可以诊断为重症急性胰腺炎？

急性胰腺炎（acute pancreatitis，AP）指多种病因导致胰酶在胰腺内被激活后引起胰腺组织自身消化，从而导致水肿、出血甚至坏死的炎症反应。临床上主要表现为急性上腹痛、发热、恶心、呕吐及血、尿淀粉酶或脂肪酶增高。本病是常见的急腹症之一，可见于任何年龄，以青壮年多见。根据病理损害程度分为轻症急性胰腺炎和重症急性胰腺炎、中度重症急性胰腺炎。轻症急性胰腺炎多见，病情常呈自限性，愈后良好。重症急性胰腺炎病情较重，易并发感染、腹膜炎、休克等并发症，病死率高。中度重症急性胰腺炎临床表现介于轻症和重症之间，经常规治疗，器官衰竭可在48小时内恢复。

【病因与发病机制】

引起急性胰腺炎的病因很多，在我国以胆道疾病为常见病因，在西方国家以大量饮酒多见。

1. 胆道疾病　占50%以上。胆石症、胆道感染、胆道蛔虫是急性胰腺炎发病的主要原因，又称胆源性胰腺炎。十二指肠壶腹部因结石、蛔虫或肿瘤压迫而阻塞，或胆道近段结石下移，造成Oddi括约肌痉挛水肿，使十二指肠壶腹部出口梗阻，胆道内压力高于胰管压力，胆汁反流入胰管内，胰管内压升高，致胰腺腺泡破裂，胆汁、胰液及被激活的胰酶渗入胰实质中，具有高度活性的胰蛋白酶进行“自我消化”，发生胰腺炎。

2. 胰管阻塞　胰管结石、狭窄、肿瘤或蛔虫钻入胰管等可使胰管阻塞，胰液排出受阻，胰腺内压力增高，致使胰腺腺泡破裂，胰液外溢到间质，被组织液激活引起本病。

3. 酗酒和暴饮暴食　大量饮酒和暴饮暴食使胰液分泌增加，刺激Oddi括约肌痉挛，十二指肠乳头水肿，胰液排出受阻，使胰管内压增加，引起急性胰腺炎。慢性嗜酒者胰液蛋白沉淀，形成蛋白栓堵塞胰管，致胰液排泄障碍。据统计急性胰腺炎20%～60%发生于暴食、饮酒后。

4. 手术与创伤　腹腔手术特别是胰胆手术、胃手术及腹部钝挫伤等直接或间接损伤胰腺组织与胰腺的血液供应引起胰腺炎。胰胆管逆行造影后，少数患者因重复注射造影剂或注射压力过高，也可发生胰腺炎。

5. 内分泌与代谢障碍　任何原因引起的高钙血症和高脂血症，可通过胰管钙化或胰液内脂质沉着引起胰腺炎。

6. **感染** 某些急性传染病如流行性腮腺炎、传染性单核细胞增多症等，可引起胰液分泌增多而引起急性胰腺炎，但大多症状较轻，随感染痊愈后急性胰腺炎可自行消退。

7. **药物** 某些药物，如噻嗪类利尿剂、糖皮质激素、四环素、磺胺类药物等，可直接损伤胰腺组织，使胰液分泌增加，引起急性胰腺炎。

8. **其他** 十二指肠乳头周围病变、十二指肠球后穿透性溃疡、胃部手术后输入袢综合征、肾或心移植术后可引起急性胰腺炎。临床有5%~25%的患者病因不明，称为特发性胰腺炎。

急性胰腺炎的发病机制目前尚未阐明，但基于上述的各种病因均有相同的病理生理过程，即一系列胰腺消化酶被激活而引起胰腺的自身消化。正常胰酶有两种形式：一种是有生物活性的酶（如胰脂肪酶），另一种是无生物活性的酶原，正常情况下以酶原形式占绝大多数。在各种病因作用下，胰腺腺泡内的酶原被激活，引起胰腺自身消化；胰腺内导管通透性增加，活性胰酶渗入胰腺组织，加重胰腺炎症。

考纲摘要

急性胰腺炎最常见的病因。

【临床表现】

急性胰腺炎的临床表现轻重与其病因、病理类型和治疗是否及时等因素有关。常因饱食、脂餐或饮酒而诱发，也有部分患者在无诱因下发病。

1. **症状**

（1）腹痛 出现最早、最常见，为本病的首发症状。常于暴饮暴食或酗酒后突然发生，可为钝痛、刀割样疼痛、钻痛或绞痛，呈持续性、阵发性加剧。疼痛位于上腹中部、偏左或偏右，向腰背部放射。取弯腰抱膝位可减轻疼痛，一般胃肠解痉药物不缓解，进食可加重。轻症患者腹痛3~5日可缓解。重症急性胰腺炎病情发展迅速，腹痛持续时间较长，并发腹膜炎时疼痛波及全腹。极少数年老体弱患者腹痛轻微或无腹痛。

（2）恶心、呕吐及腹胀 起病后出现频繁剧烈的恶心、呕吐，吐出食物和胆汁，甚至血液，吐后腹痛不能缓解。常伴有腹胀，甚至出现麻痹性肠梗阻。

（3）发热 多数患者有中度发热，一般持续3~5日。出现高热或发热持续不退并伴有白细胞增高者，可能有胰腺脓肿或胆道炎症等继发感染。

（4）水、电解质及酸碱平衡紊乱 患者多有不同程度的脱水，呕吐频繁剧烈者可有代谢性碱中毒，重症者多有明显的脱水和代谢性酸中毒，常伴血钾、血镁、血钙降低。部分患者可有血糖增高。出现低钙血症导致手足抽搐的患者，预后不良。

（5）低血压和休克　重症急性胰腺炎患者常发生。常在起病后数小时突然发生，甚至发生猝死。亦可逐渐出现，或有并发症时出现。其主要原因是有效循环血容量不足、缓激肽类物质致周围血管扩张，并发消化道出血。

2. 体征

（1）轻症急性胰腺炎　腹部体征较轻，多数有上腹部压痛，往往与主诉腹痛的程度不相符，可有腹胀和肠鸣音减弱，但无腹肌紧张及反跳痛。

（2）重症急性胰腺炎　患者常有急性病容，辗转不安、脉速、呼吸急促、血压降低。上腹部压痛明显，并发腹膜炎时，出现全腹压痛、反跳痛、肌紧张。伴麻痹性肠梗阻时可有明显腹胀、肠鸣音减弱或消失。可出现腹水征。少数病情严重者，在左腰部皮肤上可出现青紫色斑，称 Grey-Turner 征。在脐周围部出现青紫色斑，称 Cullen 征。胰头炎性水肿压迫胆总管时，可出现黄疸。如有胰腺脓肿或假性囊肿形成，上腹部可扪及肿块。

【并发症】　主要见于重症急性胰腺炎。

1. 局部并发症　主要有胰腺脓肿、假性囊肿。胰腺脓肿在重症胰腺炎起病后 2~3 周发生，因胰腺内及胰腺周围组织坏死继发感染发展而来。假性囊肿常在起病后 3~4 周发生，因胰液和液化的坏死组织在胰腺内或其周围包裹形成。

2. 全身并发症　主要有急性肾衰竭、急性呼吸衰竭、心力衰竭和心律失常、消化道出血、胰性脑病、败血症和真菌感染、高血糖等，病死率极高。

考纲摘要

1. 急性胰腺炎最主要的临床表现。
2. 重症急性胰腺炎的临床表现。

【辅助检查】

1. 血常规检查　白细胞计数增多及中性粒细胞核左移。

2. 血、尿淀粉酶测定

（1）血清淀粉酶　一般在起病后 2~12 小时开始升高，48 小时开始下降，持续 3~5 日。血清淀粉酶超过正常值 3 倍，即可确诊本病。血清淀粉酶的高低不一定反映病情的轻重，重症急性胰腺炎血清淀粉酶可正常或低于正常。

（2）尿淀粉酶　升高较晚，在发病后 12~14 小时开始升高，下降缓慢，持续 1~2 周。尿淀粉酶受患者尿量影响。

3. 血清脂肪酶测定　血清脂肪酶常在发病后 24~72 小时开始升高，持续 7~10 日。

对发病后就诊较晚的急性胰腺炎患者有诊断价值。

4. 生化检查

（1）低血钙　可有暂时性血钙降低，血钙降低的程度与病情严重程度相平行，血钙若低于 2mmol/L 则预后不良。

（2）高血糖　暂时性血糖升高与胰岛素释放减少及胰高血糖素释放增加有关。持久空腹血糖高于 10mmol/L 反映胰腺坏死，提示预后不良。

（3）C 反应蛋白（CRP）增高　CRP 是组织损伤及炎症的非特异性标志物，当胰腺坏死时 CRP 明显升高，有助于评估和监测急性胰腺炎的严重程度。

5. 影像学检查　腹部 X 射线平片可见“哨兵袢”“结肠切割征”，提示肠麻痹；B 超及 CT 检查、MRI 检查，可见胰腺弥漫性增大，对鉴别轻症和重症病变有重要价值。

考纲摘要

1. 急性胰腺炎时血清淀粉酶、尿淀粉酶、血清脂肪酶的变化。

2. 重症急性胰腺炎的辅助检查。

【诊断要点】

有胆道疾病、酗酒、暴饮暴食等病史，伴有上腹疼痛、血尿淀粉酶增高的患者，均应考虑急性胰腺炎。其诊断标准是：①急性发作、持续的中上腹痛。②血清淀粉酶或脂肪酶大于正常值上限 3 倍。③影像学检查发现急性胰腺炎的典型改变。

【治疗要点】

治疗原则为解痉止痛，减少胰腺分泌，维持水、电解质和酸碱平衡，防治并发症。多数患者为轻症急性胰腺炎，经 3~5 日积极治疗多可治愈。重症急性胰腺炎必须采取综合性措施，积极抢救治疗。

1. 抑制或减少胰腺分泌　采用禁食、胃肠减压及药物治疗。常用药物有抗胆碱能药物如阿托品、654-2，H2 受体拮抗剂如西咪替丁、雷尼替丁，质子泵抑制剂如奥美拉唑，生长抑素类药物如奥曲肽等。

2. 解痉止痛　常用阿托品或 654-2 肌内注射，疼痛剧烈时可加用哌替啶。禁用吗啡，以防引起 Oddi 括约肌痉挛，加重病情。

3. 抗感染　因多数急性胰腺炎与胆道疾病有关，故多应用抗生素。常选用氧氟沙星、环丙沙星、克林霉素及头孢菌素等。

4. 抗休克及纠正水、电解质平衡失调　应积极补充体液及电解质（钾、镁、钠、钙离子）以维持有效循环血容量。持续胃肠减压时，尚需补足引流的液量。对休克患者可酌情予以输全血或血浆代用品，必要时加用升压药物。

5. **抑制胰酶活性** 适用于重症急性胰腺炎的早期，常用抑肽酶，20 万～50 万 U/d，分 2 次溶于葡萄糖液中静脉滴注，连用 5 日。

6. **其他** 有血糖升高者可给予小剂量胰岛素治疗。急性坏死性胰腺炎伴休克或成人呼吸窘迫综合征者，可酌情短期使用肾上腺皮质激素。并发腹膜炎时多主张采用腹膜透析治疗，可以彻底清除炎性渗液及坏死组织，使死亡率明显下降。合并胰腺脓肿、胰腺假性囊肿及腹膜炎时需手术切除或引流。

考纲摘要

急性胰腺炎的治疗要点。

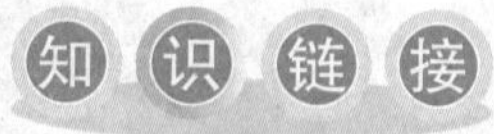

全胃肠外营养

全胃肠外营养又称静脉营养，指完全经静脉途径输入营养物质，以维持机体正常生理需要和促进疾病康复的治疗方法。补给途径：①浅静脉营养：适用于不超过 2 周的短期胃肠外营养，或较长期输入接近等渗的营养液。②深静脉营养：长时间静脉营养，常选择颈内静脉、颈外静脉或锁骨下静脉。

【护理诊断/问题】

1. **腹痛** 与胰腺及其周围组织炎症、水肿或出血坏死有关。
2. **有体液不足的危险** 与呕吐、禁食、胃肠减压或出血有关。
3. **体温过高** 与胰腺炎症、坏死和继发感染有关。
4. **潜在并发症** 胰腺周围脓肿、胰腺假性囊肿、肾衰、心衰、DIC、败血症、急性呼吸窘迫综合征等。

【护理措施】

1. 一般护理

（1）休息与体位 患者应绝对卧床休息，减轻胰腺负担，促进组织修复和体力恢复。协助患者取弯腰、屈膝侧卧位，以减轻疼痛。因剧痛辗转不安者应防止坠床，周围不要有危险物品，以保证安全。

（2）饮食护理 多数患者需禁食 1～3 日，使胰腺分泌减少。如患者腹痛、腹胀明显，可行胃肠减压，将胃内容物吸出，以避免发生呕吐，同时使胰腺分泌减少，减轻腹胀、缓解疼痛。腹痛基本缓解后，可给予不含脂肪、低糖、蛋白质<10g/d的流质饮食，如果汁、米汤、藕粉，每日5~6餐，每次100~200mL，逐步恢复饮食，应避免刺激性强、产气多、高脂肪和高蛋白质的食物，严格禁酒。及时补充水分及电解质，保证有效循环血容量。若禁食、禁饮1周以上，可以考虑X射线引导下经鼻腔置空肠营养管，实施肠内营养。

2. 病情观察 密切观察血压、脉搏、尿量、中心静脉压及神志情况，注意有无休克征象发生。观察腹痛程度、部位及解痉止痛药物的效果。注意观察呕吐物的量及性质，行胃肠减压者，应观察和记录引流量及性质。观察患者皮肤黏膜色泽、弹性有无变化，严格记录出入液量。观察有无脱水、低钾和低钙表现。重症急性胰腺炎患者应注意有无多器官功能衰竭的表现。定时留取标本，监测血尿淀粉酶、血糖、电解质、血气分析变化。

3. 对症护理

（1）疼痛的护理 给予患者安慰，使其避免紧张、恐惧；指导患者减轻腹痛的方法，如松弛疗法、皮肤针刺疗法等。腹痛剧烈者，可遵医嘱给予止痛药，如阿托品、654-2或哌替啶。观察用药前、后疼痛的变化情况：若疼痛持续存在伴高热，则应考虑可能并发胰腺脓肿；如疼痛剧烈，全腹肌紧张、压痛和反跳痛明显，提示并发腹膜炎，应报告医生及时处理。

（2）维持有效循环血容量 严格记录24小时出入液量，观察有无脱水、低钾血症、低钙血症等表现，定时留取标本检测血清电解质变化。建立有效静脉通路按医嘱输液，维持有效循环血容量。禁食患者液体入量需达到3000mL/d以上，并根据患者脱水程度、年龄和心肺功能调整输液速度，及时补充因呕吐、发热和禁食所丢失的液体和电解质，纠正酸碱平衡失调。

（3）防治低血容量性休克 如患者出现神志改变、脉搏细弱、血压下降、尿量减少、皮肤黏膜苍白、冷汗等低血容量性休克表现，应积极配合医生抢救。①迅速准备抢救用物和设备，如人工呼吸器、静脉切开包、气管切开包等。②患者取平卧位，注意保暖，给予氧气吸入。③尽快建立静脉通路，按医嘱输注液体。根据血压和中心静脉压调整输液量和速度。④如循环衰竭持续存在，按医嘱给予升压药，注意生命体征和尿量的变化。

（4）重症急性胰腺炎的抢救护理 ①安置患者于重症监护病房，严密监测生命体征、血尿淀粉酶及电解质，观察有无多器官功能衰竭的表现。②遵医嘱用药，维持血压在正常范围。③发生急性呼吸窘迫综合征时，立即遵医嘱给予高浓度吸氧，配合医生做好气管切开以机械通气。

4. 用药护理 遵医嘱用药，并观察药物疗效及不良反应。如持续应用阿托品应注意有无心动过速、麻痹性肠梗阻加重等不良反应。有高度腹胀或肠麻痹时，不宜用阿托品。应用抗生素时注意过敏反应。

5. 心理护理 由于本病急性起病，患者有剧烈腹痛，应用一般止痛药物无效，患者及家属常出现烦躁不安、恐惧、焦虑等不良的心理反应。护士应经常巡视并关心、安慰患者，及时解决患者的护理要求。向患者和家属介绍本病的基本知识、治疗方法及预后，以消除其紧张、恐惧心理。

【健康教育】

1. 生活指导 指导患者及家属掌握饮食卫生知识，患者平时应养成规律进食习惯，避免暴饮暴食。腹痛缓解后，应从少量低脂、低糖饮食开始逐渐恢复正常饮食，应避免刺激性强、产气多、高脂肪和高蛋白质的食物，戒除烟、酒，防止复发。

2. 疾病知识指导 向患者和家属介绍本病的主要诱发因素和疾病的发展过程；教育患者积极治疗胆道疾病，防治肠道蛔虫。告知患者出现腹痛、腹胀、恶心等表现时及时就医，以免再次发生急性胰腺炎。

考纲摘要

1. 急性胰腺炎的饮食护理。
2. 急性胰腺炎疼痛的护理。
3. 重症急性胰腺炎的护理。

项目八　溃疡性结肠炎

【学习目标】

1. 掌握溃疡性结肠炎的临床表现和护理措施。
2. 熟悉溃疡性结肠炎的治疗要点、健康教育、辅助检查。
3. 了解溃疡性结肠炎的发病机制、诊断要点。

案例导入

患者，女，28 岁。4 年前无明显诱因出现左下腹痛，腹泻，为黏液脓血便，并伴里急后重，5~7 次/日，经治疗后好转。此后上述症状反复发作。1 周前受凉后出现阵发性腹痛，腹泻，为黏液脓血便，6~8 次/日，便后疼痛缓解。查体：体温 38.8℃，脉搏 90 次/分，呼吸 20 次/分，血压 110/70mmHg。腹平软，左下腹部压痛，无反跳痛及肌紧张，肠鸣音6次/分。实验室检查：大便常规显示外观呈黏液状，隐血试验阳性，红细胞20~30/HP，白细胞、脓细胞满视野。初步诊断为溃疡性结肠炎。

问题：1. 为明确诊断该患者还需要做哪些检查？

2. 请制定3个该患者最主要的护理诊断，并制定护理措施。

溃疡性结肠炎（ulcerative colitis，UC）亦称非特异性溃疡性结肠炎，是一种慢性直肠和结肠非特异炎症性疾病。主要表现为腹痛、腹泻、黏液脓血便。病情轻重不一，病程漫长，终身复发。病变主要局限在黏膜层和黏膜下层，呈连续性、弥漫性分布。本病多见于20~40岁，男女发病率无明显差别。病程超过20年的患者发生结肠癌的风险较正常人高10~15倍。

【病因与发病机制】

病因尚未完全清楚，可能是免疫机制异常、遗传、感染、精神因素相互作用所致。

1. 环境因素　环境因素包括饮食、吸烟、卫生条件、生活方式或暴露于某些不明因素。近几十年来，全球发病率持续增高，提示环境因素发挥了重要作用。

2. 遗传因素　患者直系亲属中有10%~20%的人发病，单卵双胎可同患本病，其遗传性与Ⅱ类组织相容性复合物HLA-DR_2基因有关。目前认为溃疡性结肠炎不仅是多基因疾病，而且也是遗传异质性疾病。

3. 感染因素　多种微生物参与了溃疡性结肠炎的发病。本病可能与痢疾杆菌或溶组织内阿米巴感染有关。

4. 免疫因素　促发因素作用于易感者肠黏膜，激发一系列免疫反应和炎症反应。各种炎症介质如IL-1、IL-6、IL-8、TNF-α等参与了肠黏膜屏障的免疫损伤。

5. 精神因素　应激事件、重大精神创伤后可诱发本病。

总之，环境因素作用于遗传易感者，在肠道菌群的参与下，启动免疫反应，导致肠黏膜屏障损伤、溃疡经久不愈、炎症增生等病理改变。

【临床表现】

1. 症状

（1）消化系统表现　主要表现为反复发作的腹泻、黏液脓血便和腹痛。

①腹泻和黏液脓血便：腹泻和黏液脓血便为本病最主要的症状，黏液脓血便是本病活动的重要表现。大便次数和便血程度反映病情严重程度，轻者排便2~4次/日，粪便呈糊状，可混有黏液脓血，便血轻或无；重者腹泻可达10次/日以上，大量脓血，甚至呈血水样。大多伴有里急后重，为直肠炎症刺激所致。病变限于直肠和乙状结肠的患者，有腹泻与便秘交替的现象。

②腹痛：轻者或缓解期患者多无腹痛或仅有腹部不适，活动期有轻或中度腹痛，为左下腹或下腹的阵痛。有疼痛-便意-便后缓解的规律。若并发中毒性结肠扩张或腹膜炎，则腹痛剧烈而持续。

③其他症状：可有腹胀、食欲不振、恶心、呕吐等。

（2）全身表现　轻者常不明显。中、重型患者活动期有低热或中度发热。高热多提示有并发症或见于急性暴发型。重症患者可出现衰弱、低蛋白血症、水和电解质平衡紊乱等表现。

（3）肠外表现　本病可伴有一系列肠外表现，主要表现为关节炎、皮肤黏膜病变和眼部病变。如外周关节炎、结节性红斑、巩膜外层炎、坏疽性脓皮病、前葡萄膜炎、口腔复发性溃疡等。

2. 体征　患者呈慢性病容，精神状态差，重者呈消瘦贫血貌。轻者仅有左下腹轻压痛，重者可有明显的鼓肠、全腹压痛、反跳痛、腹肌紧张等。

3. 临床分型

（1）按病情程度可分为轻度、中度、重度三型。①轻型：腹泻4次/日以下，便血轻或无，无发热、脉快，贫血无或轻，血沉正常。②中型：介于轻、重度之间。③重型：腹泻6次/日以上，有明显黏液血便，体温>37.5℃，脉搏>90次/分，血红蛋白<100g/L，红细胞沉降率>30mm/h。

（2）按病程经过可分为四型。①初发型：首次发作。②慢性复发型：最多见，发作与缓解交替。③慢性持续型：症状持续半年以上，病变范围广。④急性暴发型：少见，急性起病，病情严重，常出现大出血等并发症。后三型可互相转化。

【并发症】

可并发中毒性结肠扩张、直肠结肠癌变、大出血、急性肠穿孔、肠梗阻等。

考纲摘要

1. 溃疡性结肠炎腹泻的特点。
2. 溃疡性结肠炎腹痛的特点。

【辅助检查】

1. 血液检查　中、重度患者可有红细胞和血红蛋白减少。活动期白细胞计数增高、血沉增快、C反应蛋白增高。重症患者可有血清蛋白下降、凝血酶原时间延长和电解质平衡紊乱。

2. 粪便检查　粪便肉眼检查常见黏液血便，显微镜检见红细胞、白细胞或脓细胞，急性发作期可见巨噬细胞。粪便检查是本病诊断的一个重要步骤，可排除感染性结肠炎。

3. 结肠镜检查　结肠镜检查是本病诊断的最重要手段之一，尽可能观察全结肠和回肠末段。内镜下可见病变黏膜血管纹理模糊、紊乱或消失，充血和水肿，粗糙呈颗粒状，质脆易出血；黏膜上有多发性浅溃疡，散在分布，亦可融合，表面附有脓性分泌物。慢性病变者可见假性息肉，结肠袋变钝或消失。

4. X 射线钡剂灌肠检查　可见黏膜粗乱、多发性小龛影、肠壁变硬、结肠袋消失。当有息肉形成时，可见多发性充盈缺损。

5. 自身抗体检测　可见外周型抗中性粒细胞胞浆抗体和抗酿酒酵母抗体。

【诊断要点】

临床上有持续或反复发作的腹泻和黏液脓血便，伴腹痛、里急后重，有不同程度的全身症状，在排除细菌性痢疾、阿米巴痢疾、克罗恩病、肠结核的基础上，具有结肠镜检查所见改变至少 1 项者可以诊断为本病。

克罗恩病

克罗恩病也是炎症性肠病的一种，病变多累及回肠末段和邻近结肠，病变呈节段性或跳跃式分布。腹痛主要在右下腹或脐周。

【治疗要点】

治疗原则为控制急性发作，缓解病情，减少复发，防治并发症。

1. 一般治疗　急性发作期，特别是重型和暴发型患者应住院治疗，及时纠正水、电解质平衡紊乱，加强营养。重者应禁食，给予静脉内高营养治疗，待病情好转后酌情给予流质饮食或易消化、少纤维、富含营养的饮食。腹痛明显者可遵医嘱给予阿托品、溴丙胺太林等解痉止痛，但应防止诱发中毒性结肠扩张。

2. 药物治疗

（1）氨基水杨酸制剂　柳氮磺吡啶（SASP）是治疗本病的首选药物。适用于轻型、中型或重型经糖皮质激素治疗已缓解者。SASP 用药方法：活动期 4～6g/d，分 4 次口服，用药 3～4 周病情缓解后可减量使用 3～4 周，然后改为维持量 2g/d，分 2 次口服，维持 1～2 年。也可用美沙拉嗪、奥沙拉嗪、巴柳氮等其他氨基水杨酸制剂。

（2）糖皮质激素　对急性发作期疗效较好，特别是重型活动期患者及急性暴发型患者可作为首选药物。还适用于对氨基水杨酸制剂疗效不佳的轻、中型患者。常用氢化可的松 200～300mg/d 静脉滴注，病情稳定后改为泼尼松口服，病情缓解后逐渐减量至停药。

（3）免疫抑制剂　硫唑嘌呤或巯嘌呤可用于对糖皮质激素疗效不佳或对糖皮质激素依赖的慢性持续型病例。

3. 手术治疗　并发大出血、肠穿孔、中毒性结肠扩张、结肠癌或经积极内科治疗无效者可选择手术治疗。

考纲摘要

溃疡性结肠炎首选的治疗药物。

【护理诊断/问题】

1. 腹痛　与肠道炎症、溃疡有关。

2. 腹泻　与炎症导致肠黏膜对水钠吸收障碍及结肠运动功能异常有关。

3. 营养失调：低于机体需要量　与长期腹泻、食欲减退及吸收障碍有关。

4. 有体液不足的危险　与炎症导致腹泻频繁有关。

5. 焦虑　与病情迁延反复有关。

【护理措施】

1. 一般护理

（1）休息与活动　轻者适当休息，重型患者应卧床休息，以减轻肠蠕动和肠痉挛。

（2）饮食护理　指导患者食用细软、易消化、少纤维素、富含营养、有足够热量的食物，避免食用冷饮、水果、多纤维素的蔬菜及其他刺激性食物，忌食牛乳和乳制品。急性发作期患者，应进流质或半流质饮食，病情严重者应禁食，遵医嘱给予静脉高营养以改善全身状况，使肠道得以休息，有利于减轻炎症和控制症状。应注意给患者提供良好的进餐环境，以增进患者食欲。

2. 病情观察　观察并记录排便的次数、量和性状；观察腹痛的部位、性质、程度及生命体征的变化，警惕中毒性结肠扩张、大出血、肠梗阻、肠穿孔等并发症发生；观察饮食、定期测体重，监测血红蛋白、人血清清蛋白等，了解患者的营养状况；观察皮肤黏膜的弹性、血压及电解质检查结果以判断有无脱水表现。如病情恶化、毒血症明显、高热伴腹胀、腹部压痛、肠鸣音减弱或消失，或出现腹膜刺激征，提示有并发症，应立即与医生联系协助抢救。

3. 对症护理　腹痛、腹泻的护理见本模块项目一。

4. 用药护理　遵医嘱用药，注意药物的不良反应，如应用 SASP 时，患者可出现恶心、呕吐、皮疹、粒细胞减少等，应嘱患者餐后服药，服药期间定期复查血象。应用糖皮质激素者，不可随意停药，防止出现反跳现象。

5. 心理护理 溃疡性结肠炎患者由于病程迁延反复，大多有抑郁或焦虑。护理人员应使患者及家属认识到精神因素可成为溃疡性结肠炎的诱发和加重因素，通过心理疏导鼓励患者树立战胜疾病的信心，以平和的心态应对疾病，保持乐观情绪，配合治疗。

【健康教育】

1. 生活指导 指导患者合理休息与活动，避免精神紧张、过度劳累。摄入足够的营养，忌生冷食物和饮酒，避免多纤维素及刺激性食物。

2. 疾病知识指导 向患者及家属介绍疾病有关知识，了解本病的长期性、反复性；说明良好的心态及正确自我护理对缓解症状、控制病情、预防复发的重要性。指导患者保持稳定的情绪，树立战胜疾病的信心。嘱患者遵医嘱用药，坚持治疗，了解药物的疗效及不良反应，不要随意换药或停药，出现不适症状如疲乏、头痛、发热、手脚发麻、排尿不畅等症状，应及时就医。教会患者进行病情观察，定期门诊复诊。告知患者及家属中毒性结肠扩张、出血、肠梗阻、肠穿孔等并发症的表现，使患者能及时发现并就诊。

项目九　肠结核和结核性腹膜炎

【学习目标】

1. 掌握肠结核及结核性腹膜炎的临床表现和护理措施。
2. 熟悉肠结核及结核性腹膜炎的治疗要点、健康教育、辅助检查。
3. 了解肠结核及结核性腹膜炎的发病机制、诊断要点。

案例导入

患者，女，30 岁。腹痛、腹泻与便秘交替 6 个月。间歇性出现右下腹隐痛，进餐后加重、排便后减轻。时而腹泻，每日 3~4 次，糊状，无黏液脓血；时而便秘，呈羊粪状。查体：体温 37.8℃，脉搏 86 次/分，呼吸 20 次/分，血压 120/80mmHg，慢性病容，消瘦，右下腹轻压痛，无反跳痛。既往有结核病史。怀疑为肠结核。

问题：1. 为明确诊断该患者还需要做哪些检查？

2. 请制定该患者的治疗要点。

肠结核（intestinal tuberculosis）和结核性腹膜炎（tuberculous peritonitis）均由结核分枝杆菌感染所致。前者是由结核分枝杆菌侵犯肠道而引起的慢性特异性感染，后者是结核分枝杆菌侵犯腹膜引起的慢性弥漫性腹膜感染。近年来，发病率有所上升，多见于中青年，女性较男性多见。

一、肠结核

近几十年来，随着生活及卫生条件改善，肠结核的发病率逐渐下降。但仍须警惕。

【病因与发病机制】

肠结核主要由人型结核分枝杆菌引起。少数地区有因饮用未经消毒的带菌牛奶或乳制品而发生牛型结核分枝杆菌肠结核。结核分枝杆菌侵犯肠道主要是经口感染。患者多有开放性肺结核或喉结核，因经常吞下含结核分枝杆菌的痰液而引起本病。经常和开放性肺结核患者密切接触，也可被感染。结核分枝杆菌进入肠道后，多在回盲部引起结核病变，其他部位依次为升结肠、空肠、横结肠、降结肠、阑尾、十二指肠和乙状结肠等处。可能和下列因素有关：肠内容物在回盲部停留较久，增加了局部肠黏膜的感染机会；结核分枝杆菌易侵犯淋巴组织，而回盲部有丰富的淋巴组织，因此成为肠结核的好发部位。也可由血行播散引起，见于粟粒型肺结核；或由腹腔内结核病灶如女性生殖器结核直接蔓延引起。当侵入的结核分枝杆菌数量较多、毒力较大，并有人体免疫功能低下、肠功能紊乱引起局部抵抗力削弱时，才会发病。肠结核可分为以下三型：①溃疡型肠结核；②增生型肠结核；③混合型肠结核。

【临床表现】

肠结核起病缓慢，病程长。早期症状不明显，容易被忽视。

1. 症状

（1）腹痛　多位于右下腹或脐周，间歇性发作，常为痉挛性阵痛伴腹鸣，于进餐后加重，排便或肛门排气后缓解。可能与进餐引起胃肠反射或肠内容物通过炎症、狭窄肠段，引起局部肠痉挛有关。

（2）腹泻与便秘　腹泻是溃疡型肠结核的主要临床表现之一。排便次数因病变严重程度和范围不同而异，一般每日2~4次，重者每日达10余次。粪便呈糊样，一般不含脓血，不伴有里急后重。有时患者会出现腹泻与便秘交替，这与病变引起的胃肠功能紊乱有关。增生型肠结核可以便秘为主要表现。

（3）全身症状和肠外结核表现　结核毒血症状多见于溃疡型肠结核，表现为发热、盗汗、倦怠、消瘦、贫血、维生素缺乏等。可同时有肠外结核特别是活动性肺结核的临床表现。增生型肠结核全身情况较好。

2. 体征　患者呈慢性病容、消瘦。体检常有腹部压痛，部位多在右下腹。腹痛亦可由部分或完全性肠梗阻引起；腹部包块，是增生型肠结核的主要体征，常位于右下腹，一般比较固定，中等质地，伴有轻度或中度压痛。

【并发症】

多见于晚期患者，以肠梗阻、瘘管形成和腹腔脓肿多见。

【辅助检查】

1. 实验室检查 溃疡型肠结核可有轻至中度贫血。血沉多明显增快，可作为估计结核病活动程度的指标之一。溃疡型肠结核的粪便多为糊样，一般无肉眼黏液和脓血，但显微镜下可见少量脓细胞与红细胞，隐血试验阳性。结核菌素试验呈强阳性有助于本病诊断。

2. X 射线检查 X 射线小肠钡剂造影对肠结核的诊断具有重要价值。在溃疡型肠结核，钡剂于病变肠段呈现激惹征象、影跳跃征象。黏膜皱襞粗乱，肠壁边缘不规则，有时呈锯齿状，可见溃疡。也可见肠腔变窄、肠段缩短变形、回肠盲肠正常角度消失。

3. 结肠镜检查 结肠镜可以对全结肠和回肠末段进行直接观察，因病变主要在回盲部，故常可发现病变，对本病诊断有重要价值。内镜下见病变肠黏膜充血、水肿，溃疡形成（常呈横形、边缘呈鼠咬状），大小及形态各异的炎症息肉，肠腔变窄等。镜下取活体组织送病理检查具有确诊价值。

【诊断要点】

如有以下情况应考虑本病：①中青年患者有肠外结核，主要是肺结核。②临床表现有腹泻、腹痛、右下腹压痛，也可有腹块、原因不明的肠梗阻，伴有发热、盗汗等结核毒血症状。③X 射线小肠钡剂检查发现跳跃征、溃疡、肠管变形和肠腔狭窄等征象。④结肠镜检查发现主要位于回盲部的肠黏膜炎症、溃疡、炎症息肉或肠腔狭窄。⑤结核菌素试验强阳性。如活体组织病理检查能找到干酪性肉芽肿具确诊意义，活检组织中找到抗酸染色阳性杆菌有助于诊断。

【治疗要点】

肠结核的治疗目的是消除症状、改善全身情况、促使病灶愈合及防治并发症。强调早期治疗，因为肠结核早期病变是可逆的。

1. 休息与营养 休息与营养可加强患者的抵抗力，是治疗的基础。

2. 抗结核化学药物治疗 抗结核化学药物治疗是本病治疗的关键。抗结核化学药物的选择、用法、疗程详见模块二项目十。

3. 对症治疗 腹痛可用抗胆碱能药物。摄入不足或腹泻严重者应注意纠正水、电解质与酸碱平衡紊乱。对不完全性肠梗阻患者，需进行胃肠减压。

4. 手术治疗 当肠结核并发完全性肠梗阻、急性肠穿孔，或慢性肠穿孔瘘管形成、肠道大量出血者，需手术治疗。

二、 结核性腹膜炎

结核性腹膜炎是由结核分枝杆菌引起的慢性弥漫性腹膜感染。在我国，本病患病率明显减少。本病可见于任何年龄，以中青年多见，女性较多见，男女之比约为1∶2。根据本病的病理解剖特点可分为渗出型、粘连型、干酪型。在本病发展的过程中，上述两种或三种类型的病变可并存，称为混合型。

【病因与发病机制】

本病多继发于肺结核或体内其他部位结核病。感染途径以腹腔内的结核病灶直接蔓延为主，肠系膜淋巴结结核、输卵管结核、肠结核等为常见的原发病灶。少数患者由血行播散引起，常可发现活动性肺结核（原发感染或粟粒型肺结核）及关节、骨、睾丸结核，并可伴结核性多浆膜炎、结核性脑膜炎等。

【临床表现】

结核性腹膜炎的临床表现因病理类型及机体反应性的不同而异。一般起病缓慢，早期症状较轻；少数起病急骤，以急性腹痛或骤起高热为主要表现；有时起病隐匿，无明显症状。

1. 症状

（1）全身症状　结核毒血症状常见，主要是发热与盗汗。热型以低热与中等热为最多，约1/3患者有弛张热，少数可呈稽留热。高热伴有明显毒血症状者，主要见于渗出型、干酪型，或见于伴有粟粒型肺结核、干酪样肺炎等严重结核病的患者。后期有营养不良，表现为消瘦、水肿、贫血、舌炎、口角炎等。

（2）腹痛　疼痛多位于脐周、右下腹，间歇性发作，常呈痉挛性阵痛。进餐后加重，排便或肛门排气后缓解。当并发不完全性肠梗阻时，有阵发性绞痛。

（3）腹泻、便秘　腹泻常见，一般每日3~4次，粪便多呈糊样。腹泻主要由腹膜炎所致的肠功能紊乱引起，偶可由伴有的溃疡型肠结核或干酪样坏死病变引起的肠管内瘘等引起。有时腹泻与便秘交替出现。

（4）腹胀　多数患者可出现不同程度的腹胀。

2. 体征

（1）腹部触诊　腹壁柔韧感系腹膜遭受轻度刺激或有慢性炎症的一种表现，是结核性腹膜炎的常见体征。多数患者有腹部轻压痛，干酪型结核性腹膜炎可出现明显压痛、反跳痛。

（2）腹部包块　多见于粘连型或干酪型结核性腹膜炎，常位于脐周，也可见于其他部位。大小不一，边缘不整，表面不平，有时呈结节感，活动度小。

（3）腹水　多为少量至中量。超过1000mL，可出现移动性浊音阳性；超过3000mL，可出现液波感阳性。

【并发症】

以肠梗阻为常见，多发生在粘连型结核性腹膜炎。肠瘘一般多见于干酪型结核性腹膜炎，往往同时有腹腔脓肿形成。

【辅助检查】

1. **血液检查与结核菌素试验** 病程较长而有活动性病变的患者有轻度至中度贫血。白细胞计数多正常。血沉增快，是病变活动的指标。结核菌素试验呈强阳性有助于本病诊断。

2. **腹水检查** 对鉴别腹水性质有重要价值。本病腹水为草黄色渗出液，静置后有自然凝固块，少数为淡红色，偶见乳糜性，比重一般超过1.018，蛋白质含量在30g/L以上，白细胞计数超过5×10^{8}/L，以淋巴细胞为主。腺苷脱氨酶活性常增高，有一定特异性。本病的腹水普通细菌培养结果为阴性，结核分枝杆菌培养的阳性率很低。

3. **影像学检查** B超检查可发现少量腹水，并在穿刺抽腹水时可定位。腹部X射线平片检查有时可见到钙化影，提示钙化的肠系膜淋巴结结核。胃肠X射线钡餐检查可发现肠粘连、肠结核、肠瘘、肠腔外肿块等征象，对本病诊断有辅助价值。

4. **腹腔镜检查** 适用于有游离腹水的患者，可窥见腹膜、网膜、内脏表面有散在或集聚的灰白色结节，浆膜失去正常光泽，呈混浊粗糙。活组织检查有确诊价值。腹腔镜检查禁用于腹膜有广泛粘连者。

【诊断要点】

有以下情况应考虑本病：①中青年患者，有结核病病史，伴有其他器官结核病证据。②长期发热原因不明，伴有腹痛、腹胀、腹水、腹壁柔韧感或腹部包块。③腹水为渗出液性质，以淋巴细胞为主，普通细菌培养阴性。④X射线胃肠钡餐检查发现肠粘连等征象。⑤结核菌素试验呈强阳性。

【治疗要点】

本病治疗的关键是及早给予合理、足够疗程的抗结核化学药物治疗。注意休息和营养以调整全身情况和增强抗病能力是重要的辅助治疗措施。

1. **抗结核化学药物治疗** 抗结核化学药物的选择、用法、疗程详见模块二项目十。渗出型结核性腹膜炎，由于腹水及症状消失常不需太长时间，患者可能会自行停药，而导致复发，故必须强调全程规范治疗；对粘连型或干酪型结核性腹膜炎，由于大量纤维增生，药物不易进入病灶达到应有浓度，病变不易控制，必要时宜考虑加强抗结核化疗的联合应用及适当延长抗结核治疗的疗程。

2. **腹腔穿刺放腹水** 大量腹水时，可适当放腹水以减轻症状。

3. **手术治疗** 内科治疗未见好转的肠梗阻、肠穿孔及肠瘘等均可行手术治疗。

知识链接

肠结核和结核性腹膜炎的临床特点和鉴别

表 4-3　肠结核和结核性腹膜炎的临床特点和鉴别

项目	肠结核	结核性腹膜炎
感染途径	多经口感染	多直接蔓延
原发病	开放性肺结核最常见	肠结核最常见
发热	低热、弛张热、稽留热	低或中度热
腹痛部位	右下腹	脐周或下腹部
腹壁	平坦或凹陷	柔韧感
腹水	无	渗出液
包块	增生型可有	粘连型或干酪型可有
腹泻	不同程度	常见
梗阻	晚期可有	粘连型可有

三、 肠结核和结核性腹膜炎的护理

【护理诊断/问题】

1. 腹痛　与结核分枝杆菌侵犯肠壁或腹壁有关。

2. 腹泻或便秘　与肠道功能紊乱有关。

3. 营养失调：低于机体需要量　与机体消耗增多、营养吸收障碍等有关。

【护理措施】

1. 一般护理

（1）休息和活动　生活规律，保证充足的睡眠。劳逸结合，避免重体力劳动。

（2）饮食护理　给予高热量、高蛋白质、高维生素、易消化的食物。腹泻明显的患者少食乳制品及高脂肪、高纤维素的食物，以免加快肠蠕动。

2. 病情观察　监测营养指标，每周测量体重，评价营养状况。监测生命体征，尤其是体温的变化。观察腹痛的性质、部位和伴随症状。观察大便的次数、性状和颜色。

【健康教育】

1. 生活指导　保证充足的休息和营养，保持良好的心态，适当运动，增强机体的抵抗力。

2. 疾病知识指导　加强卫生宣教，肺结核患者不咽唾液，提倡公筷进餐及分餐制，牛奶及乳制品应灭菌后使用。肠结核患者的粪便消毒处理，防止结核分枝杆菌传播。遵医嘱服药，提高服药依从性，保证足够的剂量和疗程。学会识别抗结核药物的不良反应，如有不良反应及时就诊。定期复查。

项目十　上消化道出血

【学习目标】

1. 掌握上消化道出血的临床表现、护理措施。
2. 熟悉上消化道出血的治疗要点、健康教育、辅助检查。
3. 了解上消化道出血的发病机制、诊断要点。

案例导入

患者，男，30岁。上腹部节律性疼痛5年，空腹时痛，进食后缓解，伴夜间痛。昨晚饮酒后呕血3次，呕吐物初为咖啡色、后为鲜红色，排稀黑便。查体：体温37.5℃，脉搏120次/分，呼吸22次/分，血压80/50mmHg。血常规：血红蛋白80g/L。初步诊断为十二指肠溃疡、上消化道出血。

问题：1. 该患者最可能的病因是什么？

2. 该患者的出血量大约是多少？出现哪些表现考虑出血停止？

3. 如何抢救护理该患者？

上消化道出血（upper gastrointestinal hemorrhage）是指屈氏韧带以上的消化道，包括食管、胃、十二指肠、胰腺、胆道病变引起的出血，以及胃空肠吻合术后的空肠病变出血。上消化道大量出血一般指在数小时内失血量超过1000mL或循环血容量的20%，主要临床表现为呕血和（或）黑便，常伴有血容量减少而引起的急性周围循环衰竭，严重者导致失血性休克而危及生命。本病是常见的临床急症，死亡率为10%。老年人、伴有严重疾患的患者死亡率可达25%～30%。

【病因与发病机制】

引起上消化道出血的病因很多，常见的有消化性溃疡、食管-胃底静脉曲张破裂出血、急性糜烂出血性胃炎和胃癌。

1. 上消化道疾病

（1）食管疾病和损伤　如反流性食管炎，食管憩室炎，食管癌，食管贲门黏膜撕裂综合征，误食强酸、强碱或化学品引起的损伤。

（2）胃、十二指肠疾病和损伤 消化性溃疡，急性胃黏膜损害，胃癌，胃泌素瘤，胃手术后吻合口溃疡或吻合口糜烂，胃扩张，胃扭转，内镜诊断或治疗操作引起的损伤。

2. 门静脉高压 引起食管-胃底静脉曲张破裂或门脉高压性胃病。

3. 上消化道邻近器官或组织的疾病 如胆道出血，肝癌、肝脓肿或肝动脉瘤破入胆道，胰腺疾病累及十二指肠等。

4. 全身性疾病 如白血病、再生障碍性贫血、血小板减少性紫癜、弥散性血管内凝血、尿毒症、过敏性紫癜、系统性红斑狼疮、急性应激等。

考纲摘要

上消化道出血最常见的病因。

【临床表现】

上消化道出血的临床表现取决于出血的性质、部位、失血量与速度，并与患者的年龄、出血前的全身状况如有无贫血及心、肾、肝功能有关。

1. 呕血与黑便 呕血与黑便是上消化道出血的特征性表现。上消化道出血者均有黑便，但不一定有呕血。出血部位在幽门以上者常有呕血和黑便，在幽门以下者可仅表现为黑便。呕血与黑便的颜色、性质亦与出血量、部位和出血速度有关。呕血时若出血量少，血液在胃内停留时间长，经胃酸作用形成正铁血红素，呈黑色或咖啡色；若出血量大，血液在胃内停留时间短，未经胃酸混合即呕出，则呈暗红色甚至鲜红色。上消化道出血时粪便以黑色或柏油样为主，是因血红蛋白中的铁与肠内硫化物作用形成硫化铁所致；如出血量多使肠蠕动加速时，则可呈暗红色或鲜红色。

2. 失血性周围循环衰竭 急性大量失血时，由于循环血量迅速减少而导致周围循环衰竭。其程度轻重和出血量大小、出血速度快慢有关。患者常表现为头昏、心悸、乏力、出汗、晕厥、口渴、肢体湿冷、心率加快、血压偏低等。严重者呈休克状态，表现为烦躁不安、面色苍白、四肢湿冷、口唇发绀、呼吸急促、血压下降、脉搏增快等。休克未改善时尿量减少，若补充血容量后尿量仍未改善，则要警惕并发急性肾衰竭。

3. 发热 大量出血后，多数患者在24小时内出现发热，一般不超过38.5℃，持续3~5日可降至正常。可能与急性循环衰竭引起体温调节中枢功能失调有关。

4. 氮质血症 上消化道大量出血后，肠道血液的蛋白质分解产物被吸收，血中尿素氮浓度增高，称为肠源性氮质血症。一般于出血后数小时血尿素氮开始升高，24~48小时达到高峰，大多不超过6.7mmol/L，3~4日后降至正常。还可因循环衰竭，引起肾小球滤过率下降，出现肾前性氮质血症。严重持久的休克可引起急性肾损伤，出现肾性氮质血症。

5. 贫血及血象变化　上消化道大出血后，均有急性失血性贫血。出血早期血象检查无变化，经3~4小时后才出现失血性贫血的血象改变。贫血程度取决于失血量、出血后液体平衡状态等因素。出血24小时内网织红细胞即见升高，出血停止后逐渐降至正常，如出血不止则可持续升高。白细胞计数在出血后2~5小时升高，可达（10~20）$\times10^9$/L，血止后2~3日恢复正常。肝硬化脾功能亢进者白细胞计数可不升高。

考纲摘要

上消化道出血的临床表现。

【辅助检查】

1. 实验室检查　测定红细胞计数、白细胞计数、血小板计数、血红蛋白定量、血细胞比容，肝、肾功能，粪便隐血试验等，估计失血量及动态观察有无活动性出血，判断治疗效果及协助病因诊断。

2. 内镜检查　内镜检查是诊断上消化道出血病因的首选检查方法，还可明确出血部位和病变性质。出血后24~48小时内行急诊胃镜检查，可直接观察出血部位，明确出血原因，同时对出血灶进行止血治疗。行急诊胃镜前应先补充血容量、纠正休克，在患者生命体征平稳后进行，尽量在出血间歇期进行。

3. X射线钡剂造影检查　在出血停止数日和病情基本稳定后进行检查。对明确病因亦有价值。主要适用于不宜或不愿进行内镜检查者。

4. 其他　放射性核素扫描或选择性动脉造影如腹腔动脉、肠系膜上动脉造影帮助确定出血部位，适用于内镜及X射线钡剂造影未能确诊而又反复出血者。

考纲摘要

上消化道出血首选的检查方法。

【诊断要点】

1. 上消化道出血的诊断　根据呕血、黑便、失血性周围循环衰竭的表现、呕吐物及黑便隐血试验强阳性，结合其他实验室和器械检查可以诊断。

2. 出血病因的诊断　最常见的病因及其特点为：

（1）消化性溃疡　多数患者有慢性过程、周期性、节律性上腹痛的特点；出血以冬春季多见；出血前可有饮食失调、劳累、过度紧张、受寒等诱因，且常有上腹痛加剧，出血后疼痛减轻或缓解。

（2）急性胃黏膜损伤　有服用阿司匹林、吲哚美辛、保泰松、糖皮质激素等损伤胃黏膜的药物史或酗酒史，有创伤、颅脑手术、休克、严重感染等应激状态。

（3）食管胃底静脉曲张破裂出血　有病毒性肝炎、慢性酒精中毒、寄生虫感染等引起肝硬化的病因，且有肝硬化门静脉高压的临床表现；突然呕出大量鲜红色血液，不易止血。

（4）胃癌　多发生在40岁以上男性，有渐进性食欲不振、腹胀、上腹持续疼痛、进行性贫血、体重减轻、上腹部肿块，出血后上腹痛无明显缓解。

【治疗要点】

上消化道大量出血为临床急症，应采取积极措施进行抢救。迅速补充血容量，纠正水电解质失衡，预防和治疗失血性休克，给予止血治疗，同时积极进行病因诊断和治疗。

1. 补充血容量　应放在所有抢救措施的首位。可先输入平衡液或葡萄糖盐水、右旋糖酐或其他血浆代用品，以恢复和维持血容量和有效循环。输液量可根据估计的失血量来确定。同时立即查血型、配血，尽早输入新鲜全血。紧急输血的指征为：改变体位出现晕厥、收缩压<90mmHg或较基础收缩压降低30mmHg、心率>120次/分；血红蛋白<70g/L或血细胞比容<25%。

2. 止血

（1）非曲张静脉破裂上消化道大出血止血措施　①胃、十二指肠出血，遵医嘱应用去甲肾上腺素8mg加入100mL生理盐水中分次口服，也可经胃管滴注胃内灌注治疗。②抑制胃酸分泌，临床常用H2受体拮抗剂或质子泵阻滞剂。静脉使用西咪替丁（200~400mg，4次/日）、雷尼替丁（50mg，4次/日）、法莫替丁（20mg，2次/日）、奥美拉唑（40mg，2次/日）。③内镜下止血：适用于有活动性出血或暴露血管的溃疡。常用治疗方法有激光光凝、高频电凝、微波、热探头止血、血管夹钳夹等。④介入治疗：少数不能进行内镜止血或手术治疗的严重大出血患者，可经选择性肠系膜动脉造影寻找出血灶，给予血管栓塞治疗。⑤手术治疗：内科治疗无效者可手术治疗。

（2）食管胃底静脉曲张破裂出血止血措施　①药物止血：常用血管加压素0.2U/min持续静脉滴注，可收缩内脏血管，减少门静脉血流量而降低门静脉高压及侧支循环压力。同时用硝酸甘油静脉滴注或舌下含服，可减轻大剂量用血管加压素的不良反应，并有协同降门静脉压力的作用。生长抑素类药物如奥曲肽，常用首剂100μg缓慢静脉注射，继以25~50μg/h持续静脉滴注。②三（四）腔二囊管压迫止血：适用于食管胃底静脉曲张破裂出血。其止血效果肯定，但患者痛苦、并发症多、早期再出血率高，宜用于药物不能控制出血时暂时使用，以争取时间准备其他治疗措施。③内镜直视下止血：常用治疗方法有硬化剂注射止血术、食管曲张静脉套扎术和组织黏合剂注射法。④手术治疗：内科治疗无效者，可考虑手术或经颈静脉肝内门体静脉分流术。

考纲摘要

1. 胃肠疾病引起的上消化道大出血如何治疗？

2. 食管胃底静脉曲张破裂引起的上消化道大出血如何治疗？

【护理诊断/问题】

1. **组织灌注量改变** 与上消化道大量出血有关。

2. **活动无耐力** 与失血性周围循环衰竭有关。

3. **有受伤的危险** 创伤、窒息、误吸与食管胃底黏膜长时间受压、囊管阻塞气道、血液或分泌物反流入气管有关。

4. **恐惧** 与上消化道大出血使生命受到威胁有关。

【护理措施】

1. **一般护理**

（1）休息与体位 立即将患者安置在重症监护病房或抢救室，患者应绝对卧床休息，取平卧位并将下肢抬高，以保证脑部供血。呕吐时头偏向一侧，防止窒息或误吸，必要时用负压吸引器清除气道内的分泌物、血液或呕吐物，保持呼吸道通畅，给予吸氧。

（2）饮食护理

①非曲张静脉破裂上消化道出血 少量出血无呕吐者，可进温凉、清淡流质食物；急性大出血伴恶心、呕吐者应禁食。出血停止后改为营养丰富、易消化、无刺激性的半流质食物、软食，少量多餐，逐步过渡到正常饮食。

②食管胃底静脉曲张破裂出血 少量出血者，血止后仍禁食1~2日，此后可进高热量、高维生素的流质食物，限制钠和蛋白质摄入，避免粗糙、坚硬、刺激性食物，且应细嚼慢咽，防止损伤曲张静脉而再次出血。

2. **病情观察**

（1）观察指标 密切监测生命体征、精神和意识状态、皮肤和甲床色泽及呕吐物和粪便的性质、颜色、量；定期复查红细胞计数、血细胞比容、血红蛋白、网织红细胞计数、血尿素氮、大便隐血，以了解贫血程度、出血是否停止。准确记录出入量，疑有休克时留置导尿管，测每小时尿量，应保持尿量>30mL/h。

（2）出血量的估计 详细询问呕血和（或）黑便发生的时间、次数、量和性状，以估计出血量和速度。①大便隐血试验阳性提示出血量5~10mL或10mL以上。②出现黑便表明出血量在50~70mL或70mL以上。③胃内积血量达250~300mL时可引起呕血。④1

次出血量在400mL以下时，可无全身症状；出血量达400~500mL，可出现头晕、心悸、乏力等症状。⑤出血量超过1000mL，临床即出现急性周围循环衰竭的表现，严重者引起失血性休克。

（3）周围循环状况的观察　周围循环衰竭的临床表现是估计出血量的重要标准，应动态观察患者的心率、血压，可采取改变体位测量心率、血压并观察症状和体征来估计出血量。先测平卧时的心率与血压，然后测改为半卧位时的心率与血压，如半卧位时心率增快10次/分以上、血压下降幅度达15~20mmHg、头晕、出汗，甚至晕厥，则表示出血量大，血容量已明显不足，是紧急输血的指征。如收缩压低于90mmHg，心率大于120次/分，伴有面色苍白、皮肤湿冷、四肢冰凉、烦躁不安或神志不清，则已进入休克状态，属严重大量出血，需紧急抢救。

（4）活动性出血或再出血的判断　若观察中出现下列迹象，提示有活动性出血或再次出血：①反复呕血，甚至呕吐物由咖啡色转为鲜红色。②黑便次数增多且粪质稀薄，色泽转为暗红色，伴肠鸣音亢进。③周围循环衰竭的表现经补液、输血而未改善，或好转后又恶化，血压波动，中心静脉压不稳定。④红细胞计数、血细胞比容、血红蛋白不断下降，网织红细胞计数持续增高。⑤在补液足够、尿量正常的情况下，血尿素氮持续或再次增高。⑥门静脉高压的患者原有脾大，在出血后脾常暂时缩小，如不见脾恢复肿大亦提示出血未止。

3. 对症护理及特殊专科护理

（1）对症护理　迅速建立静脉通道，保证输液通畅，遵医嘱输液、输血和应用止血药，以促进止血、维持有效血容量。

（2）三（四）腔二囊管的应用与护理　积极协助医生应用三（四）腔二囊管压迫止血，这是一种临时急救止血的措施，适用于门静脉高压所致的食管下端、胃底静脉曲张破裂出血。

1）操作前准备：①患者准备：向患者详细讲解操作目的、方法、注意事项；检查前12小时应禁食；术前取出活动性义齿。②用物准备：准备好操作用物、急救药品和器械。使用前检查三（四）腔二囊管的性能，如气囊是否漏气、气囊膨胀是否均匀、管道是否通畅等。

2）操作中护理：①安置患者取半卧位或平卧位，头偏向一侧，颌下铺治疗巾，清洁患者插管侧鼻腔。②协助插管：将三（四）腔二囊管前端及气囊外面涂上液状石蜡，然后由患者鼻孔慢慢插入，管端到达咽喉部时嘱患者做吞咽动作。③协助充气、牵引：先向胃气囊内注气200~300mL，压力维持在40~45mmHg。再向食管气囊注气100~150mL，压力维持在30~40mmHg。④压迫止血处理妥当后整理床单位及用物。

3）操作后护理：①密切观察应用效果、患者出血情况。如果出现呼吸困难或窒息，应立即将气囊口打开，或剪除三（四）腔二囊管结扎处，放出气体。②监测囊内压：压迫止血期间每4~6小时监测1次囊内压，囊内压降低时应抽尽囊内气体，重新注气。③定时放气：三（四）腔二囊管放置12~24小时后，食管气囊应放气15~30分钟，然后再充气牵引，避免局部黏膜因受压过久而发生糜烂、坏死。④出血停止后，定时从胃管腔内注入流质饮食。⑤保持患者口、鼻腔清洁，嘱患者不要将唾液、痰液咽下。每日两次向鼻腔滴入少量液状石蜡，以免三（四）腔二囊管黏附于鼻黏膜。⑥出血停止后，可先放出食管气囊内的气体、放松牵引，继续观察24小时，未再出血可考虑拔管。拔管前，让患者吞服液状石蜡20~30mL，以防气囊壁与黏膜粘连，缓慢拔出三（四）腔二囊管。整理床单位及用物。24小时内仍需严密观察，如发现出血征象，仍可用三（四）腔二囊管止血。气囊压迫一般以3~4日为限，继续出血者可适当延长。

4. 用药护理 肝病患者忌用吗啡、巴比妥类药物；宜输新鲜血，因库存血含氨量高，易诱发肝性脑病。应用血管加压素可引起血压升高、心律失常、心肌缺血、腹痛，甚至发生心肌梗死，应用时按医嘱准确无误给药，注意滴注速度，严密观察不良反应；高血压、冠心病和妊娠患者忌用血管加压素。

5. 心理护理 突然大量出血会导致患者及家属极度紧张、恐惧和不安。护士应关心、安慰患者，经常巡视患者，解释安静休息有利于止血。

考纲摘要

1. 上消化道出血的饮食护理。
2. 上消化道出血量的估计。
3. 上消化道出血是否停止的判断。
4. 三（四）腔二囊管的应用与护理。

【健康教育】

1. 生活指导 生活起居有规律，劳逸结合，保持乐观情绪。注意饮食卫生和饮食规律，选择营养丰富、易消化的食物，避免过饥和暴饮暴食；避免粗糙、刺激性、过热、过冷、产气过多的食物、饮料等；戒烟、酒。

2. 疾病知识指导 帮助患者和家属掌握疾病的病因和诱因、预防、治疗和护理知识，以减少再出血的危险；应在医生指导下用药；指导患者和家属学会早期识别出血征象及应急措施。若出现呕血、黑便或头晕、心悸等不适，立即卧床休息、保持安静、取侧卧位；立即送医院治疗。

项目十一　消化系统疾病常用诊疗技术及护理

【学习目标】

1. 掌握消化系统疾病常用诊疗技术的术前护理、术中配合、术后护理。
2. 熟悉消化系统疾病常用诊疗技术的适应证、禁忌证。

一、腹腔穿刺术

腹腔穿刺术（abdominocentesis）是为了诊断和治疗疾病，用腹腔穿刺针经皮肤刺入腹腔引出腹水，以明确腹水的性质、降低腹内压或注入药物的一项诊疗技术。

【适应证】

1. 腹腔积液原因不明，抽液检查以协助诊断。
2. 对大量腹水者适当放液，可减轻腹水导致的腹胀、呼吸困难和循环压迫症状。
3. 向腹腔内注射药物以配合治疗。

【禁忌证】

1. 有肝性脑病先兆者，禁忌腹腔穿刺放腹水。
2. 确诊有粘连型结核性腹膜炎、棘球蚴病、卵巢肿瘤者。

【操作前准备】

1. 患者准备　向患者解释检查方法及目的，消除患者紧张情绪以取得配合。穿刺前测量腹围、血压、脉搏，检查腹部体征，以观察病情。协助患者排尿，以防穿刺时损伤膀胱。

2. 用物准备　腹腔穿刺用物、急救药品和器械。

【操作中配合】

1. 安置体位　安置患者于舒适体位，一般坐在靠背椅上；体弱者可在床上取坐位、半卧位、平卧位或侧卧位，暴露腹部。放腹水者，腹下部置橡胶单和治疗巾。

2. 选择穿刺点　①左下腹部脐与左髂前上棘连线的中外1/3交界点，此处不易损伤腹壁动脉。②脐与耻骨联合连线的中点上方1.0cm，稍偏右或偏左1.0~1.5cm，此处无重要器官且易愈合。③少数包裹性积液者，需在B超定位下穿刺。

3. 消毒麻醉　穿刺部位常规消毒，戴无菌手套，铺消毒洞巾，在穿刺点自皮肤至腹膜壁层用2%利多卡因溶液做局部浸润麻醉。

4. 协助穿刺、放液、向腹腔内注药 术者左手固定穿刺部位皮肤，右手持针垂直刺入腹壁，待针锋抵抗感消失时，表示针尖已穿透腹膜壁层，可行抽取和引流腹水。诊断性穿刺时可用7号针头进行穿刺，直接用20mL或50mL注射器抽取。大量放液时，可用8号或9号针头。放液时若液体引流不畅，可稍变动患者的体位或将穿刺针稍移动。放液速度不宜过快，放液量不宜过多，首次放腹水量应<1000mL，以后每次不宜超过3000mL。术中观察患者有无穿刺反应，若出现头晕、恶心、心悸、面色苍白等立即停止放液，并做相应的处理。大量放液后，束以多头腹带，以防腹内压骤降、内脏血管扩张引起血压下降或休克。

5. 拔针包扎 放液结束后拔出穿刺针，穿刺部位用2%碘酊消毒后覆盖无菌纱布，局部按压5~10分钟，再用胶布固定。如穿刺处有腹水渗漏，用蝶形胶布或涂上火棉胶封闭。

6. 整理、记录、送检标本 清理用物，并做初步消毒处理；及时送检标本；记录放液量及性质。

【操作后护理】

1. 体位及穿刺点护理 术后嘱患者平卧8~12小时，或卧向对侧，使穿刺针孔位于上方以免腹水漏出。

2. 并发症观察与护理 测量腹围，观察腹水消长情况；观察患者面色、血压、脉搏等变化；密切观察穿刺点有无渗液及其他不良反应。对肝硬化放腹水患者应警惕诱发肝性脑病。

二、上消化道内镜检查术

上消化道内镜检查术包括食管、胃、十二指肠的内镜检查，是应用最广、进展最快的内镜检查，亦称胃镜检查，是将带有光源的内镜经口、咽、食管插入胃、十二指肠，以协助诊断和治疗的一项技术。主要用于诊断胃、十二指肠疾病，明确病变的部位、大小、性质和范围。

【适应证】

1. 有明显消化道症状或上消化道出血，但原因不明者。
2. 有上消化道出血需查明原因者。
3. 疑有上消化道肿瘤，但X射线钡餐检查不能确诊者。
4. 需要随访观察的病变，如溃疡病、萎缩性胃炎、胃手术后及药物治疗前后对比观察等。
5. 需做内镜治疗者，如摘取异物、急性上消化道出血止血、食管静脉曲张的硬化剂注射与结扎、食管狭窄的扩张治疗等。

【禁忌证】

1. 严重心、肺疾患，如严重心律失常、心力衰竭、严重呼吸衰竭及支气管哮喘发作等。

2. 各种原因所致的休克、昏迷等。

3. 急性食管、胃、十二指肠穿孔及腐蚀性食管炎的急性期。

4. 神志不清、精神失常等不能配合检查者。

5. 严重咽喉疾病、主动脉瘤及严重的颈胸段脊柱畸形等。

【操作前准备】

1. **患者准备** ①术前向患者及家属说明检查的目的、意义、方法、如何配合（如插管时做吞咽动作）及可能出现的不适，以消除其紧张情绪。②仔细询问病史和体格检查，以排除检查禁忌证。了解有无麻醉药物过敏史。检查乙、丙型肝炎病毒标志，对阳性者用专门胃镜检查。③检查前禁食 8 小时。有幽门梗阻者检查前 2~3 日给流食，检查前 1 晚洗胃。④术前半小时遵医嘱肌内注射或静脉注射地西泮 5~10mg，山莨菪碱 10mg 或阿托品 0.5mg 静脉注射，以镇静、减少胃蠕动和胃液分泌。

2. **用物准备** ①胃镜检查仪一套。②喉头麻醉喷雾器、弯盘、牙垫、润滑剂、橡胶单、治疗巾、活体组织检查用物（甲醛固定液标本瓶、载玻片、活检钳）。③2%利多卡因、地西泮、阿托品、肾上腺素等药物。④无菌手套、无菌注射器和针头、乙醇棉球、纱布。

【操作中配合】

1. **咽喉麻醉** 检查前 5~10 分钟用 2%利多卡因咽喉喷雾 2~3 次。

2. **安置体位** 协助患者取左侧卧位，双腿屈曲，头垫低枕，使颈部松弛，松开领口及腰带。患者口边置弯盘，嘱患者咬紧牙垫。

3. **协助插镜** 有单人法和双人法。①单人法：术者面对患者，左手持操作部，右手执镜端约 20cm 处，直视下经咬口插入口腔，缓缓沿舌背、咽后壁向下推进至环状软骨水平，可见食管上口，轻轻插入胃镜。②双人法：助手站立于术者右后方，右手持操作部，左手托住镜身。术者右手执镜端 20cm 处，左手示指、中指夹住镜端，右手顺前方插入。当进镜前端达到环状软骨时，嘱患者做吞咽动作，即可通过环咽肌进入食管。

4. **配合医生** 当医生确定镜端已通过贲门入胃，即配合医生向胃内注气，使胃壁充分舒展；当镜面被黏液、血迹、食物遮挡时，应注水冲洗。在医生直视检查的同时，护士应配合医生做摄影、取活体组织标本及止血等工作。检查过程中随时观察患者面色、脉搏、呼吸等改变。由于插镜刺激迷走神经及低氧血症，患者可能发生心脏骤停、心肌梗死、心绞痛等，一旦发生应立即停止检查并积极抢救。

5. **协助拔管** 协助医生拔管，擦净患者口鼻部，扶持患者下检查台。

6. **整理、送检标本** 清理用物，做初步浸泡消毒；及时送检标本。

【操作后护理】

1. **饮食护理** 术后因患者咽喉部麻醉作用尚未消退，嘱其不要吞咽唾液，以免呛咳。

麻醉作用消失后，可先饮少量水，如无呛咳可进饮食。当天饮食以流食、半流食为宜，进行活检的患者应进温凉饮食。

2. 咽喉部护理 检查后少数患者出现咽痛、咽喉部异物感，嘱患者不要用力咳嗽，以免损伤咽喉部黏膜。

3. 腹部护理 若患者出现腹痛、腹胀，多为术中注入胃内的气体进入小肠所致，可进行腹部按摩，促进排气。

4. 并发症观察与护理 检查后数日内应密切观察患者有无消化道穿孔、出血、感染等并发症，一旦发现，及时协助医生进行处理。

三、结肠镜检查术

结肠镜检查术是通过肛门插入内镜，在 X 射线监视下操作进行肠道的直视检查，可以清楚地发现肠道病变并进行治疗。

【适应证】

1. 原因不明的慢性腹泻、便血及下腹部疼痛，疑有结肠、直肠、末端回肠病变者。
2. 钡剂灌肠有可疑病变需进一步明确诊断者。
3. 炎症性肠病的诊断与随访。
4. 结肠癌术前诊断、术后随访，息肉摘取术后随访观察。
5. 需做止血及结肠息肉摘除等治疗者。
6. 结肠肿瘤普查。

【禁忌证】

1. 严重心肺功能不全、休克及精神病患者。极度虚弱，不能耐受术前肠道准备者。
2. 急性弥漫性腹膜炎、腹腔脏器穿孔、多次腹腔手术、腹内广泛粘连及大量腹水者；急性重症结肠炎、急性细菌性痢疾、急性重度溃疡性结肠炎及憩室炎等；肛门、直肠严重狭窄者。
3. 孕妇。

【操作前准备】

1. 患者准备 ①向患者详细讲解检查目的、方法、注意事项，解除其顾虑，取得配合。②嘱患者检查前 3 日进无渣或少渣半流质饮食，检查前 1 日进流质饮食，检查当天早晨禁食。做电切除术者禁食牛奶及乳制品。③肠道准备。清洁肠道的方法有多种，现多用聚乙二醇法。将聚乙二醇 20~30g 溶于 2000~3000mL 水中，术前 4 小时口服，直至排出物清亮为止。④遵医嘱术前肌内注射地西泮 5~10mg。由于药物会使患者对疾病的反应性降低，发生肠穿孔等并发症时腹部症状可不明显，应予特别注意。术前 0.5 小时肌内注射阿托品 0.5mg 或山莨菪碱 10mg。

2. 用物准备　结肠镜检查用物、急救药品和器械。

【操作中配合】

1. 安置体位　协助患者穿上检查裤后取左侧卧位，双腿屈曲，嘱患者尽量在检查中保持身体不要摆动。

2. 协助进镜　术前先做直肠指检了解有无肿瘤、狭窄、痔疮、肛裂等，并扩张肛门，助手将镜前端涂上润滑剂（一般用硅油，不可用液状石蜡）后，嘱患者张口呼吸，放松肛门括约肌，以右手示指按物镜头，使镜头滑入肛门，此后按术者口令，遵照循腔进镜、配合滑进、少量注气、适当钩位、去弯取直、防袢及解袢等插镜原则逐渐缓慢插入肠镜。

3. 术中观察　检查过程中护士应密切观察患者反应，如患者出现腹胀不适，可嘱其做缓慢深呼吸；如出现面色、呼吸、脉搏改变应停止插镜，同时建立静脉通道以备抢救及术中用药。

4. 配合医生　根据内镜观察到的情况可摄像、取活组织行细胞学等检查。

5. 协助退镜　检查结束退镜时，再次观察病变部位，尽量抽气以减轻腹胀。

6. 整理、送检标本　清理用物，清洗消毒；及时送检标本。

【操作后护理】

1. 一般护理：检查结束后，患者稍休息，观察 15~30 分钟后再离去。嘱患者注意卧床休息，做好肛门清洁。术后 3 日内进少渣饮食。如行息肉摘除、止血治疗者，再给予抗生素治疗，半流质饮食，适当休息 3~4 日。

2. 并发症观察与护理：注意观察患者腹胀、腹痛及排便情况。腹胀明显者，可行内镜下排气；腹痛明显或排血便者应留院继续观察；观察粪便颜色，必要时行粪便隐血试验。如发现剧烈腹痛、腹胀、面色苍白、心率加快、血压下降、粪便次数增多呈黑色，提示并发肠穿孔、肠出血，应及时报告医生，协助处理。

3. 做好内镜消毒工作，妥善保管，避免交叉感染。

考纲摘要

1. 如何选择腹腔穿刺点。
2. 腹腔穿刺和放液。
3. 上消化道内镜检查的适应证和禁忌证。
4. 结肠镜检查的患者准备。

复习思考

1. 患者，男，34 岁。4 年来上腹隐痛伴反酸、嗳气，腹胀满，尤其餐后加重，时有恶心、呕吐，呕吐物为胃内容物及黄绿苦水，胸骨后不适，烧灼感，间断出现黑便，服用抑酸药后症状缓解，未介意，体重未减轻，无发冷，发热。护理体检：一般状态佳，心肺检查正常，腹部平软，上腹部轻度压痛，肝、脾未触及，肠鸣音无增强及减弱。辅助检查：血常规，血红蛋白 140g/L。大便潜血（+）。五肽胃泌素测定胃酸分泌正常。血清学检查抗壁细胞抗体阴性，抗内因子抗体阴性。快速尿素酶试验幽门螺杆菌阳性，胃镜检查可见胃窦黏膜呈红白相间样改变，表面有白色分泌物，幽门口持续开放，见大量胆汁反流。

问题：(1) 该患者最可能的诊断是什么？

(2) 该患者主要护理诊断有哪些？

(3) 对该患者应采取哪些护理措施？

2. 患者，男，34 岁，汽车驾驶员。因间歇性上腹部疼痛 8 年，呕血 2 天，黑便半小时而入院。患者 8 年来时常出现上腹部不适，有时伴灼热感，进食后可自行缓解，伴有反酸、嗳气，每于寒冷季节发作，3 年前经诊断为十二指肠溃疡。2 天前上午 10 点左右，突感上腹部剧烈疼痛，随后吐出暗红色血水约半小碗，混有少量食物，吐后自觉眩晕、虚弱、口渴，经注射止血药后，自觉腹痛缓解。入院前半小时上厕所时解出较多黑便，起立时晕倒在厕所，被发现后送来本院。有烟、酒嗜好，喜辛辣食物，饮食无规律。入院后情绪较紧张，担心再次出血。查体：体温 37.4℃，脉搏 120 次/分，呼吸 20 次/分，血压 11.20/6.67kPa。神志清醒，面色苍白，巩膜无黄染。心率 120 次/分，律齐，未闻及杂音。两肺（-）。腹平软，未见曲张静脉，剑突下偏右有轻度压痛，无反跳痛，肝、脾未触及。化验：血常规，血红蛋白 78g/L，白细胞计数 11.5×10^9/L，中性粒细胞 74%，淋巴细胞 26%。大便隐血试验呈强阳性。肝功能正常。

问题：(1) 根据患者情况提出护理诊断。

(2) 制订相应的护理措施。

3. 患者，女，26 岁。3 年来右上腹空腹痛及夜间痛，伴反酸、嗳气及胃部烧灼感，常自服抗酸药或进食后疼痛缓解。近 1 周疼痛加重伴右后背部剧烈疼痛，微热，药物治疗无效而来院就诊。查体：体温 37.5℃，血压 16.0/10.0kPa，脉搏 98 次/分。急性痛苦病面容，双肺检查正常。心律整，心率 98 次/分，腹部平坦，右上腹轻度压痛，无肌紧张及反跳痛，背部第 11~12 胸椎旁压痛，肝、脾未触及，移动性浊音阴性，肠鸣音无亢进及减弱。辅助检查：血常规，白细胞计数 12.3×10^9/L，中性粒细胞比例 85%，淋巴细胞比例 15%，尿淀粉酶 128U（文氏法）。

问题：（1）该患者最可能的诊断是什么？

（2）该患者主要护理诊断是什么？

（3）对该患者应采取哪些主要护理措施？

4. 患者，男，51岁，农民。因腹胀3年，呕血、便血1周而入院。患者3年前因乏力、腹胀、食欲减退而去就医，诊断为肝硬化腹水。3年来上述症状反复发作，经治疗时好时坏。1周前突感上腹部饱胀不适，伴恶心，吐出血块数口，经用止血药后，未再吐血，但大便转为柏油样稀便，每日3~4次，量较多。查体：体温37.5℃，脉搏100次/分钟，呼吸24次/分，血压13.33/10.66kPa。慢性病容，消瘦，面色灰暗，神志清楚。颈部和上腹部皮肤可见蜘蛛痣数个。巩膜轻度黄染。两肺阴性。心率100次/分，律齐。腹外形呈蛙状腹，可见腹壁静脉曲张，肝肋下2cm，剑突下5cm，质硬，脾肋下3cm，移动性浊音阳性，下肢轻度凹陷性水肿。化验：血常规，血红蛋白75g/L，白细胞计数3.0×10^9/L，中性粒细胞比例68%，淋巴细胞比例32%。肝功能：人血白蛋白28g/L，球蛋白36g/L。血清电解质：K^+3.1mmol/L，Na^+126mmol/L，Cl^-86mmol/L。

问题：（1）根据该患者的情况提出存在的护理诊断，制订相应的护理措施。

（2）如何评价护理措施的实施情况？

5. 一肝硬化腹水患者，腹胀明显，食欲差，服用利尿剂（具体药物和剂量不详）1周余。用药后尿量明显增多，腹胀有所减轻，但食欲无明显改善。家属发现最近两天患者白天总想睡觉，言语明显减少，遂送医院就诊。查体：嗜睡，消瘦，巩膜无黄染。脉搏86次/分，呼吸18次/分，血压18.6/12.0kPa。双手见抖动。心肺阴性。腹平软，肝肋下未触及，脾肋下3cm，移动性浊音（+）。肌张力增高，膝腱反射亢进。化验：血常规，血红蛋白90g/L，白细胞计数3.0×10^9/L，血小板计数60×10^9/L。肝功能：丙氨酸转氨酶60U，白蛋白28g/L，球蛋白36g/L。血清电解质：K^+ 2.8mmol/L，Na^+ 126mmol/L，Cl^- 90mmol/L。

问题：（1）该患者可能发生了什么情况？与哪些因素有关？

（2）如病情确立，该采取哪些措施？

6. 患者，男，53岁，有慢性肝炎病史数年，现肝功能基本正常。近1个月来时常有右季肋部胀痛不适，伴中等度发热，前来就诊。查体：体温38.5℃，脉搏88次/分，呼吸22次/分，血压18.3/11.7kPa。心肺（-），肝肋下1.5cm，质地中等，稍有压痛，巩膜轻度黄染。实验室检查：HBsAg（+），甲胎蛋白400μg/L。患者有焦虑情绪，担心患肝癌，向护士咨询。

问题：（1）根据上述情况能否排除肝癌？

（2）如何向患者做解答？

7. 患者，男，52 岁。有慢性饮酒史 20 年。近 8 年常出现乏力、食后腹胀、食欲不振，间断便消化不良物，每日 2 次。6 小时前突然剧烈恶心、呕吐，呕吐物初为胃内容物后含暗红色血块样物，量约 1500mL，吐后自觉头晕、眼花、耳鸣、黑蒙，晕倒在厕所，被家人发现，见其面色苍白，周身大汗淋漓、四肢厥冷，将他扶于床上，30 分钟后神志转清，而急来我院，来院途中又呕血 1 次，量约 500mL。既往史：否认肝炎、心脏病及溃疡病、胆道疾病病史。查体：体温 37.5℃，脉搏 108 次/分，血压 12.0/6.0kPa。神志清楚，查体合作，面色灰暗，睑结膜苍白，巩膜轻度黄染，面部及颈部各见一个蜘蛛痣，心肺检查正常。腹部平软，肝肺相对浊音界于右锁骨中线第 6 肋间，肝肋下未触及，脾肋下 3.0cm，移动性浊音阳性，肠鸣音亢进，12 次/分，未听到气过水音。辅助检查：血常规，血红蛋白 80g/L，白细胞计数 3.9×10^9/L，血小板计数 77×10^9/L。

问题：（1）该患者最可能的诊断是什么？

（2）该患者主要护理诊断是什么？

（3）对该患者应采取哪些护理措施？

8. 患者，女，45 岁，反复右上腹疼痛伴发热、巩膜黄染 6 年，每于抗感染治疗后好转。因上腹部剧烈疼痛伴恶心、呕吐 10 小时而入院。查体：体温 37.8℃，脉搏 86 次/分，呼吸 20 次/分，血压 16.0/10.6kPa。神志清醒，巩膜轻度黄染。心肺阴性。腹平软，上腹部正中深压痛，右季肋部轻度压痛，局部肌紧张，无反跳痛。化验：血常规，血红蛋白 100g/L，白细胞计数 10.6×10^9/L，中性粒细胞比例 86%，淋巴细胞比例 14%，血清淀粉酶 680U（苏氏法）。

问题：（1）根据病史，该患者初步诊断为何种疾病？说明理由。

（2）患者半年前也曾同样发作一次，试问该患者重复发病的可能原因（即本患者的致病因素）是什么？

（3）患者经内科治疗好转出院时，应建议患者进一步进行哪些方面的检查以明确诊断？

（4）患者在饮食方面应注意哪些问题？

9. 患者，男，25 岁。以左上腹疼痛伴恶心、呕吐 12 小时就诊。该患者于昨晚会餐饮酒，午夜出现左上腹隐痛，2 小时后疼痛加剧，持续性疼痛呈刀割样，并向左腰背部放射。伴恶心、呕吐，呕吐物为胃内容物及黄绿苦水，无虫体及咖啡样物，吐后疼痛仍不缓解。病来无发冷、发热，二便正常。曾于当地医院注射阿托品、阿尼利定各 1 支，症状不缓解而急诊来院。既往健康。查体：体温 36.8℃，脉搏 80 次/分，血压 16.0/10.0kPa，急性痛苦面容，辗转不安，大汗淋漓，皮肤巩膜无黄染。心肺检查正常。肝肺相对浊音界于右锁骨中线上第 5 肋间。腹部平软，肝、脾未触及，左上腹轻度压痛，无肌紧张及反跳痛，移动性浊音阴性，肠鸣音无亢进及减弱。辅助检查：血淀粉酶

512U（苏氏法）。

问题：（1）该患者最可能的诊断是什么？

（2）该患者主要护理诊断有哪些？

（3）针对疼痛的护理措施有哪些？

扫一扫，知答案

扫一扫，看课件

模块五 泌尿系统疾病患者的护理

项目一 泌尿系统疾病常见症状及体征的护理

【学习目标】

1. 掌握泌尿系统疾病常见症状及体征的护理评估要点和护理措施。
2. 熟悉泌尿系统疾病常见症状及体征的护理诊断/问题。
3. 了解泌尿系统的组成、生理功能。了解泌尿系统疾病常见症状及体征的护理目标及评价。

泌尿系统疾病指原发于泌尿系统或继发于其他系统病变而导致的肾脏等泌尿器官的疾病。在内科疾病中，泌尿系统疾病主要为肾脏疾病。近几十年来，慢性肾脏疾病的发病率逐年增长，目前全球肾脏疾病患者已超过5亿，我国慢性肾脏疾病患者数超过1亿，成为继心脑血管疾病、恶性肿瘤、糖尿病之后又一个威胁人类健康的重要疾病。某些肾脏疾病常缺乏有效的治疗手段，迁延不愈，最终导致肾功能不全，严重危害人的身心健康。因此，泌尿系统疾病的预防和护理尤显重要。

泌尿系统由肾脏、输尿管、膀胱、尿道及有关的血管神经等组成（图5-1）。其主要生理功能是生成和排出尿液，并以此排泄人体的代谢废物，调节水、电解质和酸碱平衡，对维持人体内环境的稳定起重要的作用。

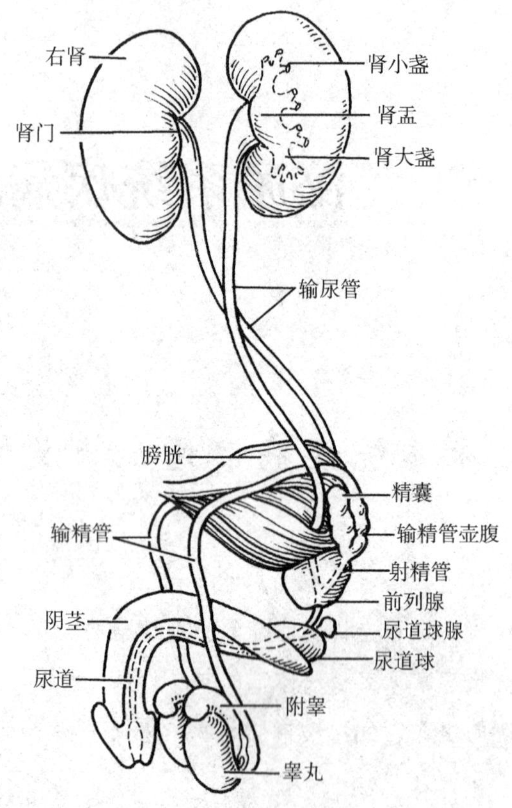

图 5-1 男性泌尿生殖系统示意图

一、 概述

肾脏位于腹膜后脊柱两旁，左右各一，属实质性器官。肾脏由肾单位、肾小球旁器、肾间质、血管和神经组成。肾单位是肾脏的结构和功能单位，包括肾小体和肾小管两部分，肾小体由肾小球和肾小囊两部分组成。每个肾脏约有 100 万个肾单位。

（一）肾脏的基本结构

1. 肾小体

（1）肾小球　肾小球为肾单位的起始部分，包括入球小动脉、毛细血管丛、出球小动脉及系膜组织。系膜组织充填于毛细血管间，由系膜细胞和基质组成，起支架、调节毛细血管血流、修补基质及清除异物和代谢产物的作用。系膜细胞异常增生、系膜基质增多及免疫球蛋白沉积是某些肾小球疾病的病理基础。肾小球毛细血管壁由多孔的内皮细胞、基底膜和脏层上皮细胞（足细胞）组成（图 5-2），形成具有半透膜性质的滤过膜。正常成人安静时的双肾血流量约为 1L/min。

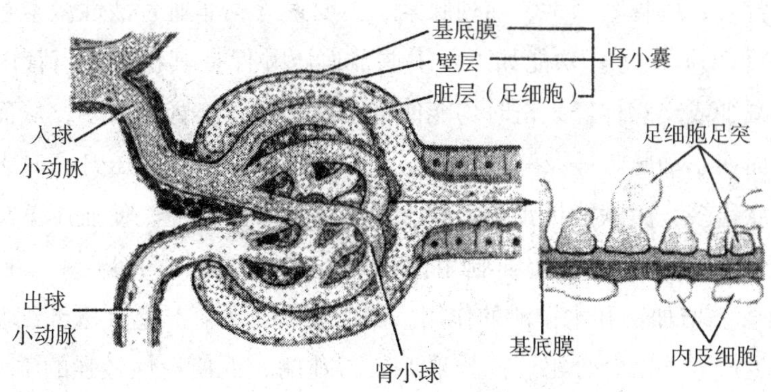

图 5-2　肾小球滤过膜示意图

（2）肾小囊　肾小囊包绕肾小球，分脏、壁两层，其间为肾小囊腔，与近曲小管相通。由肾小球滤过的原尿到肾小囊后进入近曲小管。

2. 肾小管　肾小管分为近端小管、细段、远端小管及连接小管（位于远端小管和集合管之间）四部分。其中，近端小管直部、细段及远端小管直部呈 U 形，构成髓袢。髓袢转折入皮质后管径变粗形成远端小管，延伸成集合管后再伸入髓质，末端开口于肾乳头。

3. 肾小球旁器　肾小球旁器由球旁细胞、致密斑和球外系膜细胞组成。球旁细胞位于入球小动脉终末部的中膜内，可分泌肾素。当全身有效循环血容量减少时，肾内灌注压下降，入球小动脉内压力下降，肾素分泌增加。肾素使肝脏产生的血管紧张素原转变为血管紧张素Ⅰ，再经血管紧张素转换酶的作用，生成血管紧张素Ⅱ和血管紧张素Ⅲ，它们均可通过收缩血管和增加细胞外液量而使血压升高。致密斑位于皮质部髓袢升支，可感受远曲小管内液体容量和钠浓度的变化，调节球旁细胞分泌肾素。球外系膜细胞是入球小动脉和出球小动脉之间的一群细胞，具有吞噬功能，其细胞内的肌丝收缩可调节肾小球的滤过面积。

（二）肾脏的生理功能

肾脏的生理功能主要是通过生成尿液，排泄体内的代谢产物，调节水、电解质和酸碱平衡，从而保持内环境的稳定。

1. 生成尿液　尿液的生成分为三个步骤：肾小球的滤过、肾小管的重吸收、肾小管和集合管的分泌和排泄。当血液流经肾小球时，除血细胞和大分子蛋白质外，几乎所有血浆成分均可通过肾小球滤过膜进入肾小囊，形成原尿，原尿流经肾小管时，绝大部分物质被重吸收（如大部分的葡萄糖、氨基酸、维生素、钾、钙等），一些代谢毒物、药物和代谢废物不被重吸收，再经肾小管的浓缩和稀释、排泄和分泌，最终形成 1.5L 左右的终尿排出体外。

2. 内分泌功能　肾脏分泌的激素分为两种：血管活性激素和非血管活性激素。血管活性激素包括肾素、血管紧张素、前列腺素、内皮素等；非血管活性激素包括促红细胞生成素、1，25-（OH）$_2$D$_3$等。功能如下：①调节血压并保持其稳定：当肾内血压下降、肾小管液量和钠减少或交感神经兴奋时均能使肾小球旁器分泌肾素增多，从而使血管紧张素生成增加，进而使小动脉收缩及醛固酮分泌，致血压升高。当血压升高时引起肾分泌激肽释放酶，致激肽增多，激肽能扩张小动脉、促进钠和水的排泄，使血压下降。激肽、儿茶酚胺、血管紧张素均可使肾间质细胞生成和分泌前列腺素（PG）A_2、E_2增加，PGA_2、PGE_2有扩张血管、增加钠和水排泄的作用，因而使血压下降。②促进红细胞生成：90%以上的促红细胞生成因子由肾分泌。③分泌1-α羟化酶，促使活性最强的1，25-（OH）$_2$D$_3$在肾生成，它能促进小肠和肾小管对钙、磷的吸收及成骨细胞成熟与钙化，维持钙、磷代谢平衡。④肾对胃泌素、甲状旁腺激素、胰岛素具有灭活的功能，因此肾功能不全时可诱发消化性溃疡、甲状旁腺功能亢进及胰岛素应用过量反应等。

二、 常见症状及体征的护理

引起泌尿系统疾病的病因很多，包括免疫机制异常、感染、肿瘤、代谢异常、肾血管病变、药物、毒素、创伤、结石等。其常见症状和体征有肾源性水肿、肾性高血压、尿路刺激征和尿异常等。

（一）肾源性水肿

肾源性水肿是指由于肾脏疾病引起的水肿，也称肾性水肿，是肾小球疾病最常见的临床表现，常见于各种肾炎和肾病患者。

【病因与发病机制】

肾源性水肿按照发病机制不同可分为肾炎性水肿和肾病性水肿两大类。

1. 肾炎性水肿　主要是由于肾小球滤过率下降，而肾小管重吸收功能相对正常造成球-管失衡和肾小球滤过分数（肾小球滤过率/肾血流量）下降，造成水钠潴留而引起水肿，全身毛细血管通透性增高可进一步加重水肿。常见于急、慢性肾小球肾炎等。

2. 肾病性水肿　主要是由于长期大量蛋白尿导致低蛋白血症，血浆胶体渗透压下降，液体从血管内进入组织间隙，引起水肿。同时，由于有效循环血量减少，又导致醛固酮和抗利尿激素分泌增加，进一步加重水肿。

【护理评估】

1. 健康史　询问患者有无急性肾小球肾炎、慢性肾小球肾炎、肾病综合征、肾衰竭等肾脏疾病。有无心脏、肝脏及内分泌系统疾病。询问水肿出现的部位、时间、进展情况。了解水肿的治疗经过，尤其是用药情况。了解患者每日盐及蛋白质的摄入量。

2. 身体状况

（1）水肿的特点　肾炎性水肿多从眼睑、颜面部开始，轻者仅于晨起时出现，称肾炎面容，严重者可波及全身，指压凹陷不明显。肾病性水肿一般较严重，多从下肢部位开始，常为全身性、体位性和凹陷性。

（2）伴随症状　肾炎性水肿常伴血尿、蛋白尿、管型尿及血压升高，严重者可发生心力衰竭。肾病性水肿常伴蛋白尿、血尿、管型尿，严重者可出现胸水、腹水等。

3. 辅助检查　尿液检查、肾功能检查、血清电解质检查、免疫学检查、影像学检查（B超、静脉肾盂造影等），必要时做肾穿刺活检。

4. 心理和社会支持状况　水肿反复出现或突然出现全身水肿，患者易出现紧张、焦虑和恐惧心理。

考纲摘要

肾炎性水肿和肾病性水肿的特点。

【护理诊断/问题】

1. 体液过多　与肾小球滤过率下降、低蛋白血症有关。

2. 有皮肤完整性受损的危险　与皮肤水肿、营养不良有关。

【护理目标】

水肿减轻或完全消退；无皮肤破损或感染的发生。

【护理措施】

1. 体液过多

（1）休息和体位　严重水肿患者宜卧床休息，卧床可增加肾血流量和尿量，缓解水钠潴留，减轻肾脏负担。下肢明显水肿者，卧床休息时宜抬高下肢，以增加静脉回流，减轻水肿。水肿减轻后，可下地活动，但避免劳累。

（2）饮食护理　①钠盐：给予低盐饮食（<3g/d）。②液体：液体入量视水肿程度及尿量而定。轻度水肿，每日尿量超过1000mL者，一般不需严格限水，但不可多饮水。严重水肿或每日尿量小于500mL者，需严格限制水的摄入，原则是每日液体入量不超过前1日尿量加500mL左右。③蛋白质：肾病性水肿患者若无氮质潴留，可给予正常量的优质蛋白饮食（即每日每千克体重1g），若有氮质血症，应给予优质低蛋白饮食，常需根据肾小球滤过率来调节蛋白质摄入量。④热量与维生素：补充足够热量以免引起负氮平衡，补充充足维生素。

（3）病情观察　观察水肿消长情况，准确记录24小时出入液量；监测尿量、体重变化；观察血压变化；观察有无胸、腹腔积液或心包积液。

（4）用药护理　遵医嘱使用利尿剂，观察药物的疗效及不良反应。长期使用利尿剂应注意监测血钾、血钠和酸碱平衡等情况，观察有无低钾血症、低钠血症、低氯性碱中毒。利尿不宜过快过猛，以免引起恶心、直立性眩晕、口干、心悸等血容量不足的表现。此外，呋塞米具有耳毒性，应避免与同样具有耳毒性的氨基糖苷类抗生素同时使用。

2. 有皮肤完整性受损的危险

（1）生活护理　水肿时皮肤的抵抗力较差，易破损而感染，应保持皮肤的清洁，衣着柔软、宽松。长期卧床者，嘱其定时变换体位，防止压疮。年老体弱者，可协助其翻身或用软垫支撑受压部位。护理动作应轻柔，防止擦伤患者皮肤。使用热水袋时水温不超过50℃，热水袋不宜与皮肤直接接触。

（2）穿刺护理　各种穿刺前必须严格消毒皮肤，给患者肌内注射时，应先将水肿皮肤推向一侧后进针，拔针后用无菌干棉球按压穿刺部位，以防进针口渗液而发生感染。严重水肿者应避免肌内注射，可采用静脉途径给药。

【护理评价】

水肿有无减轻或完全消失；皮肤有无感染、损伤、发生压疮。

（二）肾性高血压

由于肾脏疾病而引起的血压升高，称肾性高血压，是继发性高血压常见的原因之一。终末期肾脏疾病伴有高血压者超过80%。

【病因与发病机制】

肾性高血压按病因可分为肾实质性高血压和肾血管性高血压两类。前者多见，主要由急慢性肾小球肾炎、慢性肾盂肾炎、慢性肾衰竭等肾实质性疾病引起。后者少见，常由于单侧或双侧肾动脉狭窄所致。

肾性高血压按发生机制可分为容量依赖型高血压和肾素依赖型高血压。前者主要由水钠潴留、血容量增加引起。增加水钠排出、限制水钠摄入可明显降低血压。多见于急慢性肾炎和大多数肾功能不全者。后者是由于肾素-血管紧张素-醛固酮系统兴奋所致，一般降压药效果较差，限制水钠摄入或使用利尿剂后血压升高更明显。应用血管紧张素转换酶抑制剂、血管紧张素Ⅱ受体拮抗剂、钙通道阻滞剂可使血压下降。多见于肾血管疾病、少数慢性肾功能不全者。

肾实质性高血压中80%以上为容量依赖型，仅10%为肾素依赖型，部分患者同时存在两种因素。

【护理评估】

1. **健康史**　了解患者有无急性或慢性肾小球肾炎、慢性肾衰竭等肾实质性疾病，有无肾动脉狭窄等肾血管疾病，既往有无原发性高血压病史。

2. **身体状况**　患者大多表现为血压一过性中、重度升高，具有高血压的一般症状，如头痛、头晕、耳鸣、疲劳、心悸等，多于劳累或紧张后加重，也可出现鼻出血、视物模糊等较重症状。长期高血压可造成全身脏器损害，从而出现心、脑血管病变和肾功能的进一步减退。

3. 辅助检查 尿常规、肾功能检查、眼底检查、心电图、B超、肾动脉血管造影等可辅助诊断疾病。

4. 心理和社会支持状况 肾性高血压是慢性肾脏疾病的重要症状之一，病程较长，病情易反复发作，使患者对治疗失去信心，容易出现紧张、焦虑、情绪低落、抑郁、恐惧等心理。

【护理诊断/问题】

头痛：与肾性高血压有关。

【护理目标】

血压平稳，头痛等症状减轻或消失；并发症得到有效防治。

【护理措施】

1. 一般护理 指导患者适当休息，以增加尿量，降低血压。对明显水肿的高血压患者要限制水钠的摄入。保持大便通畅，防止用力排便引起血压升高。

2. 病情观察 定时监测并记录血压，掌握血压波动的规律；血压骤升时可引起高血压脑病、急性肺水肿和急性肾衰竭等严重并发症，可危及生命，出现异常征象立即报告医生，协助处理。

3. 用药护理 指导患者按时服用降压药物，降压速度不宜过快过猛，以免造成脑供血不足或肾血流量下降。用药期间告知患者起床不宜太快，动作不宜过猛，以防直立性低血压。

4. 心理护理 耐心向患者解释病情，向患者说明情绪稳定有利于病情稳定，指导患者避免情绪激动、紧张等不良情绪，保持良好心态，正确面对疾病。

【护理评价】

血压是否平稳，不适症状是否减轻或消失；并发症是否得到有效防治。

（三）尿路刺激征

尿路刺激征指膀胱颈和膀胱三角区受炎症或机械刺激而引起的尿频、尿急、尿痛，可伴有排尿不尽感及下腹坠痛，也称膀胱刺激征。尿频指尿意频繁而每次尿量不多；尿急指一有尿意即尿急难忍的感觉；尿痛指排尿时伴有会阴或下腹部疼痛。

【护理评估】

1. 健康史 尿路刺激征常由尿路感染所致，也可见于泌尿系统结石、结核、肿瘤和前列腺炎、妇科炎症等，也可与留置导尿、尿路器械检查有关。了解患者有无紧张、焦虑等不良心理反应，发作是否与饮水过少、性生活等因素有关。

2. 身体状况 评估排尿次数、尿量、排尿时是否伴有疼痛、体温、肾区有无压痛或叩击痛等。尿路感染时，出现尿频、尿急、尿痛，或伴发热，肾区叩击痛。膀胱结石时，可表现为尿痛伴血尿、排尿困难或尿流突然中断。膀胱肿瘤时，可出现尿频、尿急、尿痛伴血尿。尿急不伴尿痛，白天尿频而夜间排尿次数不增加，常见于精神因素或排尿反射不正常。

3. **辅助检查** 尿液常规检查、中段尿细菌培养、肾功能检查、影像学检查等，可根据病情选择。

4. **心理和社会支持状况** 排尿不适影响工作、学习甚至睡眠，患者常感到紧张、焦虑、烦躁。涉及外阴、性生活等询问时，患者常有害羞和精神负担。

【护理诊断/问题】

尿频、尿急、尿痛：与尿路感染所致的膀胱激惹状态有关。

【护理目标】

尿频、尿急、尿痛症状有所减轻或消失。

【护理措施】

1. **休息与活动** 保持环境安静，急性发作期宜卧床休息，尽量勿站立或坐直。缓解期可适当活动。

2. **饮食护理** 在无禁忌证的情况下，嘱患者多喝水，勤排尿，以达到冲洗尿路，减少细菌在尿路停留的目的。尿路感染者心肾功能正常，每日摄水量宜达 2000mL 以上，尿量在 1500mL 以上，且每 2~3 小时排尿 1 次。指导患者进清淡、易消化、高维生素、营养丰富的饮食。

3. **尿痛的护理** 除多喝水、勤排尿外，还可指导患者做膀胱区按摩或热敷，以缓解局部肌肉痉挛。分散注意力，如听音乐、看电视等，可缓解紧张、焦虑情绪，一定程度上起到缓解疼痛的作用。

4. **皮肤护理** 加强个人卫生，增加会阴部的清洗次数，减少肠道细菌侵入尿路的机会。女性患者月经期尤其要注意会阴部的卫生。

【护理评价】

尿频、尿急、尿痛症状是否减轻或消失。

考纲摘要

尿路刺激征的表现及饮食护理的要点。

（四）尿异常

尿异常包括尿量异常和尿质异常。尿量异常包括少尿、无尿、多尿和夜尿增多。尿质异常包括蛋白尿、血尿、白细胞尿、脓尿、菌尿、管型尿。

1. 尿量异常　正常成人24小时尿量平均为1500mL。

（1）少尿和无尿　24小时尿量少于400mL称为少尿。若24小时尿量少于100mL称为无尿。引起少尿和无尿的原因有肾前性（血容量不足或肾血管痉挛）、肾性（急、慢性肾衰竭等）、肾后性（尿路梗阻等）。

（2）多尿　24小时尿量超过2500mL。其原因分为肾性和非肾性两类。肾性多尿见于各种原因所致的肾小管功能不全，非肾性多尿见于糖尿病、尿崩症和溶质性利尿等。

（3）夜尿增多　指夜间尿量超过白天尿量或夜间尿量超过750mL。持续的夜尿增多，且尿比重低而固定，提示肾小管浓缩功能减退。

2. 尿质异常

（1）蛋白尿　每日尿蛋白含量持续超过150mg，或尿蛋白定性试验呈阳性反应，称为蛋白尿。若每日持续超过3.5g/1.73m^{2}或50mg/kg，称大量蛋白尿，此时，尿蛋白定性试验表现为（+++~++++）。按照发病机制，常把蛋白尿分为6类：肾小球性蛋白尿、肾小管性蛋白尿、混合性蛋白尿、溢出性蛋白尿、组织性蛋白尿、功能性（或一过性）蛋白尿。其中，肾小球性蛋白尿最常见，是由于肾小球滤过膜通透性增加或所带负电荷改变，导致原尿中蛋白量超过肾小管重吸收能力而引起，可见于各种肾小球器质性疾病。

（2）血尿　尿液内含有一定量的红细胞，称血尿。可呈淡红色云雾状、洗肉水样或混有血凝块。每升尿液中含血量超过1mL，即可出现淡红色，称肉眼血尿。如尿液外观变化不明显，尿沉渣镜检每高倍视野红细胞>3个，或1小时尿红细胞计数超过10万，称为镜下血尿。血尿可由泌尿系统疾病引起，如肾小球肾炎、肾盂肾炎、泌尿系统结石、结核、肿瘤等，也可由全身性疾病引起，如血液病、风湿病、感染性疾病，或由药物不良反应引起。临床上将血尿按病因分为肾小球源性和非肾小球源性。前者为肾小球基底膜断裂所致，新鲜尿沉渣镜检可见变形红细胞；后者为肾小球外病变如尿路感染、结石及肿瘤所致，尿中红细胞大小、形态均一。

（3）白细胞尿、脓尿和菌尿　新鲜离心尿液每高倍视野白细胞>5个，或1小时新鲜尿液白细胞计数超过40万，称为白细胞尿或脓尿。菌尿是指中段尿涂片镜检，每个高倍视野均可见细菌，或尿细菌培养菌落计数超过10^5/mL。见于泌尿系统感染。

（4）管型尿　管型尿是由蛋白质、细胞及其碎片在肾小管内凝聚而成，可分为细胞管型、透明管型、颗粒管型、蜡样管型等。正常人尿中偶见透明及颗粒管型。若12小时尿沉渣计数管型超过5000个，或镜检发现大量或其他类型的管型，称为管型尿。白细胞管型提示肾盂肾炎；上皮细胞管型可见于急性肾小管坏死；红细胞管型见于急性肾小球肾炎；蜡样管型提示慢性肾衰竭。

考纲摘要

各种尿异常（少尿、无尿、多尿、蛋白尿等）的含义及临床意义。

【护理评估】

1. **健康史** 了解患者的尿量及性状；有无血容量不足等肾前性因素；有无肾小球肾炎、尿路感染、肾病综合征、慢性肾衰竭、急性肾小管坏死等泌尿系统疾病；有无尿路结石、前列腺增生等肾后性因素；有无高血压、糖尿病、尿崩症等全身性疾病；有无使用利尿剂；有无剧烈运动、发热等诱因。

2. **身体状况**

（1）尿量异常　少尿、无尿或多尿患者除尿量改变外，常有原发病的表现和伴随症状。如少尿和无尿可引起高钾血症、低钠血症及代谢性酸中毒等；多尿可引起低钾血症、高钠血症及脱水等；夜尿增多时，尿比重低而固定。

（2）蛋白尿和管型尿　常伴有水肿、血尿、高血压、高脂血症、肾区疼痛、贫血及肾功能减退等。

（3）血尿　有单纯性血尿，也可伴有蛋白尿、管型尿。如血尿伴有较大量蛋白尿和（或）管型尿（特别是红细胞管型），且多为变形红细胞，常提示肾小球源性血尿。均一形态红细胞的血尿多为非肾小球源性血尿。

3. **辅助检查** 尿常规、尿沉渣镜检、血液检查、血尿素氮、血肌酐、免疫学检查等。

4. **心理和社会支持状况** 少尿、无尿、多尿、蛋白尿、肉眼血尿及尿路刺激征等，常使患者产生紧张、焦虑、恐惧及悲观等心理。

【护理诊断/问题】

1. **体液过多** 与肾小球滤过率下降有关。

2. **有体液不足的危险** 与肾功能不全、尿量过多有关。

3. **焦虑** 与蛋白尿、血尿有关。

【护理目标】

水肿减轻或消失；无脱水或电解质紊乱发生；焦虑减轻或消失。

【护理措施】

1. **体液过多** 参见“肾源性水肿”的相关内容。

2. **有体液不足的危险**

（1）一般护理　严重者应卧床休息，床旁备屏风，保护患者隐私，小便后及时清理便器。多饮水，补充水分。

（2）病情观察　严密观察患者的意识状态、生命体征、体重变化，记录 24 小时出入液量，注意观察有无脱水的表现。监测血电解质（尤其是血钾）、酸碱平衡情况。

（3）用药护理　对于多尿患者，严格遵医嘱用药及输液。原则上根据24小时出入液量决定液体和饮食中钠、钾的补充量。

3. 焦虑　向患者解释血尿、蛋白尿产生的原因，鼓励患者说出自己的感受。尽可能解答患者的疑问，使患者保持乐观的情绪，提高治疗的信心。

【护理评价】

水肿是否减轻或消失；有无脱水或电解质紊乱发生；焦虑是否减轻或消失。

项目二　肾小球疾病

【学习目标】

1. 掌握急性肾小球肾炎、慢性肾小球肾炎的临床表现、护理措施。

2. 熟悉急性肾小球肾炎、慢性肾小球肾炎的病因和发病机制、治疗要点及护理诊断。

3. 了解急进型肾炎的病因和发病机制、临床表现和护理措施。

肾小球疾病包括肾小球肾炎、肾病综合征等。肾小球疾病是指一组有相似的临床表现，如血尿和（或）蛋白尿，但病因、发病机制、病理改变、病程和预后不尽相同，病变主要累及双侧肾小球的疾病。根据病因可分为原发性、继发性和遗传性三大类。其中，原发性肾小球疾病病因不明，占大多数，是导致慢性肾衰竭的主要原因。继发性肾小球疾病是指继发于全身性疾病（如系统性红斑狼疮、糖尿病等）的肾小球损害。遗传性肾小球疾病是指遗传基因变异所致的肾小球疾病，如Alport综合征等。本项目重点学习原发性肾小球疾病。

多数肾小球疾病属于免疫介导炎症性疾病，其发生机制包括两类：①循环免疫复合物沉积，造成肾小球损伤。②原位免疫复合物形成，导致肾脏损伤。在慢性进展中也有非免疫炎症机制参与，有时可成为病变持续和恶化的重要因素。

原发性肾小球疾病的临床分型有：①急性肾小球肾炎。②急进性肾小球肾炎。③慢性肾小球肾炎。④隐匿性肾小球肾炎。⑤肾病综合征。

病理分型（依据世界卫生组织1995年制定的标准）如下：

1. 轻微性肾小球病变。

2. 局灶性节段性病变，包括局灶性肾小球肾炎。

3. 弥漫性肾小球肾炎：①膜性肾病。②增生性肾炎：系膜增生性肾小球肾炎、毛细血管内增生性肾小球肾炎、系膜毛细血管性肾小球肾炎、新月体性和坏死性肾小球肾炎。③硬化性肾小球肾炎。

4. 未分化的肾小球肾炎。

肾小球疾病的临床分类和病理分型之间有一定的联系，但并无肯定的对应关系。同一病理类型可呈现多种临床表现，而同种临床表现又可见于不同的病理类型。因此，肾活检是确定肾小球疾病病理类型和病变程度的必要手段，而正确的病理诊断又必须与临床紧密结合。

一、 急性肾小球肾炎

案例导入

患者，男，18岁。3周前受凉后出现咳嗽、咽痛、发热，经治疗好转。1周以来出现乏力，双侧眼睑水肿。查体：血压140/90mmHg。尿常规：尿蛋白(+)，尿红细胞35/HP，多为变形红细胞。肾功能检查：Ccr102mL/min，血肌酐85μmol/L，BUN7.0mmol/L。初步诊断为急性肾小球肾炎。

问题：1. 本病的病因主要是什么？

2. 要明确诊断还需做哪些检查？

3. 对该患者应采取哪些护理措施？

急性肾小球肾炎（acute glomerulonephritis，AGN）简称急性肾炎，是一组起病急，以血尿、蛋白尿、水肿和高血压为主要临床表现的肾脏疾病，可伴有一过性肾功能损害。多见于链球菌感染后，其他细菌、病毒、原虫感染也可引起。本项目主要介绍链球菌感染后的急性肾炎。

【病因与发病机制】

链球菌感染后的急性肾炎常见于β-溶血性链球菌"致肾炎菌株"感染所致的上呼吸道感染（多为扁桃体炎）、猩红热、皮肤感染（多为脓疱疮）后。其发生机制是链球菌的胞质成分或某些分泌蛋白刺激机体产生抗体，形成免疫复合物沉积于肾小球或原位免疫复合物种植于肾小球，最终发生免疫反应，引起双侧肾脏弥漫性的炎症。

【临床表现】

急性肾炎多见于儿童，男性多于女性。发病前常有前驱感染（如呼吸道感染、皮肤感染等），感染后1~3周（平均10日左右）发病。呼吸道感染者的潜伏期较皮肤感染者短。起病较急，病情轻重不一。轻者呈亚临床型（仅有尿常规及血清C3异常），典型者呈现急性肾炎综合征表现，重者可发生急性肾衰竭。愈后大多较好，常在数月内临床自愈。

本病典型者具有以下表现：

1. 尿异常　几乎所有患者均有肾小球源性血尿，表现为镜下血尿或肉眼血尿。约30%患者有肉眼血尿，常为疾病首发症状或就诊主要原因。肉眼血尿多于数日或1~2周后转为镜下血尿，镜下血尿常持续3~6个月或更久。可伴有轻、中度蛋白尿。

2. 水肿　80%患者均有水肿，为疾病初发表现。主要为肾小球滤过率下降导致水钠潴留所致。典型表现为晨起眼睑水肿或伴下肢凹陷性水肿，少数严重者可波及全身。

3. 高血压　见于80%的患者，多为一过性的轻、中度高血压，与水钠潴留有关。利尿后血压可逐渐恢复正常。严重高血压较少见，重者可发生高血压脑病。

4. 肾功能异常　部分患者在起病早期可因尿量减少而出现一过性轻度氮质血症，常于1~2周后随尿量增加而恢复正常，仅极少数患者出现急性肾衰竭。

5. 充血性心衰　严重的水钠潴留和高血压可诱发心衰。老年患者发生率较高。

考纲摘要

急性肾小球肾炎的病因、临床表现。

【辅助检查】

1. 尿液检查　几乎所有患者均有镜下血尿。尿沉渣中常有白细胞管型、上皮细胞管型、红细胞管型等。尿蛋白多为（+~++）。

2. 血清补体测定　血清总补体（CH50）及补体C3在发病初期明显下降，8周内逐渐恢复正常。血清补体的动态变化是本病的重要特征。

3. 抗链球菌溶血素“O”抗体（ASO）测定　在咽部感染的患者中，90%ASO滴度可高于200U，且常在链球菌感染2~3周出现，3~5周滴度达高峰而后逐渐下降。ASO滴度升高提示近期有链球菌感染，其滴度高低与链球菌感染严重性相关，但早期应用青霉素后，滴度可不高。

4. 肾功能检查　可有轻度肾小球滤过率降低，出现一过性血尿素氮及血肌酐升高。

【诊断要点】

于链球菌感染1~3周后出现血尿、蛋白尿、水肿和高血压等肾炎综合征表现，伴血清C3下降，病情可在发病8周内逐渐减轻至完全恢复者，即可临床诊断为急性肾炎。若肾小球滤过率进行性下降或病情于2个月内尚未见好转者应及时做肾活检，以明确诊断。

【治疗要点】

以休息及对症治疗为主，积极预防并发症和保护肾功能。并发急性肾衰竭患者应予短期透析。

1. 一般治疗　急性期应卧床休息，直至肉眼血尿消失、水肿消退及血压恢复正常。急性期应予低盐（每日 3g 以下）饮食。肾功能正常者不需限制蛋白质摄入量，但氮质血症时应限制蛋白质摄入。明显少尿者应限制液体入量。

2. 对症治疗　限制水钠摄入后水肿仍明显者，适当使用利尿剂治疗。若休息、低盐、使用利尿剂后血压仍不能控制者，给予降压药物治疗。

3. 治疗感染灶　有上呼吸道或皮肤感染者，应选用无肾毒性的抗生素治疗，如青霉素、头孢等。一般不主张长期预防使用抗生素。反复发作的慢性扁桃体炎，待病情稳定后如尿蛋白少于（+）、尿沉渣红细胞少于 10/HP 等可考虑做扁桃体摘除，术前、术后 2 周需注射青霉素。

4. 透析治疗　少数发生急性肾衰竭而有透析指征者，应给予短期透析治疗以渡过急性期。本病具有自愈倾向，肾功能多可逐渐恢复，一般不需要长期维持透析。

【护理诊断/问题】

1. 体液过多　与肾小球滤过率下降导致水钠潴留有关。

2. 活动无耐力　与水肿、高血压等有关。

3. 潜在并发症　高血压脑病、急性肾衰竭。

【护理措施】

1. 一般护理

（1）休息与活动　急性期患者应绝对卧床休息 2~3 周，部分患者需卧床休息 4~6 周，待肉眼血尿消失、水肿消退、血压恢复正常后，方可逐步增加活动量。病情稳定后可从事一些轻体力活动，但 1~2 年内避免重体力劳动和劳累。

（2）饮食护理　急性期应限制钠的摄入（<3g/d）。尿量明显减少者，还应注意控制水和钾的摄入。根据肾功能调整蛋白质的摄入量，氮质血症时应适当减少蛋白质的摄入，同时给予足够热量和维生素。

2. 用药护理　注意观察利尿剂的疗效及不良反应。具体参考本模块项目一的“肾源性水肿”的护理。

3. 病情观察　参考本模块项目一的“肾源性水肿”的护理。

考纲摘要

急性肾炎的一般护理。

【健康教育】

1. **疾病预防指导** 平时加强锻炼，增强体质，避免呼吸道等感染。告知患者患扁桃体炎或皮肤感染时，应及时就医。

2. **疾病知识指导** 向患者及家属介绍急性肾小球肾炎的相关知识，使其了解本病为自限性疾病，预后良好，避免紧张、焦虑等不良情绪。患病期间应卧床休息，病后1~2年内不应从事重体力劳动，定期随访。

二、急进性肾小球肾炎

急进性肾小球肾炎（RPGN）简称急进性肾炎，是一组以少尿、血尿、蛋白尿、水肿和高血压等急性肾炎综合征为临床表现，肾功能急剧恶化、短期内出现急性肾衰竭的临床综合征。病理特点为肾小球囊腔内广泛新月体形成，故又称新月体性肾小球肾炎。

【病因与发病机制】

急进性肾小球肾炎包括原发性急进性肾小球肾炎、继发性急进性肾小球肾炎、在原发性肾小球病的基础上形成的新月体性肾小球肾炎。

RPGN根据免疫病理可分为三型，其病因及发病机制各不相同：①I型，又称抗肾小球基底膜型，由于抗肾小球基底膜抗体与肾小球基底膜（GBM）抗原相结合激活补体而致病。②Ⅱ型，又称免疫复合物型，因肾小球内循环免疫复合物的沉积或原位免疫复合物形成，激活补体而致病。③Ⅲ型，为非免疫复合物型，肾小球内无或仅有微量免疫球蛋白沉积。现已证实50%~80%该型患者为原发性小血管炎肾损害，肾脏可为首发甚至唯一受累器官或与其他系统损害并存。原发性小血管炎患者血清抗中性粒细胞胞浆抗体（ANCA）常呈阳性。

RPGN患者约半数以上有上呼吸道感染的前驱病史，其中少数为典型的链球菌感染，其他多为病毒感染，但感染与RPGN发病的关系尚未明确；接触某些有机化学溶剂、碳氢化合物如汽油，与RPGN I型发病有较密切的关系；某些药物如丙硫氧嘧啶（PTU）、肼苯达嗪等可引起RPGNⅢ型；RPGN的诱发因素包括吸烟、吸毒、接触碳氢化合物等。此外，遗传的易感性在RPGN发病中的作用也应引起重视。

【临床表现】

我国以Ⅱ型多见，I型好发于青、中年，Ⅱ型及Ⅲ型常见于中、老年，男性居多。发病前可有上呼吸道感染，出现急性肾炎综合征（起病急、血尿、蛋白尿、尿少、水肿、高血压），但随病情进展可迅速出现少尿或无尿，进行性肾功能恶化并发展成尿毒症，这为I型患者的临床特征。Ⅱ型患者约半数可伴肾病综合征。Ⅲ型患者常伴有不明原因的发热、乏力、关节痛或咯血等表现。

【辅助检查】

1. **尿液检查** 常为肉眼血尿，尿蛋白常呈阳性（+~+++）。

2. 肾功能检查　血肌酐、血尿素氮进行性升高，内生肌酐清除率快速下降。

3. 免疫学检查　Ⅱ型者，血循环免疫复合物呈阳性，伴血清 C3 降低。Ⅰ型者血清肾小球基底膜抗体阳性。Ⅲ型者 ANCA 阳性。

4. 肾穿刺活检　有利于确诊，有助于制订治疗方案和估计预后。

5. B 超检查　常显示双肾增大。

【诊断要点】

凡急性肾炎综合征伴肾功能急剧恶化，无论是否已达到少尿性急性肾衰竭，都应怀疑本病并及时进行肾活检。若病理证实为新月体性肾小球肾炎，根据临床和实验室检查能排除系统性疾病，诊断可成立。

【治疗要点】

治疗的关键是早期诊断，及时强化治疗，治疗措施的选择取决于疾病的病理类型和病变程度。

1. 甲泼尼龙冲击伴环磷酰胺治疗　甲泼尼龙冲击伴环磷酰胺治疗为强化治疗之一。甲泼尼龙 0.5~1.0g 溶于 5%葡萄糖中静脉滴注，每日或隔日 1 次，3 次为 1 个疗程。必要时间隔 3~5 日可进行下 1 个疗程，一般不超过 3 个疗程。之后改为口服泼尼松和环磷酰胺。该疗法主要适用于Ⅱ、Ⅲ型患者，对Ⅰ型患者疗效较差。

2. 血浆置换疗法　应用血浆置换机分离患者的血浆和血细胞，弃去血浆以等量正常人的血浆（或血浆白蛋白）和患者血细胞重新输入人体内。通常每日或隔日 1 次，每次置换血浆 2~4L，直到血清抗体（如抗 GBM 抗体、ANCA）或免疫复合物转阴、病情好转，一般需置换 6~10 次。应用此疗法时，需同时口服糖皮质激素（泼尼松）及细胞毒药物（环磷酰胺）。此疗法主要适用于Ⅰ型患者。

3. 替代疗法　凡急性肾衰竭已达透析指征者，应及时透析。对强化治疗无效的晚期患者或肾功能已无法逆转者，应予以长期维持透析。病情稳定 1 年后可做肾移植。

【护理诊断/问题】

1. 体液过多　与肾小球滤过率下降、大剂量激素治疗导致机体抵抗力下降有关。

2. 有感染的危险　与激素、细胞毒药物的应用，血浆置换，大量蛋白尿导致机体抵抗力下降有关。

3. 潜在并发症　急性肾衰竭。

【护理措施】

1. 一般护理　同急性肾炎。

2. 病情监测　加强病情观察，尽早识别急性肾衰竭的征象。监测内容有：①尿量：尿量迅速减少或出现无尿。②肾功能检测：血肌酐、血尿素氮进行性升高，内生肌酐清除率快速下降。③血清电解质：高钾血症的出现。此三者都提示急性肾衰竭的发生。

3. 用药护理　严格遵医嘱用药，密切观察激素、免疫抑制剂、利尿剂的疗效和不良反应。糖皮质激素的不良反应见本模块项目三肾病综合征。

4. 防止继发感染　肾脏疾病患者长期使用激素易继发感染，大剂量的激素冲击治疗、血浆置换都可明显抑制患者的防御能力，故必要时应对患者实施保护性隔离，防止继发感染。

【健康教育】

1. 疾病预防指导　积极采取措施，预防疾病的发生。注意保暖，避免受凉、感冒，减少呼吸道感染的发生。避免接触有机化学溶剂和碳氢化合物。戒烟。

2. 疾病知识指导　向患者及家属介绍本病的相关知识。避免感染、摄入大量蛋白质、应用肾毒性药物。患者应注意休息，避免劳累。急性期绝对卧床休息，时间较急性肾小球肾炎更长。严格遵医嘱用药，不可擅自更改药物或停止治疗，告知药物的不良反应和使用注意事项，鼓励患者配合治疗。教会患者监测病情，长期随访。

三、慢性肾小球肾炎

案例导入

患者，男，36岁。因反复颜面部及双下肢水肿2年，加重3日入院。患者于2年前无明显诱因出现颜面部及双下肢水肿，伴乏力、食欲减退。症状时有时无，未予重视。3日前因受凉，水肿加重，尿少，尿中泡沫较多，遂就诊。查体：体温37.0℃，脉搏90次/分，呼吸18次/分，血压160/100mmHg。精神萎靡，面色苍白，颜面部水肿，双下肢中度凹陷性水肿。辅助检查：血红蛋白80g/L，血红细胞计数2.8×10^{12}/L；尿蛋白（++），尿红细胞（++）；Ccr98mL/min，血肌酐138μmol/L，BUN7.8mmol/L。B超示：双肾体积缩小。以慢性肾小球肾炎收入院。

问题：1. 该患者诊断为慢性肾小球肾炎的依据是什么？

2. 该患者存在哪些护理问题？

3. 对该患者如何进行健康教育？

慢性肾小球肾炎（chronic glomerulonephritis，CGN）简称慢性肾炎，是以蛋白尿、血尿、高血压、水肿为主要症状的一组肾小球疾病。其临床特点为病程长，起病方式各有不同，病变缓慢进展，可有不同程度的肾功能减退，最终将发展为慢性肾衰竭。

【病因与发病机制】

大多数慢性肾炎的病因不明确。仅有少数慢性肾炎是由急性肾炎发展所致（直接迁延或临床痊愈若干年后再现）。

导致慢性肾炎的起始因素多为免疫介导炎症。免疫介导炎症导致肾实质持续性进行性受损。除免疫因素之外，高血压引起肾小动脉硬化性损伤，健存肾单位出现高灌注、高压力和高滤过导致肾小球硬化，使残余肾单位的功能进一步恶化。长期大量蛋白尿导致肾小球和肾小管慢性损伤。脂质代谢异常引起肾小血管和肾小球硬化。这些非免疫因素在慢性肾小球肾炎的发病中也起重要的作用。

【临床表现】

本病可发生于任何年龄，以中青年男性多见。起病隐匿，临床表现多样。早期患者可有乏力、疲倦、纳差、腰部疼痛等不适，时轻时重、迁延，渐进性发展为慢性肾衰竭。其基本表现有：

1. 蛋白尿　多为轻度、中度蛋白尿，尿蛋白定量 1~3g/d。这是慢性肾炎必有的临床表现。

2. 血尿　多为镜下血尿，也可见肉眼血尿。

3. 水肿　程度不一，多为眼睑、颜面部和下肢的轻度水肿，卧床休息后可减轻。主要由肾小球滤过率下降导致水钠潴留引起。

4. 高血压　多数患者在肾功能不全时出现血压升高，部分患者以血压升高为首发表现。多为轻、中度高血压。严重者可有眼底出血、渗出，甚至视盘水肿，如血压控制不好，肾功能恶化较快，预后较差。

5. 肾功能损害　呈慢性进行性损害。可因感染、劳累呈急性发作，或用肾毒性药物后病情急骤恶化，经及时去除诱因和适当治疗后病情可有一定程度的缓解，但也可能由此而进入不可逆慢性肾衰竭。

6. 其他　可有不同程度的贫血。长期高血压可出现心脑血管的并发症。

考纲摘要

慢性肾炎的临床表现。

【辅助检查】

1. 尿液检查　多数尿蛋白（+~+++），定量为 1~3g/d。镜下可见多形性红细胞，可有红细胞管型。

2. 血常规检查　早期多正常或呈轻度贫血。晚期可有红细胞计数或血红蛋白明显下降。

3. 肾功能检查　晚期内生肌酐清除率明显下降，血肌酐、血尿素氮明显升高。

4. 超声检查　晚期双肾明显缩小，皮质变薄。

【诊断要点】

凡尿化验异常（蛋白尿、血尿、管型尿）、水肿及高血压病史达 1 年以上，无论有无肾功能损害均应考虑本病，在排除继发性肾小球肾炎及遗传性肾小球肾炎后，临床上可诊断为慢性肾炎。

【治疗要点】

治疗上应以防止或延缓肾功能进行性恶化、改善或缓解临床症状及防治严重并发症为目的，不以消除尿蛋白及尿红细胞为目的。多采用综合治疗措施，一般不宜用细胞毒药物或激素。

1. 一般治疗　给予优质低蛋白、低磷饮食。有明显水肿及高血压者，应低盐饮食，多休息。避免加重肾损害的因素，如感染、妊娠、劳累、应用肾毒性药物等。

2. 控制高血压和减少尿蛋白　高血压和尿蛋白是加速肾小球硬化、促进肾功能恶化的重要因素，应积极控制。

（1）治疗目标　力争把血压控制在理想水平：尿蛋白≥1g/d，血压应控制在 125/75mmHg 以下；尿蛋白<1g/d，血压应控制在 130/80mmHg 以下。尿蛋白的治疗目标则为争取减少至<1g/d。

（2）常用药物　首选血管紧张素转换酶抑制剂（ACEI）和血管紧张素Ⅱ受体拮抗剂（ARB），ACEI 类和 ARB 类药物除具有降低血压作用外，还有减少尿蛋白和延缓肾功能恶化的作用，常用药物如卡托普利、氯沙坦等。有明显水钠潴留的容量依赖型高血压，可选用噻嗪类利尿剂，但明显肾功能减退者，噻嗪类利尿剂无效，可选用袢利尿剂。

【护理诊断/问题】

1. 体液过多　与肾小球滤过率下降导致水钠潴留有关。

2. 营养失调：低于机体需要量　与长期低蛋白饮食或蛋白尿致蛋白丢失过多有关。

3. 焦虑　与病情反复发作、预后不良有关。

4. 潜在并发症　慢性肾衰竭。

【护理措施】

1. 一般护理　病情严重者宜卧床休息，以增加肾血流量和尿量，缓解水钠潴留。肾功能减退时应给予优质低蛋白（0.6~0.8g/kg/d）、低盐（<3g/d）饮食，同时应增加碳水化合物的摄入，避免负氮平衡。注意补充多种维生素及锌元素，因锌有刺激食欲的作用。必要时，静脉补充必需氨基酸。

2. 病情观察　观察水肿的部位、程度及变化，观察有无胸、腹腔积液，定期检测体重；监测并记录血压，因血压突然升高或持续升高可加重肾功能恶化；观察有无肾衰竭的表现，以便尽早发现和处理。

3. 用药护理　常用的治疗药物有降压药和利尿剂。应用 ACEI 类药物时，应监测电解质，防止出现高血钾。降压过程中应定时观察血压波动，降压不宜过快或过低，以免影响肾灌注。应用利尿剂期间要观察利尿效果，防止出现低钠、低钾及血容量减少等不良反应。

4. 心理护理　由于本病病程长，预后不良，无特效治疗方法，给患者带来很大的压力，易产生悲观、焦虑等不良情绪。注意安慰、开导患者，鼓励家属和患者多沟通，一起做好患者的心理疏导工作，使患者积极配合治疗及护理。

【健康教育】

1. 疾病知识指导　向患者及家属介绍本病的疾病特点，使其掌握临床表现，及时发现病情变化。向患者讲解慢性肾炎治疗的关键在于防止或延缓肾功能进行性减退，树立治疗的信心。指导患者避免加重肾损害的因素。注意休息，避免劳累。育龄妇女应避孕，以免因妊娠导致肾炎复发或加重。

2. 饮食指导　向患者解释优质低蛋白、低磷、低盐、高热量饮食的重要性。指导患者合理饮食。

3. 用药指导　告知患者各类药物的疗效、不良反应及使用注意事项。不使用对肾功能有损害的药物，如氨基糖苷类抗生素。病情加重时及时就诊。

考纲摘要

慢性肾小球肾炎的治疗目的、饮食护理、用药护理。

项目三　肾病综合征

【学习目标】

1. 掌握肾病综合征的临床表现和主要护理措施。
2. 熟悉肾病综合征的辅助检查和护理诊断。
3. 了解肾病综合征的病因和发病机制。

案例导入

患者，女，50 岁。眼睑及双下肢水肿 3 个月，加重 1 周。患者于 3 个月前出现颜面部水肿，逐渐波及下肢。近1周来水肿加重，自觉心慌，气短，夜间不能平卧，食欲减退，尿少。既往无高血压、心脏病、肝病病史。查体：体温37.0℃，脉搏90次/分，呼吸20次/分，血压120/75mmHg。肝、脾肋下未触及，下肢明显水肿，呈凹陷性。尿常规：尿蛋白（++++），血浆白蛋白20g/L，血胆固醇11.0mmol/L，甘油三酯7.1 mmol/L。肾功能检查：Ccr110mL/min，血肌酐68μmol/L，BUN7.6mmol/L。以肾病综合征收入院。

问题：1. 为指导治疗和明确预后，还需做哪些检查？

2. 提出该患者存在的主要护理诊断。

3. 对该患者应采取哪些护理措施？

肾病综合征（nephrotic syndrome，NS）是指由多种肾脏疾病引起的，以大量蛋白尿（尿蛋白>3.5g/d）、低蛋白血症（血浆清蛋白<30g/L）、水肿、高脂血症为临床表现的一组综合征。

【病因与发病机制】

肾病综合征可分为原发性和继发性两大类。原发性肾病综合征是指原发于肾小球疾病的肾病综合征，如急性肾炎、急进性肾小球肾炎、慢性肾炎等。发病机制为免疫介导性炎症所致的肾损害。继发性肾病综合征指继发于全身性或其他系统疾病的肾损害，如系统性红斑狼疮、糖尿病、过敏性紫癜、多发性骨髓瘤等。本项目主要学习原发性肾病综合征。

【临床表现】

原发性肾病综合征的起病缓急与病理类型有关。如系膜增生性肾小球肾炎半数起病急骤，部分为隐匿性；膜性肾病通常起病隐匿。原发性肾病综合征的典型表现如下：

1. **大量蛋白尿** 尿蛋白>3.5g/d。当肾小球滤过膜的屏障作用受损，尤其是电荷屏障受损，肾小球滤过膜对血浆蛋白（多以清蛋白为主）的通透性增高，致使原尿中蛋白含量增多，超过肾小管的重吸收量时，形成大量蛋白尿。

2. **低蛋白血症** 血浆清蛋白<30g/L。主要为大量蛋白尿所致，其次是肝合成血浆蛋白不足、胃黏膜水肿致蛋白质摄入与吸收减少等因素可进一步加重低蛋白血症。

3. **水肿** 水肿是本病最突出的体征，属肾病性水肿，是由于低蛋白血症造成血浆胶体渗透压下降而引起水肿。

4. **高脂血症** 以高胆固醇血症最为常见。低蛋白血症刺激肝脏代偿性合成脂蛋白，而脂蛋白的分解又减少，使血中甘油三酯、低密度脂蛋白（LDL）及极低密度脂蛋白（VLDL）的浓度也增高。

【并发症】

1. **感染** 感染是最常见的并发症，也是导致肾病综合征复发和疗效不佳的主要原因。

其发生与蛋白质营养不良、免疫功能紊乱及应用糖皮质激素治疗有关。常见感染部位顺序为呼吸道、泌尿道、皮肤。病原体可为细菌、病毒及霉菌。由于糖皮质激素的应用，患者的感染征象可能不明显，应注意观察。

2. 血栓栓塞 由于血液浓缩（有效血容量减少）及高脂血症、利尿剂的使用等造成血液黏稠度增加，使血液呈高凝状态，常可自发形成血栓，以肾静脉血栓最常见，发生率10%~50%。

3. 急性肾损伤 患者可因有效血容量不足而致肾血流量下降，诱发肾前性氮质血症。经扩容、利尿后可得到恢复。少数患者可出现急性肾衰竭，尤以微小病变型肾病者居多，发生多无明显诱因，表现为少尿甚至无尿，扩容、利尿无效。慢性肾小球肾炎的肾病综合征即使水肿完全消退，肾功能多数也不能恢复。

4. 其他 长期大量蛋白尿可导致营养不良、儿童生长发育迟缓；金属结合蛋白丢失可使微量元素（铁、铜、锌等）缺乏；维生素 D 结合蛋白降低可导致严重的蛋白质营养不良；长期高脂血症易引起心血管并发症（如动脉硬化、冠心病等），并可促进肾脏病变的慢性进展。

考纲摘要

肾病综合征的诊断标准、临床表现。

【辅助检查】

1. 尿液检查 尿蛋白定性为（+++~++++），24 小时尿蛋白定量超过 3.5g/d。尿中可见红细胞、颗粒管型等。

2. 血液检查 血浆清蛋白<30g/L，血中胆固醇、甘油三酯、低密度脂蛋白及极低密度脂蛋白均可增高，血清 IgG 降低。

3. 肾功能检查 内生肌酐清除率正常或下降，血肌酐、血尿素氮正常或升高。

4. 肾穿刺活组织病理检查 可明确肾小球病变的病理类型，以指导治疗及判断预后。

5. B 超检查 双侧肾脏可正常或缩小。

【诊断要点】

根据大量蛋白尿、低蛋白血症、水肿、高脂血症等临床表现，排除继发性肾病综合征即可确立诊断，其中尿蛋白>3.5g/d、血浆清蛋白<30g/L 为诊断的必要条件。病理类型的确立需依赖肾穿刺活组织病理检查。

【治疗要点】

治疗原则以抑制免疫与炎症反应为主，辅以一般治疗，达到消除水肿、降低血压、使尿蛋白减少甚至消失，提高血浆清蛋白含量，降低血脂，保护肾功能，避免复发的目的。

1. 抑制免疫和炎症反应

（1）糖皮质激素　通过抑制免疫反应，抑制醛固酮和抗利尿激素分泌，影响肾小球基底膜通透性等，而发挥其利尿、消除尿蛋白的疗效。目前常用泼尼松。肾病综合征患者对激素治疗的反应可分为三种类型：激素敏感型，即治疗 8 周内病情缓解；激素依赖型，即药量减到一定程度即复发；激素抵抗型，即激素治疗无效。

（2）细胞毒药物　可用于激素依赖型或激素抵抗型的患者，与激素合用有可能提高缓解率，一般不作为首选或单独治疗用药。最常用的药物是环磷酰胺。

（3）环孢素　能选择性抑制 T 辅助细胞及 T 细胞毒效应细胞，用于治疗激素及细胞毒药物治疗无效的难治性肾病综合征。副作用有肝肾毒性、高血压、高尿酸血症、多毛及牙龈增生等。价格较昂贵且停药后易复发，使其广泛应用受限。

2. 对症治疗

（1）利尿消肿　常用噻嗪类利尿剂（氢氯噻嗪）和保钾利尿剂（氨苯蝶啶或螺内酯）作为基础治疗，两者合用可提高利尿的效果，防止钾代谢紊乱。此外，静脉输注血浆或血浆白蛋白，提高胶体渗透压，同时加用袢利尿剂（呋塞米）可起到良好的利尿效果。少尿者应慎用渗透性利尿剂，因其易与蛋白一起形成管型，阻塞肾小管，导致急性肾损伤。

（2）减少尿蛋白　应用血管紧张素转换酶抑制剂（如贝那普利）或血管紧张素Ⅱ受体拮抗剂（如氯沙坦），可通过控制高血压而达到减少尿蛋白的作用。

（3）降脂治疗　高脂血症可加速肾小球疾病的进展，增加心脑血管疾病的发生率，故可以考虑给予降脂治疗。常用药物为他汀类、氯贝丁酯类。

【护理诊断/问题】

1. 体液过多　与低蛋白血症致血浆胶体渗透压下降有关。

2. 营养失调：低于机体需要量　与大量蛋白尿、蛋白质摄入减少及吸收障碍有关。

3. 有感染的危险　与皮肤水肿、应用激素或免疫抑制剂等有关。

4. 有皮肤完整性受损的危险　与水肿、营养不良有关。

【护理措施】

1. 一般护理

（1）休息与活动　全身水肿明显者需卧床休息，但长期卧床会增加血栓机会，故应保持适度的床上或床边活动。待水肿消失，一般状况好转后，可起床活动。

（2）饮食护理　合理的饮食能改善患者的营养状况和减轻肾脏负担。给予高热量、低脂、高维生素、低盐及富含纤维素的饮食。肾功能正常者可给予正常量的优质蛋白（每日 0.8~1.0 g/kg），肾功能减退者则给予优质低蛋白。热量摄入宜充分，每日每千克体重不应少于 126~147kJ（30~35kcal）。严重水肿者，严格限制水、盐的摄入。注意补充维生素及铁、钙、锌等。

（3）营养监测　定期测血浆清蛋白、血红蛋白等指标。记录进食情况，评估饮食结构是否合理，热量是否充足，视监测结果及时调整。

2. 病情观察　准确记录 24 小时出入液量，观察水肿的变化。监测血浆清蛋白、血脂、血肌酐、血尿素氮等检查结果的变化。密切观察并发症的出现，若出现咳嗽、咳痰、肺部湿啰音、尿路刺激征、皮肤破溃等，提示呼吸道、泌尿道及皮肤感染；出现腰痛、下肢疼痛等，提示血栓栓塞。

3. 用药护理

（1）糖皮质激素　激素使用的原则为：①起始足量：常用泼尼松 1mg/（kg·d），口服 8 周，必要时可延长至 12 周。②缓慢减药：足量治疗后每 2~3 周减原用量的 10%，当减至 20mg/d 左右时症状易反复，应更加缓慢减量。③长期维持：最后以最小有效剂量（10mg/d）再维持半年左右。

激素可采取全日量顿服或在维持用药期间两日量隔日一次顿服，以减轻激素的副作用。指导患者遵医嘱用药，切不可擅自加量、减量甚至停药。告知患者长期服用激素的不良反应，如水钠潴留、血压升高、血糖升高、精神兴奋、消化道出血、骨质疏松、继发感染、伤口不愈合、满月脸、向心性肥胖等。

（2）细胞毒药物　使用环磷酰胺过程中注意有无骨髓抑制、出血性膀胱炎、脱发、肝功能损害等不良反应。

（3）环孢素　长期使用可出现肝肾毒性、高尿酸血症、多毛、牙龈增生、血压升高等不良反应。应用环磷酰胺和环孢素时，应定期进行血常规、尿常规、肝肾功能检查。

（4）利尿药物　观察利尿剂的治疗效果及有无不良反应发生，如低钾、低钠、低氯性碱中毒等。利尿速度不宜过快、过猛，以体重下降 0.5~1.0kg/d 为宜，以免引起有效循环血量不足、加重血液高凝倾向，诱发血栓栓塞。

4. 预防感染　由于高度水肿、低蛋白血症导致机体免疫功能下降，加上长期使用激素，使免疫功能进一步降低，因此非常容易发生各种感染。注意保持病房环境清洁，定时通风换气，每次 20~30 分钟，每日 2 次。使用激素期间应限制探视，病房每日紫外线消毒 1 小时，患者应戴口罩。严格执行无菌操作，避免感染。

【健康教育】

1. 疾病知识指导　向患者及家属介绍本病的特点，讲解常见并发症及预防方法，耐心解答患者的疑问。指导患者注意休息，避免劳累，同时应适当活动，以免发生肢体血栓等并发症。告知患者优质蛋白、高热量、高膳食纤维、低脂、低盐饮食的重要性，指导患者和家属根据病情选择合适的食物。避免感冒，注意个人卫生。

2. 用药指导　介绍药物的使用方法、注意事项及可能发生的不良反应。嘱患者不可自行增减药量或停药，如有疑问及时联系医生或就诊。

3. 病情监测　指导患者自我监测水肿、尿蛋白等的变化，定期检查肾功能的变化，定期门诊随访。

考纲摘要

肾病综合征的饮食护理、用药护理。

项目四　尿路感染

【学习目标】

1. 掌握尿路感染的感染途径、易感因素、临床表现及护理措施。掌握尿细菌学检查清洁中段尿尿标本的留取方法。

2. 熟悉尿路感染的辅助检查、治疗要点及常见护理诊断/问题。

3. 了解尿路感染的病因、疗效评价。

案例导入

患者，女，28 岁，已婚。因尿频、尿急、尿痛伴寒战、发热 2 日入院。患者因近期经常加班，2 日前出现明显的尿频、尿急、尿痛，发热，体温最高达 39.1℃，伴右侧腰背部酸痛。查体：体温 38.7℃，脉搏 90 次/分，呼吸 22 次/分，血压 125/75mmHg。右肾区叩击痛，右肋脊角压痛。血常规：白细胞计数 12×10^9/L，中性粒细胞比例 82%。尿常规：尿蛋白（+），红细胞 6/HP，白细胞（++++）。入院诊断为急性肾盂肾炎。

问题：1. 该患者最主要的护理诊断是什么？

2. 该病一般护理的要点有哪些？

3. 如何留取尿细菌学检查的尿标本？

尿路感染（urinary tract infection，UTI）简称尿感，是指各种病原微生物在尿路中生长、繁殖而引起的尿路感染性疾病。临床以尿路刺激征为主要特征。根据感染发生部位可分为上尿路感染和下尿路感染，前者指肾盂肾炎，后者主要指膀胱炎，两者临床表现有时相似，故统称为尿路感染。尿路感染发病率约为2%，男女比例为1∶10，多见于育龄女性、老年人、免疫功能低下及伴有泌尿系统其他疾病者。肾盂肾炎和膀胱炎又有急性和慢性之分。

【病因与发病机制】

1. 病因　主要为细菌感染所致，以革兰阴性杆菌为主，以大肠埃希菌最常见，占80%~90%，其次为变形杆菌、克雷白杆菌。5%~10%的尿路感染由革兰阳性细菌引起，主要是链球菌和凝固酶阴性的葡萄球菌（柠檬色和白色葡萄球菌）。大肠埃希菌最常见于无症状性细菌尿、非复杂性尿路感染，或首次发生的尿路感染。医院内感染、复杂性或复发性尿感及尿路器械检查后发生的尿感，则多由链球菌、变形杆菌、克雷白杆菌和铜绿假单胞菌所致。其中尿路结石者以变形杆菌、克雷白杆菌感染多见；铜绿假单胞菌多见于尿路器械检查后或长期留置导尿的患者；糖尿病及免疫功能低下者可发生真菌感染。此外，结核分枝杆菌、衣原体等也可导致尿路感染。

2. 发病机制

（1）感染途径　①上行感染：最常见，约占尿感的95%。指病原菌经由尿道上行至膀胱，甚至输尿管、肾盂引起的感染。正常情况下前尿道和尿道口周围定居着少量细菌，但不致病。当机体抵抗力下降、尿道黏膜有损伤或入侵细菌毒力大时，可上行而引起感染。②血行感染：指病原菌通过血运到达肾脏和尿路其他部位引起的感染。此种感染途径少见，不足3%。常见的病原菌为金黄色葡萄球菌。③直接感染：泌尿系统周围器官、组织发生感染时，病原菌偶可直接侵入到泌尿系统导致感染。④淋巴道感染：盆腔和下腹部的器官感染时，病原菌可从淋巴道感染泌尿系统，但罕见。

（2）机体防御能力　尿路感染的发生除了与细菌的数量、毒力有关外，还取决于机体的防御功能，包括：①尿液的冲洗作用。②尿道和膀胱黏膜的抗菌能力。③尿液中高浓度尿素、高渗透压和低pH值等。④前列腺分泌物中含有的抗菌成分。⑤感染出现后，白细胞很快进入膀胱上皮组织和尿液中，起清除细菌的作用。⑥输尿管、膀胱连接处的活瓣，可防止尿液、细菌进入输尿管。

（3）易感因素　①尿路梗阻或畸形：尿路梗阻或畸形造成的尿流不畅是尿路感染最重要的易感因素。如结石、前列腺增生、膀胱癌、妊娠子宫压迫输尿管、多囊肾、马蹄肾等均可导致尿路梗阻，细菌不易被冲洗清除，而在局部大量繁殖引起感染。②女性：女性尿道短而直，尿道口离肛门较近，易被细菌污染。妊娠、经期、绝经期和性生活后易发生尿感。③机体抵抗力下降：如长期使用免疫抑制剂、长期卧床、糖尿病、慢性肝炎、慢性肾病和获得性免疫缺陷综合征等可导致机体抵抗力下降。④医源性因素：导尿或留置导尿管、膀胱镜和输尿管镜检查、逆行性尿路造影等可致尿路黏膜损伤、将细菌带入尿路，易引发尿路感染。

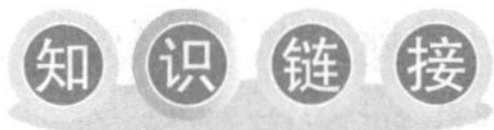

复杂性尿感与非复杂性尿感

区分复杂性、非复杂性尿感的主要根据是有无尿路结构或功能的异常。复杂性尿感指伴有尿路引流不畅、结石、畸形、膀胱输尿管反流等结构或功能的异常，或在慢性肾实质性疾病基础上发生的尿路感染。不伴有上述情况者称为非复杂性尿感。

【临床表现】

1. 膀胱炎　占尿路感染的60%以上。主要表现为尿频、尿急、尿痛、排尿不适、下腹部疼痛等。尿液常混浊，并有异味，常有白细胞尿，约30%可出现血尿。一般无全身感染症状，仅少数患者出现腰痛、发热，但体温常不超过38.0℃。致病菌多为大肠埃希菌，占75%以上。

2. 急性肾盂肾炎　可见于各年龄段，育龄女性多见，多急性起病。

（1）全身症状　寒战、高热，体温常超过38.0℃，多为弛张热，常伴有头痛、全身酸痛、疲乏、食欲不振等。

（2）泌尿系统症状　多有膀胱刺激征。多伴有腰痛或肾区不适，肋脊角压痛和（或）叩击痛。常有血尿或脓尿。部分患者膀胱刺激征不明显，以高热等全身症状为主。高龄及体弱者机体反应差，症状较隐匿。

3. 慢性肾盂肾炎　在患者有易感因素存在时，急性肾盂肾炎常迁延不愈或反复发作，当病程超过半年，且经B超、X射线等检查双肾凹凸不平及大小不一、肾盏变形者，则为慢性肾盂肾炎。慢性肾盂肾炎的临床表现复杂，轻重不一，可表现为反复出现尿路刺激症状；持续或间歇性血尿；部分患者仅表现为面容憔悴、倦怠、腰痛、食欲减退、低热、体重下降等，后期可有贫血、高血压、夜尿增多等肾功能损害表现，晚期可出现尿毒症。

4. 无症状性菌尿　指患者有真性细菌尿，而无尿路感染的症状，可由症状性尿感演变而来或无急性尿路感染病史。致病菌多为大肠埃希菌。多见于老年人，其次是孕妇。如不治疗，约20%无症状性菌尿者可发生急性肾盂肾炎。

【并发症】

较少见。当细菌的致病力较强，并伴有糖尿病或存在复杂因素的肾盂肾炎未及时治疗时，可出现肾乳头坏死或肾周围脓肿。

【辅助检查】

1. 尿常规　尿液常浑浊，有异味，出现白细胞尿。白细胞管型尿提示肾盂肾炎。部分患者出现镜下血尿，极少数急性膀胱炎患者可有肉眼血尿。尿蛋白多为阴性或微量。

2. 尿细菌学检查 尿细菌学检查是诊断的主要依据。可用清洁中段尿、导尿及膀胱穿刺尿做细菌培养。其中，膀胱穿刺尿培养结果最可靠。若清洁中段尿细菌定量培养≥10^5/mL，如能排除假阳性，即为真性菌尿。如临床上无尿感症状，则要求2次清洁中段尿定量培养均≥10^5/mL，且为同一菌种；尿细菌定量培养10^4~10^5/mL，为可疑阳性，需复查；如<10^4/mL，可能为污染。耻骨上膀胱穿刺尿细菌定性培养有细菌生长，即为真性菌尿。

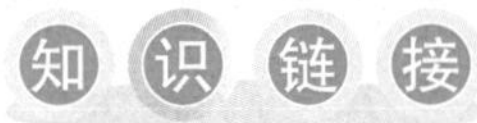

尿细菌培养假阳性与假阴性的原因

假阳性主要原因为：①中段尿收集不规范，标本被污染。②尿标本在室温下存放超过1小时才进行接种。③检验技术错误等。

假阴性主要原因为：①近7日内使用过抗生素。②尿液在膀胱内停留时间不足6小时。③收集中段尿时，消毒药混入尿标本内。④饮水过多，尿液被稀释。⑤感染灶排菌呈间歇性等。

3. 影像学检查 对于慢性、反复发作或久治不愈的肾盂肾炎，可做X射线腹部平片、静脉尿路造影检查，以确定有无结石、梗阻、泌尿系统先天性畸形和膀胱-输尿管反流等。尿路感染急性期不宜做静脉尿路造影，可做B超检查。B超显示双肾大小不等提示慢性肾盂肾炎。

【诊断要点】

典型尿感可根据膀胱刺激征、尿液改变和尿液细菌学检查确诊。不典型者则主要依据尿细菌学检查做出诊断。尿细菌学检查的诊断标准是新鲜清洁中段尿细菌定量培养菌落计数≥10^5/mL。

定位诊断：对于有明显的全身感染症状、腰痛、肋脊角压痛和叩击痛、血白细胞计数增高的患者，多考虑为急性肾盂肾炎。而下尿路感染，常以膀胱刺激征为突出表现，一般少有发热、腰痛等。

【治疗要点】

1. 一般治疗 急性发作期应卧床休息，多饮水，勤排尿。

2. 抗感染治疗

（1）急性膀胱炎

①单剂量疗法：常用磺胺甲恶唑2.0g、甲氧苄啶0.4g、碳酸氢钠1.0g，1次顿服（简称STS单剂）；氧氟沙星0.4g，1次顿服；阿莫西林3.0g，1次顿服。但单剂量疗法易复发。

②短程疗法：目前更推荐此法。可选用磺胺类、喹诺酮类、半合成青霉素类或头孢菌素类等抗生素，任选一种药物，连用3日，约90%的患者可治愈。与单剂量疗法相比，短程疗法更有效；耐药性并无增高；可减少复发，增加治愈率。

③7日疗法：对于妊娠妇女、老年患者、糖尿病患者、机体免疫力低下及男性患者不宜使用单剂量及短程疗法，应持续抗生素治疗7日。

无论何种疗法，在停服抗生素7日后，需进行尿细菌定量培养。如结果阴性表示急性细菌性膀胱炎已治愈；如仍有真性细菌尿，应继续治疗2周。

（2）急性肾盂肾炎　首次发生的急性肾盂肾炎的致病菌80%为大肠埃希菌，在留取尿细菌检查标本后应立即开始治疗，首选对革兰阴性杆菌有效的药物。72小时显效者无需换药，否则应按药敏结果更改抗生素。

轻型肾盂肾炎宜口服抗生素，可选用喹诺酮类、半合成青霉素类（如阿莫西林）、头孢菌素类（头孢呋辛），疗程10~14日。严重肾盂肾炎有明显毒血症状者宜静脉给药，可选用青霉素类（如氨苄西林）、头孢菌素类（如头孢噻肟钠）、喹诺酮类（如氧氟沙星），必要时联合用药。若治疗后好转，热退后继续用药3日再改为口服抗生素，完成2周疗程。若治疗72小时无好转，应按药敏结果更换抗生素，疗程不少于2周。

（3）慢性肾盂肾炎　治疗的关键是积极寻找并祛除易感因素。急性发作时治疗同急性肾盂肾炎。

（4）无症状菌尿　若为非妊娠妇女和老年人，一般不予治疗。妊娠期妇女、学龄前儿童的无症状菌尿必须治疗，可选用肾毒性较小的抗生素，如头孢菌素类抗生素。

3. 疗效评定

（1）治愈　症状消失，尿菌阴性，疗程结束后2周、6周复查尿菌仍阴性。

（2）治疗失败　治疗后尿菌仍阳性，或治疗后尿菌阴性，但2周或6周复查尿菌转为阳性，且为同一种菌株。

考纲摘要

1. 尿路感染最常见的致病菌、致病途径。
2. 急性肾盂肾炎、急性膀胱炎的临床表现异同点。
3. 尿路感染尿常规、尿细菌学检查的特点。

【护理诊断/问题】

1. 尿频、尿急、尿痛　与泌尿系统感染有关。

2. 体温过高　与急性肾盂肾炎有关。

3. 知识缺乏　缺乏预防尿路感染的知识。

4. 潜在并发症　肾乳头坏死、肾周围脓肿等。

【护理措施】

1. 一般护理

（1）休息与活动　急性尿感或慢性肾盂肾炎急性发作期应卧床休息，取屈曲位，以减轻腰部疼痛；恢复期可适当活动。慢性肾盂肾炎一般不宜从事重体力活动。

（2）饮食护理　多饮水、勤排尿，每日饮水量在 2000mL 以上，督促患者每 2 小时排尿 1 次。指导患者进食清淡、易消化、高维生素、营养丰富的饮食。

2. 病情观察　监测生命体征，特别是体温的变化，密切观察泌尿系统的症状和体征、尿液量及性状变化，注意腰痛的性质、程度，监测尿细菌学检查的结果，观察患者对治疗及护理干预的效果。如出现高热不退、腰痛加剧或血压降低，应考虑肾周围脓肿、肾乳头坏死等并发症的出现。

3. 用药护理　遵医嘱用药，强调按时、按量、足疗程治疗的重要性。口服复方磺胺甲恶唑片期间应注意多饮水，并同时口服碳酸氢钠，以增强疗效、减少磺胺结晶的形成。注意抗生素的不良反应，如喹诺酮类可出现轻度消化道反应、皮肤瘙痒等。慎用氨基糖苷类抗生素。

4. 清洁中段尿标本的采集　向患者解释检查的意义和方法。留取尿标本时需注意：①在应用抗生素之前或停用抗生素 5 日后留取尿标本。②取清晨第一次尿，保证尿液在膀胱内停留 6~8 小时，提高阳性率。③留取尿标本时，应严格无菌操作，先充分清洁外阴、包皮，消毒尿道口，将前段尿排出，再留取中段尿 5~10mL 于无菌标本瓶内。④尿标本宜立即送检，在 1 小时内做细菌培养。⑤尿标本中勿混入消毒液，女性患者留尿时，应避开月经期，防止经血或阴道分泌物混入。

【健康教育】

1. 疾病知识指导　向患者及家属讲解尿路感染的病因、疾病特点和治愈标准，使其理解多喝水、勤排尿及注意会阴部、肛周皮肤清洁的重要性，确保出院后仍能严格遵从。积极治疗结石、肿瘤、糖尿病、重症肝病等。教会患者识别尿感的临床表现，一旦发生及时就诊。

2. 生活方式指导　规律生活、避免劳累，加强体育运动，增强机体抵抗力；多喝水、勤排尿是预防尿路感染最重要的措施。注意个人卫生，尤其是女性，要注意会阴部及肛周皮肤的清洁，特别是月经期、妊娠期、产褥期。学会正确清洗外阴的方法，对与性生活有关的反复发作者，注意性生活后及时排尿。

考纲摘要

1. 尿路感染的一般护理要点。
2. 清洁中段尿标本采集的方法。

项目五　急性肾损伤

【学习目标】

1. 掌握急性肾损伤少尿期的临床表现和主要护理措施。
2. 熟悉急性肾损伤的治疗要点（尤其是高钾血症的处理方法）和护理诊断。
3. 了解急性肾损伤的病因和发病机制。

案例导入

患者，男，21 岁，大学生。因突发腰痛 3 日，恶心、呕吐伴少尿 2 日入院。患者 3 日前剧烈运动后（长跑 3000m，打篮球 2 小时，未饮水），感双侧腰部疼痛伴低热。2 日前出现恶心、呕吐，吐胃内容物，尿量减少至 200mL/d。既往无肾脏疾病等病史，无药物服用史。查体：体温 37.6℃，血压 140/80mmHg，神清，颜面部及下肢无水肿。实验室检查：尿常规：隐血（+++），尿蛋白（+++），尿白细胞 10~15/HP，红细胞 30~40/HP，尿沉渣可见颗粒管型；血液检查：血钾 5.6mmol/L，Ccr 50mL/min，血肌酐 739μmol/L，BUN24.6mmol/L。以急性肾衰竭收入院。

问题：1. 急性肾衰竭的病因有哪几种？该患者符合哪种情况？

2. 患者存在哪些护理诊断？

3. 对该患者如何制定护理措施？

急性肾损伤（acute kidney injury，AKI）以往称为急性肾衰竭（acute renal failure，ARF），是由各种原因引起的肾功能在短时间内快速下降而出现的临床综合征。主要表现为含氮代谢废物蓄积，水、电解质和酸碱平衡紊乱，全身各系统的并发症。病死率较高，可发生于既往无肾脏疾病者，也可发生在原有慢性肾脏疾病者。与 ARF 相比，AKI 的提出更强调对这一综合征的早期诊断、早期治疗的重要性。约 5%住院患者可发生 AKI，在重症监护室其发生率可高达 30%，目前仍无特异治疗方法，死亡率高，是肾脏疾病中的急危重症。

【病因与发病机制】

1. 病因　急性肾损伤的病因分三类。

（1）肾前性　由各种原因造成的肾脏血流灌注不足所致。其常见病因有：①血容量不足：如大量出血、呕吐和腹泻、大面积烧伤和大量出汗、使用渗透性利尿剂等。②心排血量降低：如严重心衰、心肌梗死等。③全身血管扩张：如使用降压药物、过敏性休克等。④肾动脉收缩及肾自身调节受损：如使用去甲肾上腺素、非甾体抗炎药、血管紧张素转化酶抑制剂等。

（2）肾性　因急性肾实质损伤所致。按照损伤部位分为小管性、间质性、血管性和小球性。常见原因有：①急性肾小管坏死（acute tubular necrosis，ATN），是最常见的急性肾衰竭类型，占75%~80%，多由肾缺血或毒性物质引起。②急性间质性肾炎。③肾小球或肾微血管疾病。④肾大血管病变。

（3）肾后性　由于急性尿路梗阻所致。如前列腺增生、肿瘤、输尿管结石等。

本项目主要学习急性肾小管坏死。

2. 发病机制　急性肾小管坏死主要是因为肾缺血、肾毒性物质造成肾小管损伤，小管型形成阻塞肾小管，管内压增加，肾小球滤过率下降。或者肾缺血使血管内皮损伤，血管收缩因子（如内皮素、肾素-血管紧张素系统、血栓素 A_2等）生成增多而血管舒张因子（氧化亚氮、前列腺素）合成减少，造成肾内血流重新分配，表现为皮质灌注减少、髓质充血等，这些均可导致肾小球滤过率下降。

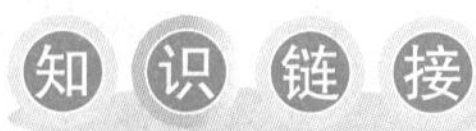

容易引起急性肾毒性的物质

1. **抗生素**　如磺胺类、氨基糖苷类抗生素、多黏菌素B、万古霉素、多种头孢菌素等。

2. **造影剂**　如各种含碘造影剂。

3. **重金属盐类**　如汞、铅、铀、金、铂、铬、砷、磷等。

4. **工业毒物**　如氰化物、甲醇、四氯化碳、甘油、杀虫剂、除草剂等。

5. **生物毒**　如蛇毒、蜂毒、斑蝥毒、鱼胆毒等。

6. **其他**　环孢素、大剂量静脉滴注甘露醇等。

7. **某些中药**　关木通、雷公藤、益母草、草乌、苍耳子、天花粉等。

【临床表现】

典型急性肾小管坏死按临床病程分三期。

1. 起始期　指肾脏受到缺血或中毒影响，尚未发生明显肾实质损伤的阶段。此阶段急性肾衰竭常可预防，一般持续数小时到几天。但随着肾小管上皮细胞发生明显损伤，肾小球滤过率逐渐下降而进入维持期。

2. 维持期　又称少尿期。一般持续 7~14 日，也可短至数日，长至 4~6 周。患者常出现少尿或无尿，但也有些患者尿量在 400mL/d，称为非少尿型急性肾衰竭，其病情大多较轻。随着肾功能的下降，会出现一系列尿毒症的表现。

（1）全身症状

①消化系统症状：最早出现。如食欲减退、恶心、呕吐、腹胀、腹泻等。严重者可发生消化道出血。

②呼吸系统症状：主要为肺部感染和容量负荷过多造成的急性肺水肿（呼吸困难、咳嗽、憋气等）。

③循环系统症状：多因少尿和未控制饮水，以致体液过多，出现高血压、心力衰竭表现，因毒素蓄积、电解质紊乱等引起各种心律失常等。

④神经系统症状：如意识障碍、躁动、谵妄、抽搐、昏迷等尿毒症症状。

⑤血液系统症状：如出血倾向、轻度贫血等。

⑥其他：感染是少尿期常见而严重的并发症。常见感染部位依次为肺部、泌尿道、伤口及全身。此外，在本病的发展过程中还可能合并多个脏器衰竭，死亡率较高。

（2）水、电解质和酸碱平衡紊乱

①代谢性酸中毒：由于酸性代谢产物排出减少，同时因合并高分解状态，酸性产物产生明显增多。

②高钾血症：高钾血症是 ATN 最严重的并发症之一，也是少尿期的首位死因。由肾排钾减少、感染、高分解状态、酸中毒引起。患者可出现恶心、呕吐、四肢麻木、烦躁、胸闷等症状，并可发生房室传导阻滞、室性心动过缓等心律失常，严重时出现室颤或心脏骤停。

③水过多：见于尿少、未严格控制水分摄入、大量输液时，表现为稀释性低钠、高血压、心力衰竭等，还可有低钙、高磷血症等，但远不如慢性肾衰竭明显。

3. 恢复期　从肾小管细胞再生、修复，直至肾小管完整性恢复称为恢复期。肾小球滤过率逐渐恢复正常。少尿型患者开始出现利尿，可有多尿表现，尿量每日达 3000~5000mL，甚至更多。一般持续 1~3 周，而后逐渐恢复正常。肾小管上皮细胞的功能恢复相对延迟，常需 3~6 个月。少数患者留有不同程度的肾脏结构和功能损伤。

【辅助检查】

1. 血液检查　可有轻、中度贫血，血肌酐和尿素氮进行性上升，血清钾浓度升高，常大于 5.5mmol/L，血 pH 值常低于 7.35，碳酸氢根离子浓度多低于 20mmol/L，血清钠浓度正常或偏低，血钙降低，血磷升高。

2. 尿液检查　尿蛋白多为（-~+），尿比重低，且较固定。尿沉渣可见肾小管上皮细胞、上皮细胞管型、颗粒管型，偶见红、白细胞。

3. 影像学检查　首选尿路B超检查，以排除尿路梗阻和慢性肾脏病。腹部X射线检查有助于发现肾、输尿管和膀胱部位的结石。CT检查对评估尿路梗阻更具优势。CT血管造影（CTA）和磁共振血管造影（MRA）可明确有无肾血管病变。

4. 肾活组织检查　在排除肾前性和肾后性原因后，没有明确致病因素的肾性急性肾衰竭，如无禁忌证，应尽早进行肾活组织检查。

【诊断要点】

根据发病原因，肾功能急性进行性减退，结合临床表现和实验室检查，一般不难做出诊断。AKI的诊断标准为：肾功能在48小时内突然减退，血肌酐绝对值≥0.3mg/dL（26.5μmol/L）或7日内血肌酐增至≥1.5倍基础值，或尿量<0.5mL/kg/h，且持续时间>6小时。

【治疗要点】

早期诊断，及时纠正可逆病因是恢复肾功能的关键。

1. 起始期的治疗　纠正可逆病因，早期积极治疗各种严重外伤、心力衰竭、急性失血等病因，积极补充血容量，防止休克和感染的发生。

2. 维持期的治疗

（1）维持体液平衡　坚持"量出为入"的原则。每日大致的进液量可按前一天尿量加500mL计算。发热患者只要体重不增加，可适当增加进液量。透析治疗者进液量可适当放宽。

（2）高钾血症的治疗　严密监测血钾，出现血钾超过6.5mmol/L、心电图表现为QRS波增宽等明显的变化时，应予以紧急处理：①钙剂（10%葡萄糖酸钙10~20mL）稀释后静脉缓慢（5分钟）注射，以拮抗钾离子对心肌的毒性作用。②11.2%乳酸钠或5%碳酸氢钠100~200mL静脉滴注，以纠正酸中毒并同时促进钾离子向细胞内流动。③50%葡萄糖溶液50~100mL加胰岛素6~12U缓慢静脉注射，可促进糖原合成，使钾离子向细胞内移动。④口服离子交换（降钾）树脂（15~30g，每日3次）。⑤血液透析是治疗高钾血症最有效的方法。

（3）代谢性酸中毒的治疗　如HCO_3^-<15mmol/L，可选用5%碳酸氢钠100~250mL静脉滴注。对于严重酸中毒患者，应立即开始透析。

（4）透析疗法　严重高钾血症（>6.5mmol/L）、代谢性酸中毒（pH<7.15）、容量负荷过重对利尿药治疗无效者，包括心包炎和严重脑病等都是透析治疗指征。可选择间歇性血液透析、腹膜透析或连续性肾脏替代疗法。

3. 恢复期治疗　治疗重点仍为维持水、电解质和酸碱平衡，控制氮质血症，治疗原发病。恢复期一般无需特殊治疗，应定期随访，避免使用肾毒性药物。

考纲摘要

高钾血症的表现及治疗方法。

【护理诊断/问题】

1. 体液过多　与肾小球滤过率降低、水和钠盐摄入过多有关。

2. 营养失调：低于机体需要量　与患者食欲下降、限制蛋白质摄入、透析有关。

3. 有感染的危险　与限制蛋白质摄入、机体抵抗力下降有关。

4. 潜在并发症　水、电解质和酸碱平衡失调。

【护理措施】

1. 一般护理

（1）休息与活动　少尿期应绝对卧床休息，以减轻肾脏负担。恢复期可适当增加活动量，避免劳累。

（2）饮食护理　对于能进食的患者，给予优质蛋白饮食，蛋白质摄入量应限制为0.8g/kg/d，并适量补充必需氨基酸。透析患者，蛋白质摄入量可适当放宽，可给予1.0~1.2g/kg/d。减少钾的摄入，尽量避免食用含钾高的食物，如白菜、萝卜、橘子、香蕉、梨、桃等，同时给予高热量、高维生素食物。不能经口进食者可通过鼻饲或静脉补充营养。补液原则为“量出为入，宁少勿多”。

2. 病情观察　严密监测患者的生命体征和体重，准确记录患者24小时的出入液量，特别是尿量变化。监测肾功能、尿常规、电解质和血气分析的变化。密切观察有无高钾血症、代谢性酸中毒的发生。

3. 用药护理　遵医嘱用药，观察药物疗效及不良反应。

4. 高钾血症的预防及治疗配合　尽量避免摄入含钾较多的食物和药物，输血时禁用库存血，因库存血含钾量较高（贮存5~8日后，每1000mL血液的血浆中含钾22mmol/L）。当血钾高于6.5mmol/L时，配合医生进行紧急处理。

5. 心理护理　多与患者沟通，了解患者的心理变化，通过介绍治疗进展的信息，鼓励患者积极配合治疗，促进康复。

【健康教育】

1. 疾病预防指导　慎用氨基糖苷类抗生素等肾毒性物质。尽量避免使用大剂量造影剂的检查。加强劳动防护，避免接触重金属、工业毒物等。误服或误食毒物，应立即进行洗胃或导泻，并采用有效解毒剂。

2. 疾病知识指导　恢复期患者应加强营养，适当锻炼，增强体质。注意个人卫生，防寒保暖，避免感冒。定期门诊随访，监测肾功能、尿量等。

项目六　慢性肾衰竭

【学习目标】

1. 掌握慢性肾衰竭的临床表现和主要护理措施。
2. 熟悉慢性肾衰竭的分期、治疗要点和常见的护理诊断/问题。
3. 了解慢性肾衰竭的病因及发病机制。

案例导入

患者，女，52岁。因水肿5年，乏力1年，加重2日入院。5年前患者于劳累后出现颜面部及双下肢水肿，曾到医院检查，诊断为慢性肾小球肾炎，未系统治疗。近1年出现乏力、头晕、食欲减退。2日前感乏力明显加重，尿量减少，每日约350mL。查体：血压165/95mmHg，双下肢中度凹陷性水肿。血常规：血红蛋白70g/L，白细胞计数 4.6×10^9/L，血小板 120×10^9/L；尿常规：尿蛋白（++），尿红细胞8/HP。血生化：Ccr10mL/min，血肌酐965μmol/L，BUN58.2mmol/L，血钾7.1mmol/L，血钙1.82mmol/L，血碳酸氢根11.9mmol/L。B超示双肾缩小。以慢性肾衰竭（尿毒症期）收入院。

问题：1. 该患者慢性肾衰竭的病因是什么？
2. 该患者的主要护理诊断/问题有哪些？
3. 如何指导该患者的饮食？

慢性肾衰竭（chronic renal failure，CRF）为各种慢性肾脏病持续发展的共同结局。它是以代谢产物潴留，水、电解质及酸碱平衡失调，全身各系统症状为表现的一种临床综合征。我国慢性肾衰竭发病率约为100/百万人口，高发年龄为40~50岁，严重威胁着人的健康和生命。

根据肾功能损害程度可分为如下四期：

1. 肾功能代偿期（储备功能下降）　肾单位减少25%~50%，肾小球滤过率50~70mL/min，血肌酐<178μmol/L，血尿素氮<9mmol/L，主要症状为原发疾病表现。

2. 肾功能不全期（氮质血症期） 肾单位减少50%~70%，肾小球滤过率25~50mL/min，血肌酐178~445μmol/L，血尿素氮9~20mmol/L，主要症状为乏力、食欲减退、夜尿多、轻度贫血。

3. 肾功能衰竭期（尿毒症早期） 肾单位减少70%~90%，肾小球滤过率10~25mL/min，血肌酐>445μmol/L，血尿素氮>20mmol/L，主要症状为明显的尿毒症症状、消化道症状、贫血症状、中毒，血钙低、血磷高，无特殊并发症。

4. 肾功能衰竭终末期（尿毒症晚期） 肾单位残存<10%，肾小球滤过率<10mL/min，血肌酐>707μmol/L，主要症状为严重的全身各系统尿毒症症状，水、电解质紊乱，酸中毒，并发症。

【病因与发病机制】

1. 病因 各种原发性和继发性肾脏疾病均可导致慢性肾衰竭，如原发性肾小球肾炎、糖尿病肾病、高血压肾小动脉硬化、肾小管间质性病变、遗传性肾病等。西方国家有学者报告糖尿病肾病、高血压肾小动脉硬化为慢性肾衰竭的两大主要病因。我国常见的病因依次为原发性肾小球肾炎、糖尿病肾病、高血压肾小动脉硬化、狼疮性肾炎、梗阻性肾病、多囊肾等。但近年随着人口老龄化及糖尿病、高血压的发病率逐年上升，糖尿病肾病、高血压肾小动脉硬化的发病率亦明显增加。

2. 发病机制 本病的发病机制尚未完全阐明，主要有以下几种学说：

（1）肾小球高滤过学说 随着肾单位的破坏，健存肾单位排泄代谢废物的负荷不断增加，出现高灌注和高滤过，刺激肾小球系膜细胞增殖和基质增加等，促使肾小球硬化不断发展。

（2）肾小管高代谢学说 残存肾单位的肾小管的高代谢状态，可导致氧自由基产生增多，加重组织和细胞的损伤，引起肾小管萎缩、小管间质炎症、纤维化和肾单位功能丧失。

（3）其他 肾组织上皮细胞表型转化、细胞因子和生长因子介导肾损伤、肾脏固有细胞凋亡等也与肾功能损伤有一定的关系。

【临床表现】

本病起病隐匿，早期常无临床表现或症状轻微，当发展至肾功能失代偿期时才出现明显症状，尿毒症时出现全身多个系统的症状。

1. 水、电解质、酸碱平衡失调 可出现高钾或低钾、水肿或脱水、高钠或低钠、代谢性酸中毒、低钙、高磷等。

2. 糖类、脂类、蛋白质代谢障碍 可表现为糖耐量减低、高甘油三酯血症、高胆固醇血症、蛋白质营养不良和血浆清蛋白水平降低。

3. 各系统的表现

（1）消化系统表现 本病最早和最常见的症状，是由于积聚的氮质代谢产物经消化道排出，并分解氨刺激胃肠道黏膜，引起广泛炎症所致，初有厌食、恶心、呕吐，以后出现口腔有氨臭味、舌炎、腹泻，甚至消化道出血。

（2）心血管系统表现

①高血压：患者存在不同程度的高血压。高血压还可引起左心室肥厚、心衰、动脉硬化并加重肾损害。

②心力衰竭：心力衰竭是慢性肾衰竭常见的死亡原因。与高血压、水钠潴留、贫血、尿毒症性心肌病等有关。

③心包炎：心包积液在慢性肾衰竭患者中常见，多与尿毒症毒素沉着等有关。可分为尿毒症性心包炎和透析相关性心包炎。后者与透析不充分、肝素使用过量有关，心包积液多为血性。

④血管钙化和动脉粥样硬化：高血压、脂质代谢紊乱、钙磷代谢紊乱引起血管钙化，动脉粥样硬化常发展迅速。除冠状动脉外，脑动脉和全身周围动脉亦可发生动脉粥样硬化和血管钙化。

（3）呼吸系统表现　可出现尿毒症性支气管炎、肺炎、胸膜炎，体液过多时可发生肺水肿，酸中毒时呼吸深长而快。

（4）血液系统表现

①贫血：几乎所有患者均有轻至中度贫血，多为正细胞、正色素性贫血。导致贫血的主要原因是肾脏促红细胞生成素生成减少，故称为肾性贫血。铁摄入不足、叶酸缺乏、营养不良、红细胞寿命缩短、慢性失血、感染等也与贫血的发生有一定关系。

②出血倾向：常表现为皮肤瘀斑、鼻出血、月经过多等，严重的出现消化道出血、颅内出血。出血倾向与血小板功能障碍及凝血因子减少有关。

（5）神经系统表现　神经系统异常可分为中枢和周围神经系统病变两类。中枢神经系统功能异常称为尿毒症脑病，早期表现为疲乏、失眠、注意力不集中等，后期可出现性格改变、抑郁、记忆力下降、定向力障碍、反应淡漠、谵妄、幻觉、昏迷等。周围神经系统病变多见于晚期患者，以感觉神经障碍最常见，最常见的是肢端袜套样分布的感觉丧失，也可有肢体麻木、烧灼感或疼痛感、深反射迟钝或消失。尿毒症时可出现神经肌肉兴奋性增加，如肌肉震颤、痉挛、不宁腿综合征，以及肌萎缩、肌无力等。

（6）肾性骨营养不良症　肾性骨营养不良症简称肾性骨病，包括纤维囊性骨炎、骨软化症、骨质疏松症等。其发生与活性维生素 D_3 不足、继发性甲状旁腺功能亢进等有关。

（7）皮肤症状　常见皮肤瘙痒，皮肤干燥并伴有脱屑。尿毒症患者因贫血出现面色苍白或萎黄，为尿毒症患者特征性面容。

（8）内分泌失调　女性患者常表现为闭经、不孕。男性患者表现为阳痿、不育等。儿童出现生长发育迟缓。甲状腺功能低下者会出现基础代谢率下降。

（9）感染　感染是慢性肾衰竭的主要死因之一，与机体免疫力低下、白细胞功能异常等有关，以肺部、尿路和皮肤感染常见。

【辅助检查】

1. 血常规检查　红细胞计数下降，血红蛋白浓度降低，白细胞计数可升高或降低。

2. 尿液检查　夜尿多，尿渗透压下降。尿沉渣中可见红细胞、白细胞、颗粒管型及蜡样管型。

3. 肾功能检查　血肌酐、血尿素氮升高，内生肌酐清除率降低。

4. 血生化检查　血浆清蛋白降低，血钙降低，血磷升高，血钾和血钠可增高或降低，可有代谢性酸中毒。

5. 影像学检查　B 超、X 射线、CT 显示双肾缩小。

【诊断要点】

根据病史，临床表现，肾功能检查提示血肌酐升高、血尿素氮升高、内生肌酐清除率降低，影像学检查提示双肾缩小，即可做出诊断。

考纲摘要

1. 慢性肾衰竭的病因。
2. 慢性肾衰竭的临床表现。

【治疗要点】

1. 早期防治　早期诊断、有效治疗原发病和去除导致肾功能恶化的因素是慢性肾衰竭防治的基础，也是保护肾功能和延缓慢性肾脏疾病进展的关键。如积极治疗糖尿病、高血压、狼疮性肾炎等，避免使用肾毒性药物。

2. 药物治疗

（1）纠正水、电解质和酸碱平衡紊乱　纠正酸中毒可口服碳酸氢钠，必要时静脉输入，限制水、钠摄入，水肿者可用利尿剂。重度慢性肾衰竭者，避免使用噻嗪类利尿剂。并发严重肺水肿和急性左心衰者，需及时给予血液透析，严格限制钾的摄入，预防并及时处理高钾血症（参照“急性肾损伤”）。口服碳酸钙纠正低钙高磷，口服骨化三醇治疗肾性骨病。

（2）高血压的治疗　严格、有效控制血压是延缓慢性肾衰竭进展的重要措施之一。首选血管紧张素转化酶抑制剂（ACEI）和血管紧张素Ⅱ受体拮抗剂（ARB）。这类药物在有效降压的同时可降低肾小球内压、减轻尿蛋白，其他降压药物也可选用。

（3）贫血的治疗　常用重组人类促红细胞生成素（EPO），多采用皮下注射。治疗靶目标是血红蛋白 110~120g/L。影响 EPO 疗效的主要原因是功能性缺铁，因此在应用 EPO 时，应同时重视补充铁剂。口服铁剂主要有琥珀酸亚铁、硫酸亚铁等。部分透析患者口服铁剂吸收较差，故常需要经静脉途径补充铁，以氢氧化铁蔗糖复合物（蔗糖铁）的安全有效性较好。

（4）控制感染　应结合细菌培养和药物敏感试验及时使用无肾毒性或毒性低的抗生素。

3. 替代治疗

（1）透析疗法　透析疗法可代替肾脏的排泄功能，但不能代替肾脏的内分泌和代谢功能。临床常用血液透析和腹膜透析。

（2）肾移植　肾移植是目前治疗终末期肾衰竭最有效的方法。成功的肾移植可以使肾功能恢复正常。

肾移植

肾移植是将来自供体的肾脏通过手术植入受者体内，从而恢复肾脏功能。成功的肾移植可全面恢复肾脏功能，相比于透析患者，生活质量更佳，存活率更高，已成为终末期肾病患者首选的治疗方式。目前肾移植手术已较为成熟，对其他内科问题的管理是影响长期存活的关键。肾移植受者需常规使用免疫抑制剂以抑制排斥反应。患者最主要的死亡原因是心血管并发症、继发感染和肿瘤等。慢性肾衰竭肾移植术后1年存活率达95%以上，5年存活率达80%以上，而10年存活率达60%以上，远高于维持性血液透析或腹膜透析患者。

【护理诊断/问题】

1. 营养失调：低于机体需要量　与长期限制蛋白质摄入、消化吸收功能紊乱等因素有关。

2. 体液过多　与肾小球滤过率下降等有关。

3. 活动无耐力　与并发高血压、心力衰竭、贫血及水、电解质和酸碱平衡紊乱等因素有关。

4. 有皮肤完整性受损的危险　与水肿、皮肤瘙痒、凝血机制异常、机体抵抗力下降有关。

5. 潜在并发症　水、电解质和酸碱平衡失调。

【护理措施】

1. 一般护理

（1）休息与活动　能起床活动的患者，应鼓励其适当活动，但应避免受凉或劳累，活动时应有人陪伴，以不出现心慌、气喘、疲乏为宜。病情较重或心力衰竭者，应绝对卧床休息，协助患者做好生活护理。对长期卧床的患者应进行适当的床上主动和被动活动，避免发生静脉血栓和肌肉萎缩。

（2）皮肤护理　卧床患者应注意勤更换体位，防止压疮。皮肤瘙痒时遵医嘱使用止氧剂，指导患者勤换内衣、勤剪指（趾）甲等。用温水清洗皮肤，禁用肥皂和酒精，洗后涂上润肤剂，防止皮肤过于干燥。

（3）饮食护理　饮食治疗在慢性肾衰竭的治疗中具有重要意义，在延缓病情发展、提高生存率方面起重要作用。

①蛋白质：给予优质、低蛋白饮食。饮食中50%应为优质蛋白（如鸡蛋、牛奶、瘦肉等），植物蛋白中非必需氨基酸较多，应减少摄入量。具体摄入量应根据患者的肾小球滤过率来调整。糖尿病肾病患者从出现蛋白尿起，就应严格控制蛋白质摄入量，推荐蛋白质摄入量为0.8g/（kg·d）。一旦出现肾小球滤过率下降，蛋白质摄入量需减至0.6g/（kg·d）。透析患者的蛋白质摄入量为1.0~1.2 g/（kg·d）。

②热量：保证组织热量的供给，减少体内蛋白质的消耗。一般为126~147kJ/（kg·d）。其中，糖类占总热量的2/3，其余由脂肪（植物油）供给。

③其他：食物中应富含维生素C、维生素B_{12}、叶酸、铁、钙等，并注意烹调方式，改善患者食欲，宜少量多餐。有高钾血症者，应限制含钾高的食物的摄入。

2. 病情观察

（1）观察病情　严密观察患者的生命体征、意识状态、水肿部位和程度。定期测体重、腹围，记录24小时出入液量。观察贫血程度、有无感染征象及有无心衰、高血压脑病等并发症的出现。

（2）定期监测　监测血尿素氮、血肌酐、血浆清蛋白、血红蛋白的变化，以了解肾功能及营养状况。

（3）监测血电解质的变化　如血钾、钠、钙、磷变化。出现高血钾或低血钙时及时报告医生，配合处理。

3. 用药护理　慢性肾衰竭的治疗药物种类较多，应注意观察药物的疗效和不良反应，告知患者遵医嘱用药。

（1）降压药物　ACEI和ARB有使钾升高及一过性血肌酐升高的作用，在使用过程中，应注意观察血清钾和肌酐水平的变化。

（2）必需氨基酸或α-酮酸　适当应用必需氨基酸可避免负氮平衡。α-酮酸为氨基酸的前体，可通过转氨基作用转化为相应的氨基酸，故补充α-酮酸具有减轻尿毒症毒素蓄积、改善蛋白质营养的作用。常用α-酮酸片。若需静脉输入必需氨基酸，应控制输液速度。切勿在氨基酸液内加入其他药物。

（3）纠正贫血药物　皮下注射促红细胞生成素时，应注意定期更换注射部位，观察患者有无头痛、高血压及癫痫发作等不良反应，每月定期监测血红蛋白和血细胞比容。蔗糖铁属于静脉用的铁剂，只能加入0.9%生理盐水静脉滴注。输血宜用新鲜血，禁用库存血。

（4）治疗肾性骨病药物　口服骨化三醇者，需监测血钙、血磷、甲状旁腺激素的浓度，使透析前患者血全段甲状旁腺激素保持在35～110pg/mL（正常参考值为10～65pg/mL）。

4. 透析治疗护理　详见本模块项目七。

【健康教育】

1. 疾病预防指导　向患者及家属讲解慢性肾衰竭的基本知识，积极治疗可能导致肾脏损害的疾病，如高血压、糖尿病等。老年、高血脂、肥胖、有肾脏疾病家族史是慢性肾脏病的危险因素，此类人群应定期检查肾功能。已有肾脏疾病者，应避免损伤肾功能的因素，如血容量不足、肾毒性药物的使用、感染、尿路梗阻等。指导患者根据病情进行适当活动，以增强抵抗力，但应避免过度劳累，做好防寒保暖。

2. 饮食指导　强调合理饮食的重要性，指导患者严格遵从饮食原则。教会患者在保证足够热量供给、限制蛋白质摄入的前提下，选择适合自己的食物品种及数量。

3. 病情监测　①指导患者准确记录每日的尿量和体重。②教会患者自我监测血压的方法，每日定时测量。③监测体温变化。④定期复查血常规、肾功能、血清电解质等。⑤若出现体重迅速增加超过2kg，水肿、血压明显升高、气促加剧或呼吸困难、发热、乏力或虚弱感加重、嗜睡或意识障碍等，需及时就医。

4. 血管保护　指导患者有计划地使用血管及尽量保护前臂、肘等部位的大静脉，以备用于血液透析治疗。已行血液透析者应保护好动静脉瘘管，腹膜透析者保护好腹膜透析管道。

考纲摘要

1. 慢性肾衰竭患者的饮食护理、用药护理。
2. 慢性肾衰竭患者的健康教育。

项目七　血液净化治疗的护理

【学习目标】

1. 掌握血液透析、腹膜透析的操作前准备、操作后准备。
2. 熟悉血液透析、腹膜透析的适应证和禁忌证。
3. 了解血液透析、腹膜透析的操作过程。

一、 血液透析

血液透析（hemodialysis，HD）简称血透，是最常用的血液净化方法之一，指利用体外循环的血泵将患者的血液从体内引出，通过人工肾（透析器）半透膜清除血液中的小分子代谢废物（如尿素氮、肌酐）和多余的水分后，再回输入体内的方法。血透的工作原理为弥散、对流和超滤等。

血透代替了肾脏的部分排泄功能，不能代替肾脏的内分泌功能和新陈代谢功能，是不完全的肾脏替代疗法。血液透析一般每周 3 次，每次 4~6 小时。

【适应证】

1. 急性肾衰竭　出现以下情况需尽快进行血液透析：心包炎、肺水肿、严重脑病、高钾血症、严重代谢性酸中毒、容量负荷过重且对利尿剂无效者。

2. 慢性肾衰竭　非糖尿病肾病肾小球滤过率<10mL/（min · 1.73m^2），糖尿病肾病肾小球滤过率<15mL/（min · 1.73m^2）。如出现药物治疗未能有效控制者（如急性左心衰、顽固性高血压等），可提前开始血液透析。

3. 急性药物或毒物中毒　凡分子量小、水溶性高、与组织蛋白结合率低、能通过透析膜的药物或毒物所造成的中毒，可采用透析治疗。

4. 其他疾病　如严重的水、电解质及酸碱平衡紊乱，常规治疗难以纠正者。

【禁忌证】

血液透析无绝对禁忌证。但为减少透析意外，下列情况应列为相对禁忌证：颅内出血或颅内压升高、严重休克、心力衰竭、严重心律失常、活动性出血、极度衰弱患者及精神障碍不合作者。

【操作前准备】

1. 物品准备

（1）透析设备准备　包括透析机、透析器、透析液和水处理装备等。

①透析机：可控制透析液的流量、温度、脱水量、血液流量，并具有体外循环的各种监护系统。

②透析器：又称为“人工肾”，是血液透析溶质交换的场所，由半透膜和支撑材料组成。目前最常用的透析器为空心纤维型。血液透析时，血液从空心纤维管腔内流过，空心纤维管外充满了流动方向与血流方向相反的透析液，空心纤维的管壁为人工合成的半透膜，即透析膜。透析时，血液中的尿素氮、肌酐、K^+、H^+、磷酸盐等弥散到透析液中，患者所需的物质如碳酸氢根、醋酸根等从透析液中弥散到血液中。同时，通过透析膜两侧的跨膜压力达到超滤脱水的目的，纠正肾衰竭时的水过多，从而达到“人工肾”的作用。

③透析液：含 Na^+、K^+、Ca^{2+}、Mg^{2+}、Cl^-、碱基及葡萄糖等，各种电解质浓度与血液中的正常浓度接近，渗透压与细胞外液相似，一般多用碳酸氢盐透析液。

（2）物品准备　如穿刺针、无菌包、穿刺用药（肝素、5%碳酸氢钠、生理盐水）、高渗葡萄糖溶液、10%葡萄糖酸钙等。

（3）血管通路的准备　血管通路又称血液通路，指血液从人体内引出至透析器，进行透析后再返回体内的通道，是进行血液透析的必要条件，因此被称为血透患者的“生命线”。

血管通路分临时性和永久性两大类。临时性血管通路用于紧急透析和长期持续性透析内瘘未形成时，主要为中心静脉留置导管。永久性血管通路用于长期维持性透析，主要指自体动静脉内瘘，也包括移植物内瘘。动静脉外瘘既可作为临时性血管通路，又可作为维持性透析的永久性血管通路。

2. 患者准备

（1）评估：监测体重、生命体征、出凝血时间、肾功能和电解质。评估患者的干体重，干体重一般指患者无不适症状、血压正常、无水肿和体腔积液、胸片X射线检查心肺比<50%、无肺嗜酸性粒细胞表现时的体重。

（2）解释：向患者介绍透析的有关知识，消除患者的恐惧心理，取得患者配合。

（3）患者签署知情同意书。

（4）血管通路的检查：检查血管通路是否通畅，局部有无感染、渗血、渗液等，中心静脉留置导管患者的导管是否固定完好。

3. 环境准备　透析室的环境必须达到国家相关规定要求，并保持安静、光线充足。

【操作中配合】

1. 操作过程

（1）患者取平卧位。

（2）正确连接透析管道，用生理盐水及肝素液冲洗，打开水处理及血透机的电源。

（3）选择、消毒穿刺点，穿刺，建立血液回路，常规肝素化，开始血透，血透时间为3~5小时。

（4）关血泵，分离穿刺针，接生理盐水后开血泵回净体外余血，分离静脉管路。

（5）整理用物、记录。

2. 护理观察　严密观察患者的意识状态及生命体征，密切观察血流量、静脉压及透析液颜色等。如发生分层、凝血，提示肝素用量不足，一般加大肝素剂量即可。透析液颜色变红说明发生了破膜，应立即停止透析并更换装置。

【操作后护理】

1. 常见并发症的预防和护理

（1）低血压　指透析过程中收缩压下降≥20mmHg，平均动脉压≥10mmHg，是最常见的并发症。其主要原因是透析开始时部分循环血液进入透析器及其管路，而血管收缩反应低下引起的有效循环血量不足，或由于超滤过多过快引起血容量不足，也可见于患者自主神经功能紊乱、乱用降压药、透析中进食、合并心肌病变、心律失常等情况。

低血压预防：①严格控制透析期间体重增加。②避免透析前服用降压药。③透析期间只可少量进食，有低血压倾向者尽量不在透析时进食。④改用序贯透析，或提高透析液钠的浓度。

低血压处理：①立即减慢透析速度，停止超滤，协助患者平躺，抬高床尾，并给予吸氧。②在血管通路输注生理盐水、高渗葡萄糖溶液、高渗盐水、20%甘露醇或白蛋白。③监测血压变化，必要时加用升压药，若血压仍不能回升，需停止透析。

（2）失衡综合征　指透析中或透析后不久出现的以神经精神症状为主的临床综合征，多发生于严重高尿素氮血症患者开始透析时。由于血清中的尿素和渗透压下降的速度比脑脊液中快，促使水分进入脑脊液中形成脑水肿，导致颅内压增高。其表现为头痛、视物模糊、恶心呕吐、躁动甚至昏迷。

预防措施：①血清尿素氮水平控制在30%~40%。②减慢血流速度。③缩短透析时间，控制在2~3小时。④适当提高透析液钠浓度和葡萄糖浓度。

处理措施：轻者减慢血流速度、吸氧，静脉输注高渗葡萄糖溶液、高渗盐水。严重者立即终止透析，静脉滴注甘露醇并进行相应抢救。

（3）透析器反应　因使用新透析器产生的一组症状，又称为首次使用综合征。系内毒素进入体内引起，常在透析开始1小时左右发生。表现为皮肤瘙痒、荨麻疹、流涕、腹痛、胸痛、背痛，重者可发生呼吸困难，甚至休克、死亡。采用生物相容性好的透析器或复用透析器可减少发生。

处理措施：一般给予吸氧、抗组织胺药物、止痛药物等对症处理后可缓解，无需停止透析。但如明确为I型变态反应，需立即停止透析，舍弃透析器和管路中的血液，并使用异丙嗪、糖皮质激素、肾上腺素等控制症状。

（4）出血　多因肝素使用不当、血小板功能不良、高血压等所致。表现为牙龈出血、消化道出血，甚至颅内出血。应注意调整肝素的用量，发现并及时处理。

（5）其他　如出现心律失常、栓塞（血栓栓塞、空气栓塞）、溶血、发热、透析膜破裂、体外循环凝血等。

2. 透析结束及透析间期的护理

（1）穿刺部位压迫止血。

（2）询问患者有无头晕、出冷汗等不适，如患者透析后血压下降，应卧床休息或补充血容量。

（3）测量并记录血压、体重。

（4）透析期间应加强对患者的管理和指导，定期监测血常规、肝肾功能、血电解质、营养状况等指标。

【健康教育】

针对维持性血液透析的患者做如下指导：

1. 知识指导　帮助维持性血液透析患者逐步适应透析治疗替代自身肾脏工作所带来的生理功能的变化，配合治疗要求，增强治疗依从性。指导患者学会监测并记录每日尿量、体重、血压情况，保持大便通畅。帮助患者建立健康生活方式，如戒烟、戒酒、保持生活规律。鼓励患者适当运动，做力所能及的工作。

2. 血管通路护理指导

（1）教会患者每日判断内瘘是否通畅，可用手触摸吻合口的静脉端，触及震颤，则提示通畅。

（2）内瘘的保护：避免内瘘侧肢体受压、负重、戴手表，勿穿紧袖衣服。睡觉时避免压迫内瘘侧肢体。避免肢体暴露于过热或过冷的环境中，避免碰撞等外伤。

（3）保持内瘘局部皮肤清洁，每次透析前清洁手臂。

（4）透析结束当天保持穿刺部位清洁干燥，避免弄湿。

3. 饮食指导　营养状况直接影响患者的长期存活及生存质量，因此要加强饮食指导，使患者合理调配饮食。

（1）蛋白质　摄入量为1.0~1.2 g/（kg·d），50%应为优质蛋白。

（2）控制液体摄入　两次透析之间，体重增加不超过5%或每日体重增加不超过1kg。每日饮水量按前一天尿量加500mL水计算。

（3）热量　供给足够热量。一般为147kJ/（kg·d）。以多糖为主，脂肪占35%~40%。

（4）限制钠、钾、磷的摄入　给予低盐、低钾、低磷食物。烹调前先将食物浸泡，过沸水后捞出，可去除食物中的部分钾和磷。

（5）维生素和矿物质　透析时水溶性维生素（维生素C、B族维生素、叶酸等）丢失严重，需补充。透析患者每日钙的摄入量应达到2000mg，除膳食中的钙以外，需补充钙剂（碳酸钙等）和活性维生素 D。

二、腹膜透析

腹膜透析（peritoneal dialysis，PD）简称腹透，是将腹膜作为半透膜，将适量透析液引入腹腔并停留一段时间，借助腹膜毛细血管内的血液和透析液之间进行水和溶质的交换，以清除体内多余的水分和代谢废物，纠正水、电解质、酸碱平衡紊乱。腹膜对溶质的转运主要通过弥散方式，对水分的清除主要通过超滤。

常见的腹膜透析方式有：持续非卧床腹膜透析（CAPD）、间歇性腹膜透析（IPD）、夜间间歇性腹膜透析（NIPD）、持续循环腹膜透析（CCPD）、潮式腹膜透析（TPD）等。以 CAPD 在临床应用最广泛，适用于绝大多数患者。

腹膜透析装置主要由腹透管、连接系统和腹透液组成。腹透管是腹透液进出腹腔的通道，需通过手术置入。其最佳位置是膀胱（子宫）直肠窝。腹透管外通过连接系统连接腹透液。腹透液有渗透剂、缓冲液、电解质三种组成部分。临床上需根据患者液体潴留程度选择相应的腹透液。腹透液应无菌、无毒、无致热源，可根据病情适当加入药物，如抗生素、肝素等。

【适应证】

同血液透析。如有下列情况更适合腹膜透析：老年人、幼儿、儿童、原有心脑血管疾病或心血管系统功能不稳定、血管条件差或反复血管造瘘失败、凝血功能障碍及有明显出血倾向者。

【禁忌证】

1. 绝对禁忌证　①腹膜感染或肿瘤导致腹膜广泛粘连或纤维化。②腹壁广泛感染。③严重腹膜缺损。

2. 相对禁忌证　①腹部有创伤或手术 3 日内。②局限性腹膜炎及腹腔脓肿、肠造瘘术或腹部引流。③严重全身性血管病变致腹膜滤过功能降低。④晚期妊娠。⑤横膈有裂孔等。

【操作前准备】

1. 物品准备

（1）腹透通路的准备。腹腔插管的切口选择在旁正中线上，耻骨联合上 11~12cm 处，长 2~4cm。透析用硅胶管的一端放入腹腔最低处的膀胱直肠陷窝内，另一端通过皮下隧道引出，接好钛接头和短管，用纱布和胶布固定好导管，用腹带包扎腹部。

（2）准备透析液、腹透装置、透析用药、急救药物等。透析液要用干燥恒温箱加热至 37℃。

2. 患者准备

（1）评估患者的健康状况、腹膜透析通路的情况。

（2）向患者介绍腹膜透析的相关知识，说明腹透的过程和防治腹透反应的措施，以消除患者顾虑，使患者积极配合。

（3）患者签知情同意书。

（4）告知患者腹透时取仰卧位。

（5）必要时腹腔内给予肝素或抗生素。

3. 环境准备　腹透室严密清洁消毒。透析前房间以紫外线照射 30 分钟，每日 3 次。用 0.1%含氯制剂擦拭患者的床、桌等用物及地面；房间注意通风换气。

【操作中配合】

1. 操作过程　加热透析液，消毒导管接口，连接透析管和透析袋，抬高透析袋，使透析液在 10 分钟内流入腹腔，然后用蓝夹子夹紧管口。4~6 小时后将透析袋放在低于腹腔的位置，将腹腔内交换后的透析液引流入透析袋，更换透析袋。消毒导管接口，断开导管接口，关闭腹膜透析管。目前多数 CAPD 剂量为每日 6~10L，白天交换 3~4 次，每次留腹 4~6 小时。夜间交换 1 次，留腹 10~12 小时。

2. 操作中的护理　分离和连接各种管道时要严格无菌操作。监测生命体征，观察透析液的颜色、流速是否适当，并准确记录腹腔内进出透析液的时间和液量。

【操作后护理】

常见并发症的观察及护理：

1. 透析液引流不畅　透析液引流不畅为常见并发症。多因腹膜透析管移位、受压、扭曲、纤维蛋白堵塞、大网膜包裹等引起。处理方法：①鼓励患者走动、变换体位。②排空膀胱。③增加活动，必要时服用导泻剂或灌肠，促使肠蠕动。④腹膜透析管内注入尿激酶、肝素等，以溶解堵塞的纤维素、血块。⑤调整透析管的位置。⑥以上措施无效者可重新手术置管。

2. 腹膜炎　腹膜炎是腹膜透析的主要并发症，多由于在操作时接触污染、腹透管出口处或皮下隧道感染引起。处理方法：密切观察透出液的颜色、性质、量、超滤量，及时留取透析液送常规检查和细菌、真菌培养，记录 24 小时的出入液量。

3. 腹痛、腹胀　与腹透液流入或流出的速度过快、温度过高或过低、腹透管位置过深、腹膜炎等因素有关。处理方法：尽量去除上述原因，在透析液中加入 1%~2%的利多卡因 3~5mL，无效时减少透析次数或缩短留置时间。

4. 其他　有腹膜透析超滤过多引起的脱水、低血压、腹腔出血、腹透管周或腹壁渗漏、肠粘连等。

复习思考

1. 患者，女性，35 岁。畏寒、发热、头痛、恶心 3 天，伴腰痛及尿路刺激症状。查体：体温 39.2℃，脉搏 110 次/分，呼吸 20 次/分，血压 120/70mmHg。急性病容，神志清楚，肾区叩击痛，膀胱区有压痛。尿镜检见大量白细胞和成堆脓细胞。血常规：白细胞计数 11×10^9/L，中性粒细胞比例 85%。住院后因顾及家庭，焦躁不安，希望尽早出院。

问题：（1）该患者的初步诊断是什么？

（2）该患者的治疗要点是什么？

（3）该患者主要的护理诊断及合作性问题是什么？

（4）该患者的护理要点是什么？

2. 患者，男性，35 岁。近半年来，晨起感眼睑水肿，下午感肢体紧张，未重视。近 1 个月来感乏力、头昏、腰酸、双下肢水肿加重。查体：体温 38.5℃，脉搏 110 次/分，呼吸 24 次/分，血压 18/10kPa。颜面部、双下肢水肿明显，腹部移动性浊音阳性，其余未见异常。实验室检查：尿常规：蛋白（++++），白细胞 2/HP，红细胞 2/HP，24 小时蛋白定量 5.5g。血常规：红细胞计数 4×10^{12}/L，血红蛋白 110g/L，白细胞计数 5.5×10^9/L，血浆白蛋白<25g/L，血清胆固醇 7.5mmol/L，甘油三酯 2.4mmol/L。现收住院，拟用糖皮质激素、利尿剂、转化酶抑制剂治疗。

问题：（1）该患者的临床表现有何特点？

（2）该患者应考虑患什么病？

（3）根据病情，列出护理诊断。

（4）简述该病营养失调的护理措施。

3. 患者，女性，40 岁。10 年前因上呼吸道感染后发现血尿、尿蛋白（+++），经予青霉素治疗，并在家休息 1 个月，尿蛋白（+）后，继续上班，以后间断复查尿蛋白为（±~+），患者未予注意。近 1 周感冒后发现眼睑水肿，每日尿量大于 1000mL，门诊检查尿蛋白（+++）伴镜下血尿，血压 140/100mmHg，眼睑、颜面部水肿，双下肢明显水肿，血尿素氮 30mg/dL，肌酐清除率 40mL/min。

问题：（1）写出该患者可能的医疗诊断。

（2）写出一个主要护理诊断及其护理目标、护理措施。

4. 患者，女性，36 岁。头痛、头晕、恶心、呕吐 5 天。查体：体温 36.2℃，脉搏 90 次/分，呼吸 21 次/分，白细胞 3~4/HP，蜡样管型 0~1/HP，二氧化碳结合力 14mmol/L，血尿素氮 22mmol/L。家庭经济拮据，无钱医治。

问题：（1）该患者的初步诊断是什么？

（2）该患者的主要护理诊断是什么？

（3）对该患者如何进行健康教育？

扫一扫，知答案

扫一扫，看课件

模块六

血液系统疾病患者的护理

项目一　血液系统疾病常见症状及体征的护理

【学习目标】

1. 掌握血液系统疾病常见症状、体征及其主要护理诊断和护理措施。
2. 熟悉造血器官、血细胞的生成及其生理功能。
3. 了解血液系统疾病患者的护理评估。

一、概述

（一）造血器官及血细胞的生成

造血器官和组织包括骨髓、肝、脾、淋巴结及分布在全身各处的淋巴组织和单核-吞噬细胞系统。在胚胎早期，肝、脾为机体主要的造血器官；胚胎后期及出生后，骨髓成为主要的造血器官。当机体需要时，如感染、慢性溶血时，已经停止造血的肝、脾可部分地恢复其造血功能，成为髓外造血的主要场所。

骨髓是人体内最重要的造血器官，位于骨髓腔内，约占体重的4.5%，分为红骨髓和黄骨髓。红骨髓为造血组织，黄骨髓为脂肪组织。婴幼儿时期，所有骨髓均为红骨髓，造血功能旺盛。随着年龄的增长，除了四肢长骨的骨骺端及躯干骨，其余骨髓腔内的红骨髓逐渐被黄骨髓所取代。但当机体需要大量血细胞时，黄骨髓可转变为红骨髓而参与造血。

造血干细胞（hemopoietic stem cell，HSC）是各种血细胞的起始细胞，具有不断自我更新、多向分化和增殖的能力，又称为多能或全能干细胞。在一定条件和某些因素的调节下，HSC能增殖、分化为各类血细胞的祖细胞，即造血祖细胞。由于祖细胞已经失去多向分化的能力，只能向一个或几个血细胞系定向增殖与分化，如红细胞系、巨核细胞系和粒细胞系，故又称为定向干细胞。造血干细胞最早起源于胚胎期第 3 周初的卵黄囊中的血岛，后经血流迁移到胚胎的肝、脾和骨髓。脐带血和胎盘血中也含有较多的 HSC。出生后，HSC 主要存在于红骨髓，外周血含量明显减少。HSC 在体内形成 HSC 池，在细胞因子的调控下，其在自我更新与多向分化之间保持动态平衡，以维持 HSC 数量的稳定。由基质细胞（包括骨髓中的网状细胞、内皮细胞、成纤维细胞、吞噬细胞和脂肪细胞）、基质细胞分泌的细胞外基质和各种细胞因子构成了造血微环境，不但可以调节 HSC 的增殖与分化，而且为其提供了营养和黏附的场所。当一些致病因素使 HSC 受损时，可导致一些造血系统疾病。

淋巴系统由中枢淋巴器官与周围淋巴器官组成。中枢淋巴器官包括骨髓和胸腺，周围淋巴器官包括脾、淋巴结、扁桃体及沿消化道和呼吸道分布的淋巴组织。淋巴细胞的生成与 HSC 的分化有关。一部分 HSC 经血流进入胸腺皮质，分化为 T 淋巴细胞，参与机体的细胞免疫；另一部分 HSC 则在骨髓内发育为 B 淋巴细胞，为体液免疫的重要组成部分。

单核-吞噬细胞来源于骨髓粒、单核系祖细胞，血中为单核细胞，游走至组织成为吞噬细胞，又称组织细胞。单核-吞噬细胞系统包括骨髓内原始和幼稚单核细胞、血液中单核细胞、淋巴结、脾和结缔组织中固定和游走的吞噬细胞、肺泡内吞噬细胞、肝脏的 Kupffer 细胞及神经系统的小神经胶质细胞等。这些细胞有相同的结构、活跃的吞噬功能和体外黏附玻璃的能力，细胞膜上有免疫球蛋白及补体的受体。

表 6-1　血细胞分类及正常参考值

分类	正常参考值
红细胞（$\times10^{12}$/L）	成年男性 4.0~5.5，成年女性 3.5~5.0
白细胞（$\times10^{9}$/L）	4~10
杆状核（%，$\times10^{9}$/L）	0~5（0.04~0.05）
分叶核（%，$\times10^{9}$/L）	50~70（2~7）
嗜酸性粒细胞（%，$\times10^{9}$/L）	0.5~5（0.05~0.5）
嗜碱性粒细胞（%，$\times10^{9}$/L）	0~1（0~0.1）
淋巴细胞（%，$\times10^{9}$/L）	20~40（0.8~4）
单核细胞（%，$\times10^{9}$/L）	3~8（0.12~0.8）
血小板（$\times10^{9}$/L）	100~300
网织红细胞（%，$\times10^{9}$/L）	0.005~0.015（24~84）

（二）血液组成及血细胞的生理功能

血液是循环流动在心脏和血管系统中的液体，由血浆和血细胞组成，血细胞种类和正常参考值见表6-1。正常成人血液占体重的7%~8%，其中血浆约占血液容积的55%，为一种淡黄色的透明液体；细胞成分约占血液容积的45%，包括红细胞、白细胞和血小板。

成熟红细胞是边缘厚，中央略凹的扁圆形细胞，具有较大的表面积，有利于气体交换。成熟红细胞内无细胞核和细胞器，胞质内充满血红蛋白。血红蛋白具有运输氧及二氧化碳的能力。与氧结合的血红蛋白称为氧合血红蛋白，色鲜红。动脉血所含的血红蛋白大部分为氧合血红蛋白，所以呈鲜红颜色。与二氧化碳结合的血红蛋白称为碳酸血红蛋白。氧及二氧化碳同血红蛋白的结合都不牢固，很易分离。此外，红细胞还具有可塑变形性、渗透脆性与悬浮稳定性等生理特性。通过测定这些生理特性有无改变，有助于相关疾病的诊断。网织红细胞是存在于外周血液中的尚未完全成熟的红细胞。网织红细胞计数能反映骨髓造血功能，对贫血等血液病的诊断和预后估计有一定的临床意义。若红细胞数目明显减少，可引起机体重要组织和器官缺氧，并引起功能障碍。

白细胞分为五种，按照体积从小到大是淋巴细胞、嗜碱性粒细胞、中性粒细胞、单核细胞和嗜酸性粒细胞。白细胞具有变形、趋化、游走和吞噬等生理特性，是人体防御系统的重要组成部分。其中，中性粒细胞的含量最多，具有吞噬异物，尤其是细菌的功能，是人体抵御细菌入侵的第一道防线。单核细胞具有清除死亡或不健康的细胞及其破坏后的产物、微生物的作用，是人体抵御细菌入侵的第二道防线。嗜酸性粒细胞具有抗过敏和抗寄生虫作用。嗜碱性粒细胞能释放组胺及肝素。T淋巴细胞约占淋巴细胞的75%，参与人体细胞免疫（如抗肿瘤、排斥异体移植物等），并具有调节免疫的功能；B淋巴细胞又称抗体形成细胞，受到抗原刺激后可以增殖分化为浆细胞，产生抗体，参与人体体液免疫。当白细胞数目减少，尤其是粒细胞减少时，容易诱发各种感染。

血小板的主要功能是凝血和止血，修补破损的血管。血浆成分复杂，含有多种蛋白质、凝血与抗凝血因子、补体、抗体、酶、各种激素与营养物质。当血小板数目减少、血小板功能障碍或各种凝血因子缺乏，均可导致出血。

（三）血液系统疾病的分类

1. 红细胞疾病：包括各种贫血、红细胞增多症等。

2. 粒细胞疾病：包括粒细胞缺乏症、中性粒细胞分叶功能不全、类白血病反应等。

3. 单核细胞和吞噬细胞疾病：包括单核细胞增多症、组织细胞增多症等。

4. 淋巴细胞和浆细胞疾病：包括各类淋巴瘤、急慢性淋巴细胞白血病、多发性骨髓瘤等。

5. 造血干细胞疾病：包括再生障碍性贫血、骨髓增生异常综合征、阵发性睡眠性血红蛋白尿、急性非淋巴细胞白血病及骨髓增殖性疾病。

6. 脾功能亢进。

7. 出血性及血栓性疾病：包括血小板减少性紫癜、血管性紫癜、凝血功能障碍性疾病、弥散性血管内凝血及血栓性疾病等。

二、常见症状和体征的护理

(一) 贫血

贫血是血液系统疾病最常见的症状，详见本模块项目二。

(二) 继发感染

由于正常白细胞数量减少和质量异常，机体免疫力降低及营养不良、化疗、贫血等因素的影响，血液系统疾病患者容易发生感染。继发感染是白血病患者最常见的死亡原因。

【护理评估】

1. **健康史** 询问患者有无粒细胞缺乏症、白血病、再生障碍性贫血、淋巴瘤等疾病；有无受凉、不洁饮食史。

2. **身体状况**

(1) 症状 感染可发生在各个部位，其中以口腔炎、咽峡炎、牙龈炎最常见。肺部感染、皮肤或皮下软组织化脓性感染、肛周炎、肛周脓肿等亦常见。泌尿道感染以女性居多。发热常伴以下表现：发热伴口腔黏膜溃疡或糜烂，为口腔炎；伴咽部充血、扁桃体肿大，为咽峡炎；伴咳嗽、咳痰、肺部干湿啰音，为肺部感染；伴皮肤红肿、溃烂，为皮肤软组织感染；伴肛周局部红肿、疼痛、糜烂、出血，为肛周炎或肛周脓肿；伴尿频、尿急、尿痛等，为泌尿道感染。急性白血病和急性再生障碍性贫血患者严重感染时，可出现菌血症或败血症表现。

(2) 体征 患者的生命体征可发生改变，尤其是体温会升高；咽和扁桃体会充血、肿大；口腔黏膜出现溃疡；肺部出现啰音；肛周出现红肿；等等。

3. **辅助检查** 血常规、尿常规、X 射线检查、骨髓检查。患者的分泌物、渗出物或排泄物做细菌涂片或培养。

4. **心理和社会支持状况** 了解患者对疾病的认识、治疗的态度。疾病对其生活或工作的影响，是否存在角色适应不良。了解患者家庭情况，尤其是经济能力，家人对患者的关心和支持程度。此外了解其工作单位或社区能提供的支持，有无医疗保障。

【护理诊断/问题】

体温过高：与继发感染有关。

【护理目标】

感染得到控制，体温恢复正常。

【护理措施】

1. 病情观察 观察体温变化及热型，发热前有无寒战和伴随症状。观察感染部位的病情变化，注意呼吸、心率、脉搏、血压的变化。

2. 饮食护理 给予高热量、高蛋白质、富有营养、易消化的流质或半流质饮食，以补充机体的热量消耗，提高机体的抵抗力。注意饮食卫生，忌食生冷及不洁之物。

3. 发热护理 ①病室应保持空气清新、安静，避免噪声，温、湿度适宜。②鼓励患者多饮水，至少2000mL/d，以补充水分的消耗。③高热患者可给予物理降温包括前额、腋下、腹股沟等处局部冷敷，32~34℃温水擦浴，4℃冰盐水灌肠，有出血倾向者禁用乙醇擦浴，以免局部血管扩张引起再出血。④物理降温无效时遵医嘱应用药物降温，严格掌握药物的适应证及注意事项，降温不宜过速，防止发生虚脱。密切观察用药后的反应，慎用解热镇痛药。

4. 皮肤黏膜护理

（1）皮肤护理 患者宜穿棉质、透气衣服；注意保暖，防止受凉；勤剪指甲，避免抓伤皮肤；勤洗淋浴澡，勤换衣裤，保持皮肤清洁、干燥；高热患者应及时擦洗和随时更换汗湿的衣服、床单、被套等；年老体弱长期卧床者，每日用温水擦洗皮肤，按摩受压部位，协助翻身，预防压疮、溃疡；女性患者应注意会阴部清洁，每日清洗会阴部2次，月经期间应增加清洗次数。

（2）鼻腔护理 忌用手指挖鼻腔，鼻腔干燥时可用抗生素软膏涂抹鼻腔黏膜。

（3）口腔护理 ①每日口腔护理4次，根据口腔pH酌情选择合适的漱口液（3%碳酸氢钠液、3%硼酸水、呋喃西林液等）于进餐前后正确漱口，每次含漱30秒，口腔黏膜有溃疡时，可增加漱口次数，于饭前、睡前涂搽冰硼散或锡类散；合并真菌感染时，用2.5%制霉菌素液含漱或局部用克霉唑甘油涂搽。②不能用牙签剔牙。③出现口腔黏膜改变时，应取分泌物做细菌培养加药敏试验，增加口腔护理次数，在口腔黏膜破溃处涂抹素高捷疗口腔膏或局部给予紫外线照射治疗。④出现口腔黏膜疼痛影响进食与睡眠，可给予生理盐水200mL加利多卡因200mg分次含漱。

（4）肛周皮肤护理 便后、睡前用1/5000高锰酸钾溶液坐浴，每次15分钟以上，以防肛周皮肤感染；保持大便通畅，便后洗净肛门周围皮肤；有肛裂或肛周感染者，给予局部湿热药敷，发现肛周脓肿应通知医生及时处理。

5. 用药护理 遵医嘱及时、准确使用抗生素，抗生素使用要现用现配。对长期使用抗生素的患者，应注意观察有无口腔黏膜二重感染征象。

6. 预防院内感染 ①保持病室整洁，空气新鲜，每日通风换气2次，每次30分钟。每日用紫外线灯进行空气消毒1~2次，每次20~30分钟。经常用消毒液擦拭地面、家具。②提供单人房间，限制探视的人数、次数。③中性粒细胞$<0.5\times10^9$/L时称为粒细胞缺乏

症，对患者应进行保护性隔离，有条件者可安排在无菌隔离室或层流室，告诉家属，凡是有呼吸道感染或其他传染病者，应避免与患者接触，探视者戴口罩后方可进入病室内，工作人员或探视者在接触患者之前要认真洗手。④进行各项治疗及护理操作时，应严格执行无菌操作原则，避免各种导管及注射途径的感染。

【护理评价】

患者体温是否降到正常范围。

（三）出血

出血是指机体自发性出血和（或）血管损伤后出血不止。

【护理评估】

1. 健康史 询问患者有无下列疾病：

（1）血管壁异常 如遗传性出血性毛细血管扩张症、过敏性紫癜及某些感染性疾病等。

（2）血小板异常 如特发性血小板减少性紫癜、脾功能亢进、再生障碍性贫血、白血病、血小板无力症等。

（3）凝血异常 如肝病致凝血因子缺乏、血友病、尿毒症性凝血异常、弥散性血管内凝血等。

2. 身体状况

（1）症状 出血部位可遍及全身，以皮肤、牙龈及鼻腔出血最为多见。此外，还可发生关节腔、肌肉及眼底出血。内脏出血多为重症，可表现为消化道出血（呕血、便血）、泌尿道出血（血尿）及女性生殖道出血（月经过多）等，严重者可发生颅内出血而导致死亡。血管脆性增加及血小板异常所致的出血多表现为皮肤黏膜瘀点、瘀斑；凝血因子缺乏引起的出血常有关节腔出血或软组织血肿。

（2）体征 重点观察有无与出血相关的体征及特点。包括有无皮肤黏膜瘀点、瘀斑，以及其数目、大小及分布情况；有无鼻腔黏膜与牙龈出血；有无伤口渗血，有无关节肿胀、压痛、畸形及功能障碍等。对于主诉头痛的患者，要注意检查瞳孔和脑膜刺激征。此外，还需监测意识状态和生命体征。

3. 辅助检查 检查血小板计数、出血时间、凝血时间、凝血酶原时间及血管脆性试验。

4. 心理和社会支持状况 反复和大量出血常引起患者恐惧心理，长期出血治疗效果不佳常导致患者出现抑郁、悲观反应。了解患者对疾病的认识、治疗的态度。了解患者家庭情况，尤其是经济能力，家人对患者的关心和支持程度。此外，还要了解其工作单位或社区能提供的支持，有无医疗保障。

【护理诊断/问题】

1. 出血　与血管壁异常、血小板减少、凝血因子缺乏有关。

2. 恐惧　与出血量大或反复出血有关。

【护理目标】

1. 出血减轻或停止。

2. 出血量大时，恐惧减轻或消失。

【护理措施】

1. 病情观察　注意观察患者出血的发生部位、发展或消退情况；及时发现新的出血、重症出血及其先兆，并应结合患者的基础疾病及相关实验室检查结果，做出正确的临床判断。如急性早幼粒细胞白血病是出血倾向最为明显的一种白血病，当患者的血小板低于 20×10^9/L 时，可发生自发性出血，甚至是致命的颅内出血。此外，高热可增加患者出血的危险。

2. 一般护理　为了避免增加出血的危险或加重出血，应做好出血患者的休息与饮食指导。若出血局限于皮肤黏膜且较为轻微者，原则上无须太多限制；若血小板计数 $<50\times10^9$/L 时，应减少活动，增加卧床休息时间；严重出血或血小板计数 $<20\times10^9$/L 时，必须绝对卧床休息，协助做好各种生活护理。鼓励患者进食高蛋白质、高维生素、易消化的软食或半流食，禁食过硬的食物。保持大便通畅，排便时不可过于用力，以免腹压突然升高诱发内脏出血。便秘者可使用开塞露或缓泻剂促进排便。

3. 皮肤出血的预防和护理　重点在于避免人为的损伤而导致或加重出血。保持床单平整，被褥衣裤轻软；避免肢体的碰撞或外伤；清洗或沐浴时避免水温过高和过于用力擦洗皮肤；勤剪指甲，以免抓伤皮肤；高热患者禁用酒精擦浴降温；各项护理操作动作应轻柔，尽可能减少注射次数，静脉穿刺时，应避免用力拍打及揉擦，扎止血带不宜过紧和时间过长，注射或穿刺部位拔针后应适当延长按压时间，必要时局部加压包扎，此外注射或穿刺部位应交替使用，以防局部血肿形成。

4. 鼻出血的预防与护理

（1）防止鼻黏膜干燥而出血：保持室内相对湿度在 50%～60%。

（2）避免人为诱发出血：指导患者勿用力擤鼻；避免用手抠鼻痂或外力撞击鼻部。

（3）少量出血时，可用棉球或吸收性明胶海绵填塞，无效者可用 0.1%肾上腺素棉球或凝血酶棉球填塞，并局部冷敷。出血严重时，尤其是后鼻腔出血，可用凡士林油纱条行后鼻腔填塞术，术后定时滴入无菌液状石蜡，3 天后可轻轻取出油纱条。

5. 口腔、牙龈出血的预防与护理　为防止口腔黏膜、牙龈损伤而导致或加重局部出血，指导患者用软毛牙刷刷牙，忌用牙签剔牙；尽量避免食用煎炸、带刺或含骨头的食物，带壳的坚硬类食品，质硬的水果等；进食时要细嚼慢咽，避免损伤口腔黏膜。牙龈渗血时，可用凝血酶或0.1%肾上腺素棉球、吸收性明胶海绵片贴敷牙龈或局部压迫止血，并及时用生理盐水或1%过氧化氢清除口腔内陈旧血块。

6. 关节腔出血或深部组织血肿的预防与护理 减少活动量，避免过度负重和易致创伤的运动。一旦发生出血，应立即停止活动，卧床休息；关节腔出血者应抬高患肢并固定于功能位，深部组织出血者要注意测量血肿范围，局部冷敷冰袋，减少出血，同时局部可以压迫止血。当出血停止后，应改为热敷，以利于瘀血的消散。

7. 内脏出血护理 消化道出血护理详见模块四项目十；月经量过多者，可遵医嘱给予三合激素（其组成为苯甲酸雌二醇、黄体酮、丙酸睾酮）治疗。

8. 眼底及颅内出血的预防与护理 保证充足睡眠，避免情绪激动、剧烈咳嗽和过度用力排便等；伴有高血压者需监测血压。若突发视野缺损或视力下降，常提示眼底出血。应尽量让患者卧床休息，减少活动，避免揉擦眼睛，以免加重出血。若患者突然出现头痛、视力模糊、呼吸急促、喷射性呕吐甚至昏迷，双侧瞳孔变形不等大、对光反射迟钝，提示有颅内出血。颅内出血是血液系统疾病患者死亡的主要原因之一，一旦发生，应及时报告医生，并做好相关急救工作的配合：立即采取头高位，头偏向一侧；随时吸出呕吐物，保持呼吸道通畅；吸氧；迅速建立两条静脉通路，按医嘱快速静脉滴注或静脉注射20%甘露醇、50%葡萄糖、地塞米松、呋塞米等，以降低颅内压，同时进行输血或成分输血；保留尿管；观察并记录患者的意识状态、生命体征及瞳孔、尿量的变化，做好交接班。

9. 输血或成分输血护理 出血明显者，遵医嘱给予新鲜全血、浓缩血小板悬液、新鲜血浆或抗血友病球蛋白浓缩剂等。输血前应认真核对；新鲜血浆于采集后6小时内输完；血小板取回后应尽快输入；抗血友病球蛋白浓缩剂用生理盐水稀释时，沿瓶壁缓缓注入生理盐水，勿剧烈冲击或震荡；观察有无输血反应。

10. 心理护理 与患者加强沟通。向患者简要介绍导致出血的原因、减轻或避免加重出血的方法、目前治疗与护理的主要措施及其配合要求等，特别要强调紧张与恐惧不利于控制病情。注意营造一个良好的住院环境；建立良好互信的护患关系；尽可能避免不良刺激的影响。当患者突然出血时，护士应保持镇静，迅速通知医生配合抢救。

【护理评价】

1. 能否明确出血原因，避免各种出血的诱因。
2. 出血能否及时被发现，并得到及时处理。
3. 出血量大时，恐惧是否减轻或消失。

项目二 贫 血

【学习目标】

1. 掌握贫血的定义、治疗原则；缺铁性贫血的治疗要点、主要护理诊断和护理措施；巨幼细胞性贫血的定义；再生障碍性贫血的治疗要点、主要护理诊断和护理措施。

2. 熟悉贫血的分类、临床表现；缺铁性贫血的病因、实验室检查和健康教育；巨幼细胞性贫血的病因、临床表现、治疗要点、护理措施、健康教育；再生障碍性贫血的发病机制和实验室检查、健康教育。

3. 了解铁剂的代谢；巨幼细胞性贫血的发病机制及实验室检查；再生障碍性贫血的病因。

一、概述

贫血是指单位容积周围血液中血红蛋白浓度（Hb）、红细胞计数（RBC）和（或）血细胞比容（HCT）低于同年龄、同性别、同地区正常人低限的一种常见的临床症状。由于红细胞容量测定较复杂，临床上常以血红蛋白浓度来代替。我国血液病学专家认为，在我国海平面地区，成人血红蛋白测定：男性<120g/L，女性<110g/L，孕妇<100g/L，即可诊断为贫血。但血容量的变化，特别是血浆容量的变化，可影响血红蛋白浓度，如婴儿、儿童及妊娠妇女的血红蛋白浓度较低，久居高原地区居民的血红蛋白正常值较海平面地区居民为高，临床判断应予以注意。贫血不是独立的疾病，各系统疾病，如慢性肝炎、慢性肾炎、恶性肿瘤、各种原因的失血等均可引起贫血。一般认为在平原地区，成年人贫血的诊断标准如表 6-2 所示。

表 6-2 贫血的实验室诊断标准

性别	Hb	RBC	HCT
男	<120g/L	$<4.5\times10^{12}/L$	0.42
女	<110g/L	$<4.0\times10^{12}/L$	0.37
孕妇	<100g/L	$<3.5\times10^{12}/L$	0.30

【分类】

基于不同的临床特点，贫血有不同的分类方法，各有优缺点。

1. 按照贫血的病因和发病机制分类

（1）红细胞生成减少性贫血　红细胞的生成主要取决于造血干细胞、造血原料和造血调节三大因素。任一因素发生异常，均可导致红细胞生成减少而发生贫血。

①造血干细胞异常：造血多能或定向干细胞受损、功能缺陷，或质的异常可出现高增生、低分化，从而导致贫血。常见于再生障碍性贫血、骨髓增生异常综合征、白血病、多发性骨髓瘤等。

②造血原料不足或利用障碍：如缺铁或铁的利用障碍可使血红蛋白合成障碍，而引起缺铁性贫血或铁粒幼细胞性贫血；叶酸或维生素 B_{12} 缺乏或利用障碍，可使 DNA 合成障碍而引起巨幼细胞性贫血。

③造血调节异常：主要是由于骨髓基质细胞及造血微环境受损，如骨髓被异常组织浸润（如白血病、多发性骨髓瘤、淋巴瘤、转移癌等）、骨髓纤维化及各种感染或非感染性骨髓炎所致；此外，造血调节因子水平的异常也可导致贫血，可见于慢性肾功能不全、甲状腺或垂体功能低下、严重肝病、肿瘤等。

（2）红细胞破坏过多性贫血　可见于各种原因引起的溶血。主要是由于红细胞自身的缺陷，导致红细胞寿命缩短，如遗传性球形红细胞增多症、葡萄糖-6-磷酸脱氢酶缺乏、地中海贫血；也可由于物理、化学、免疫及生物等外在因素导致红细胞大量破坏，超过骨髓的代偿功能而发生，如免疫溶血性贫血、人造心脏瓣膜溶血性贫血、脾功能亢进、大面积烧伤等。

（3）失血性贫血　常见于各种原因引起的急性和慢性失血。根据失血原因可以分为：①出凝血疾病：如特发性血小板减少性紫癜、血友病、严重肝病等。②非出凝血疾病：如外伤、肿瘤、消化性溃疡出血、功能性子宫出血、结核等。

2. 按血红蛋白浓度分类　根据血红蛋白的浓度可将贫血按照严重程度划分为 4 个等级（表 6-3）。

表 6-3　贫血严重程度的划分标准

贫血的严重程度	血红蛋白浓度	临床表现
轻度	>90g/L	症状轻微
中度	60~90g/L	活动后感心悸气促
重度	30~59g/L	安静时仍感心悸气促
极重度	<30g/L	常并发贫血性心脏病

3. 按红细胞形态特点分类　根据红细胞形态、红细胞平均体积（MCV）和红细胞平均血红蛋白浓度（MCHC），可将贫血分成三类（表 6-4）。

表6-4 贫血的细胞形态分类

类型	MCV（fL）	MCHC（%）	常见疾病
大细胞性贫血	>100	32~35	巨幼红细胞性贫血
正常细胞性贫血	80~100	32~35	再生障碍性贫血，溶血性贫血
小细胞低色素性贫血	<80	<32	缺铁性贫血，铁粒幼细胞性贫血，珠蛋白生成障碍性贫血

【临床表现】

贫血的临床表现与贫血的病因、严重程度、贫血时血容量下降的程度、贫血发生的速度和个体的代偿能力及其对缺氧的耐受性等有关。由于血红蛋白含量减少，血液携带氧气的能力下降，引起全身各组织和器官缺氧与功能障碍，这是导致贫血患者一系列临床表现的病理生理基础。贫血的病因与发病机制各不相同，但有着共同的临床表现，主要包括以下几个方面：

1. 一般表现 疲乏、困倦、软弱无力是贫血最常见和最早出现的症状，可能与骨骼肌氧的供应不足有关。

2. 神经肌肉系统 头痛、头晕、耳鸣、晕厥、失眠、记忆力衰退、注意力不集中、畏寒、疲乏无力是贫血常见的症状，主要由于贫血导致脑组织缺氧所致。肢端麻木可由贫血并发的末梢神经炎所致，多见于维生素 B_{12} 缺乏性巨幼细胞性贫血。

3. 皮肤、黏膜 皮肤、黏膜苍白是贫血共同和最突出的体征，以睑结膜、口唇、指甲及手掌部位较为可靠，可有皮肤弹性下降，毛发稀疏。

4. 循环呼吸系统 轻度贫血对心肺功能影响不明显。中度贫血者体力活动后可出现心悸、气短，这与活动后组织得不到充分氧气供应有关。严重贫血者轻微活动或休息状态均可发生呼吸困难，二尖瓣区或肺动脉瓣区可听到柔和的收缩期杂音。严重和长期贫血可引起心脏扩大、心力衰竭，心电图可出现窦性心动过速、窦性心律不齐、ST 段下降、T 波平坦或倒置，有时可出现心肌肥厚的心电图改变。这些表现在贫血治愈后可恢复正常。

5. 消化系统 胃肠黏膜因缺氧可引起消化液分泌减少和胃肠功能紊乱，患者常出现食欲减退、恶心、胃肠胀气、腹泻或便秘、舌炎和口腔炎等。

6. 泌尿生殖系统 由于肾脏、生殖系统缺氧，患者可出现多尿、尿比重低、轻度蛋白尿、肾功能障碍、女性月经失调、男性性功能减退等。

【辅助检查】

1. 血常规检查 血红蛋白浓度及红细胞计数是确定患者有无贫血及其严重程度的基本检查项目。

2. 骨髓检查 骨髓检查是贫血病因诊断的必要检查方法，包括骨髓细胞涂片分类和骨髓活检，提示贫血时造血功能的高低及造血组织是否出现肿瘤性改变，是否有坏死、纤维化与大理石变等。

3. 病因相关检查　根据患者的不同情况选择病因相关的检查项目，包括原发病诊断的相关检查、各种造血原料水平测定等。

【治疗要点】

1. 对因治疗　积极寻找和去除病因是治疗贫血的重要环节。慢性失血只有根治出血原因，才能纠正贫血并彻底治愈；缺铁性贫血需要补充铁剂治疗；巨幼细胞性贫血需要补充维生素 B_{12}或叶酸治疗；免疫相关性贫血采用免疫抑制剂；溶血性贫血应采用糖皮质激素或行脾切除手术；造血干细胞异常性贫血可采用干细胞移植；各类继发性贫血要治疗原发病。只有针对病因治疗才能达到纠正贫血并彻底治愈的目的。

2. 对症治疗　目的是减轻重度血细胞减少对患者的致命影响。输血是纠正贫血的有效治疗措施。输血的指征是：急性贫血 Hb<80g/L 或 HCT<0.24；慢性贫血 Hb<60g/L 或 HCT<0.20 伴有缺氧症状。重度贫血患者、老年人或合并心肺功能不全者应输红细胞，急性大量失血患者应及时输全血或红细胞及血浆。合并出血者，根据不同出血机制采取不同的止血措施，如肝功能异常应补充肝源性凝血因子；重度血小板减少应输血小板；消化性溃疡应给予制酸、抗菌和保护胃黏膜治疗。合并感染者应酌情抗感染治疗。合并其他脏器功能不全者，予以不同的支持治疗。

【护理评估】

1. 病史

（1）患病与治疗经过　询问与本病相关的病因、诱因或促成因素，如年龄特征：有无饮食结构不合理导致各种造血原料摄入不足；有无理化物质接触史或特殊药物使用史；有无吸收不良或丢失过多的原因（如铁、叶酸、维生素 B_{12}等）。主要症状与体征：如贫血的一般表现及其伴随症状与体征（头晕、头痛、面色苍白，心悸、气促、呼吸困难、出血与感染的表现、尿的量与色的改变等）。检查结果、治疗用药及其疗效等，可以帮助判断贫血的发生时间、进展速度、严重程度。

（2）既往病史、家族史和个人史　了解患者的既往病史、家族史和个人史有助于判断贫血的原因。

（3）目前状况　了解患病后患者的体重、食欲、睡眠、排便习惯等的变化及营养支持、生活自理能力与活动耐力等。

（4）心理与社会支持　了解患者及家属的心理反应、对贫血的认知及治疗与护理上的配合等。

2. 身体状况

（1）症状　轻度贫血患者多无明显症状；中度以上贫血者常出现头晕、耳鸣、疲乏无力、活动后心悸、气短等表现；重度贫血患者休息时也可有气短、心绞痛、心功能不全等表现。贫血若为缓慢发生，机体能逐渐适应低氧环境，患者自觉症状可相对较轻；若贫血发展迅速，红细胞携氧能力骤然大幅度下降，可导致全身各系统严重缺氧，甚至发生循环衰竭而死亡。

（2）体征　重点评估与贫血严重程度相关的体征。皮肤、黏膜苍白是贫血的主要体征，一般以观察口唇、口腔黏膜、睑结膜、舌质及甲床较为可靠。平静时呼吸次数可能不增加，活动后呼吸加深加快，重度贫血者平静时就可出现气短，甚至出现端坐呼吸。观察心率、心律有无异常，心尖区或肺动脉瓣区有无吹风样收缩期杂音，是否出现心功能不全的体征。长期贫血会减弱男性特征，用雄性激素治疗者可出现男性特征亢进的表现，如声音变粗、毛发增多、女性男性化等。某些治疗贫血的药物（如糖皮质激素）可引起血压的改变。造血系统恶性肿瘤所致的贫血还会合并肝、脾、淋巴结肿大。

3. 辅助检查　血常规检查可初步估计贫血的类型；血红蛋白的测定为贫血的严重程度提供依据；网织红细胞计数间接反映骨髓红系增生的情况；骨髓检查反映骨髓增生的程度及细胞成分、比例和形态变化。

【护理诊断/问题】

1. 活动无耐力　与贫血所致组织缺氧有关。

2. 营养失调　与各种原因导致造血物质摄入不足、消耗增加或丢失过多有关。

【护理措施】

1. 休息与活动　适当的休息可以减少氧的消耗，应根据患者贫血的程度及发生速度制订合理的休息与活动计划。妥善安排各种护理及治疗时间，使患者有足够时间休息，活动量以不感到疲劳、不加重症状为度，待病情好转逐渐增加活动量。教会患者在活动期间和活动中自测脉搏的方法，如脉搏≥100 次/分，应停止活动。重度贫血伴有缺氧症状者应注意：①卧床休息，减轻心脏负荷，抬高床头，有利于肺扩张。②保持房间温暖，需要时增加盖被，以防因寒冷刺激引起血管收缩，加重缺氧。③吸氧，以改善组织缺氧症状。④协助做好生活护理，患者起床和如厕时改变体位应缓慢，要扶墙起立，避免登高，防止晕倒摔伤，并协助其完成翻身、沐浴、进食及其他日常活动。

2. 饮食护理　贫血患者胃肠道消化功能往往减退，应给予高热量、高蛋白质、高维生素、易消化饮食。缺铁性贫血患者应多食含铁量丰富的食物，如动物肝、瘦肉、蛋黄、鱼、豆类、海带、紫菜、香菇、木耳等，大多数蔬菜、水果和谷类中含铁量较低，乳类含铁量极低。巨幼红细胞性贫血患者应多食富含叶酸和维生素 B_{12} 的食物，如新鲜绿叶蔬菜、水果、豆类、肉类、动物肝肾等富含叶酸；肝、肾、心、肉类、禽蛋、乳等富含维生素 B_{12}。某些溶血性贫血患者应忌食某些酸性食物和药物，如维生素 C、苯巴比妥、阿司匹林、磺胺等，以减少血红蛋白尿的发生。恶性血液系统肿瘤患者化疗后食欲极度下降，应给予流质、低脂、易消化饮食。

3. 病情观察　对重症及急性贫血患者要密切观察心率、脉搏、血压及呼吸改变。重度贫血患者常并发贫血性心脏病，在输液过程中稍有不慎即可发生左心功能不全。若患者出现心率快、咳粉红色泡沫样痰时，应立即停止输液，及时报告医生，并协助进行紧急处理。对这类患者进行输液、输血时，速度要控制在每小时 1mL/kg 以内，尤其老年患者更应谨慎。

4. 心理护理　根据贫血的不同原因、临床特点、疗效、预后做好必要的疏导和解释工作。热情主动地介绍病室环境和工作人员，讲明各种诊疗的目的、意义、方法及药物治疗的作用、用法，介绍新的治疗方法与技术。鼓励患者正视疾病，以减轻患者的心理负担，使患者乐于配合治疗和护理。

二、缺铁性贫血

案例导入

患者，女，38 岁。近 8 个月来乏力、心悸，活动后气短，晕厥 3 次。表情淡漠。继往有痔疮史，大便带血，平时月经量多，近日头晕，站起来眼前发黑，精神不振，来院就诊。查体：体温 36℃，脉搏 80 次/分，呼吸 18 次/分，血压 100/70mmHg，面色苍白，毛发稀疏干枯，指端苍白，指甲脆裂呈匙状。实验室检查：Hb50g/L，RBC2.5×10^{12}/L，WBC9.8×10^{9}/L，BPC130×10^{9}/L，红细胞呈小细胞低色素。血清铁 6.5μmol/L。骨髓检查：红系增生活跃，骨髓铁染色阴性。

问题：1. 该患者的临床诊断是什么？

2. 该患者的护理诊断有哪些？

3. 如何护理该患者？

缺铁性贫血（iron deficiency anemia，IDA）是体内贮存铁缺乏，使血红蛋白合成减少而引起的一种小细胞低色素性贫血。缺铁性贫血是常见的贫血，以生长发育期儿童和育龄妇女的发病率最高。全球有 6 亿~7 亿人患有缺铁性贫血。在发展中国家，约 2/3 的儿童和育龄妇女缺铁。在发达国家，约有 20%的育龄妇女及 40%的孕妇患缺铁性贫血，儿童的发病率达到 50%，而成年男性为 10%。

1. 铁的分布　铁在体内广泛分布于各组织。正常成人含铁总量，男性为 50mg/kg，女性为 35mg/kg。人体内铁分为两部分，一种是功能状态铁，包括血红蛋白铁（占体内铁 67%）、肌红蛋白铁及存在于细胞内某些酶类中的铁。另一种是贮存铁（占体内铁 29%），包括铁蛋白和含铁血黄素。

2. 铁的来源和吸收　正常成人每日用于造血的需铁量为 20~25mg，主要来自衰老红细胞破坏后释放的铁，也来源于食物中的铁。成人每日从食物中吸收铁1~2mg，乳妇为2~4mg，动物食品铁吸收率较高，植物食品铁吸收率低。食物中的高价铁（Fe^{3+}）需转化为亚铁（Fe^{2+}）后才易被机体所吸收。主要吸收铁的部位在十二指肠和空肠上段。胃肠功能（如胃酸水平等）、体内铁贮存量、骨髓造血功能及某些药物（如维生素C）等是影响铁吸收的主要因素。

3. 铁的转运、贮存、利用与排泄 吸收入血的Fe^{2+}经铜蓝蛋白氧化为Fe^{3+}后，与转铁蛋白结合后转运到组织或通过幼红细胞膜转铁蛋白受体胞饮入细胞内，再与转铁蛋白分离并还原为二价铁，与原卟啉结合形成血红素，血红素再与珠蛋白结合生成血红蛋白。一般情况下，转铁蛋白仅与33%~35%铁结合，多余的铁主要以铁蛋白和含铁血黄素形式贮存在肝、脾、骨髓、肠黏膜中，当机体需铁量增加时可动用。正常男性的贮存铁约为1000mg，女性仅为300~400mg。正常人铁排泄每日不超过1mg，主要由胆汁或粪便排泄。育龄妇女主要通过月经、妊娠、哺乳而丢失。

【病因】

1. 铁摄入量不足而需铁量增加 婴幼儿、青少年、妊娠和哺乳期的妇女需铁量增加，若饮食结构不合理而导致铁摄入不足则可引起缺铁性贫血。青少年挑食、偏食等不良饮食习惯可导致缺铁性贫血。人工喂养的婴儿，以含铁量较低的牛乳、谷类为主要饮食，如不及时补充含铁量较多的食品，也可引起缺铁性贫血。

2. 铁吸收障碍 主要与胃肠功能紊乱或某些药物作用，导致胃酸缺乏或胃肠黏膜吸收功能障碍而影响铁的吸收。常见于胃大部切除术、慢性萎缩性胃炎、胃空肠吻合术、长期原因不明的腹泻、慢性肠炎、服用制酸剂和H2受体拮抗剂等。

3. 铁丢失过多 慢性失血是成人缺铁性贫血最多见和最重要的原因，反复多次小量失血可使体内贮存铁逐渐耗竭，如消化性溃疡、肠息肉、肠道癌肿、月经过多、钩虫病、痔疮等。其他如短期反复献血、血液透析等。

【临床表现】

1. 贫血共有的表现 如面色苍白、乏力、困倦、头晕、心悸、气急、耳鸣等。

2. 组织缺铁表现 组织缺铁，细胞中的含铁酶及铁依赖酶的活性降低，进而影响患者的精神、行为、体力、免疫功能及少年儿童的生长发育和智力。另外，缺铁还可引起黏膜组织病变和外胚叶组织营养障碍。可有精神、神经系统异常，如易激动、烦躁、头痛、易动，以儿童多见。少数患者有异食癖，喜食泥土、生米、石子、茶叶等。约1/3的患者可发生末梢神经炎或神经痛，严重者可出现颅内压增高、视盘水肿，小儿严重者可出现智能障碍等；发生口角炎、舌炎、舌乳头萎缩，严重者引起吞咽困难；发生皮肤干燥、角化、萎缩、无光泽，毛发干枯易脱落，指（趾）甲扁平、不光整、脆薄易裂甚至反甲等。

3. 缺铁原发病表现 如消化性溃疡、慢性胃炎、溃疡性结肠炎、功能性子宫出血、黏膜下子宫肌瘤等疾病相应的临床表现。主要包括持续腹痛、呕血或咯血、黑便或便血、女性月经量增加、不明原因消瘦等。

【辅助检查】

1. 血象 典型血象为小细胞低色素性贫血。红细胞与血红蛋白的减少不成比例，血红蛋白的减少比红细胞的减少更为明显。MCV、MCHC 值均降低。网织红细胞正常或轻度增高。白细胞和血小板计数可正常或减低。

2. 骨髓象 增生活跃或明显活跃，以红系为主，粒系和巨核系无明显异常。红系中以中晚幼红细胞为主，体积变小、核染色质致密、胞浆少，边缘不整齐，有血红蛋白形成不良的表现。

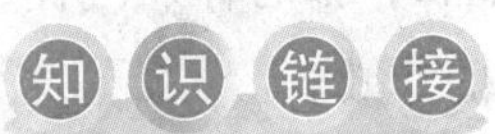

地中海贫血

地中海贫血属于遗传性溶血性贫血，有家族史，血涂片可见大量靶形红细胞，血红蛋白 A_2 增加，血清铁蛋白及骨髓可染铁增加。

3. 铁代谢 血清铁减少，<8.95μmol/L；血清总铁结合力升高，>64.44μmol/L；转铁蛋白饱和度降低，小于 15%；血清铁蛋白测定可准确反映体内贮存铁的情况，低于 12μg/L，可作为缺铁的重要依据。骨髓涂片用亚铁氯化钾染色后，在骨髓小粒中无深蓝色的含铁血黄素颗粒；在幼红细胞内铁小粒减少或消失，铁粒幼细胞少于 15%。

4. 红细胞内卟啉代谢 红细胞游离原卟啉（FEP）在缺铁时其值升高，是诊断的一项较灵敏的指标。

【诊断要点】

根据缺铁性贫血的原因、临床表现及相关的实验室检查结果，可做出初步的临床诊断。必要时可采取诊断性治疗的方法，以进一步明确诊断。

【治疗要点】

1. 病因治疗 病因治疗是根治缺铁性贫血的关键。

2. 补铁治疗 补铁治疗是纠正缺铁性贫血的有效措施。治疗性铁剂有无机铁与有机铁两类。无机铁以硫酸亚铁为代表，但不良反应较为明显。有机铁包括右旋糖酐铁、葡萄糖酸亚铁、山梨醇铁、富马酸亚铁和琥珀酸亚铁。应首选口服铁剂，如硫酸亚铁，每次 0.3g，每日 3 次；或右旋糖酐铁 50mg，每日 2~3 次。若口服铁剂不能耐受或胃肠道病变影响铁的吸收，可用铁剂肌内注射。常用右旋糖酐铁，首次给药应用 0.5mL 作为试验剂量，1 小时后无过敏反应可给足量治疗，成人第一日给 50mg，以后每日或隔日给 100mg，直至完成总的注射铁剂量。按公式计算铁的总需要量，防止发生铁中毒。计算公式为：注射铁总量=［150-患者 Hb（g/L）］×体重（kg）×0.33。

【护理诊断/问题】

1. 活动无耐力　与缺铁性贫血引起全身组织缺血、缺氧有关。

2. 营养失调：低于机体需要量　与铁摄入不足、吸收不良、需要增加或丢失过多有关。

3. 潜在并发症　铁剂治疗的不良反应、贫血性心脏病。

【护理措施】

除按贫血护理要求实施外，还应做好如下护理：

1. 病情观察　观察患者的面色、皮肤和黏膜，以及患者的自觉症状，如心悸、气促、头晕等有无改善，定期监测血象、血清蛋白铁等生化指标，判断药物的疗效。

2. 饮食护理　应进食含铁丰富、高蛋白质、高维生素、高热量的食物。改变饮食习惯，不偏食、不挑食。口腔炎或舌炎影响食欲者，要避免进食过热或过辣的刺激性食物。

3. 用药护理

（1）口服铁剂的护理　①口服铁剂会刺激胃肠道，可引起恶心、呕吐及胃部不适，餐后服药可减少反应，应避免空腹服药，反应过于强烈应减少剂量或从小剂量开始。②应避免铁剂与牛奶、茶、咖啡同服；还应避免同时服用抗酸药（如碳酸钙、硫酸镁等）及 H2 受体拮抗剂。③为促进铁的吸收，可与维生素 C、乳酸或稀盐酸等酸性药物或食物同服。④口服液体铁剂时为避免牙齿染黑，应使用吸管吸入。⑤服用铁剂期间，粪便会变成黑色，此为铁与肠内硫化氢作用而生成黑色的硫化铁所致，应告诉患者消除顾虑。⑥铁剂治疗 1 周后网织红细胞开始上升，网织红细胞数增加可作为有效的指标。2 周左右血红蛋白开始上升，8~10 周血红蛋白达正常，患者仍需继续服用铁剂 3~6 个月补充贮存铁，或待血清铁蛋白>50μg /L 停药。

（2）注射铁剂的护理　①铁剂注射宜深，药液的溢出可引起皮肤染色，故要避开皮肤暴露部位。并要经常更换注射部位，避免形成硬结。②抽取药液后，应更换另一空针头注射，可避免附着在针头的铁剂使组织着色。③可采用“Z”型注射法或留空气注射法，避免药液溢出。④注射铁剂不良反应除局部肿痛外，还可发生面部潮红、恶心、头痛、肌肉关节痛、淋巴结炎及荨麻疹等过敏反应，严重者可发生过敏性休克。注射时应备好肾上腺素。部分患者用药后可出现尿频、尿急，应嘱其多饮水。

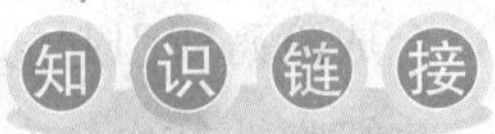

"Z"型注射法

肌内注射前，以左手食指、中指和无名指使注射部位皮肤及皮下组织朝同一方向侧移（皮肤侧移1~2cm），绷紧局部皮肤注射，拔针后迅速松开，侧移的皮肤和皮下组织位置复原，垂直针刺通道即变成"Z"型，故称"Z"型注射法。

4. **心理护理** 应帮助患者及家属掌握本病的有关知识，解释本病是完全可以治愈的，且痊愈后对身体无不良影响。讲明患者出现的一些神经精神症状是暂时的，在消除病因、积极治疗后，这些症状会很快消失，以解除患者的心理障碍，使其精神得到安慰。

【健康教育】

预防缺铁性贫血的发生，应重视在易患人群中开展防治缺铁的卫生知识教育，如婴幼儿生长期应及时添加含铁丰富且铁吸收率高的食品，并注意合理搭配饮食，提倡母乳喂养；以谷类或牛奶为主食的婴幼儿食品中可加入适量铁剂进行强化；妊娠后期、哺乳期妇女及2个月左右早产儿可给小剂量铁剂预防；及时治疗各种慢性失血性疾病等。

考纲摘要

1. 缺铁性贫血的定义，成人缺铁性贫血最常见的病因、临床表现。
2. 缺铁性贫血的血象、骨髓象特点。
3. 缺铁性贫血首要的治疗措施，铁剂的正确给药方法，饮食护理要点。

三、 巨幼细胞性贫血

案例导入

患者，男性，65岁。5年前因溃疡病行胃大部切除术，近半年来头晕、乏力、四肢发麻，舌呈"牛肉舌"状改变。血常规：WBC 6.8×10^9/L；RBC 2.49×10^{12}/L；HGB 101g/L；HCT 0.31；MCV 124fL；MCHC 327g/L；PLT 93×10^9/L。

问题：1. 该患者初步诊断是什么疾病？为什么？

2. 该患者怎样治疗、护理？

3. 如何对该患者进行健康教育？

巨幼细胞性贫血（megaloblastic anemia，MA）是指由于叶酸和（或）维生素B_{12}缺乏，或某些影响核苷酸代谢药物的作用，导致细胞核脱氧核糖核酸（DNA）合成障碍所引起的贫血。其中90%是由于叶酸和（或）维生素 B_{12} 缺乏所引起的营养性巨幼细胞性贫血。在我国巨幼细胞性贫血以叶酸缺乏为多，山西、陕西、河南等地为高发区。

叶酸在体内的活性形式是四氢叶酸，它和维生素 B_{12} 是细胞合成DNA过程中的重要辅酶，而维生素 B_{12} 还可促进叶酸进入细胞并产生各种生化反应。当叶酸和维生素 B_{12} 缺乏达到一定程度时，细胞核中的DNA合成速度减慢，细胞的分裂和增殖的时间延长，但胞浆内的RNA仍然继续成熟，细胞内RNA/DNA比值增大，造成细胞体积变大，胞核发育滞后于胞浆，形成巨幼变。巨幼变的细胞大部分在骨髓内未成熟就被破坏，又称无效造血。由于红细胞的生成速度变慢，进入血流中的成熟红细胞寿命缩短，所以引起贫血。DNA合成障碍也可累及黏膜上皮组织，造成局部组织萎缩，影响口腔和胃肠道功能。维生素 B_{12} 缺乏还可导致相关依赖酶的催化反应发生障碍，从而引起神经精神异常。

【病因】

1. 叶酸缺乏的原因

（1）需要量增加　婴幼儿、妊娠及哺乳期女性及溶血性贫血、恶性肿瘤、甲状腺功能亢进、慢性炎症或感染、白血病等消耗性疾病的患者，均可使叶酸的需要量增加，若未能及时补充则会导致叶酸缺乏。

（2）摄入量不足　主要与食物加工方法不当有关，如腌制、烹调时间过长或烹调温度过高，均可致食物中的叶酸被大量破坏；次之是偏食，如食物中缺少新鲜蔬菜与肉蛋制品等。

（3）吸收不良　若小肠，尤其是空肠发生炎症、肿瘤及手术切除后，长期腹泻、酗酒，以及某些药物的应用如甲氨蝶呤、异烟肼、乙胺嘧啶、苯妥英钠等，均可导致叶酸吸收不良。

（4）排出量增加　如血液透析、酗酒等。

2. 维生素 B_{12} 缺乏的原因

（1）摄入量减少　见于长期素食、偏食等。由于维生素 B_{12} 每日需要量极少且可由肠肝循环再吸收，由此所导致的维生素 B_{12} 缺乏常需较长时间后才出现。

（2）吸收障碍　此为维生素 B_{12} 缺乏最常见的原因。有先天性因素，或后天性原因使内因子分泌减少或体内产生内因子抗体，导致内因子缺乏而使维生素 B_{12} 吸收减少，如胃大部切除术后、胃体部糜烂性胃炎、胃体癌肿破坏壁细胞、慢性萎缩性胃炎等；此外，回肠疾病、细菌感染、寄生虫感染、外科手术后的盲袢综合征等均可影响维生素 B_{12} 的吸收或增加维生素 B_{12} 的消耗。

（3）其他　某些严重肝病可影响维生素 B_{12} 的贮备；麻醉药氧化亚氮可影响维生素 B_{12} 的血浆运转和细胞内的转换和利用；先天性传递蛋白缺乏引起维生素 B_{12} 输送障碍。

【临床表现】

1. 营养性巨幼细胞性贫血多因叶酸缺乏所致。

（1）血液系统的表现 起病缓慢，除了贫血的一般表现外，如疲乏无力、皮肤黏膜苍白、心悸、气短等，20%左右的重症患者可伴有白细胞和血小板的减少，出现反复感染和（或）出血。少数有肝、脾大。

（2）消化系统的表现 胃肠黏膜受累可出现食欲不振、腹胀、腹泻或便秘。部分患者可出现反复发作的舌炎，舌苔萎缩变平，舌质光滑、发亮、呈鲜牛肉色（牛肉舌），并伴有舌痛。

（3）神经系统的表现 可有末梢神经炎、深感觉障碍、共济失调；小儿生长发育迟缓。少数患者肌张力增强、腱反射亢进和锥体征阳性。叶酸缺乏者常有易怒、妄想等精神症状；维生素 B_{12}缺乏引起的贫血可伴有手脚麻木、走路不稳；踏地有棉花样感觉，这是因为发生了周围神经炎。

2. 恶性贫血主要由于内因子缺乏导致维生素 B_{12}吸收障碍，可能与自身免疫有关。临床上除了营养性巨幼细胞性贫血的表现外，可出现严重的神经精神症状。

【辅助检查】

1. 外周血象 典型血象为大细胞性贫血。红细胞与血红蛋白减少可以不成比例，红细胞减少较血红蛋白减少更明显，MCV、MCH 均增高，MCHC 正常。MCV 和 MCHC 为主要分型依据。多数患者血红蛋白<60g/L，呈中重度贫血；血涂片中红细胞大小不等，以大卵圆形红细胞为主，可见点彩红细胞，中性粒细胞呈多分叶现象。

2. 骨髓象 骨髓增生活跃，以红系增生为主；贫血越严重，红系细胞与巨幼细胞的比例越高；细胞核发育晚于细胞质，称“幼粒老浆”现象。

3. 血清叶酸和维生素 B_{12}浓度测定 此为诊断叶酸和维生素 B_{12}缺乏的重要指标。放射免疫法测定：血清叶酸浓度<6. 81nmol/L、红细胞叶酸浓度<227nmol/L、血清维生素 B_{12}浓度<74pmol/L 均有诊断意义。

4. 其他 内因子抗体测定、胃液分析、维生素 B_{12}吸收试验等，对恶性贫血的临床诊断有参考价值。

【诊断要点】

根据患者有长期偏食、素食、服用影响叶酸和维生素 B_{12}代谢的药物和慢性胃肠道疾病等原因，以及婴幼儿喂养不当；出现一般贫血及巨幼细胞性贫血的特殊表现；结合典型的外周血象、骨髓象，即可做出临床诊断。

【治疗要点】

1. 病因治疗 病因治疗为治疗巨幼细胞性贫血的关键所在。应针对不同原因采取相应的措施，如改变不良饮食结构和烹饪方式、停用引起本病的药物、治疗慢性胃肠道疾病等。

2. 药物治疗

(1) 叶酸　叶酸缺乏者给予叶酸5~10mg口服，每日3次，直至血象完全恢复正常。因胃肠道功能紊乱而吸收障碍者，改用四氢叶酸钙5~10mg，肌内注射，每日1次。伴有维生素B_{12}缺乏，单用叶酸治疗可加重神经系统症状，故必须同时加用维生素B_{12}。

(2) 维生素B_{12}　维生素B_{12}缺乏者，可给予维生素B_{12}500μg肌内注射，每周2次；若胃肠道吸收功能好，可口服维生素B_{12}片剂500μg，每日1次，直至血象恢复正常。若有神经系统表现者，还应维持性治疗半年到一年。恶性贫血患者则需终身性维持治疗。

3. 其他　若患者同时存在缺铁或在治疗过程中出现缺铁的表现时，需要及时补充铁剂。

【护理诊断/问题】

1. 营养失调：低于机体需要量　与叶酸、维生素B_{12}摄入不足、吸收不良及需要量增加有关。

2. 活动无耐力　与贫血引起的组织缺氧有关。

3. 口腔黏膜受损　与贫血引起舌炎、口腔溃疡有关。

4. 感知改变　与维生素B_{12}缺乏引起神经系统损害有关。

5. 有感染的危险　与白细胞减少致免疫力下降有关。

【护理措施】

1. 饮食护理

(1) 减少烹调时叶酸的破坏　烹调时不宜温度过高或时间过长，且烹调后不易久置。提倡急火快炒、灼菜、凉拌或加工成蔬菜沙拉后直接食用。

(2) 养成良好的饮食习惯　宜进食富含叶酸和维生素B_{12}的食品，叶酸缺乏者应多吃绿叶蔬菜、水果、谷类和动物肉类等；维生素B_{12}缺乏者要多吃动物肉类、肝、肾、禽蛋及海产品；婴幼儿和妊娠妇女要及时补充叶酸。对于长期偏食、素食及酗酒者，应劝其改正。

(3) 改善食欲　对于胃肠道吸收不良的患者，可建议其少量多餐，细嚼慢咽，进食温凉、清淡的饮食。出现口腔炎或舌炎的患者，应注意保持口腔清洁，饭前或饭后用生理盐水漱口。

2. 用药护理　遵医嘱正确用药，并注意观察药物疗效及不良反应。维生素B_{12}肌内注射时偶可发生过敏反应，要注意观察并及时处理。在治疗过程中，因为大量血细胞生成，可使细胞外钾离子内移，而导致血钾含量突然降低，特别是老年、有心血管疾患、进食量过少者，须遵医嘱预防性补钾。还要注意观察用药后患者的自觉症状、外周血象的变化。通常有效治疗1~2日，患者食欲开始好转；2~4日后网织红细胞增加，1周左右达高峰并开始出现血红蛋白上升，2周内白细胞和血小板可恢复正常，4~6周后血红蛋白恢复正常，半年到一年后患者的神经症状得到改善。

【健康教育】

1. 疾病知识指导　向患者及家属介绍本病发病的病因、临床表现、对机体的危害性、有关实验室检查的目的和意义、配合治疗及护理的要求等，提高患者对疾病的认识，积极而主动地参与疾病的治疗与康复。

2. 高危人群的预防　婴幼儿要及时添加辅食，如菜泥和肝泥；生长发育的青少年、妊娠期的妇女，要多进食富含叶酸的新鲜蔬菜和含维生素 B_{12} 的动物性食品，必要时可遵医嘱给予预防性口服小剂量的叶酸和维生素 B_{12}；对于服用甲氨蝶呤、氨苯蝶啶和乙胺嘧啶等核苷酸合成药物治疗的患者，也应同时补充叶酸和维生素 B_{12}。

3. 用药指导　说明坚持正规用药的重要性，指导患者按医嘱用药，定期门诊复查血象。

4. 自我监测病情　教会患者自我监测病情的方法，包括贫血的一般症状、神经精神症状及皮肤黏膜情况。贫血症状明显时要注意卧床休息，以免加重心脏负担而诱发心衰；症状减轻后可逐步增加活动量。注意口腔和皮肤的清洁，勤洗澡更衣，预防损伤和感染。

考纲摘要

1. 巨幼细胞性贫血的血象及骨髓象特点。

2. 巨幼细胞性贫血的最常见病因、临床表现、护理措施、健康教育及维生素 B_{12} 治疗有效的指标。

四、 再生障碍性贫血

案例导入

患者，男，25 岁。长期服阿司匹林。头晕、牙龈出血、皮肤瘀斑、心悸、乏力 3 个月。查体：体温 36.2℃，脉搏 80 次/分，呼吸 18 次/分，血压 100/70mmHg，贫血貌，四肢多个瘀斑。血液检查：Hb70g/L，RBC3.2 × 10^{12}/L，WBC2.9×10^{9}/L，PLT26×10^{9}/L，网织红细胞 0.1%。骨髓检查：红系、粒系增生低下，全片见巨核细胞 1 个。

问题：1. 该患者的临床诊断是什么？

2. 该患者的护理诊断有哪些？

3. 如何护理该患者？

再生障碍性贫血（aplastic anemia，AA）简称再障，是一种由多种原因导致造血干细胞数量减少和（或）功能障碍所引起的一类贫血。主要临床表现为骨髓造血功能低下、全血细胞减少、进行性贫血、出血和感染。在我国再障的年发病率为7.4/10万，可发生在任何年龄阶段，以青壮年居多，老年人发病有增多的趋势，男女发病率无明显差异。

目前多认为再障的发生主要是在一定遗传易感倾向的前提下，相关的致病因子通过下列三种机制产生作用的结果。①造血干细胞的缺陷（“种子”学说）：包括造血干细胞质和量的异常。各种致病因素直接造成骨髓造血干细胞破坏，使造血干细胞的自我复制和分化能力减弱或消失，从而导致骨髓内各系造血细胞明显减少，继而引起外周血液中全血细胞的减少。②造血微环境的异常（“土壤”学说）：造血微环境主要是指造血组织中支持造血的结构成分，主要由基质细胞及其产生的细胞因子所组成。再障患者骨髓活检除发现造血细胞减少外，还有骨髓“脂肪化”、静脉窦壁水肿、出血、毛细血管坏死；部分骨髓基质细胞体外培养生长情况差；骨髓基质细胞受损的再障进行造血干细胞移植不易成功。③免疫异常（“虫子”学说）：研究表明，T淋巴细胞数量与功能异常及其所导致的相关细胞因子分泌失调与再障的发病关系密切。异常的T淋巴细胞可通过免疫介导反应直接抑制骨髓细胞的生长。

【病因】

再障的发生可能与下列因素有关：

1. 药物与化学因素 药物与化学因素为再障最常见的致病因素。特别是氯霉素、合霉素、磺胺药、苯巴比妥、阿司匹林、抗癫痫药、吲哚美辛及苯等，其中以氯霉素最多见。

2. 物理因素 各种电离辐射，如X射线、γ射线及其他放射性物质等。

3. 生物因素 风疹病毒、EB病毒、流感病毒及肝炎病毒均可引起再障，特别是肝炎病毒与再障的关系比较明确，预后较差。主要与丙型肝炎有关，其次是乙型肝炎。

4. 其他因素 长期未经治疗的贫血、慢性肾衰竭、阵发性睡眠性血红蛋白尿。

【临床表现】

再障的临床表现主要是进行性贫血、出血及感染，但多无肝、脾、淋巴结肿大。根据起病方式、进展速度、病情轻重、主要辅助检查及预后，分为重型再障（SAA）和非重型再障（NSAA），两者的区别见表6-5。

表 6-5 重型、非重型再障的区别

判断指标	重型再障（SAA）	非重型再障（NSAA）
首发症状	感染、出血	以贫血为主，偶有出血
起病与进展	起病急，进展快，病情重	起病缓，进展慢，病情较轻
感染程度	重，难以控制	轻，易控制
败血症	常见，主要死因之一	少见
出血	严重，常发生内脏出血	轻，以皮肤、黏膜多见
贫血	症状重，易发生心衰	症状轻，少有心衰发生
血红蛋白	<60g/L	>60g/L
白细胞计数	$<2\times10^9/L$	$>2\times10^9/L$
血小板计数	$<20\times10^9/L$	$>20\times10^9/L$
骨髓象	多部位增生极度减低	增生减低或有局部增生灶
病程与预后	病程短，预后差，多在 6~12 个月内死亡	病程长，预后较好，少数死亡

【辅助检查】

1. 骨髓象 此为诊断再障的主要依据。SAA 多部位骨髓增生重度减低，粒、红细胞均明显减少，常无巨核细胞；淋巴细胞及非造血细胞比例明显增多。NSAA 多部位骨髓增生减低或呈灶性增生；可见较多脂肪滴，三系细胞均有不同程度的减少；淋巴细胞相对性增多。

2. 血象 全血细胞减少，淋巴细胞比例相对性增高，网织红细胞绝对值低于正常。网织红细胞<1.0%，绝对值$<15\times10^9/L$；中性粒细胞绝对值$<0.5\times10^9/L$；血小板$<20\times10^9/L$，有助于重型再障的临床诊断。

【诊断要点】

根据患者有进行性贫血、出血、感染，无肝、脾、淋巴结肿大，结合辅助检查，可做出初步的临床诊断与分型。并详细询问患者有无特殊药物服用史、放射线或化学药品接触史等，可以进一步明确相关原因。

【治疗要点】

1. 支持治疗

（1）纠正贫血 一般认为血红蛋白低于 60g/L 且患者对贫血耐受性差时，可输血。一般输浓缩红细胞。

（2）控制出血 用止血药，如酚磺乙胺（止血敏）等。有血浆纤溶酶活性增高者可用抗纤溶药，如氨基己酸。女性子宫出血可肌内注射丙酸睾酮。输浓缩血小板对血小板减少引起的严重出血有效。颅内出血、消化道大出血或血尿，应输血小板。凝血因子不足时，应予纠正。

（3）预防和控制感染　注意环境和饮食卫生，SAA 者应进行保护性隔离，减少感染机会；防止外伤及剧烈活动以避免出血；杜绝接触各类危险因素。感染性发热取可疑分泌物或粪便、尿、血液等做细菌培养和药敏试验，并用广谱抗生素治疗，待细菌培养和药敏试验有结果后再换用敏感抗生素；真菌感染可用两性霉素 B 等。

（4）保肝治疗　再障合并肝功能损害时，应酌情选用保肝药物治疗。

2. 针对不同发病机制的治疗

（1）免疫抑制剂　抗胸腺/淋巴细胞球蛋白（ATG/ALG）具有抑制 T 淋巴细胞或非特异性自身免疫反应的作用，主要用于 SAA 的治疗。一般马 ALG10～15mg/（kg·d），兔 ATG3～5 mg/（kg·d），连用 5 日。环孢素（CYA）适用于全部 AA，6mg/（kg·d），疗程 1 年以上。

（2）促进骨髓造血

①雄激素：为治疗 NSAA 的常用药。其作用机理是刺激肾脏产生更多的促红细胞生成激素，并直接作用于骨髓，促进红细胞生成。长期应用可促进粒细胞系统和巨核细胞系统细胞的增生。常用的雄激素：丙酸睾酮 50～100mg 肌内注射，每日或隔日 1 次，疗程至少 4 个月；十一酸睾酮（安雄）口服，40mg，每日 3 次；司坦唑醇（康力龙）2mg，每日 3 次；达那唑 0.2g，每日 3 次。

②造血生长因子：主要用于 SAA。单用无效，在免疫抑制剂治疗时或之后应用，有促进骨髓恢复的作用。常用药物有粒-单系集落刺激因子（GM-CSF）或粒系集落刺激因子（G-CSF），剂量为 5μg/（kg·d）；红细胞生成素（EPO），常用 50～100U/（kg·d），疗程应在 3 个月以上。

（3）造血干细胞移植　主要用于 SAA，包括骨髓移植、脐血输注及胎肝细胞输注等。对 40 岁以下、无感染及其他并发症、未接受输血、有合适供体的 SAA 患者，可考虑造血干细胞移植。

【护理诊断/问题】

1. 活动无耐力　与再障致贫血有关。

2. 有感染的危险　与粒细胞减少有关。

3. 组织完整性受损　与血小板减少有关。

4. 潜在并发症　颅内出血。

【护理措施】

1. 病情观察　注意患者生命体征的变化，有无体温升高、脉搏增快、呼吸频率和节律改变、血压下降及视力变化等。对头痛、视力模糊的患者应注意检查瞳孔的变化。观察皮肤黏膜有无出血点、瘀点、瘀斑，凡迅速发生的紫癜、严重口腔或视网膜出血、血尿或血小板低于 10×10^9/L 而同时有感染者，应警惕合并颅内出血的危险。

2. 用药护理

（1）免疫抑制剂　①应用 ATG/ALG 治疗之前要做过敏试验；用药过程中可用糖皮质激素防治过敏反应；静脉滴注 ATG 不可过快，每日剂量应维持点滴 12～16 小时；治疗过程中可出现超敏反应、血小板减少和血清病（猩红热样皮疹、关节痛和发热）等，应密切观察。②应用环孢素时要定期检查肝、肾功能，观察有无牙龈增生及消化道反应。③应用糖皮质激素时可有医源性肾上腺皮质功能亢进、机体抵抗力下降等，应密切观察有无诱发或加重感染，有无血压上升，有无上腹痛及黑便等。

（2）雄激素　①本类药物常见不良反应有男性化作用，如毛发增多、痤疮，女性患者停经或男性化等，用药前应向患者说明以消除其疑虑。②丙酸睾酮为油剂，不易吸收，注射部位常可形成硬块，甚至发生无菌性坏死，所以应深部缓慢分层肌内注射，并轮换注射部位，检查局部有无硬结，发现硬结要及时理疗，以促进吸收，防止感染。③口服司坦唑醇、达那唑等易引起肝脏损坏和药物性肝内胆汁淤积，治疗过程中应注意观察有无黄疸并定期检查肝功能。④定期监测血红蛋白、白细胞计数及网织红细胞计数，一般药物治疗 1 个月左右网织红细胞开始上升，然后血红蛋白升高，经 3 个月后红细胞开始上升，而血小板上升需要较长时间。

（3）造血生长因子　应用本类药物之前要做过敏试验，用药期间要定期检查血象。①GM-CSF 用药后应注意观察有无发热、肌痛、骨痛、胸膜渗液、静脉炎、腹泻、乏力等，严重者可见心包炎、血栓形成。②G-CSF 皮下注射，患者可见低热、皮疹、氨基转移酶升高、消化道不适、骨痛等不良反应，一般停药后消失。③EPO 可静脉注射或皮下注射。用药期间要监测血压的变化，若发现血压升高应及时报告医生处理。偶可诱发脑血管意外或癫痫发作，应密切观察。

3. 心理护理　向患者及家属说明免疫抑制剂、雄激素类药是治疗再障较有效的药，但效果出现较慢，需要 3～6 个月才见效。正确认识和理解身体外形的变化，帮助患者认识不良心理状态对身体康复不利，在病情允许的情况下，鼓励患者进行自我护理。鼓励患者要与亲人、病友多交谈，争取家庭、亲友等社会支持系统的帮助，减少孤独感，增强康复的信心，积极配合治疗。

【健康教育】

1. 疾病知识指导　向患者及家属简介疾病的可能原因、临床表现及目前的主要诊疗方法，增强患者的信心，使其积极主动地配合治疗和护理。告诫患者日常生活中不可随便用药，特别是对血液系统有害的药物，如氯霉素、磺胺、保泰松、安乃近、阿司匹林等。注意保暖，避免受凉感冒，尽量少去公共场所，防止交叉感染，教会患者防治出血的简单方法。

2. 自我防护　对长期因为职业关系接触毒物如放射性物质、X 射线、农药、苯及其衍生物等的人员，应让他们对工作环境有所认识，提高自我保护意识及能力，严格遵守操作规程，定期体检，检查血象。

3. **用药指导** 向患者及家属详细介绍所用药物的名称、用量、用法、疗程及不良反应，应叮嘱其必须在医生指导下按时、按量、按疗程用药，不可自行更改或停用相关药物，定期复查血象，以便了解病情变化。

考纲摘要

1. 再生障碍性贫血的临床表现。
2. 丙酸睾酮注射的注意事项、高热降温措施、预防口腔感染措施。
3. 健康教育的重点内容。

项目三　出血性疾病

【学习目标】

1. 掌握特发性血小板减少性紫癜的临床表现、治疗要点、主要的护理诊断和护理措施。

2. 熟悉出血性疾病的分类和实验室检查；特发性血小板减少性紫癜的分类、实验室检查及健康教育；过敏性紫癜的分型、治疗要点及健康教育；血友病的临床表现及护理措施；弥散性血管内凝血的临床表现及护理措施。

3. 了解出血性疾病的定义和治疗原则；特发性血小板减少性紫癜的病因；过敏性紫癜的病因；血友病的病因及治疗要点；弥散性血管内凝血的诱因、诊断标准、治疗要点。

一、概述

出血性疾病是由于机体正常的止血机制发生障碍，引起自发性出血或轻微损伤后出血不止的一组疾病。任何原因造成血小板数目减少及其功能异常、血管壁通透性增加和凝血功能障碍，均可导致出血。

【分类】

1. 血小板异常

（1）血小板数量减少 ①血小板生成减少：如再生障碍性贫血、白血病等。②血小板破坏增多：如特发性血小板减少性紫癜。③血小板消耗过多：如弥散性血管内凝血、血栓性血小板减少性紫癜。

（2）血小板数量增多 常伴有血小板功能下降。①原发性：如原发性血小板增多症。②继发性：如慢性粒细胞白血病、感染、创伤及脾切除术后等。

（3）血小板功能异常 ①遗传性或先天性：如血小板无力症、血小板病、巨大血小板综合征。②获得性：如抗血小板药物作用、严重肝病、尿毒症、重症感染等，临床较为多见。

2. 血管壁异常

（1）遗传性或先天性 遗传性出血性毛细血管扩张症、先天性结缔组织病、家族性单纯性紫癜等，遗传因素临床较为少见。

（2）获得性 包括感染性（败血症细菌栓塞性紫癜）、营养性（如维生素 C、维生素 PP 缺乏症）、内分泌代谢性（糖尿病、Cushing 病）、免疫性（过敏性紫癜）、化学与药物性（药物性紫癜）等。

3. 凝血异常

（1）遗传性或先天性 如遗传性凝血酶原缺乏症、遗传性纤维蛋白原缺乏症、各型血友病等。

（2）获得性 严重肝病、尿毒症及维生素 K 缺乏症。

4. 抗凝及纤维蛋白溶解异常 主要为获得性疾病，如因子Ⅷ、Ⅸ抗体的形成，肝素及双香豆素类药物过量，蛇或水蛭咬伤，溶栓药物过量，敌鼠钠中毒等。

5. 复合性止血机制异常

（1）遗传性 如血管性血友病。

（2）获得性 如弥散性血管内凝血。

【临床表现】

出血性疾病可以分为 3 类：血小板疾病、血管性疾病与凝血障碍性疾病，临床表现见表 6-6。

表 6-6 三种出血性疾病的临床特征

临床特征	血管性疾病	血小板疾病	凝血障碍性疾病
性别	多见于女性	多见于女性	80%以上为男性
阳性家族史	少见	罕见	多见

续表

临床特征	血管性疾病	血小板疾病	凝血障碍性疾病
出生后脐带出血	罕见	罕见	常见
出血部位	以皮肤黏膜为主，偶有内脏出血	以皮肤黏膜为主，重症有内脏出血	以深部组织和内脏出血为主
出血的表现（皮肤黏膜）	皮肤瘀点、紫癜	牙龈出血、皮肤瘀点、紫癜，可见大片瘀斑	少见瘀点、紫癜，可见大片瘀斑
血肿	罕见	可见	常见
内脏出血	少见	常见	常见
眼底出血	罕见	常见	少见
月经过多	少见	多见	少见
关节腔出血	罕见	罕见	多见
手术或外伤后出血不止	少见	可见	多见
病程及预后	短暂、预后较好	迁延、预后一般	终身性、预后不定

【辅助检查】

辅助检查是出血性疾病诊断与鉴别诊断的主要手段和依据。

1. 筛选试验

（1）血小板异常　血小板计数、血块回缩试验、束臂试验、出血时间（BT）。

（2）血管异常　出血时间、束臂试验。

（3）凝血异常　凝血时间（CT）、活化部分凝血活酶时间（APTT）、血浆凝血酶原时间（PT）、凝血酶时间（TT）等。

2. 确诊试验

（1）血小板异常　包括血小板形态、血小板黏附试验、血小板聚集试验、血小板相关抗体测定等。

（2）血管异常　包括血管性血友病因子的测定、血栓调节蛋白的测定等。

（3）抗凝异常　包括 AT-Ⅲ抗原及其活性或凝血酶-抗凝血酶复合物测定和蛋白 C 测定等。

（4）凝血障碍　包括凝血活酶时间纠正试验及凝血酶原时间纠正试验。

（5）纤溶异常　包括血、尿纤维蛋白降解产物（FDP）测定，鱼精蛋白副凝试验，纤溶酶原测定等。

【诊断要点】

根据患者的既往病史、家族史、典型的临床表现、某些药物服用史、化学品长期接触史或过敏史等，以及筛选试验检查可初步诊断出血性疾病，再根据归类诊断的特殊检查，可进一步诊断具体的疾病及类型。

【治疗要点】

1. 病因治疗　主要针对获得性出血性疾病的病因而进行治疗。

(1) 积极治疗原发病　如各种严重肝病、慢性肾病、尿毒症、结缔组织疾病和重症感染等。

(2) 避免接触和使用可加重出血的药物及物质　对血小板质量异常、血管性血友病等患者，应避免使用扩血管及抑制血小板聚集的药物，如阿司匹林类、双嘧达莫、吲哚美辛、保泰松等。血友病患者应慎用华法林、肝素等抗凝药。过敏性紫癜患者应避免再次接触致敏物质。

2. 止血治疗

(1) 补充凝血因子或血小板　在紧急情况下，输入新鲜血浆或新鲜冷冻血浆是一种可靠的补充或替代疗法。此外也可根据病情需要输注血小板悬液、纤维蛋白原、凝血酶原复合物等。

(2) 止血药物

①维生素 K：可促进依赖维生素 K 的凝血因子的合成，通常用于重症肝病所致出血的患者。

②促进血管收缩、改善血管通透性的药物：如维生素 C、卡巴克洛、芦丁、垂体后叶素及糖皮质激素等药物，常用于血管性疾病，如过敏性紫癜等。

③其他：包括促进止血因子释放的药物，如去氨加压素；抑制纤溶亢进的药物，如氨基已酸、氨甲苯酸等；促进血小板生成的药物，如血小板生成素等；局部止血药主要有凝血酶、巴曲酶及吸收性明胶海绵等。

3. 其他治疗　包括脾切除、血浆置换、关节成形与置换术、基因治疗和中医等。

二、　特发性血小板减少性紫癜

案例导入

患者，女性，22 岁。月经量增多 8 个月，2 周来牙龈出血，下肢皮肤有散在出血点与瘀斑，自觉疲乏无力。门诊检查：血红蛋白 70g/L，白细胞计数 5.2×10^9/L，血小板计数 29×10^9/L。妇科检查无异常发现。初步诊断为特发性血小板减少性紫癜。

问题：1. 该患者治疗首选什么药物？

2. 请找出该病的三个主要护理问题并写出其护理措施。

特发性血小板减少性紫癜（idiopathic thrombocytopenic purpura，ITP）是一种复杂的多

种机制共同参与的获得性自身免疫性疾病。主要由于血小板受到免疫性破坏，导致外周血中血小板数目减少。临床特征为自发性皮肤、黏膜及内脏出血，血小板计数减少，骨髓巨核细胞发育成熟障碍，血小板生存时间缩短，抗血小板自身抗体出现。本病是血小板减少性紫癜中最常见的一种。本病年发病率为（38~46）/100 万人口，可分为急性型和慢性型。急性型多见于儿童，慢性型多见于 40 岁以下女性，男女发病率相近，育龄期女性发病率高于同年龄男性。

【病因与发病机制】

1. 病毒或细菌感染 病毒或细菌感染与 ITP 发病关系密切，约 80%的急性 ITP 患者，在发病前 2 周左右有上呼吸道感染史。

2. 免疫因素 感染本身不能直接导致 ITP 发病。免疫因素的参与可能是 ITP 发病的重要原因。血小板相关抗体（PAIg）的生成并作用于血小板，可能造成血小板破坏、血小板减少，这是导致出血的主要原因。

3. 肝、脾与骨髓因素 肝、脾与骨髓不但是血小板相关抗体和抗血小板抗体产生的主要部位，也是血小板被破坏的主要场所。其中，以脾脏最为重要，因人体约 1/3 的血小板贮存于脾脏，与抗体结合后的血小板因其表面性状发生改变，在通过血流较为缓慢的脾内血窦时，易被其内单核-吞噬细胞系统的细胞所吞噬而大量遭到破坏。肝在血小板的破坏中有类似脾的作用。发病期间，血小板的寿命明显缩短，为 1~3 天（正常血小板平均寿命 7~11 天）。

4. 其他因素 慢性 ITP 多见于成年女性，青春期后与绝经期前易发病，推测本病发病可能与雌激素有关。现已发现，雌激素可能会抑制血小板生成和（或）增强单核-吞噬细胞系统对与抗体结合之血小板的吞噬作用。

【临床表现】

1. 急性型 多见于儿童。病程多为自限性，常在数周内恢复，少数病程超过半年可转为慢性。①起病方式：80%以上的患者起病前 1~2 周有呼吸道感染史，特别是病毒感染史。起病急骤，常有畏寒、发热。②皮肤黏膜出血：全身皮肤可有瘀点、瘀斑、紫癜，严重者可有血疱及血肿形成。牙龈、鼻、口腔黏膜出血较重；皮肤瘀点常先出现于四肢，尤以下肢为多。③内脏出血：可见呕血、便血、咯血、尿血、阴道出血等。颅内出血可致意识障碍、剧烈头痛、瘫痪及抽搐，是本病致死的主要原因。

2. 慢性型 常见于 40 岁以下的成年女性。常可反复发作，持续数周、数月或数年，少有自行缓解。①起病方式：起病缓慢，一般无前驱症状。②出血倾向：出血症状相对较轻，常反复出现四肢皮肤散在的瘀点、瘀斑，鼻出血或牙龈出血，严重内脏出血较少见，但月经过多常见，在部分患者可为唯一临床症状。③其他：部分患者病情可因感染等而骤然加重，出现广泛、严重内脏出血。长期月经过多者，可出现失血性贫血。部分病程超过半年者，可有轻度脾大。

【辅助检查】

1. **血小板** 出血不重者多无红、白细胞的改变，偶见异常淋巴细胞，提示由于病毒感染所致。急性型发作期血小板常低于 $20\times10^9/L$，慢性型常为（30~80）$\times10^9/L$。血小板平均体积偏大，易见大型血小板；出血时间延长，血块收缩不良；血小板功能一般正常。

2. **骨髓象** 出血严重者可见反应性造血功能旺盛。急性患者巨核细胞总数正常或稍高，急性型幼稚巨核细胞比例增多，胞体大小不一，以小型多见；慢性型颗粒型巨核细胞增多，胞体大小基本正常。有血小板形成的巨核细胞显著减少（<30%）；巨核细胞呈现成熟障碍。

3. **其他** 80%以上的 ITP 患者血小板相关抗体（PAIg）阳性，缓解期可降至正常值。白细胞正常或稍高，嗜酸性粒细胞可增多，少数有贫血表现。

【诊断要点】

1. 多次实验室检查血小板计数减少。

2. 脾脏不增大或仅轻度增大。

3. 骨髓检查巨核细胞数增多或正常，有成熟障碍。

4. 以下五点中应具备任何一点：①泼尼松治疗有效；②切脾治疗有效；③血小板抗体（PAIgG）增多；④血小板相关补体 3（PAC3）增多；⑤血小板寿命测定缩短。

5. 排除继发性血小板减少症。

【治疗要点】

1. **糖皮质激素** 为首选药物，其作用是降低毛细血管通透性；减少 PAIgG 生成及减轻抗原抗体反应；抑制血小板与抗体结合并阻止单核-吞噬细胞对血小板的破坏；刺激骨髓造血及血小板向外周的释放。常用泼尼松 30~60mg/d 口服，待血小板接近正常，继续服用 2 周后可逐渐减量，并以小剂量 5~10mg/d 维持 3~6 个月；症状重者可短期静脉滴注地塞米松或甲泼尼龙。

2. **脾切除** 可减少血小板抗体产生及减轻血小板的破坏。适应证为：①糖皮质激素治疗 3~6 个月无效者。②泼尼松治疗有效，但维持量大于 30mg/d。③皮质激素应用禁忌者。④^{51}Cr 扫描脾区放射指数升高。禁忌证为：妊娠期妇女或其他原因不能耐受手术者。

3. **免疫抑制剂** 一般不作为首选。用于以上疗法无效或疗效差者，可与糖皮质激素合用。主要药物有：①长春新碱：为最常用者。每周 1 次，每次 1mg，静脉注射，4~6 周为 1 个疗程。②环磷酰胺：50~100mg/d，口服，3~6 周为 1 个疗程；或静脉注射，400~600mg/d，每 3~6 周 1 次。③硫唑嘌呤：100~200mg/d，口服，3~6 周为 1 个疗程。④环孢素：250~500mg/d，口服，3~6 周为 1 个疗程，可维持半年以上。

4. **急重症的处理** ①血小板计数 $<20\times10^9/L$，出血严重、广泛或已经发生颅内出血者，或近期将实施手术或分娩者，可输血及血小板悬液。②大剂量丙种球蛋白用于严重出

血、手术前准备。③血浆置换用于新发作的急性型患者。④大剂量甲泼尼龙可抑制单核-巨噬细胞系统对血小板的破坏而发挥治疗作用。

血小板计数的安全值

口腔科：常规口腔检查≥$10×10^9$/L，拔牙≥$30×10^9$/L；手术：小手术≥$50×10^9$/L，大手术≥$80×10^9$/L；产科：正常阴道分娩≥$50×10^9$/L，剖宫产≥$80×10^9$/L。

【护理诊断/问题】

1. 组织完整性受损　与血小板减少有关。
2. 有感染的危险　与糖皮质激素治疗有关。
3. 潜在并发症　颅内出血。

【护理措施】

1. 病情观察　注意观察皮肤、黏膜有无损伤出血，观察出血的部位和出血量。监测血小板计数、出血时间，血小板计数低于$20×10^9$/L时要绝对卧床休息。严密观察患者生命体征及神志变化，若出现头痛、呕吐、烦躁不安、嗜睡甚至惊厥，颈项抵抗，提示颅内出血。颅内出血时若出现呼吸变慢不规则、双侧瞳孔大小不等，提示合并脑疝。消化道出血时常出现腹痛、便血。血尿、腰痛提示发生肾出血。面色苍白加重，呼吸、脉搏增快，出汗，血压下降提示发生了失血性休克。

2. 一般护理　出血严重者应绝对卧床休息。以高蛋白质、高维生素及易消化饮食为主，避免进食粗硬食物及油炸或刺激性食物，以免形成口腔血泡乃至诱发消化道出血。多食含维生素K的食物。有消化道出血时，更应注意饮食调节，要根据情况给予禁食，或进流食或冷流食，出血情况好转，方可逐步改为少渣半流食、软饭、普食等。同时要禁酒。

3. 预防和避免加重出血　①减少活动，血小板过低时应卧床休息。保持皮肤清洁，穿棉质宽松衣物，避免皮肤受刺激引起出血。避免一切可能造成身体受伤害的因素，如勤剪指甲以防抓伤皮肤，禁用牙签剔牙或硬牙刷刷牙。②避免使用可能引起血小板减少或抑制其功能的药物，如阿司匹林、双嘧达莫、吲哚美辛、保泰松、噻氯匹定等。③便秘、剧烈咳嗽会引起颅内压增高，有可能导致颅内出血，要积极预防并及时处理。

4. 用药护理　应让患者了解药物的作用及不良反应，以主动配合治疗。如长期应用糖皮质激素者应向其解释该药可引起医源性库欣综合征，易诱发或加重感染；长春新碱可引起骨髓造血功能抑制、末梢神经炎的发生；环磷酰胺可导致出血性膀胱炎等。故用药期间应定期检查血压、血糖、尿糖、白细胞分类计数，发现药物不良反应时，应及时配合医生处理。

5. 心理护理　耐心解答患者提出的各种问题，鼓励患者表达自己的感受，对患者的不良情绪如烦躁、焦虑甚至恐惧等给予理解与安慰。进行护理操作要沉着冷静、敏捷准确，以增加患者的安全感和信任感。

【健康教育】

1. 疾病知识指导　指导患者及家属学会压迫止血的方法，并学会识别出血征象，如瘀点、黑便等，一旦发生应及时就医。

2. 自我保护方法指导　预防外伤，如不挖鼻孔、不使用硬质牙刷、不玩锐利的玩具、不做易发生外伤的运动。服药期间不与感染患者接触，去公共场所需戴口罩，衣着适度，尽可能避免感染。若血小板计数在 50×10^9/L 以下时，不要做较强体力活动。

3. 用药指导　长期服用糖皮质激素者，不可突然停药或自行减量，否则会出现反跳现象。避免使用可引起血小板减少或抑制其功能的药物。给予低盐饮食，每周测体重，防止水钠潴留。

考纲摘要

1. 急、慢性特发性血小板减少性紫癜的临床表现的不同点；颅内出血的表现。
2. 特发性血小板减少性紫癜治疗首选的药物，病情监测要点，用药护理。

三、过敏性紫癜

案例导入

刘某，男，12 岁。2 周前患儿受凉，低热、全身不适，继而出现双下肢皮肤紫癜，反复发作，伴脐周、右下腹疼痛。大小便正常。查体：体温 37.6℃。下肢伸侧有对称性紫癜，高于皮肤表面，呈深红色，压之不退色。脐周、麦氏点压痛明显，有反跳痛。血液检查：白细胞计数 12.79×10^9/L，中性粒细胞比例 77.2%，血小板计数 150×10^9/L。尿常规、生化均未见异常。腹部 B 超：肠系膜淋巴结肿大，毛细血管脆性试验阳性。余未见异常。

问题：1. 该病的临床诊断分型是什么?

2. 如何做好该患者的饮食护理?

过敏性紫癜（allergic purpura）是常见的毛细血管变态反应性疾病，多为自限性疾病。

主要病理基础为广泛的毛细血管炎，以皮肤紫癜、消化道黏膜出血、关节肿胀疼痛和肾炎等症状为主要临床表现，少数患者还伴有血管神经性水肿。部分患者再次接触变应原可反复发作，肾脏受累的程度及转归是决定预后的重要因素。过敏性紫癜可发生于任何年龄，以儿童及青少年为多见，尤以学龄前及学龄期儿童发病者多，1 岁以内幼儿少见，多发于春秋季节，男性略多于女性。

【病因】

1. 感染 感染为本病最常见的原因，包括细菌和病毒感染。细菌尤其是 β 溶血性链球菌引起的上呼吸道感染、猩红热及其他局灶性感染；病毒多见于发疹性病毒，如麻疹、水痘、风疹病毒感染等。

2. 食物 主要是机体对某些动物性食物中的异性蛋白质过敏所致，如鱼、虾、蟹、蛋及乳类等。

3. 药物 包括抗生素类、磺胺类、异烟肼、阿托品、噻嗪类利尿药、解热镇痛药及奎宁类等。

4. 其他 寒冷刺激、外伤、昆虫咬伤、花粉、尘埃、疫苗接种等。

【临床表现】

发病较急，除有发热、食欲不振、恶心、呕吐等一般症状外，主要表现有皮肤紫癜、胃肠症状、关节肿痛及泌尿系统症状。不同患者起病情况可不相同，以皮肤紫癜最多见，可单独出现，亦可同时或先后伴有关节、胃肠或泌尿系统症状。通常根据病变累及部位所出现的临床表现分为以下类型：

1. 单纯型（紫癜型） 最常见，以真皮层毛细血管和小动脉无菌性炎症为特征，血管壁可有灶性坏死及血小板血栓形成。大多以皮肤反复出现瘀点、瘀斑为主要表现，最多见于下肢伸侧及臀部，呈对称分布、分批出现，瘀点大小不等，可融合成片或略高出皮肤表面。呈深红色，压之不退色，数日内变成紫色，而后转淡，1~2 周常能消退。

2. 腹型（Henoeh 型） 为最具有潜在危险和最易误诊的类型。主要表现为腹痛，位于脐周围或下腹部，常呈阵发性绞痛或持续性钝痛，可伴恶心、呕吐、腹泻、便血。由于浆液血性分泌物渗入肠壁，致黏膜下水肿、出血，引起肠不规则蠕动可致肠套叠。本型症状若发生在皮肤紫癜之前易误诊为急腹症。

3. 关节型 除皮肤紫癜外，尚有关节肿痛，有时局部有压痛。多见于膝、踝等大关节，关节腔可以积液，但不化脓。疼痛反复发作，呈游走性，可伴红、肿及活动障碍，一般在数月内消退，积液吸收后不留畸形。若发生在紫癜之前易误诊为风湿性关节炎。

4. 肾型 又称为过敏性紫癜性肾炎，是临床上最严重的类型。多见于少年，除皮肤紫癜外，还兼有蛋白尿、血尿，甚至出现管型尿，常在紫癜出现后 1 周发生，偶有延至 7~8 周者。有时伴有水肿，一般在数周内恢复，也有反复发作，迁延数月者。少数患者病变累及整个肾而发展为慢性肾炎或肾病综合征，个别患者发生尿毒症。

5. 混合型 以上四种类型可单独存在，也可两种以上类型并存。其中同时有腹型和关节型症状者称为Henoch-Schonlein紫癜。其他如病变累及中枢神经系统、呼吸系统等可出现相应症状，少数可有视神经萎缩、虹膜炎或结膜、视网膜出血。

【辅助检查】

1. 血象 白细胞计数可增加，嗜酸性粒细胞增加；血小板计数正常，偶有轻度减少，但>80×10^9/L。

2. 出凝血功能检查 出、凝血时间正常，血块收缩良好，束臂试验阳性。

3. 免疫学检查 血清IgA和IgG常增高，以前者明显；IgA免疫复合物增高及IgA类风湿因子可阳性。

4. 尿液 可有蛋白、红细胞及管型。

5. 其他 血沉常增快。肾功能不全时可有尿素氮及肌酐增高。

【诊断要点】

根据患者发病前1~3周有低热、咽痛、全身乏力或上呼吸道感染史；出现典型的四肢皮肤瘀点、紫癜，伴有胃肠道、关节及肾脏的表现；血小板计数正常，束臂试验阳性，出、凝血时间正常，排除其他原因引起的血管炎或紫癜即可做出诊断。

【治疗要点】

1. 去除病因 寻找并清除变应原很重要，如扁桃体炎及其他感染病灶治愈后，本病也常获得缓解。避免可疑的药物、食物及其他因素。

2. 药物治疗

（1）一般性药物 抗组胺类药物，氯苯那敏4mg，每日3次，口服；苯海拉明或异丙嗪25mg，每日3次，口服；阿司咪唑10mg，每日1次，口服；10%葡萄糖酸钙10mL静脉注射，每日1次。辅助性应用大剂量维生素C、芦丁、钙剂，可以降低毛细血管壁的通透性。

（2）止血药 卡巴克洛10mg，每日2~3次，肌内注射，或用40~60mg，加入葡萄糖液中静脉滴注。酚磺乙胺0.25~0.5g，每日2~3次，肌内注射，或静脉滴注。有肾脏病变者应慎用抗纤溶药。

（3）肾上腺皮质激素 可抑制抗原抗体反应，改善毛细血管通透性。对单纯型及肾型疗效不佳，也不能预防肾炎的发生。对关节型及腹型有效，可减轻肠道水肿，防止肠套叠。泼尼松30~40mg，每日1次，口服，严重者可用氢化可的松100~200mg或地塞米松10~20mg每日静脉滴注，连续3~5日，病情好转后改口服。病情控制后宜用小剂量维持，一般需3~4个月。

（4）免疫抑制剂 对并发膜性、增殖性肾炎，单用激素疗效不佳者，可采用环磷酰胺

2~3mg/（kg·d）静脉注射，或硫唑嘌呤2~3mg/（kg·d）口服，但应注意血象及其他不良反应。

【护理诊断/问题】

1. 皮肤完整性受损　与变态反应、血管炎有关。

2. 疼痛　与关节和肠道变态反应性炎症有关。

3. 潜在并发症　消化道出血、紫癜性肾炎。

【护理措施】

1. 皮肤护理　观察皮疹形态、数量、部位，是否反复出现，可绘人体图形记录皮疹逐日变化情况。皮疹有痒感，应保持皮肤清洁，防擦伤，防抓伤，如有破溃及时处理，防止出血和感染。除去可能存在的各种致敏原。

2. 关节肿痛护理　对关节型患者应观察疼痛及肿胀情况，保持患肢功能位置，协助患者选取舒适体位，做好日常生活护理。使用肾上腺皮质激素对缓解关节痛效果好。

3. 腹痛护理　患儿腹痛时应卧床休息，尽量守护在床边。观察有无腹绞痛、呕吐、血便。注意大便性状，有时外观正常但潜血阳性。有血便者应详细记录大便次数及性状，留取大便标本。腹痛者禁止腹部热敷以防肠出血。腹型紫癜患儿应给予无动物蛋白、无渣的流质，严重者禁食，经静脉供给营养。静脉滴注皮质类固醇、输血等。

4. 饮食护理　给予清淡、少渣的饮食，或流食、半流食。食物应富含维生素及水分；禁食生、冷、硬等刺激性食物；忌食过敏食物；消化道出血者应限制饮食或禁食；水肿明显时，适当限制水和盐的摄入。

5. 紫癜性肾炎护理　参阅急性肾小球肾炎、原发性肾病综合征的护理。

6. 心理护理　本病可反复发作或并发肾损害，给患者及家属带来不安和痛苦，应根据具体情况尽量予以解释，树立患者战胜疾病的信心。做好出院指导，使家长学会继续观察病情、合理调配饮食。嘱患者出院后必须定期来院复查，及早发现肾脏并发症。

【健康教育】

1. 疾病知识指导　向患者及家属介绍本病的病因、临床表现及治疗的主要方法。说明本病是过敏性疾病，避免引发疾病的有关因素。

2. 预防过敏性紫癜的复发　保持病室内干净、整洁，温度18~22℃，湿度50%~60%，每日定时通风1~2小时，保持空气新鲜，每日紫外线消毒1~2小时。紫癜轻者可适量活动，避免劳累，重者或合并其他部位出血者应卧床休息。每日晨起、饭后以漱口液漱口，保持口腔清洁，定期洗澡，更换棉质柔软内衣，每日用温水清洗外阴、肛门，防止感染。饮食应清淡，易消化，禁食辛辣、煎炸之品。如发现紫癜与某些食物有关，应忌食用；如果出现紫癜性肾炎应禁食盐，少活动。

3. 学会自我监测病情　教会患者对出血情况及其伴随症状或体征的自我监测。一旦发现新发大量瘀点或紫癜、明显腹痛或便血、关节肿痛、血尿、水肿、泡沫尿甚至少尿，提示病情复发或加重，应及时就医。

考纲摘要

1. 过敏性紫癜的分型、最常见类型的临床表现。
2. 过敏性紫癜的护理诊断和护理措施。

四、血友病

案例导入

钱某，14 岁，学生。曾于 8 年前因手指被割破而流血不止，以后经常鼻出血，关节青紫肿痛，活动受限。近半个月来，左眼球红肿高突，视力减退，肘关节肿大，步履困难。查体见患者体质情况良好，精神苦闷，行走不便，迈步困难，面部左侧大片青紫，鼻孔流血以纱布填塞。左眼上下睑瘀血呈青紫色，上睑肿胀，左眼球高突约 10mm。

问题：1. 该患者主要存在哪些护理问题？

2. 如何做好该患者的健康教育？

血友病是一组遗传性凝血因子缺乏引起的出血性疾病。典型血友病患者常自幼年发病，自发或轻度外伤后出现凝血功能障碍，出血不能自发停止。分为：①血友病 A，又称 FⅧ：C 缺乏症，是临床上最常见的血友病，占血友病患者数的 80%~85%。②血友病 B，又称遗传性 FIX 缺乏症，占血友病患者数的 15%左右。③遗传性 FXI 缺乏症，又称作 Rosenthal 综合征，在我国极少见。在我国，血友病的社会人群发病率为（5~10）/10 万，婴儿发生率约 1/5000。

【病因】

血友病 A、B 均属于性染色体（X 染色体）连锁隐性遗传，致病基因位于 X 染色体上，导致下一代男性发病。而遗传性 FXI 缺乏症则为常染色体隐性遗传性疾病，男女均可遗传，子女均可发病。

【临床表现】

主要表现为出血和局部血肿压迫表现。

1. 出血　典型血友病患者常自幼年发病，自发或轻度外伤后出现凝血功能障碍，出血不能自发停止，从而在外伤、手术时常出血不止，严重者在较剧烈活动后也可自发性出血，特别是关节、肌肉等出血，导致严重的关节肿胀及肌肉缺血坏死，长期发作可以影响骨关节的生长发育，导致关节畸形及肌肉萎缩，以致四肢（主要为下肢）活动困难，严重者不能行走。血友病的出血特点为：①出血不止：多在轻度外伤、小手术后。②与生俱来，伴随终身。③常表现为软组织或深部肌肉内血肿。④负重关节如膝、踝关节等反复出血甚为突出，最终可致关节畸形，可伴骨质疏松、关节骨化及相应肌肉萎缩（血友病关节）。⑤出血的轻重与血友病类型及相关因子缺乏程度有关。

2. 血肿压迫表现 血肿压迫周围神经，出现局部肿痛、麻木和肌肉萎缩；颈部和咽喉部血肿压迫或阻塞气道，导致呼吸困难甚至窒息。

【辅助检查】

1. 血常规检查 血小板计数正常，严重出血者血红蛋白减少。

2. 凝血功能检测 凝血时间和活化部分凝血活酶时间延长。

3. 确诊试验 凝血活酶生成试验及纠正试验有助于三种血友病的诊断和鉴别诊断。另外，可通过基因检查等手段，如常用聚合酶链式反应（PCR）及基因芯片技术等。

【诊断要点】

根据遗传病史、出血表现及相关的辅助检查可做出诊断。

【治疗要点】

1. 局部出血处理 皮肤出血，局部压迫止血；鼻黏膜出血，可用凝血酶、巴曲酶加压或堵塞止血；对于严重的出血导致的关节及肌肉血肿，可以用绷带加压包扎，或者沙袋等局部压迫和冷敷以止血。

2. 补充凝血因子 补充缺失的凝血因子为主要疗法。主要方法有：①新鲜冰冻血浆（含有人体血液中所有的凝血因子）。②血浆冷沉淀物（主要含Ⅷ及纤维蛋白原等，其中Ⅷ浓度较血浆高 5~10 倍）。③凝血酶原复合物（含 X、Ⅸ、Ⅶ、Ⅱ），为一般的替代治疗。④从血液提取的Ⅷ浓缩制剂，或基因重组活化的Ⅷ制剂。凝血因子的使用剂量：根据Ⅷ的凝血活性，利用如下公式计算：首次输入活化Ⅷ（或Ⅸ）剂量（IU）= 体重×所需提高的活性水平（%）÷2。最低止血要求Ⅷ水平达 20%以上，出血严重或需行中型以上手术者，应使Ⅷ或Ⅸ活性水平达 40%以上。⑤重组人活化凝血因子Ⅶ（rFⅦa）：可用于预防或治疗Ⅷ或Ⅸ缺乏的严重血友病患者的出血。

3. 药物治疗 去氨加压素、达那唑及糖皮质激素改善血管通透性等。

【护理诊断/问题】

1. 皮肤完整性受损 与凝血因子缺乏有关。

2. 肌肉、关节疼痛 与深部组织血肿或关节腔积血有关。

3. 有失用综合征的危险 与反复多次出血有关。

4. 焦虑 与终身出血倾向、担心丧失劳动力有关。

【护理措施】

1. 病情观察

（1）观察有无自发性或轻微受伤后出血的现象，如皮下大片瘀斑、肢体肿胀、皮肤出血、关节腔出血、关节疼痛、活动受限等。

（2）观察有无深部组织血肿压迫重要器官或重要脏器出血，如腹痛、消化道出血、颅内出血。

（3）观察实验室检查结果，如凝血时间、活化部分凝血活酶时间等。

2. 一般护理

（1）休息及活动　有出血倾向时应限制活动，卧床休息，出血停止后逐步增加活动量。嘱患者动作轻柔，谨防外伤及关节损伤。

（2）饮食护理　以高蛋白质、高维生素 C 和少渣、易消化的食物为主，多食苜蓿、菜花、蛋黄、菠菜、肝脏及所有新鲜的绿叶蔬菜，不但可以补充促凝血物质、减少出血机会，还能促进人体健康。不宜多食辛辣、厚味食物，如羊肉、狗肉、辣椒、肥肉及烟、酒之类，因为此类食物可诱发出血而损伤脾胃。

（3）用药护理　禁忌使用阿司匹林等药物。

3. 出血的预防和护理

（1）特别注意避免创伤，到医院看病时，要向医生、护士讲明病情，尽可能避免肌内注射。家庭内做好各种安全防范，尽量避免使用锐器，如针、剪、刀等。

（2）平时在无出血的情况下，做适当的运动，对减少该病复发有利。但有活动性出血时要限制活动，以免加重出血。

（3）关节出血时，应卧床，用夹板固定肢体，放于功能位置，限制运动，可局部冷敷和用弹力绷带缠扎。关节出血停止，肿痛消失后，可做适当的关节活动，以防长时间关节固定造成畸形和僵硬。

（4）其他脏器严重出血时应及时补充血容量、补充凝血因子，做急救处理。如输入成分血、抗血友病球蛋白浓缩剂或凝血酶原复合物等，并注意观察有无发热、肝炎等并发症。

（5）尽可能采用口服给药，避免或减少肌内注射，必须要注射时采用细针头，并延长压迫止血时间。避免各种手术，必须要手术时应先补充凝血因子，纠正凝血时间直至伤口愈合。

4. 心理护理　血友病是一种遗传性疾病，因此属于终身病，治疗起来很困难，而且目前还没有十分有效的治疗方法，常导致患者及家属悲观绝望。对长久反复出血影响生活质量的患者应做好耐心劝慰，并指导其预防出血的方法，使其积极配合治疗和护理。

【健康教育】

1. 做好疾病知识宣教。

2. 做好预防出血的宣教工作，如剪短指甲、衣着宽松、避免各种外伤。避免从事易导致受伤的工作和劳动。适宜的运动能有效地预防肌肉无力和关节腔反复出血，但应避免剧烈运动，以降低外伤和出血的危险。注意口腔卫生，避免牙龈出血。学会出血的急救处理方法。

3. 避免应用扩张血管及抑制血小板凝聚的药物。

4. 为患者及家属做好血友病遗传咨询工作。向患者及家属进行优生优育教育，若产前羊膜穿刺确诊胎儿为血友病，应终止妊娠，以减少血友病患儿的出生率。

考纲摘要

1. 血友病的最常见病因、类型、临床表现。

2. 血友病的常见护理诊断及护理措施。

五、 弥散性血管内凝血

案例导入

李某，女，30 岁。因胎盘早期剥离急诊入院。妊娠 8 个多月，牙关紧闭，昏迷，手足强直；眼球结膜有出血斑，身体多处有瘀点、瘀斑，尿血；血压 80/50mmHg，脉搏 98 次/分，尿少。实验室检查：血红蛋白 70g/L，红细胞计数 $2.7×10^{12}$/L，血小板计数 $85×10^{9}$/L，纤维蛋白原 1.78g/L；凝血酶原时间 20.9 秒，尿蛋白（+++），尿红细胞（++）。4 小时后复查：血小板计数 $70×10^{9}$/L，纤维蛋白原 1.62g/L。

问题：1. 该患者存在的主要护理问题是什么？

2. 如何对该患者进行病情观察和失血的护理？

弥散性血管内凝血（disseminated or diffuse intravascular coagulation，DIC）是一种常见的临床综合征，指在某些致病因子作用下凝血因子和血小板被激活，大量可溶性促凝物质入血，从而引起的以凝血功能失常为主要特征的病理过程。在微循环中形成大量微血栓，同时大量消耗凝血因子和血小板，继发性纤维蛋白溶解过程加强。临床主要表现为严重出血、血栓栓塞、低血压休克，以及微血管病性溶血性贫血。

DIC 的病理变化包括：①全身微血管内有广泛的纤维蛋白沉着，形成微血栓，造成微循环障碍、红细胞机械性损伤及溶血。②当微循环内发生凝血时，大量血小板和凝血因子被消耗，从而使高凝状态转变为低凝状态。③体内的继发性纤维蛋白溶解产生大量纤溶酶，使纤维蛋白原裂解为 X 和 A、B、C 裂片，再进一步裂解为 Y、D、E 裂片。这些纤维蛋白（原）降解产物的抗凝作用可加重出血。除大量出血外，微循环内的血栓可引起微循环阻塞，导致肺、肾、肝、脑、心等器官的功能衰竭。

【病因】

1. 感染性疾病　严重感染是诱发 DIC 的主要病因之一。各种严重的细菌感染均可导致 DIC。病毒感染、恶性疟疾、钩端螺旋体病、立克次体病也可引起 DIC。

2. 恶性肿瘤　在癌肿广泛转移及组织坏死时，肿瘤细胞含有的组织凝血活性物质激活外源性凝血系统，产生大量凝血酶而促发凝血。肿瘤细胞中的蛋白酶类物质也可以激活凝血因子，起促凝作用。化疗及放疗杀灭肿瘤细胞释出其中促凝物质，DIC 更容易发生。

3. 病理产科　如羊水栓塞、胎盘早期剥离、妊娠毒血症等。由于羊水、胎盘等释放的组织因子大量进入血液循环，诱发 DIC。

4. 创伤及手术　严重创伤和组织损伤、烧伤、毒蛇咬伤或某些药物中毒，均可由受损的组织中释放出大量组织因子进入血液，促发凝血。

5. 其他　全身各系统疾病，如肺心病、急性胰腺炎、糖尿病酮症酸中毒、系统性红斑狼疮等都可诱发 DIC。

【临床表现】

1. 出血　出血具有自发性和多发性的特点。急性 DIC 主要表现为突然发生的大量广泛的出血，出血可随原发病变而不同。皮肤出血呈一处或多处的大片瘀斑或血肿；产科意外有大量的阴道流血；在手术中发生时，伤口可渗血不止或血不凝固；在局部注射的部位则有针孔持续渗血；严重的患者也可有胃肠道、肺或泌尿道出血。

2. 低血压及休克　表现为一过性或持续性血压下降。休克见于严重的患者，休克的程度与出血量不成比例，以革兰阴性杆菌败血症引起的 DIC 最常见，可与 DIC 形成恶性循环。休克是病情严重，预后不良的征兆。休克一旦发生后会加重 DIC，引起器官功能障碍。

3. 栓塞　器官内血管中有血栓时可伴有相应器官的缺血性功能障碍甚至功能衰竭。以肺部及肾脏最常见，肾脏有血栓时常有腰痛、血尿、蛋白尿、少尿，甚至尿毒症及急性肾衰竭；肺栓塞可引起呼吸困难、发绀、呼吸窘迫综合征。

4. 溶血　常较经微，一般不容易觉察。表现为进行性贫血，微血管病性溶血，血象中可有破碎红细胞。

【辅助检查】

1. 消耗性凝血障碍　约 95%的患者都有血小板减少，一般低于 $100×10^9/L$，如在动态观察中发现血小板持续下降对诊断的意义较大。外源系统因子Ⅱ、Ⅴ、Ⅶ、Ⅹ大量消耗，凝血酶原时间明显延长，阳性率可达 90%以上。70%左右的 DIC 患者，纤维蛋白原低于

200mg/dL。其他如出血时间延长、凝血时间延长，对诊断也有参考意义，有助于 DIC 的诊断。

2. 纤维蛋白溶解亢进　纤维蛋白原明显减少或纤维蛋白（原）降解产物（FDP）增多。纤维蛋白降解产物的检查中正常人血清中仅有微量 FDP，如 FDP 明显增多，即表示有纤维蛋白溶解亢进，间接地反映出 DIC。血浆鱼精蛋白副凝试验（简称 3P 试验）阳性。

3. 其他　外周血涂片可见到畸形红细胞，如碎裂细胞、盔甲细胞等。血涂片检查见破碎及变形的红细胞比例超过 2%时，对 DIC 的诊断有参考价值。

【诊断要点】

临床症状中，特别要注意到突然出现在原发病中难以解释的大量或广泛的出血、血液凝固障碍、难以纠正的顽固性休克、血管内栓塞及器官功能衰竭，急性症状以大量出血为主；慢性症状以栓塞为主，而可无明显的大量出血。在化验方面如同时有血小板减少、凝血酶原时间或（和）活化部分凝血活酶时间延长、纤维蛋白原减少，结合临床症状可做出诊断。D-二聚体的检查已在临床上应用，对 DIC 诊断的可靠性较高。

【治疗要点】

1. 对病因及原发病的治疗　原发病的治疗是 DIC 治疗的一项根本措施。例如积极控制感染、清除子宫内死胎及抗肿瘤治疗等。其他如补充血容量、防治休克、改善缺氧及纠正水、电解质紊乱等，也有积极作用。输血时更应预防溶血反应。

2. 肝素治疗　肝素和血液中的抗凝血酶Ⅲ（ATⅢ）形成复合体，加强 ATⅢ对凝血酶及活性凝血因子Ⅸa、Ⅹa、Ⅺa 及Ⅻa 的灭活，产生抗凝作用。

3. 抗血小板凝集药物的应用　常用双嘧达莫，400~600mg/d，分 3 次口服，或将 100~200mg 置于 100mL 葡萄糖液体中静脉滴注，每 4~6 小时重复 1 次。阿司匹林 1.2~1.5g/d，分 3 次口服。

4. 补充血小板或凝血因子　如凝血因子过低，可输血、血浆或给予纤维蛋白原制剂。

5. 抗纤溶药物的应用　在 DIC 早期，纤溶本身是一种生理性的保护机制，故一般不主张应用抗纤溶药物。早期使用反而有使病情恶化的可能。但在 DIC 后期继发性纤溶成为出血的主要原因时，则可适当应用抗纤溶药物。

【护理诊断/问题】

1. 有损伤的危险　与 DIC 所致凝血因子被消耗、继发纤溶亢进、肝素应用等有关。

2. 潜在并发症　休克、多发性微血管栓塞、多器官功能衰竭。

【护理措施】

1. 病情观察

（1）观察生命体征及意识状态，如有异常及时通知医生。

（2）观察出血症状、出血部位及出血量。

（3）观察有无微循环障碍症状。

2. 出血护理 尽量减少创伤性检查和治疗，护理操作时动作轻柔，减少肌内注射，静脉注射时止血带不宜扎得过紧，拔针后穿刺部位按压5分钟。保持鼻腔湿润，防止鼻出血。吸痰动作轻柔。

3. 失血性休克护理 立即平卧，头偏向一侧，保持呼吸道通畅，迅速建立三路静脉通路，以保证快速用药及补充血容量及凝血因子，争取在1~4小时改善微循环障碍，注意观察尿量，如每小时少于30mL，则反映组织灌注不足，及时通知医生。给予吸氧2~4L/min，以改善缺氧，并做好动脉血压检测。

4. 一般护理 保持病室环境安静、清洁，嘱患者绝对卧床休息，勿搬动患者，如有休克按休克患者护理，并注意保暖。给予高蛋白质、高维生素、易消化饮食。如患者有消化道出血应禁食，不能进食者给予鼻饲或遵医嘱给予静脉补充营养。加强基础护理，加强口腔、皮肤、会阴部的护理，预防感染。

5. 心理护理 因DIC病情变化迅速，患者及家属精神、心理压力大，因此抢救时现场应保持安静，医护人员态度认真、操作轻柔、动作敏捷，使患者有安全感。对患者进行心理护理，并向家属做好解释和安抚工作，避免他们的不良情绪影响患者。

【健康教育】

1. 生活指导 保证充足睡眠和休息，适当活动。给予可口、易消化、富营养的饮食，少量多餐。

2. 疾病知识指导 向患者及家属解释疾病的病因、主要表现、诊断和治疗配合等。

考纲摘要

1. 弥散性血管内凝血最常见的病因、首要的临床表现。
2. 弥散性血管内凝血的护理措施。

项目四 白血病

【学习目标】

1. 掌握白血病的概念、分类；急慢性白血病的临床表现、护理措施。
2. 了解白血病的病因。

白血病（leukemia）是一类造血干细胞的恶性克隆性疾病。其克隆的白血病细胞增殖失控、分化障碍、凋亡受阻而停滞在细胞发育的不同阶段。在骨髓和其他造血组织中白血病细胞大量增生累积，并浸润其他器官和组织，而正常造血功能受抑制。

我国白血病发病率为3/10万~4/10万，低于欧美国家，以急性白血病多见，男性发病率略高于女性。

【分类】

1. 按病程和白血病细胞的成熟度分类

（1）急性白血病（acute leukemia） 起病急，进展快，病程短，仅为数月。细胞分化停滞在较早阶段，骨髓和外周血中以原始和早期幼稚细胞为主。

（2）慢性白血病（chronic leukemia） 起病缓，进展慢，病程长，可达数年。细胞分化停滞在较晚阶段，骨髓和外周血中多为较成熟幼稚细胞和成熟细胞。

2. 按主要受累的细胞系列分类 急性白血病分为急性淋巴细胞白血病（ALL）与急性非淋巴细胞白血病（ANLL）或急性髓系白血病（AML）两大类，这两类又可分成多种亚型（表6-7）。慢性白血病分为慢性粒细胞白血病和慢性淋巴细胞白血病，少见类型有毛细胞白血病、幼淋巴细胞白血病等。

3. 按白细胞计数分类 多数患者白细胞计数增高，超过10×10^9/L，称为白细胞增多性白血病；若超过100×10^9/L，称为高白细胞性白血病；部分患者白细胞计数在正常水平或减少，称为白细胞不增多性白血病。

表6-7 急性白血病分型

分型	亚型	特点
急性淋巴细胞白血病	L_1型	原始和幼淋巴细胞以小细胞（直径≤12μm）为主，胞浆较少
	L_2型	原始和幼淋巴细胞以大细胞（直径>12μm）为主
	L_3型	原始和幼淋巴细胞以大细胞为主，大小较一致，细胞内有明显空泡，胞浆嗜碱性
急性髓系白血病	M_0	急性髓细胞白血病微分化型
	M_1	急性粒细胞白血病未分化型
	M_2	急性粒细胞白血病部分分化型
	M_3	急性早幼粒细胞白血病
	M_4	急性粒-单核细胞白血病
	M_5	急性单核细胞白血病
	M_6	红白血病
	M_7	急性巨核细胞白血病

【病因】

1. 病毒感染　成人 T 细胞白血病（ATL）/淋巴瘤可由人类 T 淋巴细胞病毒 I 型引起。此外，EB 病毒、HIV 病毒与淋巴系统恶性肿瘤的关系也已被认识。

2. 放射因素　X 射线、γ 射线、电离辐射等有致白血病的作用。白血病的发生取决于人体吸收辐射的剂量，整个身体或部分躯体受到中等剂量或大剂量辐射后都可诱发白血病。放射线可使骨髓抑制、机体免疫力缺陷及 DNA 发生断裂和重组等改变。

3. 化学因素　苯及其衍生物、亚硝胺类物质、保泰松及其衍生物、氯霉素等均可致白血病，化学物质所致白血病多为急性非淋巴细胞白血病。某些抗肿瘤的细胞毒药物如氮芥、环磷酰胺、丙卡巴肼、依托泊苷等，有致白血病的作用。

4. 遗传因素　某些遗传性疾病有较高的白血病发病率，如 21-三体综合征、先天性再生障碍性贫血等。

5. 其他因素　自身免疫性疾病，如系统性红斑狼疮等易发生慢性淋巴细胞白血病；某些血液病最终可能发展为急性白血病，如阵发性睡眠性血红蛋白尿、淋巴瘤、骨髓增生异常综合征等。

一、急性白血病

案例导入

患者，女，48 岁。牙龈出血半个月。查体：体温 37℃，脉搏 80 次/分，呼吸 18 次/分，血压 100/70mmHg，双颈淋巴结肿大，胸骨压痛（+），双踝关节肿、痛。肝肋下 1.5cm，脾肋下 2cm。血红蛋白 98g/L，红细胞计数 2.5×10^{12}/L，白细胞计数 24.0×10^{9}/L，血小板计数 82×10^{9}/L，中性粒细胞比例 13.8%，淋巴细胞比例 76.2%，可见幼稚淋巴细胞，骨髓原始淋巴细胞占 35%。

问题：1. 该患者的护理诊断和医疗诊断是什么？

2. 急性白血病的临床特点是什么？

3. 对该患者怎样进行治疗和护理？

急性白血病是造血干细胞的恶性克隆性疾病，发病时骨髓中的原始细胞及幼稚细胞大量增殖，广泛浸润肝、脾、淋巴结等脏器，抑制正常造血。临床以进行性贫血、持续发热或反复感染、出血和组织器官浸润等为表现，以外周血中出现幼稚细胞为特征。

【分类】

目前临床使用 FAB 分型。FAB 分型将急性白血病分为急性淋巴细胞白血病（ALL）和急性非淋巴细胞白血病（ANLL）或急性髓系白血病（AML）。成人以 AML 多见，儿童以ALL多见。

【临床表现】

起病急缓不一。急者多为高热或严重出血，缓者常为面色苍白、疲乏或轻度出血。少数患者因皮肤紫癜、月经过多或拔牙后出血不止而就医时被发现。

1. 贫血　贫血常为首发症状，呈进行性加重。半数患者就诊时已有重度贫血。部分患者因病程短，可无贫血。

2. 发热　持续发热为急性白血病最常见的症状。发热多由继发感染引起，口腔炎、牙龈炎、咽峡炎最常见，肺部感染、肛周炎、肛旁脓肿亦常见，严重时可致败血症或脓毒血症。感染的主要原因是由于成熟粒细胞缺乏，其次是人体免疫力降低。患者免疫功能缺陷后也可引起病毒感染，如单纯疱疹、带状疱疹等。白血病本身也能引起发热（肿瘤性发热）。

3. 出血　几乎所有的患者在整个病程中都有不同程度的出血。主要原因为血小板减少、血小板功能异常、凝血因子减少、白血病细胞浸润、感染及细菌毒素对血管的损伤。出血可发生在全身各部位，以皮肤瘀点瘀斑、鼻出血、牙龈出血、月经过多为多见。眼底出血可致视力障碍，严重者发生颅内出血可致死亡。急性早幼粒细胞白血病者易并发DIC而出现全身广泛性出血，是急性白血病中出血倾向最明显的一种。

4. 器官和组织浸润的表现　①肝、脾、淋巴结：淋巴结肿大以急性淋巴细胞白血病多见。白血病患者常有轻到中度的肝、脾大，除慢性粒细胞白血病急变外，巨脾罕见。②骨骼和关节：胸骨中下段局部压痛较为常见，可出现关节、骨骼疼痛，尤其以儿童多见。发生骨髓坏死时，可引起骨骼剧痛。③眼部：急性粒细胞白血病形成的粒细胞肉瘤（绿色瘤）常累及眼眶、肋骨或其他扁平骨的骨膜，其中以眼眶部位最多见，可引起眼球突出、复视或失明。④口腔和皮肤：可有牙龈增生、肿胀；皮肤出现蓝灰色斑丘疹、皮下结节、多形红斑、结节性红斑等。⑤中枢神经系统白血病（CNSL）：由于多种化疗药物难以通过血脑屏障，隐藏在中枢神经系统的白血病细胞不能被有效杀灭，因而引起CNSL。可发生在疾病的各个时期，但多数患者的症状出现较晚，常发生在缓解期。CNSL以急性淋巴细胞白血病最常见，儿童患者尤甚。患者表现轻者为头痛、头晕，重者为呕吐、颈项强直，甚至抽搐、昏迷。⑥睾丸：睾丸受浸润时表现为无痛性肿大，多为一侧性，另一侧虽然无肿大，但在活检时往往也发现有白血病细胞浸润。多见于急性淋巴细胞白血病化疗缓解后的幼儿和青年，是仅次于CNSL的髓外复发的根源。⑦其他：白血病还可浸润其他组织器官，如心、肺、胃肠等部位，但不一定出现相应的症状。

【辅助检查】

1. 外周血象　白细胞计数多数在（10~50）$\times 10^9$/L，少数$<5\times 10^9$/L或$>100\times 10^9$/L，

白细胞过高或过低者预后较差。血涂片分类检查可见数量不等的原始和（或）幼稚细胞。患者常有不同程度的正常细胞性贫血，晚期血小板减少。

2. 骨髓象 骨髓象是确诊白血病的主要依据和必做检查。多数患者的骨髓象呈增生明显活跃或极度活跃，以原始细胞和（或）幼稚细胞为主，而较成熟的中间阶段细胞缺如，并残留少量成熟粒细胞，形成所谓“裂孔现象”。若原始细胞占全部骨髓有核细胞的30%以上，则可做出急性白血病的诊断。正常的巨核细胞和幼红细胞减少。白血病细胞胞质中出现红色杆状小体，称奥尔小体（Auer 小体），仅见于AML。

3. 细胞化学检查 常用的方法有过氧化物酶染色、糖原染色及中性粒细胞碱性磷酸酶测定等。用于急性白血病分型诊断与鉴别诊断。

4. 形态学、免疫学、细胞遗传学和分子生物学分型（MICM 分型） 利用 MICM 分型可提高诊断的准确性，更有利于治疗。

【诊断要点】

根据患者有持续性发热或反复感染、进行性贫血、出血、骨骼关节疼痛及肝、脾和淋巴结肿大等临床特征；外周血象中白细胞计数增加并出现原始或幼稚细胞；骨髓象中骨髓增生活跃，原始细胞占全部骨髓有核细胞的30%以上，即可做出诊断。

【治疗要点】

目前国内外白血病的治疗主要以支持治疗和多药联合化疗为主。化疗获得完全缓解后或慢性期可及早进行异基因造血干细胞移植（HSCT）。

1. 紧急处理高白细胞血症 当血液中白细胞计数>100×10^9/L 时，不仅会增加患者的早期死亡率，而且也会增加髓外白血病的发病率和复发率。当循环血液中白细胞计数>200×10^9/L 时，还可发生白细胞淤滞症，表现为呼吸困难甚至呼吸窘迫、低氧血症、头晕、反应迟钝、言语不清、颅内出血、阴茎异常勃起等。所以，一旦出现高白细胞血症可紧急使用血细胞分离机，单采清除过高的白细胞，同时给予化疗和水化，并预防高尿酸血症、酸中毒、电解质平衡紊乱、凝血异常等并发症。

2. 化学药物治疗 化学药物治疗是目前白血病治疗最主要的方法，也是造血干细胞移植的基础。急性白血病的化疗过程分为两个阶段，即诱导缓解和缓解后治疗。治疗白血病常用化疗药物见表6-8。

表6-8 白血病常用化疗药物

种类	药名	缩写	给药途径	主要不良反应
抗叶酸代谢	甲氨蝶呤	MTX	口服或静脉注射或鞘内注射	口腔及胃肠道黏膜溃疡，肝损害，骨髓抑制

续表

种类	药名	缩写	给药途径	主要不良反应
抗嘧啶代谢	阿糖胞苷	Ara-C	静脉滴注或皮下注射	消化道反应，肝功能异常，骨髓抑制
烷化剂	环磷酰胺	CTX	口服或静脉注射	骨髓抑制，恶心呕吐，脱发，出血性膀胱炎
	苯丁酸氮芥	CLB	口服	骨髓抑制，胃肠道反应
	白消安	BUS	口服或静脉注射	皮肤色素沉着，精液缺乏，停经，肺纤维化
生物碱类	长春新碱	VCR	静脉注射	末梢神经炎，脱发，腹痛，便秘
	高三尖杉酯碱	HHT	静脉注射	骨髓抑制，心脏损害，消化道反应
	依托泊苷	VP-16	静脉注射	骨髓抑制，脱发，消化道反应
抗生素类	柔红霉素	DNR	静脉注射	骨髓抑制，心脏损害，胃肠道反应
	阿霉素	ADM	静脉注射	同上
	阿克拉霉素	ACLA	静脉注射	同上
激素类	泼尼松	P	口服	类Cushing综合征，糖尿病，高血压
抗嘧啶嘌呤代谢	羟基脲	HU	口服	消化道反应，骨髓抑制
肿瘤细胞诱导分化剂	维甲酸（全反式维甲酸）	ATRA	口服	皮肤黏膜干燥，消化道反应，口角破裂，头晕，关节痛，肝损害

（1）诱导缓解　诱导缓解是指从化疗开始到完全缓解（CR）阶段。主要是通过联合化疗，迅速、大量地杀灭白血病细胞，恢复机体正常造血，使患者尽可能在较短的时间内达到完全缓解。CR即患者的症状和体征消失；外周血象的白细胞分类中无幼稚细胞；骨髓象中相关系列的原始细胞与幼稚细胞之和<5%。患者能否获得CR，是急性白血病治疗成败的关键。

ALL诱导缓解的基本方案是长春新碱加泼尼松组成的VP方案，儿童ALL首选VP方案。成人ALL推荐DVLP方案，即柔红霉素、长春新碱、左旋门冬酰胺酶和泼尼松，也可用VLP（VP加左旋门冬酰胺酶）方案或VDP（VP加柔红霉素）方案。

ANLL诱导缓解国内外普遍采用DA方案，即柔红霉素和阿糖胞苷，或HA方案，即高三尖杉酯碱和阿糖胞苷。急性早幼粒细胞白血病采用全反式维甲酸25～45mg/（m^2·d）口服直至缓解。常用的联合化疗方案见表6-9。

表6-9 急性白血病常用的联合化疗方案

分型	治疗方案	药物	剂量（mg）	用法	完全缓解率（%）
ALL	VP 方案	VCR	2	每周第 1 日静脉注射 1 次	儿童 88
		P	40~60	每日分次口服	成人 50
	VDP 方案	VCR	2	每周第 1 日静脉注射 1 次	儿童 89~100
		DNR	30~40	第 1~3 日，静脉注射	成人 50~88
		P	40~60	每日分次口服	
	VLP 方案	VCR	2	每周第 1 日静脉注射 1 次	72
		L-ASP	5000~10000（U）	每日 1 次，共 10 日，静脉注射	
		P	40~60	每日分次口服	
	DVLP 方案	DNR	45	每 2 周第 1~3 日静脉滴注	成人 80
		VCR	2	每周第 1 日静脉注射 1 次，共 4 周	
		L-ASP	5000~10000（U）	第 19~28 日，共 10 次	
		P	40~60	每日分次口服，连用 4 周	
ANLL	DA 方案	DNR	30~40	第 1~3 日，静脉注射	35~85
		Ara-C	150	每日 1 次，第 1~7 日静脉滴注	
	HA 方案	HHT	4~6	静脉滴注 5~7 日	
		Ara-C	150	每日 1 次，第 1~7 日静脉滴注	
	HOAP 方案	HHT	4~6	静脉滴注 5~7 日	
		VCR	2	每周第 1 日静脉注射 1 次	
		Ara-C	150	每日 1 次，第 1~7 日静脉滴注	
		P	40~60	每日分次口服	

（2）缓解后治疗　缓解后治疗是 CR 后的延续治疗。患者达到完全缓解后，体内尚存有 10^8~10^9 的白血病细胞，且在髓外某些部位仍可有白血病细胞的浸润，是白血病复发的根源，因此必须进行缓解后的治疗。主要方法是化疗和造血干细胞移植。ALL 可早期采用原诱导缓解方案 2~4 个疗程，也可采用其他强力化疗方案，以后每月强化治疗 1 次，维持治疗 3~4 年，常用 6-巯基嘌呤和甲氨蝶呤交替长期口服。ANLL 可采用原诱导缓解方案巩固 4~6 个疗程，或用中剂量阿糖胞苷为主的强化治疗，每 1~2 个月 1 次，共 1~2 年，以后随访观察。CNSL 常在缓解后鞘内注射甲氨蝶呤，首次 5mg，以后每次 10mg，为减轻药物刺激引起的蛛网膜炎，可同时加用地塞米松 2mg，每周 2 次，共 3 周。对甲氨蝶呤耐药者可改用阿糖胞苷鞘内注射。

3. 防治感染　防治感染是急性白血病患者进行有效化疗或进行骨髓移植、降低死亡率的关键措施之一。患者在化疗、放疗后，常有粒细胞减少，患者宜住进层流病房或消毒隔离病房。可用粒细胞集落刺激因子（G-CSF）或粒-单细胞集落刺激因子（GM-CSF）以提升白细胞。当患者出现发热时，应积极查找原因，并做胸部 X 射线检查、咽拭子、血培养及药敏试验，可先用广谱抗生素治疗，当试验结果出来后再更换敏感抗生素。若改药后体温仍未下降，应考虑真菌感染的可能，可试用两性霉素、氟康唑等。病毒感染如带状疱疹可用阿昔洛韦等治疗。

【护理诊断/问题】

1. 有受伤的危险　与血小板减少、白血病细胞浸润等有关。

2. 活动无耐力　与长期、大量的持续化疗，白血病引起代谢增高及贫血有关。

3. 有感染的危险　与粒细胞减少、化疗有关。

4. 悲哀　与急性白血病治疗效果差和死亡率高有关。

5. 潜在并发症　化疗药物的不良反应。

【护理措施】

1. 出血　详见本模块项目一“出血”的护理。

2. 保护性隔离　粒细胞缺乏的患者，应采取保护性隔离，减少探视以避免交叉感染。有条件的患者住无菌层流病房。若有感染征象，应做细菌培养及药物敏感试验，并遵医嘱应用抗生素。

3. 化疗药物应用的护理

（1）不良反应的观察及护理　某些化疗药物，如长春新碱、阿霉素、氮芥、柔红霉素等对组织刺激性大，多次注射或药液渗漏常会引起静脉周围组织炎症或坏死，所以应用时应注意：①血管的选择：若药物剂量过大，刺激性过强，应首先选择直的大血管注射。每次应更换注射部位，掌握熟练的静脉操作技术，避免穿透血管。若需要长期注射化疗药物，最好采用中心静脉或深静脉留置导管。避免在循环功能不良的肢体进行注射。②用生理盐水建立静脉通路，确定针头在静脉内方可注入药物，静脉注射时要边抽回血边注药，药物输注完毕后再用生理盐水 10~20mL 冲洗后方可拔出针头，拔针后局部要按压数分钟，以防药物外渗或发生血肿。③输注时疑有或已经发生化疗药物外渗，应立即停止注入，不要立即拔针，由原部位回抽渗出液，局部滴入解药如 8.4%碳酸氢钠 5mL。局部冷敷后再用 25%硫酸镁湿敷，也可用普鲁卡因局部封闭。④发生静脉炎时，局部血管禁止静脉注射，患处勿受压，可采用紫外线灯照射，每日 1 次，每次 30 分钟。

（2）骨髓抑制的预防及护理　骨髓抑制是多种化疗药物共有的不良反应，可给患者带来不良后果。多数化疗药物骨髓抑制作用最强的时间为化疗后第 7~14 日，恢复时间为之后的 5~10 日，因此，从化疗开始到停止化疗 2 周内应加强预防感染和出血的措施。护理人员在操作时最好戴清洁的橡皮手套，以免不慎将药液沾染皮肤而影响自身健康。

（3）消化道反应的预防及护理　许多化疗药物可引起恶心、呕吐、纳差等不良反应，患者一般第 1 次用药时反应较强烈，以后逐渐减轻。症状多在用药后 1~3 小时出现，持续数小时至 24 小时不等。故化疗期间应为患者提供一个安静、舒适、通风良好的休息与进餐环境，避免不良刺激。避免在治疗前后 2 小时内进食。饮食要清淡、可口，少食多餐，以半流食为主，避免进食高糖、高脂、产气过多和辛辣的食物。当患者出现恶心、呕吐时，应暂停进食，及时清除呕吐物，保持口腔清洁。进食后可适当活动，休息时取坐位和半卧位，避免饭后立即平卧。

（4）口腔溃疡的护理　甲氨蝶呤、阿糖胞苷、阿霉素、羟基脲等化疗药物可引起口腔溃疡。对已经发生口腔溃疡者，应加强口腔护理，每日 2 次。一般情况下可选用生理盐水、复方硼砂含漱液等交替漱口；疑为厌氧菌感染可选用 1%～3%过氧化氢溶液；真菌感染可选用 1%～4%碳酸氢钠溶液、2. 5%制霉菌素溶液、1∶2000 氯己定溶液。每次含漱时间为 15～20 分钟，每日至少 3 次。溃疡疼痛严重者可在漱口药内加入 2%利多卡因以止痛。

（5）心脏毒性的预防与护理　阿霉素、柔红霉素、高三尖杉酯碱类药物可引起心肌和心脏传导损害，用药前、后应监测患者的心率、心律及血压的变化；药物要缓慢静脉滴注，<40 滴/分；注意观察患者的面色和心率，以患者无心悸为宜。一旦出现毒性反应，应立即报告医生。

（6）肝肾功能损害的预防与护理　巯嘌呤、甲氨蝶呤、左旋门冬酰胺酶对肝功能有损害作用，用药期间应观察患者有无黄疸，并定期监测肝功能。环磷酰胺可引起出血性膀胱炎，应鼓励患者多饮水，每日达 2000mL 以上，并观察小便的颜色和量，一旦出现血尿，应停止使用。

（7）尿酸性肾病的预防　注意患者的尿量和尿沉渣检查结果，鼓励患者多饮水，2000～3000mL/d，注射药物后，最好每半小时排尿 1 次，持续 5 小时。每次小便后检查是否有血尿。遵医嘱口服别嘌醇，可抑制尿酸合成。

（8）鞘内注射化疗药物的护理　应协助患者采取头低抱膝侧卧位；协助医生做好穿刺点的定位和局部的消毒与麻醉；推药速度要慢；注毕去枕平卧 4～6 小时，注意观察有无头痛、发热、呕吐等并发症的发生。

4. 心理护理　向患者及家属说明白血病虽是骨髓造血系统难治性肿瘤性疾病，但目前治疗进展快，效果好，应树立战胜疾病的信心。家属要关心爱护患者，给予患者物质和精神上的支持与鼓励，给患者创造一个安静、安全、舒适和愉悦宽松的环境，使患者保持良好的心理状态，有利于身体的康复。

【健康教育】

1. 疾病预防指导　指导患者避免接触对骨髓造血系统有损害的因素，如电离辐射、染发剂、油漆、亚硝胺类等含苯物质，以及保泰松及其衍生物、氯霉素等药物。对长期接触放射性核素或苯类化学物质的工作人员，必须严格遵守劳动保护制度。

2. 生活指导　指导患者饮食应富含蛋白质、高热量、高维生素、少渣、易消化。保证充足的休息和营养，保持乐观的情绪。预防和避免各种创伤。

3. 用药指导　指导患者按医嘱用药，向患者说明急性白血病缓解后仍应坚持定期巩固强化治疗，可延长急性白血病的缓解期和生存期。定期门诊复查血象，发现发热、出血及骨、关节疼痛要及时去医院检查。

考纲摘要

1. 白血病的概念、分类。
2. 急性白血病的临床表现、最常见的护理诊断。
3. 急性白血病的护理措施、出血的病情观察。

二、 慢性白血病

案例导入

赵某，男，60岁。1年前体检时发现白细胞计数 $15.61\times10^9/L$，淋巴细胞计数 $9.2\times10^9/L$，当时无任何不适症状，门诊医生建议随诊。2个月前患者逐渐出现乏力，纳差，进食后腹胀，未予重视。2周前始出现发热，体温最高在38.1℃以上，于社区医院反复应用多种抗生素静脉滴注以抗感染，体温仍不平稳。遂来我院，查血常规示白细胞计数 $40.8\times10^9/L$，淋巴细胞计数 $38.6\times10^9/L$，血红蛋白88g/L，血小板计数 $104\times10^9/L$；血涂片中表现为小的成熟淋巴细胞；腹部超声示脾大。

问题：1. 该患者的医疗诊断是什么？
　　　2. 列举对该患者主要的护理措施。

慢性白血病主要包括慢性粒细胞白血病（简称慢粒）和慢性淋巴细胞白血病（简称慢淋）两种。各年龄组均可发病，以中年最多见，男性多于女性。在我国慢性白血病发病中，慢粒多于慢淋，西方白种人则慢淋多于慢粒。

【临床表现】

1. 慢粒　慢粒整个病程可以分为慢性期、加速期和急变期。①慢性期最早出现的症状是乏力、低热、多汗或盗汗、体重减轻等代谢亢进的表现。一般持续1~4年。②加速期患者常有发热、虚弱、进行性体重下降、骨骼疼痛，逐渐出现贫血、出血，脾持续或进行性肿大。可维持几个月到数年。③急变期为终末期，表现与急性白血病类似。预后极差，往往在数月内死亡。

2. 慢淋　与慢粒一样，起病缓慢，常无自觉症状，淋巴结肿大常为首次就诊的原因。

病变早期表现为乏力，随后出现食欲减退、消瘦、低热和盗汗等；晚期易发生贫血、血小板减少、皮肤黏膜紫癜。患者可出现皮肤增厚、结节以至全身红皮病。约8%的患者可并发自身免疫性溶血性贫血。

3. 体征　慢粒最显著的体征是脾大，可达脐平面，甚至可伸入盆腔，质地坚实、平滑，无压痛。但如发生脾梗死，则可突发局部剧烈疼痛和明显压痛。肝明显肿大者少见。慢淋淋巴结肿大以颈部、锁骨上、腋窝、腹股沟等处为主，肿大的淋巴结无压痛、质地中等、可以移动。CT扫描可发现肺门、腹膜后、肠系膜淋巴结肿大。50%~70%慢淋患者有肝、脾轻至中度肿大。

【辅助检查】

1. 外周血象　可见各阶段的中性粒细胞，数量显著增多，常$>20\times10^9/L$，疾病晚期可高达$100\times10^9/L$。疾病早期血小板多在正常水平，晚期血小板逐渐减少，并出现贫血。

2. 骨髓象　骨髓象是确诊白血病的主要依据和必做检查。骨髓增生明显至极度活跃。以粒细胞为主，粒/红比例明显增高；原始细胞<10%；嗜酸、嗜碱性粒细胞增多；红系细胞相对减少；巨核细胞正常或增多，晚期减少。

3. 血液生化　由于大量癌细胞被破坏，各型白血病血液、尿液中尿酸浓度均增加，特别是在化疗期。血清乳酸脱氢酶增高。

4. 其他　CNSL常做脑脊液检查，见脑脊液压力升高，白细胞计数升高，蛋白质增多，而糖定量减少，涂片可找到白血病细胞。90%以上慢粒患者血细胞中出现Ph染色体。约50%慢淋患者染色体出现异常，常见12、11、17号染色体异常。

【诊断要点】

凡有不明原因的持续性白细胞计数增高，根据典型的血象和骨髓象改变，脾大，Ph染色体阳性即可做出诊断。

【治疗要点】

1. 化学治疗　首选羟基脲（HU）治疗，起效快，但持续时间短，用药后2~3日白细胞计数下降，但停药后很快回升。常用剂量为3g/d，分2次口服。当白细胞下降到$20\times10^9/L$时，剂量应减半，降至$10\times10^9/L$时改用0.5~1g/d维持。还可选用白消安治疗，起效比羟基脲慢，但持续时间长，用药2~3周后外周血白细胞才开始减少，停药后白细胞减少可持续2~4周。开始剂量为4~6mg/d口服，当白细胞降至$20\times10^9/L$时宜暂时停药，待稳定后改用2mg/d维持治疗。慢粒急性变时按急粒化疗方案治疗。慢淋良性期不必急于治疗，进展期最常用的药物是苯丁酸氮芥和氟达拉滨。苯丁酸氮芥连续用药剂量为4~8mg/d，口服。氟达拉滨用药剂量为25~30mg/（m^2·d），静脉滴注。

2. 并发症治疗　反复感染者注射免疫球蛋白；并发自发免疫性溶血性贫血或血小板减少可用较大剂量糖皮质激素；疗效不佳且脾大明显者，可行脾切除或放疗。

3. 免疫治疗 利妥昔单抗是人鼠嵌合型抗CD20单克隆抗体，可联合氟达拉滨及环磷酰胺，形成三种药物的联合疗法——FCR疗法，是目前初治CLL反应最佳的方法。

4. 造血干细胞移植 预后较差的年轻患者可在缓解期行自体干细胞移植，效果优于传统化疗，但易复发。

【护理诊断/问题】

1. 有感染的危险 与粒细胞减少、低蛋白血症有关。

2. 活动无耐力 与贫血有关。

3. 有受伤的危险 与晚期血小板减少有关。

4. 营养失调 与纳差、发热及代谢亢进有关。

【护理措施】

1. 病情观察 监测患者白细胞计数，观察体温、脉搏、呼吸的变化。观察血小板的计数，若$<50\times10^9/L$时，应卧床休息，防止出血，同时告诉患者有头痛、视力改变时应立即报告医生。应密切注意患者有无出血征兆，检查患者大小便有无出血征象，全身皮肤有无瘀点、瘀斑。经常询问患者有无咽部痒、痛，咳嗽，尿路刺激征等不适。对慢粒患者应每日测量患者脾脏的大小、质地，检查有无压痛，并做好记录。

2. 一般护理

（1）休息和活动 应保证充足的休息和睡眠，白血病患者因贫血可出现缺氧的表现，同时因白细胞大量过度增生，机体代谢率升高，所以应根据患者体力适当限制活动量。应加强生活方面的护理，将常用物品置于易取处，避免因体力消耗而加重心悸、气短等症状。观察脾的大小、质地并做好记录。脾大者嘱患者采取左侧卧位，尽量避免弯腰和碰撞腹部，以免发生脾破裂。

（2）饮食护理 宜给予高蛋白质、高热量、高维生素、清淡、易消化、少渣的饮食，避免辛辣刺激性食物，多饮水，多食蔬菜、水果，以保持排便通畅。

3. 感染的预防与护理 化疗药物不仅能杀伤白血病细胞，正常细胞也受到杀伤。因此患者在诱导缓解期间容易发生感染，当粒细胞绝对值$\leq0.5\times10^9/L$时，应进行保护性隔离。患者应住在无菌层流室或单人病房，保持室内空气新鲜，定时进行空气和地面消毒，谢绝探视以避免交叉感染。若患者生命体征显示有感染征象，应立即协助医生做血液、咽部、尿液、粪便和伤口分泌物的培养。确诊有感染，应遵医嘱用有效抗生素，常用头孢类第三代药物，如头孢哌酮、头孢曲松及头孢他啶。

4. 化疗药物应用的护理 详见急性白血病的护理措施。

【健康教育】

1. 疾病知识指导 指导患者养成长期养病的生活方式，了解定期复查和按时服药的意义。积极预防感染，特别是上呼吸道感染。

2. 生活指导　指导患者注意个人卫生，经常检查口腔、咽部有无感染，学会自测体温。预防和避免各种创伤。

3. 预后　本病病程长短不一，长者存活 10 余年，平均存活期 3~4 年。主要死亡原因为骨髓功能衰竭引起的严重感染、贫血和出血。

考纲摘要

1. 慢性白血病的临床表现、治疗首选的药物。
2. 慢性白血病化疗的护理措施、化疗好转后的健康教育。

项目五　淋巴瘤

【学习目标】

1. 熟悉淋巴瘤的临床表现、分期及治疗要点。
2. 了解淋巴瘤的病因。

案例导入

陆某，男，26 岁。以发热、盗汗、体重减轻入院。查体：颈部淋巴结和锁骨上淋巴结肿大，尚可活动，为无痛性。淋巴结活检，镜下见淋巴结结构消失，其内细胞成分多样，有大量嗜酸性粒细胞、浆细胞、组织细胞，淋巴细胞和少量中性粒细胞浸润，并有多种瘤巨细胞，体积大，直径 15~45μm，椭圆形或不规则形，胞浆丰富，双色性或嗜酸性，核大，核内有一嗜酸性核仁，周围有一透明晕。

问题：1. 该患者可能的诊断是什么？

2. 如何护理该患者？

淋巴瘤（lymphoma）是一组起源于淋巴结或其他淋巴组织的恶性肿瘤。由于淋巴细胞是免疫系统的主要成分，故淋巴瘤也被认为是来自免疫系统的免疫细胞的恶性肿瘤。临床主要表现为进行性、无痛性淋巴结肿大，可伴有发热、消瘦、盗汗、皮肤瘙痒等全身症状，晚期常有肝脾肿大及各系统浸润表现，最后出现恶病质。淋巴瘤可发生在身体的任何部位，通常以实体瘤形式生长于淋巴组织丰富的组织器官中，其中最易受累部位是淋巴结、扁桃体、脾及骨髓等。组织病理学上将淋巴瘤分为霍奇金淋巴瘤（HL）和非霍奇金淋巴瘤（NHL）两类，两者均发生于淋巴组织。在我国霍奇金淋巴瘤仅占淋巴瘤的8%~11%。在我国淋巴瘤的死亡率为1.5/10万，居恶性肿瘤死亡率第11~13位。淋巴瘤发病年龄呈年轻化趋势，沿海患者多于内陆，男性患者多于女性。

【病因】

1. 病毒感染　目前认为病毒感染是引起淋巴瘤的重要原因。实验证明，非洲淋巴瘤（Burkitts淋巴瘤）患者EB病毒抗体明显增高，在患者肿瘤组织中，电镜下可找到病毒颗粒。据观察认为病毒可能引起淋巴组织发生变化，使患者易感或因免疫功能暂时低下引起肿瘤。

2. 理化因素　某些物理、化学损伤是淋巴瘤的诱发因素。据有关资料统计，广岛原子弹受害幸存者中，淋巴瘤发病率较高。另外，长期应用某些化学药物，如免疫抑制剂、抗癫痫药、皮质激素等，均可导致淋巴网状组织增生，最终出现淋巴瘤。

3. 免疫缺陷　实验证明，淋巴瘤患者尤其是HL患者都有严重的免疫缺陷，如系统性红斑狼疮与干燥综合征伴发淋巴瘤概率明显升高；免疫缺陷患者，如Wiskott-Aldrich综合征及获得性免疫缺陷综合征患者淋巴瘤发病率也明显增高。另外，在先天性免疫缺陷患者家族中，淋巴瘤发病率明显升高。

【临床表现】

HL多见于青年，儿童少见。NHL可见于各年龄组，随年龄增长而发病增多。临床表现因病理类型、分期及侵犯部位不同而错综复杂。

1. 淋巴结肿大　淋巴结肿大为本病特征。浅表淋巴结的无痛性、进行性肿大常是首发表现，尤以颈部淋巴结为多见，其次为腋下，首发于腹股沟或滑车上的较少。肿大的淋巴结可以活动，也可相互粘连，融合成团块，触诊有软骨样感觉。淋巴结肿大可压迫邻近器官，引起相应压迫症状，如纵隔淋巴结肿大可致咳嗽、胸闷、气促、肺不张及上腔静脉综合征等；腹膜后淋巴结肿大可压迫输尿管，引起肾盂积水。

2. 发热　可有持续性或周期性发热，热型多不规则。30%~40%的HL患者以原因不明的持续发热为首发症状。但NHL一般在病变较广泛时才发热，且多为高热。热退时大汗淋漓可为本病特征。

3. 皮肤瘙痒　这是HL较特异的表现，为HL唯一的全身症状。全身瘙痒大多发生于纵隔或腹部有病变的患者，局灶性瘙痒发生于病变部淋巴引流的区域。多见于年轻患者，尤其是女性。

4. 酒精疼痛　17%~20%的HL患者在饮酒后20分钟病变局部淋巴结发生疼痛，称为

“酒精疼痛”，是 HL 特有症状，发生机制不明。

5. 全身各组织器官受累　肝受累可引起肝大和肝区疼痛，少数可发生黄疸。脾大不常见。胃肠道损害可出现食欲减退、腹痛、腹泻、肿块、肠梗阻和出血。肾损害表现为高血压、肾肿大、肾功能不全及肾病综合征。皮肤损害可有皮肤瘙痒、皮肤肿块、皮下结节、浸润性斑块、溃疡等。还可见肺实质浸润、胸腔积液、脑膜和脊髓浸润、骨骼和骨髓损害、心脏和心包受累等。

【辅助检查】

1. 外周血象　HL 常有轻或中度贫血。NHL 白细胞计数多正常，伴有淋巴细胞绝对或相对增多。

2. 骨髓象　多为非特异性，如见里-斯细胞有助诊断。约 20% 的 NHL 患者在晚期可出现急性淋巴细胞白血病骨髓象。

3. 组织学检查　淋巴结活检是确诊淋巴瘤及其病理类型的主要依据。一般应选择下颈部或腋部的淋巴结。

4. 其他　B 超、CT、放射性核素扫描等，可辅助发现深部淋巴结肿大和结外淋巴瘤分布范围；HL 活动期有血沉增快、血清乳酸脱氢酶活力增加，骨髓受累时血清碱性磷酸酶活力或血钙增加；NHL 可并发抗人球蛋白试验阳性的溶血性贫血。

【诊断要点】

对进行性、慢性、无痛性淋巴结肿大，经淋巴结活检证实即可诊断。根据病变范围不同，可将淋巴瘤分为四期。多采用 1966 年 Ann Arbor 会议公布及 1989 年在英国 Cotswald 修订的临床分期方案。

1. Ⅰ期　病变仅限于 2 个淋巴结区（Ⅰ）或单个结外器官局部受累（IE）。

2. Ⅱ期　病变累及横膈同侧 2 个以上淋巴结区（Ⅱ），或病变局限侵犯淋巴结以外器官及横膈同侧 1 个淋巴结区（ⅡE）。

3. Ⅲ期　病变累及横膈上下两侧淋巴结区（Ⅲ），或同时伴有结外器官局限性受累（ⅢE），或伴有脾受累（ⅢS），或结外器官及脾都受累（ⅢES）。

4. Ⅳ期　1 个或多个结外器官受到广泛性或播散性侵犯，伴或不伴淋巴结肿大。肝和骨髓只要受到累及均属Ⅳ期。

根据患者有无全身症状，各期又可分为 A、B 两组。A 组无全身症状；B 组有全身症状，如发热超过 38℃、盗汗及 6 个月内体重减轻 10%或更多。

【治疗要点】

以化疗为主、化疗与放疗相结合的综合治疗是目前淋巴瘤治疗的基本原则。

1. 化学治疗　多采用联合化疗。HL 常用 MOPP（氮芥、长春新碱、丙卡巴肼、泼尼松），至少用 6 个疗程或用至完全缓解，再用 2 个疗程巩固疗效，对 MOPP 耐药者可采用

ABVD（阿霉素、博来霉素、长春新碱、达卡巴嗪），或采用 MOPP 与 ABVD 交替治疗。NHL 以化疗为主，化疗基本方案为 COP（环磷酰胺、长春新碱、泼尼松）或 CHOP（环磷酰胺、阿霉素、长春新碱、泼尼松）。恶性程度高者可加用博来霉素、甲氨蝶呤、亚叶酸钙等。

2. 放射治疗　对 HL 效果较好。NHL 放疗复发率较高，用扩大照射或全淋巴结照射可提高生存率，降低复发率。

3. 生物治疗　干扰素、单克隆抗体（CD20）、Bcl-2 的反义寡核苷酸等。

4. 造血干细胞移植　对 55 岁以下，重要脏器正常，能耐受大剂量放疗、化疗的患者，进行异基因或自体干细胞移植，可取得较长的缓解期和无病存活期。

【护理诊断/问题】

1. 体温过高　与淋巴瘤本身或感染有关。

2. 有皮肤完整性受损的危险　与放疗引起局部皮肤烧伤和疾病致皮肤损害有关。

3. 有感染的危险　与化疗、放疗的毒副作用致粒细胞下降有关。

4. 活动无耐力　与肿瘤对机体的消耗或放疗、化疗有关。

【护理措施】

1. 一般护理

（1）休息与活动　应按病情与个体适应性而定。HL Ⅰ期、Ⅱ期和 NHL 低度恶性Ⅰ期、Ⅱ期无 B 组症状，在完全缓解期内可适当或正常活动；在化疗和放疗期、病情较重、有 B 组症状，尤其是高热时，应卧床休息，减少机体的消耗。

（2）饮食护理　向患者及家属讲解治疗期间饮食护理的重要性，给予高热量、高蛋白质、高维生素、易消化的饮食，以保证足够的营养供给；发热时可给予清淡、易消化的流质或半流质饮食；化疗时鼓励患者进食清淡的流食或软食，少量多餐，避免食用甜食及油腻、刺激性食物，每日饮水量不少于 2000mL，以促进毒素的排泄；对胃肠道反应较重者，遵医嘱给予静脉输液。

2. 发热护理　详见本模块项目一。

3. 皮肤护理　放疗后患者照射区的皮肤局部可有红肿、瘙痒、灼热感、渗液及水疱形成。故应注意保持局部皮肤的清洁干燥，每日用温水擦洗，尤其要保护放疗照射区域皮肤，避免阳光照射和使用刺激性的化学物品，如香水、软膏、洗剂、美容剂、粉饼、肥皂、胶布等。

4. 心理护理　耐心与患者交谈，向患者说明有些肿瘤，如淋巴瘤早期，尤其是霍奇金淋巴瘤是可以治愈的，即使是中、晚期患者，经过有计划和长期的治疗，也能获得较长时间的缓解。

【健康教育】

1. 疾病知识指导　向患者解释淋巴瘤虽属恶性疾病，但由于近年来治疗方法的改进，缓解率大大提高，所以应鼓励患者积极配合治疗，树立战胜疾病的信心。

2. 皮肤护理指导　注意个人卫生，勤剪指甲，皮肤瘙痒处避免用指甲抓搔，以免皮肤破溃。沐浴时避免水温过高，应选择温和的沐浴液。

3. 自我监测与随访　若出现疲乏无力、发热、盗汗、消瘦、咳嗽、气促、腹痛、腹泻、皮肤瘙痒及口腔溃疡等身体不适，应及早就诊。

考纲摘要

1. 淋巴瘤最常见的临床表现、治疗要点。
2. 淋巴瘤的护理措施。

项目六　血液系统疾病常用诊疗技术及护理

一、骨髓穿刺术

骨髓穿刺术（bone marrow puncture）是一种常用的诊疗技术，通过采取骨髓液做细胞学、原虫和细菌学等几个方面检查，协助诊断血液病、传染病和寄生虫病；了解骨髓造血情况，作为化疗和应用免疫抑制剂的参考；经骨髓穿刺做骨髓腔输液、输血、给药或骨髓移植。

【适应证】

协助诊断各种血液病、造血系统肿瘤、血小板或粒细胞减少症、疟疾或黑热病；进行骨髓移植；治疗某些血液病。

【禁忌证】

血友病等有出血倾向者及穿刺部位有感染者。

【操作前准备】

1. 解释　向患者解释穿刺的目的及注意事项，说明操作的过程，消除患者的顾虑，取得合作。应告诉患者：骨髓穿刺是一种微小的有创性的检查操作，医生在局部麻醉下操作，全过程数分钟。正常人体的骨髓总量约为2600g，骨髓穿刺仅抽取0.2g，不足总量的1/10000，不会影响健康。骨髓穿刺后，穿刺局部会有轻微疼痛，属正常情况，很快即可恢复。操作过程中应保持体位不变。

2. 辅助检查和皮试　术前做血小板、出血时间、凝血时间检查。若用普鲁卡因做局部麻醉，术前需做皮试。

3. 用物准备　治疗盘、骨髓穿刺包（含骨髓穿刺针 1 枚、10mL 和 20mL 注射器各 1 副、7 号针头 1 个、纱布 2 块、洞巾 1 条等）、棉签、2%利多卡因、无菌手套 2 副、载玻片及推玻片若干、培养基、酒精灯、火柴、胶布等。

【操作中配合】

1. 选择穿刺部位　一般选髂前上棘穿刺点，必要时也可选用髂后上棘穿刺点、胸骨穿刺点、腰椎棘突穿刺点。

2. 采取适当的体位　选用髂前上棘部位穿刺者，需取仰卧位，用枕头垫于后背，以突出胸部；选用髂后上棘部位部位穿刺者，需取侧卧位或俯卧位；选用腰椎棘突部位穿刺者，则应取坐位，头俯屈于胸前使棘突暴露。

3. 消毒麻醉　常规消毒皮肤，术者戴无菌手套，铺无菌孔巾，用 2%利多卡因行局部皮肤皮内、皮下及骨膜麻醉。

4. 穿刺抽吸　将骨髓穿刺针的固定器固定于距针尖 1.5cm 处（胸骨穿刺者固定于距针尖 1cm 处），用左手拇指和示指固定穿刺部位，以右手持穿刺针垂直刺入，当针尖接触骨膜后则将穿刺针左右旋转，缓缓钻刺骨质，穿刺针进入骨髓腔后拔出针芯，接上干燥的 10mL 或 20mL 注射器，用适当力量抽吸骨髓液 0.1~0.2mL 滴于载玻片上，迅速送检做有核细胞计数、形态学及细胞化学染色检查，如需做细菌培养，可再抽取骨髓液 1~2mL。

5. 拔针　抽吸完毕重新插入针芯，用无菌纱布置于针孔处，拔出穿刺针，按压 1~2 分钟后，用胶布固定纱布。

【操作后护理】

1. 平卧休息 4 小时。

2. 拔针后局部加压，血小板减少者按压 3~5 分钟，观察穿刺部位有无出血。

3. 穿刺后局部覆盖无菌纱布，保持局部干燥，若纱布被血液或汗液浸湿，要及时更换。

4. 穿刺后 3 日内禁止沐浴，以免污染创口。

二、 造血干细胞移植

造血干细胞移植（HSCT）是指对患者进行全身照射、化疗和免疫抑制预处理后，将正常供体或自体的造血干细胞经血管输注给患者，使之重建正常的造血和免疫系统。造血干细胞移植是目前治疗白血病最有效的方法，广泛应用于恶性血液病、非恶性难治性血液病、遗传性疾病和某些实体瘤的治疗，并获得了较好的疗效。

【适应证】

1. 恶性疾病　①造血系统恶性疾病，如急性淋巴细胞白血病、急性非淋巴细胞白血病、慢性粒细胞白血病、骨髓增生异常综合征、恶性淋巴瘤、多发性骨髓瘤等。②其他实体瘤，如乳腺癌、卵巢癌、睾丸癌、神经母细胞瘤、小细胞肺癌及儿童肉瘤等。

2. 非恶性疾病　如重型再生障碍性贫血、重型海洋性贫血、阵发性睡眠性血红蛋白尿、骨髓纤维化等。

3. 遗传性疾病　如骨硬化病、黏多糖病、重型免疫缺陷病等。

【操作前准备】

1. 供者的选择和准备　异基因造血干细胞移植应首先选择供者，供、受者做组织配型、混合淋巴细胞培养、细胞遗传及基因检查。首选 HLA 配型相合的有血缘关系的同胞，次选 HLA 配型相合的无血缘关系的供体。若有多个 HLA 相合者，应选择年轻、男性、巨细胞病毒阴性和 ABO 血型相合者。根据造血干细胞的采集方法及需要量的不同，供者可短期留观或住院。若需采集外周血造血干细胞者，为进一步扩增外周血中造血干细胞的数量，常于采集造血干细胞前 5~7 天，皮下注射造血生长因子。

2. 患者的预处理　在造血干细胞移植前，患者需常规接受 1 个疗程超剂量的化疗和（或）放疗，称为“预处理”。其目的是杀灭受者（患者）外周血液和（或）骨髓中的免疫活性细胞，使之失去排斥外来细胞的能力，从而允许供者的造血干细胞植入而使患者骨髓的造血功能得到重建。预处理方案主要是使用大剂量抗肿瘤细胞药物和接受全身性放射线照射。常用环磷酰胺于移植前 3、4 日或 4、5 日，静脉滴注 60mg/（kg·d），移植前 1 日进行全身放射治疗 2 次，总剂量一般为 800~1000rad。接受大剂量化疗和放疗时，患者常出现恶心、呕吐、发热、腹泻、脸潮红、腮腺肿胀等反应，应密切观察，并鼓励患者每日补水 4000mL 以上，以稀释尿中药物和尿酸浓度，防止出血性膀胱炎和尿酸性肾病的发生。

患者预处理时应置入锁骨下静脉插管，这是造血干细胞移植期间各项输注性治疗得以顺利进行的重要前提与保障。

3. 造血干细胞的采集

（1）骨髓的采集　在手术室内严格无菌操作下对供者进行骨髓采集。应用硬膜外麻醉或全身麻醉，术者用采髓针在供者的髂前或髂后上棘 1 个或多个部位抽取骨髓。将获取的骨髓分离、过滤（通过 17、18 号针头 2 次过滤或通过不锈钢网过滤）以清除内含的脂肪颗粒后装入血袋。根据患者需要可采集 500~800mL 骨髓血。当采集到 400mL 时，应开始回输事先采集的自身血，以防休克。采髓过程中不断监测供者的呼吸、心率、血压，采髓过程不宜过快，每采集 500mL 的时间应不少于 30 分钟。

（2）外周血造血干细胞的采集　外周血造血干细胞的采集是通过血细胞分离机经多次

采集而获得。供者经造血刺激因子（粒细胞集落刺激因子或粒-单细胞集落刺激因子）动员后，当白细胞总数>5×10^9/L 时，应用血细胞分离机采集外周血造血干细胞。分离机采集的次数以能达到所需单个核细胞（MNC）而定。一般主张自体外周血造血干细胞移植需 2×10^8/kgMNC，异基因外周血造血干细胞移植需 4×10^8/kgMNC，常需连续采集 2~3 日。

（3）脐带血造血干细胞的采集　采集在手术室进行。健康产妇分娩时待胎儿娩出后，迅速结扎脐带，以采血针穿刺脐静脉收集残留于脐带和胎盘内的血液。

4. 异体供者的心理准备　供者因担心大量采集骨髓或提取外周血造血干细胞时可能带来的痛苦和出现的危险及以后对身体健康的影响，常常出现紧张、恐惧和矛盾的心理，应及时给予解释和疏导。介绍捐献造血干细胞的安全性及其价值意义；介绍采集造血干细胞的操作方法、目的、意义、注意事项与配合要求、可能出现的并发症及其预防和处理的方法等；还要通过介绍医院现有的医疗设备和安全设施、医务人员的素质水平等，进一步提高异体供者的安全感和信任感，减轻其顾虑。

5. 患者入无菌层流室前的护理

（1）无菌层流室的准备　无菌层流室的设置与应用是有效预防造血干细胞移植后患者继发感染的重要保障之一。使用前室内及其一切用物均需进行严格消毒、灭菌处理。室内不同空间采样后进行空气细菌学监测，合格后患者方可进住。

（2）患者的准备

1）心理准备：接受造血干细胞移植的患者需要单独居住于无菌层流室内半个月至 1 个月，而且有较严重的治疗反应，患者容易产生焦虑、恐惧、孤独、失望甚至绝望等各种负性情绪。所以，在操作之前应帮助患者充分做好治疗前的心理准备。首先了解患者、家属对造血干细胞移植的目的、过程、可能的不良反应的知晓程度及家庭的经济状况等。然后帮助患者提前熟悉环境，熟悉医护小组成员，了解无菌层流室的基本环境、规章制度。对自体造血干细胞移植的患者，应详细介绍骨髓或外周血造血干细胞采集的方法、过程、对身体的影响等方面的知识，消除患者的疑虑。

2）全面体检和其他必要的检查：包括骨髓象、血象及心、肺、肝、肾等重要脏器功能检查，免疫功能及内分泌功能检查，并进行尿、粪便、痰、皮肤、耳、鼻、咽拭子的细菌、真菌培养，特别注意有无感染灶，一旦发现，应彻底清除。

3）严格消毒隔离、预防感染：将患者安置在备有层流装置的无菌室内，室外有准备室和监护室。应做好以下护理：①患者从入层流室前 3 日开始，用复方硼酸液或 1∶2000 氯己定漱口，口服肠道抗生素，进食消毒饮食，便后用高锰酸钾稀释液或氯己定溶液坐浴，坐浴后肛周涂抗生素软膏。用庆大霉素或卡那霉素眼药水滴眼，0.2%氯己定液清洗外耳道、鼻腔，每日 2 次。患者入层流室前 1 日剔毛发（头发、阴毛、腋毛）、修剪指（趾）甲、彻底清洗皮肤。②患者入层流室当日清洁灌肠，用 1∶2000 氯己定溶液沐浴 20

分钟后，用无菌毛巾擦干，换消毒衣裤、鞋袜进入层流室。告诉患者所有置入室内的物品，包括被子、药物（经紫外线照射 30 分钟）、衣服、食具、便器、书报等，均需消毒处理。

4）移植前 1 日行颈外静脉或锁骨下静脉置管术备用。

【操作中配合】

1. 骨髓输注的护理

（1）自体骨髓输注的护理　自体骨髓液在患者进行预处理前采集，采集后加入保护液放入 4℃冰箱内液态保存，于 72 小时内预处理结束后，提前取出在室温下放置 0.5～1 小时，再回输给患者。操作方法同异体骨髓输注。

（2）异体骨髓输注的护理　在患者进行预处理后再采集供者的骨髓，采集后如果供受者 ABO 血型相符，即可输入；如果供受者 ABO 血型不符，要将骨髓中的红细胞清除后方可输入。输注前要给予抗过敏药物，如异丙嗪 25mg 肌内注射，地塞米松 3～5mg 静脉注射，呋塞米 20mg 静脉注射，达到利尿、预防肺水肿的目的。输注时用无滤网的输液器通过中心静脉导管输入，速度要缓慢，观察 15～20 分钟后若无反应再调快滴速，约100 滴/分，常规要求应在 30 分钟内将 300mL 骨髓输完，但最后 5mL 骨髓需要弃去，防止发生脂肪栓塞。同时需经另一静脉通道同步输入适量鱼精蛋白，以中和骨髓液内的肝素，输入速度不宜过快，防止出现呼吸困难、低血压和心动过速等。在整个输入骨髓过程中，应密切观察患者的生命体征和各种反应，若出现皮疹、酱油色尿、腰部不适等溶血现象时应立即停止输入，并配合医生进行抢救。

2. 外周血造血干细胞输注的护理

（1）自体外周血造血干细胞输注的护理　输注前 15～20 分钟应用抗过敏药，以减少因冷冻剂或细胞破坏所引起的过敏反应；冷冻保存的造血干细胞需在床旁以 38.5～40℃的恒温水迅速复温融化。融化后的干细胞应立即用无滤网输液器从静脉导管输入，同时另一条静脉通道输等量鱼精蛋白以中和肝素。输注过程中为防止血红蛋白尿的发生，需要同时静脉滴注 5%碳酸氢钠和生理盐水、呋塞米和甘露醇，以维持足够的尿量，直至血红蛋白尿消失。在患者能够耐受的情况下，应在 15 分钟内输注 1 袋自体外周血造血干细胞，每输注 2 袋自体外周血造血干细胞之间需要用生理盐水冲管，以清洗输血管道。

（2）异体外周血造血干细胞输注的护理　患者经过预处理后再采集供者的外周血造血干细胞，采集后可立即输注给受者。但输注前应先将造血干细胞 50～100mL 加生理盐水稀释到 200mL。余同自体外周血造血干细胞输注的护理。

（3）脐带血造血干细胞输注的护理　脐带血输注量一般只有 100mL 左右，故应注意输注过程中勿出现漏液现象，常采用手推注或微量泵推注。同时应密切观察患者的心率变化，随时调整输液速度。

【操作后护理】

1. 患者入无菌层流室后的护理

（1）无菌环境的保持及物品的消毒　①对工作人员入室的要求：医护人员入室前应沐浴，穿无菌衣裤，戴帽子、口罩，用快速皮肤消毒剂消毒双手，穿无菌隔离衣、无菌袜套，换无菌拖鞋，戴无菌手套。1次入室一般不超过2人，避免不必要的进出室，有呼吸道疾病者不能入室。医护人员入室应根据患者病情和感染情况，先进近期无感染患者房间，最后进感染较重的房间，每进1间室必须更换无菌手套、隔离衣、袜套、拖鞋，以免引起交叉感染。②对病室和物品的要求：病室内墙壁、桌面、所有物品表面及地面每日用消毒液擦拭2次；患者被套、大单、枕套、衣裤隔日高压消毒；生活用品每日高压消毒。凡需递入层流室的所有物品、器材、药品等要根据物品的性状及耐受性，采用不同的方法进行消毒灭菌。无菌包均用双层包布，需要时打开外层，按无菌方法递入。

（2）患者的护理

①观察记录：严密观察患者的自觉症状和生命体征，观察口腔黏膜有无变化，皮肤黏膜及脏器有无出血倾向，有无并发症出现，准确记录24小时出入液量。

②心理护理：患者入住层流室，常对自己的健康状况感到恐惧。另外，由于无菌层流室与外界基本隔绝，患者易产生孤独感。护士应多与患者交谈，倾听患者诉说，关心、鼓励、安慰、体贴患者，调节患者情绪，传递家属信息，使其坚定信心。还可根据患者的兴趣与爱好提供经灭菌处理的书籍和音像设备，并利用对讲装置让家属与患者适当对话，可减轻患者的孤独感。

③生活护理：各种食物，如饭菜、汤类、点心等均需经微波炉消毒后食用；水果需用0.5%氯己定浸泡15分钟后削皮方可进食。口腔护理，每日3~4次；进食前后用0.05%氯己定、3%碳酸氢钠交替漱口。用0.05%氯己定或0.05%碘伏擦拭鼻前庭和外耳道，0.5%庆大霉素或卡那霉素、0.1%利福平、阿昔洛韦眼药水交替滴眼，每日2~3次。便后用1%氯己定擦拭肛周或坐浴；每晚用0.05%氯己定全身擦浴1次，女性患者每日冲洗会阴1次，以保持皮肤清洁，预防感染。

④用药护理：患者入层流室后需继续口服肠道不吸收抗生素，药物需经过紫外线消毒后服用（每片每面各照射15~30分钟）。若应用细胞刺激因子，如促粒素、非格司亭等过程中要注意观察有无发热、皮疹、胸痛、全身肌肉酸痛、关节酸痛、头痛等表现，如有异常应及时报告医生。化疗药物的应用配合与护理，详见本模块项目四。

⑤成分输血的护理：为促进HSCT的造血重建，必要时遵医嘱输入全血、浓缩红细胞或血小板。为预防输血相关的移植物抗宿主病（GVHD），全血及血制品在输入前必须经过^{60}Co照射，以灭活具有免疫活性的T淋巴细胞。

⑥锁骨下静脉导管的应用与护理：每次应用前均需检查局部伤口情况，严格执行无菌

操作和导管的使用原则，防止导管的滑脱与堵塞。导管局部换药每周 2～3 次。封管用肝素 30～100U/mL；血小板降低者禁用肝素，现临床上多采用正压接头，生理盐水封管。

2. 移植后并发症的预防与护理

（1）感染的预防与护理　感染是最常见的并发症之一，也是移植成败的关键。移植早期（移植后第 1 个月）是感染的危险期，感染率高达 60%～80%，多以单纯疱疹病毒、细菌（尤其是革兰阴性杆菌）和真菌感染较为常见；移植中期（移植后 2～3 个月），以巨细胞病毒和卡氏肺囊感染虫感染为多；移植后期（移植 3 个月后），则应注意带状疱疹、水痘等病毒感染和移植后肝炎等。导致感染的主要原因为：①移植前预处理时使用了大剂量化疗药，使皮肤、黏膜和器官等正常组织损害，机体的天然保护屏障被破坏。②大剂量化疗和放疗破坏了机体的免疫细胞，此时中性粒细胞可降至零，机体的免疫力极度低下。③移植中使用环孢素与甲氨蝶呤等免疫抑制剂降低了移植物抗宿主反应的强度，但也进一步抑制了机体的免疫系统对入侵微生物的识别和杀伤功能。④GVHD。⑤锁骨下静脉导管留置。

（2）移植物抗宿主病的预防与护理　移植物抗宿主病（GVHD）是异基因造血干细胞移植成功后最严重的并发症，是供者 T 淋巴细胞攻击受者同种异型抗原所致。临床表现有急、慢性两种。

①急性 GVHD：发生在移植后 100 日之内，尤其是移植后第 1～2 周，又称超急性 GVHD。表现为突然广泛性斑丘疹、持续性厌食、腹泻、黄疸与肝功能异常等，病情较凶险，急性 GVHD 发生时间越早，预后越差。

②慢性 GVHD：发生在移植后 100 日之后，是一种类似自身免疫性疾病的全身性疾病，常累及多个器官，可分为局限性和广泛性。前者常累及皮肤或肝脏，预后良好。后者则为多器官受损，预后较差。

单独或联合应用免疫抑制剂和清除 T 淋巴细胞是目前预防 GVHD 最常用的两种方法。

（3）出血的预防与护理　患者预处理后血小板极度减少是导致患者出血的主要原因，且移植后血小板的恢复较慢。因此要每日监测血小板计数，观察有无出血倾向，必要时遵医嘱输注经 25Gy 照射后或白细胞过滤器过滤后的浓缩血小板。

（4）化疗药物不良反应的预防与护理

①肝功能损害的预防与护理：造血干细胞移植后约有半数的受者出现肝损害，其主要的并发症有肝静脉闭塞病，主要由于移植前超大剂量化疗药物的应用损伤了肝细胞和血管内皮细胞，部分凝血物质的性能也发生改变，使肝静脉受阻，常发生在移植后 7～12 日。肝静脉阻塞后血液不能回流入血液循环，在血管内淤积并渗出血管壁，到达腹腔形成腹水，患者可出现体重增加、腹胀、肝区胀痛、黄疸。此外，常见的并发症有输血后肝炎和一过性肝损害。

②其他不良反应的预防与护理：详见本模块项目四。

考纲摘要

1. 骨髓穿刺术的护理。

2. 造血干细胞移植后并发症。

复习思考

1. 患者，女性，21 岁，学生。因月经 12 天不止入院。患者自诉 2 年前也因月经过多而住院，诊断为慢性再生障碍性贫血，经住院治疗后好转出院，出院后门诊随访，病情稳定，但常有头晕、眼花、耳鸣、心悸等症状，月经量仍多。此次月经 12 天不止，来院求治。查体：中度贫血貌，体温 36.8℃，口腔内可见多处散在出血点，两大腿内侧皮肤可见块状瘀斑，心界不大，心率 90 次/分，律齐，余（-）。实验室检查：血红蛋白 70g/L、白细胞计数 $3.0×10^9$/L、血小板计数 $20×10^9$/L。经骨髓穿刺，医生诊断为慢性再生障碍性贫血，并给予丙酸睾酮肌内注射治疗。

问题：（1）丙酸睾酮的不良反应有哪些？护理上应注意些什么？

（2）找出该患者三个主要护理问题。

（3）写出威胁该患者生命的最主要的护理诊断及其护理措施。

2. 患者，女性，22 岁。月经量增多 8 个月，2 周来牙龈出血，下肢皮肤散在出血点与瘀斑，自觉疲乏无力。查体：血红蛋白 70g/L，白细胞计数 $5.2×10^9$/L，血小板计数 $29×10^9$/L，妇科检查无异常发现，医生确诊为特发性血小板减少性紫癜。

问题：（1）该患者首选治疗方法是什么？无效时还可采用哪种治疗方法？

（2）请找出该患者三个主要护理问题并写出其护理措施。

3. 患者，男性，20 岁。因反复发热 1 个多月入院。曾用青霉素治疗，体温下降后又回升，最高达 40℃。查体：体温 39℃、脉搏 100 次/分、呼吸 25 次/分，精神萎靡，贫血貌，未见皮下出血点，全身浅表淋巴结未及，胸骨下端明显压痛，心肺（-），肝脾均肋下 2cm，无压痛，余（-）。化验：白细胞计数 $10×10^9$/L，血红蛋白 65g/L，血小板计数 $70×10^9$/L，外周血中可见到原始及早幼粒细胞，确诊为急性粒细胞白血病。

问题：（1）为确诊该病医生需要做什么检查？

（2）若该患者选用 DA 化疗方案，写出化疗药物的主要不良反应及其护理措施。

（3）写出该患者的三个主要护理问题。

扫一扫，知答案

模块七

内分泌与代谢性疾病患者的护理

项目一　内分泌与代谢性疾病常见症状及体征的护理

【学习目标】

1. 掌握特殊外形、消瘦、肥胖的临床表现、护理诊断、护理措施。
2. 熟悉特殊外形、消瘦、肥胖的病因、辅助检查。
3. 了解特殊外形、消瘦、肥胖患者心理与社会支持情况。

一、概述

内分泌与代谢性疾病主要包括内分泌系统疾病、代谢疾病及营养疾病。内分泌系统由下丘脑、垂体、甲状腺、甲状旁腺、肾上腺、胰岛和性腺等内分泌腺和分布于全身各组织中的内分泌细胞及其所分泌的激素组成，主要功能是合成和分泌各种激素，调节人体的新陈代谢、生长发育、生殖和衰老等生命活动，以适应外环境，保持机体内环境的稳定。内分泌系统疾病是指由各种原因引起的内分泌腺病变。代谢疾病是指机体新陈代谢过程中某一环节障碍引起的相关疾病，如糖尿病。营养疾病则是营养物质不足、过剩或比例失调引起的疾病，如肥胖症。机体在遗传、自身免疫、肿瘤、药物、营养失调及精神刺激等因素的作用下，引起内分泌功能异常或代谢障碍，导致内分泌与代谢性疾病。

内分泌与代谢性疾病常见症状、体征有特殊外形、消瘦和肥胖等。

二、常见症状及体征的护理

（一）特殊外形

特殊外形是指面貌、身高、体形、体态和毛发异常及皮肤黏膜色素沉着等，并可影响患者生理和心理状态的一组临床征象，多与内分泌系统疾病和代谢疾病有关。

【护理评估】

1. 健康史 应询问患者引起身体外形改变的原因，如既往有无产后大出血史、有无激素类药物服用史、家族中有无类似疾病及有无糖尿病、甲状腺疾病、高血压、肥胖、生长发育异常等疾病史。了解患者的生活规律、饮食习惯及爱好、运动参与程度、吸烟和饮酒情况等。

2. 身体状况

（1）体形变化 ①成人男性身高超过 200cm、女性超过 185cm 称巨人症，见于发育成熟前生长激素分泌亢进。②成人男性身高低于 145cm、女性低于 135cm 称身材矮小，常见于侏儒症和呆小症。侏儒症患者在发育成熟前生长激素分泌减少，导致生长发育障碍、身材矮小，但智力不受影响；呆小症患者在发育成熟前甲状腺激素合成不足，影响神经系统发育和骨骼生长，导致智力障碍、身材矮小。

（2）毛发改变 全身性多毛见于先天性肾上腺皮质增生、Cushing 综合征等。睾丸功能减退、肾上腺皮质和卵巢功能减退等均可引起毛发脱落。

（3）面容变化 ①满月脸：面圆似满月、皮肤发红，常伴痤疮和胡须生长，多见于 Cushing 综合征及长期应用糖皮质激素。②甲亢面容：面容惊愕，眼球凸出，眼裂增宽，表情兴奋，见于甲亢。③黏液性水肿面容：面色苍黄，颜面水肿，目光呆滞，反应迟钝，毛发稀疏，见于甲减。④肢端肥大症面容：头颅增大，面部变长，下颌前凸，眉弓、双颧隆起，唇舌肥厚，耳鼻增大，见于肢端肥大症。

（4）皮肤黏膜色素沉着 由于表皮黑色素增多，以致皮肤颜色加深，称为色素沉着，多见于肾上腺皮质疾病患者，尤以摩擦处、掌纹、乳晕、瘢痕处明显。伴全身性色素沉着的内分泌系统疾病有原发性肾上腺皮质功能减退症、先天性肾上腺皮质增生症、异位 ACTH 综合征和 ACTH 依赖性 Cushing 综合征。

3. 辅助检查

（1）激素测定 通过激素测定了解垂体、肾上腺、甲状腺、甲状旁腺、胰岛素和性腺功能有无异常。

（2）影像学检查 X 射线检查、CT 和 MRI 可对某些内分泌系统疾病进行定位检查；B 超检查可对甲状腺、甲状旁腺、肾上腺、胰腺和性腺进行定位检查。

4. 心理和社会支持状况 由于面貌、身高、体形和毛发异常等外形改变可使患者产生自卑心理，甚至出现焦虑、易怒，严重者可发生精神分裂症。

【护理诊断/问题】

身体意像紊乱：与疾病引起身体外形改变等因素有关。

【护理目标】

1. 患者能建立良好的人际关系。

2. 身体外形改变逐渐恢复正常。

【护理措施】

1. 改善营养状况　针对患者的具体情况，调节饮食，改善患者的营养状况。

2. 修饰指导　教会患者改善自身形象的方法，如有突眼的患者外出时可戴墨镜以保护眼睛免受刺激；鼓励患者进行适当的修饰，以增加心理舒适和美感。

3. 心理护理　向患者讲解疾病的有关知识，告之经过治疗后，身体外观可得到改善，使其消除紧张情绪，树立治愈的信心，积极配合治疗。鼓励患者表达自己的感受，给予正确的引导，使患者勇于面对现实。鼓励患者家属和周围人群主动与患者沟通，切勿歧视患者，避免伤害患者自尊。必要时可安排心理医生给予心理疏导。

【护理评价】

1. 患者是否能接受身体外形改变的事实，积极配合治疗。

2. 身体外形变化是否得到改善。

（二）消瘦

消瘦是指摄入的营养低于机体需要量，实际体重低于标准体重的20%或体重指数（body mass index，BMI）$<18.5\ kg/m^2$。

【护理评估】

1. 健康史　详细询问患者导致消瘦的原因，有无消瘦的家族史，有无糖尿病、甲状腺功能亢进等内分泌系统疾病，有无结核病、消化系统疾病、呼吸系统疾病等，有无长期用药史。

2. 身体状况

（1）轻度消瘦表现为精神萎靡、食欲减退、贫血，以及记忆力下降和血压下降等。

（2）重度消瘦表现为表情淡漠、反应迟钝、皮肤干燥、皮下脂肪消失，劳动能力丧失，抵抗力下降，甚至出现低血糖昏迷。女性患者可有月经失调或闭经，甚至不孕。

3. 辅助检查　血糖和胰岛素水平的测定、甲状腺功能及肾上腺皮质功能的检查、胃肠钡餐检查、胸部X射线检查等，有助于消瘦病因的诊断。

4. 心理和社会支持状况　营养状况下降导致患者反应迟钝、淡漠，易出现沉默寡言，甚至焦虑、抑郁。

【护理诊断/问题】

营养失调：低于机体需要量：与营养摄入不足和（或）消耗过多有关。

【护理目标】

患者体重过轻得到改善。

【护理措施】

1. 饮食护理 给予高热量、高蛋白质、富含维生素、易消化的饮食。宜少量多餐，逐渐增加进食量。烹饪符合患者口味的食物。对不能进食者给予鼻饲，消化功能差者给予要素饮食，极度消瘦者遵医嘱静脉补充营养液，如氨基酸、脂肪乳液等。

2. 心理护理 了解患者的心理状况，向患者解释引起消瘦的原因，给予心理疏导和支持。指导患者积极配合治疗，改善消瘦症状。

【护理评价】

患者体重过轻是否得到改善。

（三）肥胖

肥胖是指体内脂肪堆积过多和（或）分布异常，实际体重超过标准体重的20%或体重指数≥25kg/m^2。根据病因不同，可分为单纯性肥胖和继发性肥胖。

【护理评估】

1. 健康史 详细询问患者导致肥胖的原因，有无肥胖的家族史和内分泌系统疾病，了解患者的饮食习惯、每日的运动量。

2. 身体状况

（1）单纯性肥胖表现为脂肪分布均匀。幼年肥胖者，脂肪细胞数量增多，常引起终身肥胖，部分患者有外生殖器发育迟缓；成年后出现肥胖者，脂肪细胞数不变，胞体肥大。

（2）继发性肥胖表现为脂肪分布不均匀，如Cushing综合征表现为向心性肥胖。

3. 辅助检查 血糖、血脂和胰岛素水平的测定，垂体、甲状腺功能及肾上腺皮质功能的检查，必要时给予影像学检查。

4. 心理和社会支持状况 由于外形肥胖和动作迟缓，患者易产生自卑、焦虑、抑郁。在社会交往中，常遭遇他人的嘲笑，更加深了患者自卑的心理。

【护理诊断/问题】

营养失调，高于机体需要量：与饮食习惯不良和（或）消耗过少有关。

【护理目标】

患者体重过重是否得到改善。

【护理措施】

1. 饮食护理 给予低糖、低脂、低盐、适量蛋白质、富含纤维素的饮食。避免油煎食物、方便食品、快餐、零食和巧克力等。指导患者形成良好的饮食习惯，如增加咀嚼次数，减慢进食速度。

2. 加强运动 鼓励患者积极参加体力活动，指导患者选择适合的有氧运动，逐渐增加运动量，避免剧烈运动。

3. 心理护理 了解患者的心理状况，向患者解释引起肥胖的原因，给予心理疏导和支持。指导患者积极配合治疗，改善肥胖的症状。

【护理评价】

患者体重过重是否得到改善。

项目二　甲状腺疾病

【学习目标】

1. 掌握单纯性甲状腺肿、甲状腺功能亢进症、甲状腺功能减退症的临床表现、护理诊断、护理措施；甲亢危象的诱因、抢救要点及护理措施；突眼的护理措施。

2. 熟悉单纯性甲状腺肿、甲状腺功能亢进症、甲状腺功能减退症的治疗要点、辅助检查。

3. 了解单纯性甲状腺肿、甲状腺功能亢进症、甲状腺功能减退症的发病机制、诊断要点。

一、单纯性甲状腺肿

案例导入

王某，女，17岁。1年前无意中发现颈部肿大，无发热、心悸、多汗、多食、体重减轻症状，无少言、水肿、食欲减退，无颈部疼痛。查体：体温36.7℃，脉搏70次/分，神清，无皮肤粗糙、脱屑，颜面无水肿，眼球无突出，甲状腺Ⅱ度肿大，质软，无压痛，未触及结节。心率70次/分，节律齐，各瓣膜听诊区未闻及杂音。双下肢无水肿。甲状腺彩超：甲状腺弥漫性肿大。

问题：1. 该患者应完善哪些检查？

2. 应对该患者采取哪些护理措施？

单纯性甲状腺肿（simple goiter）也称非毒性甲状腺肿，是指由多种原因引起的非炎症、非肿瘤性甲状腺肿大，不伴甲状腺功能异常。单纯性甲状腺肿分地方性和散发性。地方性甲状腺肿呈地方性分布，多属缺碘所致，患病率超过10%；散发性甲状腺肿散发于各地，患病率约为5%，女性发病率是男性的2~3倍。

【病因与发病机制】

1. 地方性甲状腺肿　碘缺乏是地方性甲状腺肿的最常见原因，多见于山区和远离海洋的地区。碘是合成甲状腺激素（TH）的主要原料，碘缺乏时合成甲状腺激素不足，负反馈引起垂体分泌促甲状腺激素（TSH）增加，刺激甲状腺增生肥大。远离海洋的地区，由于雨水冲洗土壤中的碘，导致饮水和食物中含碘量不足，以至于该地区人群的碘摄入量不足。儿童生长期、青春期、妊娠和哺乳期，人体对甲状腺激素的需要量增加，碘供应相对不足，导致生理性甲状腺肿。

2. 散发性甲状腺肿　散发性甲状腺肿原因复杂。

（1）外源性因素　①某些药物如硫脲类、对氨基水杨酸、磺胺类、碳酸锂等。②某些食物如萝卜、卷心菜、黄豆、白菜、小米等。③高碘，长期使用含碘高的水或药物，可阻碍碘的有机化，从而影响甲状腺激素的合成和释放，亦可导致甲状腺肿。

（2）内源性因素　由于先天性的某些甲状腺激素合成酶缺陷，影响了甲状腺激素合成的某个环节，使甲状腺激素合成发生障碍，TSH 分泌反馈性增加引起甲状腺肿。

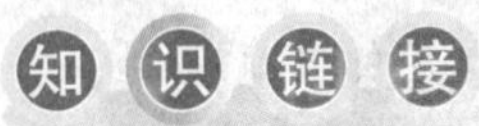

甲状腺激素的合成、分泌

甲状腺的主要功能是合成甲状腺激素（T_4）和三碘甲状腺原氨酸（T_3）。甲状腺激素的主要原料为碘和酪氨酸，碘离子被摄取进入甲状腺上皮细胞后，经一系列酶的作用与酪氨酸结合成一碘酪氨酸（MIT）及二碘酪氨酸（DIT），在缩合酶的作用下合成具有生物活性的 T_3 和 T_4。甲状腺激素的合成与释放受垂体分泌的促甲状腺激素（TSH）和下丘脑分泌的促甲状腺激素释放激素（TRH）控制，而血清中 T_4 可通过负反馈作用降低垂体对 TRH 的反应性，减少 TSH 分泌。

【临床表现】

主要表现为甲状腺肿大，多呈轻至中度对称性、弥漫性肿大，表面光滑、质软、无压痛。当甲状腺进一步肿大可呈多发性结节。重度肿大时可压迫邻近组织、器官，出现压迫症状，如压迫气管引起刺激性咳嗽、呼吸困难；压迫食管可出现吞咽困难；压迫喉返神经可引起声音嘶哑；胸骨后甲状腺肿压迫上腔静脉，使上腔静脉回流受阻，可出现面部青紫、肿胀，颈、胸部浅表静脉扩张等表现。

【辅助检查】

1. 甲状腺功能检查　血清 T_4、T_3 正常，T_4/T_3 的比值常增高。血清 TSH 水平一般正常。

2. 甲状腺摄 ^{131}I 率及 T_3 抑制试验　甲状腺摄 ^{131}I 率大多增高，但峰值不提前，可被 T_3 抑制。

3. 甲状腺放射性核素扫描　可见弥漫性甲状腺肿大，呈均匀分布。

【诊断要点】

患者有甲状腺弥漫性肿大但功能基本正常，是诊断单纯性甲状腺肿的主要依据。地方性甲状腺肿的诊断需结合流行病史。

【治疗要点】

本病的治疗主要取决于病因。

1. 补充碘剂　适用于碘缺乏者。地方性甲状腺肿流行地区应采取碘化食盐进行防治。但成年人尤其是结节性甲状腺肿患者应避免大剂量碘治疗，以免诱发碘源性甲状腺功能亢进。

2. 甲状腺制剂治疗　适用于不明显原因的甲状腺明显肿大者，以补充内源性 TH 的不足，抑制 TSH 的分泌。一般用左甲状腺素（$L\text{-}T_4$）或甲状腺干粉片口服。

3. 手术治疗　单纯性甲状腺肿者一般不予手术，但出现药物治疗无效、压迫症状，或疑有甲状腺结节癌变时，应手术治疗。

【护理诊断/问题】

1. 身体意像紊乱　与甲状腺肿大导致颈部外形改变等有关。

2. 知识缺乏　缺乏正确饮食方法及药物使用等知识。

3. 潜在并发症　呼吸困难、吞咽困难、声音嘶哑、上腔静脉阻塞综合征等。

【护理措施】

1. 一般护理

（1）活动与休息　甲状腺肿大不明显且无压迫症状者，患者可正常活动，避免过度劳累；甲状腺明显肿大且有压迫症状者，应注意休息，必要时卧床休息。

（2）饮食护理　指导患者食用碘盐，并多食海带、紫菜等含碘丰富的食物，预防缺碘引起的地方性甲状腺肿。避免摄入大量阻碍 TH 合成的食物，如花生、菠菜、卷心菜、萝卜等。

2. 病情观察　观察患者甲状腺肿大的程度、质地，有无结节及压痛；观察有无呼吸困难、吞咽困难、声音嘶哑等压迫症状；若甲状腺结节在短时间内迅速增大，应警惕癌变。

3. 用药护理　指导患者遵医嘱补充碘剂或使用甲状腺制剂，观察药物的疗效和不良反应，若患者出现心动过速、呼吸急促、多食、怕热多汗、腹泻等甲状腺功能亢进的表现，应及时就诊。

4. 心理护理　向患者及家属讲解相关疾病知识，消除其紧张情绪，争取其积极配合治疗。鼓励患者表达自身感受，帮助患者适当修饰，改善外在形象，树立信心；积极与患者家属沟通，促使家属给予患者必要的支持和理解。

考纲摘要

1. 单纯性甲状腺肿的甲状腺功能检查。
2. 单纯性甲状腺肿的用药护理。

【健康教育】

告知单纯性甲状腺肿患者疾病的相关知识，特别是饮食指导、用药护理。并定期到医院随访。

二、 甲状腺功能亢进症

案例导入

杨某，女，55岁。3个月前始感疲乏无力，夜间失眠，怕热多汗，食欲亢进。两周后出现低热，体重下降，突眼，诊断为甲状腺功能亢进症，经药物治疗后好转。3日前因其子意外死亡而悲痛欲绝，出现恶心、呕吐、烦躁不安、心慌气短、出大汗而急诊入院。查体：体温39.7℃，脉搏142次/分，呼吸30次/分，血压100/60mmHg。患者面无表情，目光呆滞，欲哭无泪，眼球突出，瞳孔正常，视力减退。甲状腺对称性肿大，质软，无结节、压痛，有震颤和杂音。两肺(-)，心律齐，心尖部有收缩期II级杂音，第一心音增强，腹部(-)，神经系统(-)。初步诊断为甲亢危象。

问题：1. 甲亢危象出现的诱因有哪些？

2. 如何对该患者进行抢救和护理？

甲状腺功能亢进症（hyperthyroidism）简称甲亢，是指由多种病因导致甲状腺激素（TH）分泌过多而引起的一系列临床综合征。引起甲亢的病因中以Graves病最多见，下面对Graves病给予重点介绍。

Graves病简称GD，又称Basedow病或弥漫性毒性甲状腺肿，是一种伴TH分泌增多的器官特异性自身免疫性疾病。各年龄组均可发病，以20~40岁多见，女性多于男性，男女之比为1：（4~6）。

【病因】

1. 遗传因素 GD有明显的遗传倾向，与人类白细胞抗原（HLA）类型有关。

2. 免疫因素 GD患者的血清中存在促甲状腺激素（TSH）受体的特异性自身抗体，即TSH受体抗体（TRAb）。TRAb可与TSH受体结合，产生TSH的生物学效应，即甲状腺细胞增生、TH合成及分泌增多。

3. 环境因素　如细菌感染、精神刺激、创伤、锂剂的应用、应激等可破坏机体免疫稳定性，使有免疫监护和调节功能缺陷者发病。

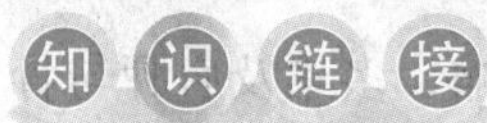

甲状腺激素的主要生理功能

1. 促进生长发育　主要是促进脑的发育、长骨的生长。

2. 调节新陈代谢

（1）产热效应　提高组织耗氧量，增加产热量。

（2）对蛋白质、糖和脂肪代谢的作用　①蛋白质：生理剂量时促进合成，大剂量时加速分解。②糖：升血糖作用大于降血糖作用，促进糖吸收和糖原分解，也促进利用。③脂肪：促进脂肪分解；促进胆固醇分解大于胆固醇合成。

3. 其他作用　提高成人神经系统兴奋性；增加心率、增强心收缩力；增加肠蠕动；等等。

【临床表现】

大多数起病缓慢，少数可在精神创伤或感染等应激状态后急性起病。典型表现有甲状腺激素分泌过多症候群、甲状腺肿及眼征，但此三者出现先后与程度可不平行。

1. 甲状腺激素分泌过多症候群

（1）高代谢综合征　甲状腺激素分泌过多和交感神经兴奋性增高，导致新陈代谢加速，基础代谢率明显增高。表现为疲乏无力、怕热多汗、皮肤温暖而湿润（尤以手掌、足掌、脸、颈、前胸、腋下等处明显）、低热、体重显著减轻等。甲状腺激素促进肠道糖的吸收，加速糖的氧化和肝糖原的分解，可导致糖耐量的减低或使糖尿病加重；甲状腺激素促进脂肪的合成、氧化和分解，胆固醇合成、转化及排泄都加速，导致血总胆固醇降低；蛋白质分解增强，呈负氮平衡。

（2）精神、神经系统　甲状腺激素分泌过多致交感神经兴奋性增高。表现为神经过敏、多言好动、紧张焦虑、失眠不安、焦躁易怒、注意力不集中，有时出现幻觉甚至有精神分裂症的表现。可有手、舌和（或）眼睑震颤，腱反射亢进。

（3）心血管系统　表现为心悸、胸闷、气促，严重者可导致甲亢性心脏病。常见体征：①心动过速：常为窦性，一般为90~120次/分，静息或睡眠时心率仍增快为本病特征之一。②心律失常：以心房期前收缩最为多见，也可出现心房颤动或心房扑动，偶见房室传导阻滞。③心音和杂音：心尖区第一心音亢进，常伴有心尖区Ⅰ~Ⅱ级收缩期杂音。④心脏增大，甚至发生心力衰竭。⑤血压：收缩压升高，舒张压降低，脉压增大，可出现水冲脉、毛细血管搏动征及枪击音等周围血管征。

（4）消化系统　表现为食欲亢进、多食、消瘦、排便次数增多。严重者可有肝大、肝功能异常，偶有黄疸。老年患者可有食欲减退、厌食。

（5）肌肉骨骼系统　部分患者表现为甲亢性肌病、肌无力及肌萎缩，多累及肩胛与骨盆带肌群。周期性瘫痪，好发于青壮年男性，在剧烈运动、摄入高碳水化合物、注射胰岛素等诱因下发病，主要累及下肢，发作时有低钾血症，但尿钾不高。

（6）生殖系统　女性患者常出现月经紊乱、减少或闭经；男性患者有勃起功能障碍，偶有乳腺增生。

（7）造血系统　常有轻度贫血；可伴有紫癜，血小板寿命缩短；外周血白细胞总数偏低，淋巴细胞和单核细胞增多。

2. 甲状腺肿　一般呈对称性、弥漫性甲状腺肿大，质地柔软、表面光滑、无压痛，可随吞咽动作上下移动；腺体上下极可触及震颤，闻及血管杂音，为本病的重要特征。甲状腺肿大与甲亢轻重无明显关系，少数患者可无甲状腺肿大。

3. 眼征　25%~50%的本病患者伴有眼征，其中突眼为重要的、特异的体征之一。突眼按病变程度可分为单纯性突眼和浸润性突眼两种类型。

（1）单纯性突眼　单纯性突眼又称良性突眼、非浸润性突眼。较常见，主要与交感神经兴奋和甲状腺激素的β肾上腺素能样作用致眼外肌和提上睑肌张力增高有关。常见体征有：①轻度突眼：突眼度19~20mm。②上眼睑挛缩、眼裂增宽。③von Graefe征：眼向下看时，可因上眼睑挛缩而不能随眼球下垂。④Stellwag征：瞬目减少。⑤Joffroy征：眼球向上看时，前额皮肤不能皱起。⑥Mobius征：两眼看近物时，眼球辐辏不良。

（2）浸润性突眼　浸润性突眼又称恶性突眼。较少见，多见于成人，与眶后组织的自身免疫性炎症有关。患者自诉眼内异物感、胀痛、畏光、流泪、复视、斜视、视力下降；检查见明显突眼（有时可达30mm），眼睑肿胀，结膜充血水肿，眼球活动受限，严重者眼球固定，眼睑闭合不全、角膜外露而发生角膜溃疡、全眼炎，甚至失明。本病男性多见。

4. 特殊的临床表现和类型

（1）甲状腺危象　系本病恶化时的严重表现，可能与循环内甲状腺激素水平增高有关，多发生于病情较重未予治疗或治疗不充分的患者。主要诱因有精神刺激、感染、手术、创伤等。主要表现为高热、心动过速（心率140次/分或以上）、焦虑、烦躁、大汗、恶心及呕吐等；严重者可出现心衰、休克及昏迷等。甲状腺危象的死亡率较高，可达20%以上。

（2）甲亢性心脏病　多见于男性结节性甲状腺肿伴甲亢者。主要表现为心脏增大、严重心律失常或心力衰竭。但在甲亢控制后，心律失常、心脏增大和心绞痛等均可恢复。

（3）淡漠型甲亢　多见于老年人。起病隐匿，高代谢综合征、眼征和甲状腺肿大均不明显。主要表现为明显消瘦、心悸、乏力、神志淡漠、腹泻、厌食、头昏等。可伴有心房颤动和肌病等。临床上此类型易误诊为恶性肿瘤和冠心病。

（4）亚临床甲亢　本类型主要依赖实验室检查结果诊断。血清 TSH 水平降低，而 T_3、T_4正常，不伴或伴有轻微甲亢症状。可发展为临床甲亢，引起冠心病、骨质疏松等。

（5）妊娠期甲亢　因妊娠期甲状腺激素结合球蛋白（TBG）增高，引起血清总三碘甲状腺原氨酸（TT_3）、血清总甲状腺素（TT_4）增高，所以妊娠期甲亢的诊断依赖血清游离三碘甲状腺原氨酸（FT_3）、血清游离甲状腺素（FT_4）和 TSH。如果患者甲亢未控制，建议不要怀孕；如果正接受抗甲状腺药物（ATD）治疗，血清 TT_3、TT_4正常，停用 ATD 或用 ATD 最小剂量，可以怀孕；如果是妊娠期间发现甲亢，如需继续妊娠者可以选择合适剂量的 ATD 治疗和妊娠中期甲状腺手术治疗。

（6）胫前黏液性水肿　多发生在胫骨前下 1/3 部位，也可出现在足背、踝关节、肩部、手背或手术瘢痕处，皮损大多对称。早期皮肤增厚、变粗，有广泛大小不等的棕红色或红褐色、暗紫色突起不平的斑块或结节，边界清楚，直径 5～30mm，皮损周围皮肤变薄发亮、紧张，病变表面及周围有毳毛增生、毛囊角化，伴有感觉过敏或减退；后期皮肤增粗变厚，呈橘皮样或树皮样，皮损融合，有深沟，覆以灰色或黑色疣状物，下肢粗大似象皮腿。

考纲摘要

1. 甲状腺功能亢进症的典型临床表现。
2. 甲状腺危象的诱因。

【辅助检查】

1. 甲状腺激素测定

（1）血清总甲状腺素（TT_4）及血清总三碘甲状腺原氨酸（TT_3）　甲亢时两者均增高，但受血清甲状腺激素结合球蛋白（TBG）等结合蛋白量与结合力变化的影响。

（2）血清游离甲状腺素（FT_4）及游离三碘甲状腺原氨酸（FT_3）　游离甲状腺激素是实现该激素生物效应的主要部分。尽管 FT_4 仅占 T_4 的 0.025%，FT_3 仅占 T_3 的 0.35%，但它们与甲状腺激素的生物效应密切相关，因此是诊断临床甲亢的首选指标。因血中 FT_4、FT_3 含量甚微，测定方法学上许多问题尚待解决，测定的稳定性不如 TT_4、TT_3。此外，目前临床应用的检测方法都不能直接测定真正的游离激素水平。

2. 促甲状腺激素（TSH）测定　血清 TSH 浓度变化是反映甲状腺功能最敏感的指标。目前已经进入第三代和第四代测定方法，即敏感 TSH（sTSH）测定方法（检测限

0.01mU/L）和超敏TSH测定方法（检测限达到0.005mU/L）。免疫化学发光法（ICMA）属于第四代TSH测定法，成人正常值为0.3～4.8mU/L。sTSH成为筛查甲亢的第一线指标，甲亢时的TSH通常小于0.1mU/L。sTSH使得诊断亚临床甲亢成为可能，因为亚临床甲亢甲状腺激素水平正常，仅有TSH水平的改变。

3. ^{131}I摄取率测定 ^{131}I摄取率是诊断甲亢的传统方法。^{131}I摄取率正常值为3小时5%～25%，24小时20%～45%，高峰在24小时出现。甲亢时^{131}I摄取率为总摄取量增加，摄取高峰前移。妊娠和哺乳期妇女不做此检查。

4. TSH受体抗体（TRAb）测定 TRAb是鉴别甲亢病因和诊断GD的指标之一。新诊断的GD患者75%～96%TRAb阳性。需要注意的是，TRAb中包括刺激性（TSAb）和抑制性（TSBAb）两种抗体，而检测到的TRAb仅能反映有针对TSH受体的自身抗体存在，不能反映这种抗体的功能。但是，当临床表现符合GD病时，一般都将TRAb视为TSH受体刺激抗体（TSAb）。

5. TSH受体刺激抗体（TSAb）测定 TSAb是诊断GD的重要指标之一。与TRAb相比，TSAb反映了这种抗体不仅与TSH受体结合，而且这种抗体产生了对甲状腺细胞的刺激作用。85%～100%的GD新诊断患者TSAb阳性。

6. 基础代谢率（BMR）测定 BMR正常范围为-10%～+15%。无基础代谢测定仪时，禁食12小时、睡眠8小时后，于清晨空腹静卧时测脉率、血压，再用下列公式计算：BMR%=脉率（次数/分）+脉压（毫米汞柱）-111。多数患者高于正常，其增高程度与病情轻重呈正相关。+20%～+30%为轻度，+31%～+60%为中度，>+60%为重度。

7. 甲状腺放射性核素扫描 对于诊断甲状腺自主高功能腺瘤有意义。肿瘤区浓聚大量核素，肿瘤区外甲状腺组织和对侧甲状腺无核素吸收。

8. 其他 血白细胞数正常或稍低，淋巴细胞相对增高；24小时尿肌酸升高；血胆固醇低于正常。

【诊断要点】

在询问健康史的基础上，结合高代谢综合征、甲状腺肿大及突眼等典型表现可做出甲亢的初步诊断。若症状不典型的甲亢患者，需进一步结合实验室检查，进行确诊。GD的诊断要点为：①确诊甲亢；②甲状腺弥漫性肿大；③浸润性突眼；④TRAb阳性；⑤其他甲状腺自身抗体阳性；⑥胫前黏液性水肿。具备①、②两项即可确诊，其他4项进一步支持诊断。

【治疗要点】

甲亢的治疗主要有抗甲状腺药物（ATD）治疗、^{131}I治疗和手术治疗。

1. 抗甲状腺药物（ATD）治疗

（1）硫脲类和咪唑类 硫脲类有甲硫氧嘧啶（MTU）和丙硫氧嘧啶（PTU），咪唑类有甲巯咪唑（他巴唑，MMI）和卡比马唑（甲亢平，CMZ）。其作用机制是通过抑制甲状腺内过氧化酶的活性，致无机碘不能氧化为活性碘，从而使甲状腺激素合成减少。PTU 还能在外周组织抑制 T_4转变为 T_3，为严重病例或甲状腺危象的首选药。

1）适应证　①轻、中度病情患者。②甲状腺轻、中度肿大者。③孕妇、高龄或由于其他严重疾病不适宜手术者。④手术前或 ^{131}I 治疗前的准备。⑤手术后复发且不适宜 ^{131}I 治疗者。

2）剂量与疗程　①治疗期：每次 MMI10~20mg，每日 1 次口服；或者 PTU 每次 50~150mg，每日 2~3 次口服。每 4 周复查血清甲状腺激素水平。②减量期：当血清甲状腺激素达到正常后减量。③维持期：维持剂量每次 MMI5~10mg，每日 1 次口服；或者 PTU 每次 50mg，每日 2~3 次。维持时间 12~18 个月；每 2 个月复查血清甲状腺激素水平。

甲亢缓解的标准是：停药 1 年，血清 TSH 和甲状腺激素正常。复发可以选择 ^{131}I 或者手术治疗。

（2）复方碘口服液　主要作用机制是抑制甲状腺球蛋白的分解，减少甲状腺激素的释放。用后可使甲状腺体积缩小、坚韧、血管减少。仅用于手术前准备和甲状腺危象。

2. ^{131}I 治疗　利用甲状腺有高度摄取和浓集碘的能力，^{131}I 在组织内主要放出 β 射线，使甲状腺滤泡受其破坏而萎缩，致甲状腺激素合成和分泌减少，同时还减少腺内淋巴细胞，从而减少抗体产生，取得治疗甲亢的疗效且不影响毗邻组织。

（1）适应证　①甲状腺肿大Ⅱ度以上。②对 ATD 过敏。③ATD 治疗或手术治疗后复发。④甲亢合并心脏病。⑤甲亢伴白细胞减少、血小板减少或全血细胞减少。⑥甲亢合并肝、肾等脏器功能损害。⑦拒绝手术或有手术禁忌证。⑧浸润性突眼。对轻度和稳定期的中、重度突眼可单用 ^{131}I 治疗甲亢，对活动期患者，可以加用糖皮质激素。

（2）禁忌证　妊娠或哺乳期妇女。

（3）剂量　确定 ^{131}I 剂量的方法有 2 种。①计算剂量法：口服剂量（MBq）依甲状腺质量和甲状腺 24 小时摄碘率计算而得。②估算剂量法：国内单次给予的总剂量多选择<185MBq（5mCi），而美国单次给予的总剂量达到 370~555MBq（10~15mCi），其理由是儿童和青少年患者接受小剂量的 ^{131}I 辐射导致甲状腺癌发生率增加。治疗前 ATD 要停药 1 周，特别对于选择小剂量 ^{131}I 治疗的患者，因为 ATD 可能减少 ^{131}I 对甲状腺的破坏作用。

3. 手术治疗　通常选择甲状腺次全切除术，两侧各保留 2~3g 甲状腺组织。该手术的治愈率可达 70%以上，但可引起多种并发症。

（1）适应证　①甲状腺显著肿大，压迫邻近器官者。②中、重度甲亢且长期服药无效、停药后复发、不能坚持长期服药者。③胸骨后甲状腺肿伴甲亢者。④细针穿刺细胞学检查（FNA）怀疑恶变。⑤ATD 治疗无效或过敏的妊娠患者，手术需要在妊娠 T2 期（4~6 个月）施行。

（2）禁忌证　①严重或发展较快的浸润性突眼者。②合并心、肝、肾、肺等疾病，全身情况差而不能耐受手术者。③妊娠 T1 期（1~3 个月）及 T3 期（7~9 个月）。T1 期和 T3 期手术可以出现流产和麻醉剂致畸。

（3）术前准备　术前应用抗甲状腺药物至症状控制，T_3、T_4恢复正常，心率低于 80 次/分，然后于术前 2 周加用碘剂，每次 3~5 滴，每日 3 次，以减少术中出血。

4. 甲状腺危象的治疗　去除诱因，积极治疗甲亢是预防甲状腺危象发生的关键，尤其应该注意防治感染和做好术前准备。

（1）抑制 TH 的合成　首选 PTU，首剂 600mg，以后每次 250mg，每 6 小时口服或经胃管注入。PTU 的作用机制是抑制甲状腺激素合成和抑制外周组织T_4向T_3转换。

（2）抑制 TH 的释放　常用复方碘口服液，服用 PTU1 小时后加用复方碘口服液 5 滴（0. 25mL 或者 250mg），每 8 小时 1 次；或者碘化钠 0. 5~1. 0g 加入 10%葡萄糖盐水中静脉滴注 24 小时，以后视病情逐渐减量，一般使用 3~7 日停药。如果对碘剂过敏，可改用碳酸锂 0. 5~1. 0g/d，分 3 次口服，连用数日。

（3）β 受体阻滞剂　普萘洛尔 20~40mg，每 6~8 小时口服 1 次，或 1mg 稀释后静脉缓慢注射。其作用机制是阻断甲状腺激素对心脏的刺激作用和抑制外周组织T_4向T_3转换。

（4）防止肾上腺皮质低功能　氢化可的松 50~100mg 加入 5%~10%葡萄糖溶液静脉滴注，每 6~8 小时 1 次。

（5）降低血 TH 浓度　如果对上述治疗不满意，可选用血液透析、腹膜透析或血浆置换等措施。

（6）对症和支持疗法　监测心、脑、肾功能；高热者可选用氯丙嗪或物理降温，但应避免使用乙酰水杨酸类解热药；纠正水、电解质紊乱；给氧、防治感染；补充热量和维生素。

【护理诊断/问题】

1. 营养失调：低于机体需要量　与基础代谢率增高、腹泻等有关。

2. 活动无耐力　与甲亢性心脏病、蛋白质分解增加等有关。

3. 有组织完整性受损的危险　与浸润性突眼有关。

4. 焦虑　与病情复杂、病程较长等有关。

5. 潜在并发症　甲状腺危象。

【护理措施】

1. 一般护理

（1）病室环境　病室宜安静、通风、舒适，避免强光刺激，室温保持在 20℃左右，以便减少出汗。限制探访人次。

（2）活动与休息　病情轻的患者可适当活动，以不感到疲劳为度；病情重、心功能不全或合并严重感染的患者，要严格卧床休息。护士应经常巡视病房，做好生活护理。

（3）饮食护理　可给予高热量、高蛋白质、高维生素和含钾、钙丰富的饮食，保证营养供给。嘱患者多饮水，每日饮水2000~3000mL，补充丢失的水分。避免摄入刺激性的食物和饮料，如浓茶、咖啡或酒等。为减少肠道刺激和大便次数，应忌食生冷，限制高纤维素饮食，如粗粮、蔬菜、豆类等。避免吃含碘丰富的食物如海带、紫菜等，以免促进甲状腺激素的合成。慎食卷心菜、花椰菜、甘蓝等致甲状腺肿的食物。

2. 病情观察　定时观察患者的生命体征及心率、心律的变化；注意精神、神经状态；密切观察患者甲状腺肿大的情况及变化、突眼程度和伴随症状；密切观察有无甲状腺危象发生，当出现原有症状加重、体温升高、心率增快、大汗淋漓等症状时，应立即报告医生并协助处理。

3. 用药护理　甲亢患者用药时间长、治疗较复杂，应做好用药的解释和指导工作，使患者严格遵医嘱用药，不可随意调整药物剂量或停药，学会观察药物的疗效和不良反应。

（1）使用ATD的护理　观察药物常见的不良反应：①粒细胞减少，严重时可致粒细胞缺乏症。此不良反应多发生在用药后2~3个月内，如外周血白细胞计数低于$3\times10^9/L$或中性粒细胞计数低于$1.5\times10^9/L$，应立即停药。②药疹，较常见，可用抗组胺药物控制，无需停药。如出现严重皮疹应立即停药。③如出现中毒性肝炎、肝坏死、狼疮样综合征、精神病、胆汁淤滞综合征、味觉丧失等应立即停药，并严密观察病情变化。

（2）使用^{131}I的护理　观察主要不良反应：①^{131}I治疗甲亢后的主要并发症是甲状腺功能减退，分暂时性甲减和永久性甲减，一旦发生遵医嘱予TH替代治疗。②放射性甲状腺炎，见于^{131}I治疗后7~10日，严重者遵医嘱给予糖皮质激素治疗。③突眼变化不一，一旦发现异常应及时通知医生。

4. 心理护理　向患者及家属讲解相关疾病知识，消除其紧张情绪，争取其积极配合治疗。给予患者精神上的安慰，告知患者甲状腺肿大、突眼等症状和情绪波动是由于疾病引起的，给予合理的治疗后可得到改善，并鼓励患者表达自身感受，帮助患者适当修饰，改善外在形象，树立信心；积极与患者家属沟通，促使家属给予患者必要的支持和理解。

5. 甲状腺危象的护理

（1）避免诱因　常见的诱因有：①感染，尤其是呼吸道感染。②手术。③创伤，如交通意外等。④应激，如心肌梗死、精神刺激等。⑤放射碘治疗或摄入碘过多。⑥其他：如不规则服药、过度疲劳、妊娠等。

（2）密切观察病情　观察生命体征、神志及精神状态。如原有甲亢症状加重，出现高热、烦躁不安、呼吸急促、大汗淋漓、心悸、乏力，伴呕吐、神志障碍等应警惕甲状腺危象的发生，应立即通知医生并协助医生处理。

（3）紧急护理措施　①绝对卧床，呼吸困难时取半卧位，立即给予吸氧，快速建立静脉通道。②积极准备抢救药物，遵医嘱予 PTU、复方碘溶液、氢化可的松等药物。③密切观察病情进展，定时监测生命体征和神志情况。④对症护理：对昏迷者应加强口腔、皮肤护理，防止压疮和肺炎的发生。对高热者应给予物理降温。躁动不安者应使用床栏保护患者安全。腹泻严重者注意肛周护理，预防肛周感染。

6. 眼部护理

（1）保护眼睛　①外出戴深色眼镜防止强光和灰尘的刺激。复视时可戴单侧眼罩。②经常用眼药水湿润眼睛，避免过度干燥。③当患者眼睛有异物感、刺痛或流泪时，勿用手直接揉眼睛，可用 0.5%甲基纤维素或 0.5%氢化可的松滴眼，减轻症状。④睡前可用抗生素眼膏，眼睑不能闭合者用无菌纱布或眼罩覆盖双眼。⑤睡觉时，应取高枕卧位，以便减轻球后水肿。必要时限制食盐摄入，遵医嘱给予利尿剂。

（2）用药护理　遵医嘱早期选择用 ATD、免疫抑制剂及非特异性抗感染药物，并观察药物的疗效和不良反应。

（3）病情观察　定期进行眼科角膜检查。如有畏光、流泪、疼痛、视力改变等角膜炎、角膜溃疡先兆，应立即复诊。对严重突眼、暴露性角膜溃疡或压迫性视神经病变者，配合医生治疗，可行手术或球后放射治疗，以便减轻眶内或球后浸润。

考纲摘要

1. 甲状腺危象的抢救要点及护理措施。
2. 浸润性突眼的眼部护理措施。

【健康教育】

1. 疾病知识指导　给患者及家属讲解甲亢的基本知识及防治要点。鼓励患者保持身心愉快，避免精神刺激，建立和谐的人际关系。同时家属应多体谅患者，减轻患者的精神压力。

2. 饮食及休息指导　指导患者合理安排休息，避免过度紧张和劳累，保持情绪稳定；多吃高热量、高蛋白质、高维生素、高矿物质的食物，禁食大量海带、海藻、紫菜及加碘盐；禁饮兴奋性饮料；劝告患者戒烟、戒酒。

3. 用药指导　详细讲解抗甲状腺药物的用法、副作用及坚持用药的重要性。指导患者按时服药，定期到医院复查。

4. 出院指导　指导患者坚持服药、定期复查甲状腺功能，如出现异常及时就诊。

三、 甲状腺功能减退症

案例导入

季某，女，37岁。因怕冷、乏力、体重增加9年，近期症状加重伴下肢水肿入院。23岁时产1女，产后月经不规律，3个月前发现下肢及颜面部水肿，四肢肌肉疼痛，怕冷加重。1个月前人工流产1次。查体：神志清，动作言语迟缓，皮肤粗糙，手掌姜黄，少汗，面部水肿，颌下触及4cm×3cm大小软组织包块，质韧。颈部无压痛，听诊无杂音。初步诊断为甲状腺功能减退症。

问题：1. 对该患者采取哪些饮食护理?

2. 如果患者发生昏迷，应采取哪些护理措施?

甲状腺功能减退症（hypothyroidism）简称甲减，是由各种原因导致的低甲状腺激素血症或甲状腺激素抵抗而引起的全身性低代谢综合征，其病理特征是黏多糖在组织和皮肤堆积，其表现为黏液性水肿。

本病有三种分类法。按病变部位分为：①原发性甲减，因甲状腺腺体疾病引起的甲减。②中枢性甲减，因下丘脑和垂体疾病引起的TRH或TSH的产生和分泌减少引起的甲减。③甲状腺激素抵抗综合征，因甲状腺激素在外周发挥作用缺陷。按病变的原因分类，如^{131}I治疗后甲减、手术后甲减、特发性甲减和药物性甲减等。按甲状腺功能减低的程度分类，包括临床甲减和亚临床甲减。

【病因】

1. 自身免疫损伤　最常见的原因是自身免疫性甲状腺炎，包括桥本甲状腺炎、萎缩性甲状腺炎、产后甲状腺炎等。

2. 甲状腺破坏　如手术、^{131}I治疗后。

3. 碘过量　碘过量可引起潜在性甲状腺疾病者发生甲减，也可诱发和加重自身免疫性甲状腺炎。

4. 抗甲状腺药物　如硫脲类、咪唑类和锂剂等。

【临床表现】

本病多见于中年女性，男女之比为1∶（5~10）。多数起病隐匿，发展缓慢。

1. 一般表现　主要表现为易疲劳、怕冷、体重增加、记忆力减退、智力低下、反应迟钝、嗜睡、抑郁等。体检可见表情淡漠，面色苍白，皮肤干燥发凉、粗糙脱屑，颜面、眼睑和手部皮肤水肿，声音嘶哑，毛发稀疏、眉毛外1/3脱落。重症者呈痴呆、幻觉、木僵、昏睡或惊厥。由于高胡萝卜素血症，手足皮肤呈姜黄色。

2. 心血管系统　心肌黏液性水肿导致心肌收缩力减弱、心动过缓、心排血量下降。由于心肌间质水肿、非特异性心肌纤维肿胀、左心室扩张和心包积液导致心脏增大。久病者由于血胆固醇增高，易并发冠心病。

3. 消化系统　主要表现为厌食、腹胀、便秘等。严重者可出现麻痹性肠梗阻或黏液水肿性巨结肠。

4. 血液系统　由于甲状腺激素缺乏引起血红蛋白合成障碍或肠道吸收铁、维生素 B_{12} 或叶酸等障碍，可导致贫血。

5. 内分泌生殖系统　表现为性欲减退，女性患者常有月经过多或闭经。部分患者由于血清催乳素（PRL）水平增高，发生溢乳。男性患者可出现阳痿。

6. 肌肉与关节　肌肉软弱乏力，可有暂时性肌强直、痉挛、疼痛等，嚼肌、胸锁乳突肌、股四头肌及手部肌肉可出现进行性肌萎缩。部分患者可伴有关节病变，偶有关节腔积液。

7. 黏液性水肿昏迷　见于病情严重者，常在冬季寒冷时发病。其诱发因素有寒冷、感染、手术、严重躯体疾病、中断 TH 替代治疗和使用麻醉、镇静剂等。临床表现为嗜睡、低体温（体温<35℃）、呼吸缓慢、心动过缓、血压下降、四肢肌肉松弛、反射减弱或消失，甚至昏迷、休克、心肾功能不全而危及患者生命。

【辅助检查】

1. 血常规及生化检查　多为轻、中度正细胞正色素性贫血；血胆固醇、甘油三酯、低密度脂蛋白增高，高密度脂蛋白降低，血清肌酸激酶、乳酸脱氢酶增高。

2. 甲状腺功能检查　血清 TSH 增高，TT_4、FT_4 降低是诊断本病的必备指标；TT_3 和 FT_3 可以在正常范围内，但严重者降低。亚临床甲减仅有血清 TSH 升高，TT_4 或 FT_4 正常。甲状腺摄 ^{131}I 率降低。

3. 病变部位及病因检查　①TRH 兴奋试验：主要用于原发性甲减、中枢性甲减的鉴别。静脉注射 TRH 后，血清 TSH 无升高者提示垂体性甲减；延迟升高者为下丘脑性甲减；血清 TSH 在增高的基值上进一步增高，提示原发性甲减。②甲状腺自身抗体：血清 TPOAb、TGAb 阳性提示甲减的病因为自身免疫性甲状腺炎。③X 射线检查：有助于异位甲状腺、下丘脑-垂体病变的确定。

【诊断要点】

甲减的诊断主要包括：①甲减的症状和体征。②实验室检查血清 TSH 增高，FT_4 降低，原发性甲减即可诊断。进一步寻找病因，如 TPOAb 阳性，可考虑病因为自身免疫性甲状腺炎。③实验室检查血清 TSH 减低或正常、FT_4 减低，考虑为中枢性甲减，需做 TRH 兴奋试验进行确诊。

【治疗要点】

1. 替代治疗　各种类型的甲减，均需用 TH 替代治疗，永久性甲减者需终身服用。首选左甲状腺激素（L-T_4）口服，成人 L-T_4替代剂量为50~200μg/d，由于T_4的半衰期是7日，所以可以每日早晨服药1次。治疗的目标是将血清TSH和甲状腺激素水平恢复到正常范围内。

2. 对症治疗　有贫血者补充铁剂、维生素B_{12}、叶酸等。胃酸低者补充稀盐酸，且与TH合用疗效好。

3. 黏液性水肿昏迷的治疗　①立即静脉补充TH（L-T_3或L-T_4），清醒后改口服维持治疗。②保温，给氧，保持呼吸道畅通。③氢化可的松200~300mg/d持续静脉滴注，待患者清醒后逐渐减量。④根据需要补液，但补液量不宜过度。⑤控制感染，治疗原发病。

【护理诊断/问题】

1. 便秘　与基础代谢率降低和肠蠕动减慢有关。

2. 体温过低　与疾病导致的基础代谢率降低有关。

3. 社交障碍　与疾病导致的精神情绪改变有关。

4. 潜在并发症　黏液性水肿昏迷。

考纲摘要

1. 甲状腺功能减退症的临床表现。
2. 黏液性水肿昏迷的诱因与护理措施。

【护理措施】

1. 一般护理

（1）休息与体位　根据患者病情合理安排休息。一般情况较好者，鼓励患者进行适当活动，以便刺激肠蠕动，促进排便；如有急性感染、心衰或心包积液等，需卧床休息。调节室温在22~23℃之间，注意患者保暖。

（2）饮食护理　给予高热量、高蛋白质、高维生素、低钠、低脂饮食。进食粗纤维食物，如蔬菜、水果或全麦制品，促进胃肠蠕动。桥本甲状腺炎所致甲状腺功能减退症者应避免摄取含碘食物和药物，以免诱发严重黏液性水肿昏迷。

2. 病情观察　观察患者的精神状态、排便的次数、大便的性状及量的变化；观察有无腹胀、腹痛等麻痹性肠梗阻的表现；观察黏液性水肿的变化情况；如出现体温低于35℃、呼吸浅慢、心动过缓、血压降低、嗜睡等表现，应立即通知医生。

3. 用药护理　指导患者按时服用左甲状腺激素，注意观察有无不良反应，如出现脉率大于100次/分、心律失常、血压升高、多食消瘦、呕吐、腹泻、发热、出汗、情绪激动等症状，应立即通知医生。对于老年人、冠心病患者等应慎重用药，应特别注意用药的准确性，不可任意减量或增量。

4. **心理护理** 给予患者心理支持，主动与患者交流，关心患者，鼓励患者说出自己的感受。鼓励患者家属多与患者沟通，理解患者的行为，使患者感受到温暖和关怀，以便提高自信心。制订活动计划时，鼓励患者做简单的家务劳动，学习自我照顾。鼓励患者参与社交活动，且多与病情已改善的病友交流，以便克服社交障碍。

【健康教育】

1. **疾病知识指导** 给患者及家属讲解甲减的基本知识及注意事项。

2. **用药指导** 向永久性甲减患者强调终身服药的重要性，嘱其按时服药，不可随意减量或停药；慎用镇静、催眠、止痛、麻醉等药物；若出现低血压、心动过缓、体温低于35℃等症状，应立即就诊。

项目三 糖尿病

【学习目标】

1. 掌握糖尿病的分类、临床表现、护理诊断、护理措施；糖尿病酮症酸中毒的诱因、抢救要点及护理措施；糖尿病足的护理措施。

2. 熟悉糖尿病的治疗要点、辅助检查。

3. 了解糖尿病的发病机制。

案例导入

赵某，女，49岁。患糖尿病多年，一直注射胰岛素治疗，近半个月因与家人不和，情绪不佳，拒绝使用胰岛素；因纳差、恶心呕吐、多尿、意识不清入院。查体：体温36.8℃，脉搏100次/分，呼吸28次/分，血压90/60mmHg，患者皮肤干燥，双眼球下凹，呼之不应，呈昏迷状态，呼吸有烂苹果味。实验室检查：尿糖（++++），尿酮体强阳性，血糖21.5mmol/L，血气分析pH值7.02。初步诊断为糖尿病酮症酸中毒。

问题：1. 糖尿病酮症酸中毒的诱因有哪些？

2. 应如何对该患者进行抢救和护理？

糖尿病（diabetes mellitus，DM）是一组由多种病因引起的以慢性高血糖为特征的代谢性疾病，是由于胰岛素分泌和（或）作用缺陷所引起。长期碳水化合物、脂肪和蛋白质等代谢紊乱，可引起多系统损害，导致眼、肾、神经、心脏、血管等组织器官的慢性进行性病变、功能减退甚至衰竭，病情严重或应激时出现如糖尿病酮症酸中毒（DKA）、高渗性昏迷等。

糖尿病是常见的、多发的内分泌与代谢性疾病，其患病率随着人民生活水平的提高、人口老龄化、生活方式改变而迅速增加，呈逐渐增长的流行趋势。根据国际糖尿病联盟（IDF）统计，目前全球有糖尿病患者 2.85 亿，按目前增长速度到 2030 年全球有将近 5 亿人患糖尿病。目前我国糖尿病患者约 9240 万人，居世界第一位，因此，糖尿病已成为危害我国人民健康的严重的公共卫生问题。

【分类】

目前按照 WTO 糖尿病专家委员会提出的病因学分型标准，将糖尿病分为 1 型糖尿病（T1DM）、2 型糖尿病（T2DM）、其他特殊类型糖尿病和妊娠期糖尿病 4 种类型。下面仅介绍 1 型糖尿病和 2 型糖尿病。

1. 1 型糖尿病 多发生于青少年。起病较急，“三多一少”症状明显，病情较重，易出现酮症酸中毒。血浆胰岛 β 细胞自身抗体试验多呈阳性，血浆胰岛素水平低下，患者需要胰岛素治疗以控制血糖及维持生命。

2. 2 型糖尿病 多见于 40 岁以上的中、老年人。多数起病缓慢，症状较轻，病情较稳定，常有家族史。血浆胰岛 β 细胞抗体试验多呈阴性，血浆胰岛素水平可正常、较低或偏高，常伴胰岛素抵抗。多数患者对口服降糖药治疗有效，通常不依赖胰岛素治疗，不易发生酮症酸中毒。

【病因与发病机制】

1. 1 型糖尿病 绝大多数的 1 型糖尿病是自身免疫性疾病，遗传因素和环境因素共同参与其发病过程。

（1）遗传因素 1 型糖尿病与某些人类白细胞抗原（HLA）类型有关。HLA-D 基因决定 1 型糖尿病的遗传易感性。

（2）环境因素 ①病毒感染：包括风疹病毒、腮腺炎病毒、柯萨奇病毒、脑心肌炎病毒和巨细胞病毒等。病毒感染可直接损伤胰岛 β 细胞引起糖尿病，也可损伤胰岛组织后，诱发自身免疫反应，进一步损伤胰岛组织引起糖尿病。②化学毒性物质和食物：灭鼠剂吡甲硝苯脲、四氧嘧啶及链脲佐菌素可破坏胰岛 β 细胞；母乳喂养期短或缺乏母乳喂养的儿童 1 型糖尿病发病率增高。

（3）自身免疫 在遗传的基础上，病毒感染或其他因素将启动自身免疫过程，导致胰岛 β 细胞破坏和 1 型糖尿病的发生。

1 型糖尿病发病多年后，多数患者胰岛 β 细胞完全被破坏，胰岛素水平很低，糖尿病的临床表现明显，需依赖胰岛素维持生命。

2. 2 型糖尿病

（1）遗传因素与环境因素　2 型糖尿病是由多个基因及环境因素综合引起的复杂病。

（2）胰岛素抵抗和胰岛 β 细胞功能缺陷　当胰岛素抵抗时，如果胰岛 β 细胞能代偿性增加胰岛素分泌，则血糖维持正常；如果胰岛 β 细胞功能缺陷，则可出现 2 型糖尿病。胰岛素抵抗是指胰岛素作用的靶器官（主要为肝脏、脂肪和肌肉）对胰岛素作用的敏感性降低。

（3）高血糖和脂代谢异常　高血糖和脂代谢异常可进一步降低胰岛素敏感性和损伤胰岛 β 细胞功能，是糖尿病发病机制中最重要的获得性因素。

【临床表现】

①多尿：由于血糖过高，经肾小球滤出而不能完全被肾小管重吸收，形成渗透性利尿。每日尿量为 3~5L，甚至可达 10L 以上。②多饮：因多尿导致水分丢失过多，出现口渴、多饮。③多食：糖不能被利用并大量丢失，使机体处于半饥饿状态，能量缺乏，致食欲亢进。④体重减轻：由于糖的利用障碍，脂肪和蛋白质分解加剧，消耗过多，引起逐渐消瘦。⑤其他症状：常感乏力、头昏、腰肢酸痛、皮肤干燥瘙痒、月经不调、阳痿、腹泻、便秘等。其中多尿、多饮、多食、体重减轻被描述为“三多一少”。

【并发症】

1. 急性并发症

（1）糖尿病酮症酸中毒　糖尿病酮症酸中毒（DKA）是糖尿病最常见的急性并发症。由于胰岛素严重不足或不能发挥作用，引起糖代谢紊乱加重，脂肪分解加速，产生大量酮体，称高酮血症。酮体包括丙酮、乙酰乙酸和 β-羟丁酸，后两者系酸性产物，积聚至超过机体的调节能力即产生酮症酸中毒。

①诱因：T1DM 患者有自发 DKA 的倾向，T2DM 在一定诱因作用下也可发生。常见诱因有感染、创伤、麻醉、大手术、饮食不当、妊娠、分娩、胰岛素中断或不适当减量等。有时可无明显诱因，部分患者无糖尿病史。

②临床表现：早期“三多一少”症状加重。酸中毒失代偿后，出现疲乏、恶心及呕吐、食欲减退、头痛、嗜睡、呼吸深快、呼气有烂苹果味。后期脱水明显、尿量减少、眼眶下陷、皮肤黏膜干燥、血压下降、心率加快、四肢厥冷。晚期有不同程度的意识障碍、昏迷。少数患者表现为腹痛，酷似急腹症。

③实验室检查：尿糖强体阳性、尿酮体阳性，尿中可有蛋白及管型，肾功能不全者尿糖、尿酮体可弱阳性或阴性。血糖显著增高，多在 16.7~33.3mmol/L；血酮体增高，在 3.0mmol/L 以上；血 CO_2 结合力降低，酸中毒失代偿后血 pH 下降；血钠、血氯降低；血钾初期正常或偏低，尿量减少后可偏高，治疗后，若补钾不足可降低。血白细胞亦常增高，以中性粒细胞增高为主。

（2）高血糖高渗状态　高血糖高渗状态（HHS）是糖尿病的急性并发症，主要表现为严重高血糖、高血浆渗透压和脱水等，无明显酮症酸中毒，患者有不同程度的意识障碍或昏迷。

①诱因：常见诱因有使用糖皮质激素、利尿剂、甘露醇、免疫抑制剂等药物；急性感染、手术、外伤等；水摄入不足、透析治疗等。

②临床表现：起病缓慢，最初表现为多尿、多饮，但多食不明显或反而食欲下降。逐渐出现严重脱水、神经和精神症状，如反应迟钝、烦躁、淡漠、嗜睡，严重者出现昏迷、抽搐。

③实验室检查：尿糖阳性、尿酮体阴性或弱阳性。血糖显著增高，达到或超过33.3mmol/L。血钠正常或增高。血浆渗透压达到或超过320mOsm/L。

（3）感染　疖、痈等皮肤化脓性感染多见，可致败血症或脓毒血症。足癣、甲癣、体癣等皮肤真菌感染也较常见。

（4）低血糖　一般血糖≤2.8mmol/L作为低血糖的诊断标准，而糖尿病患者血糖值≤3.9mmol/L就属于低血糖范围，但因个体差异，有的患者不低于此值也可出现低血糖症状。

2. 慢性并发症

（1）大血管病变　大血管病变是糖尿病最严重而突出的并发症，与糖尿病的糖代谢和脂质代谢异常有关。糖尿病患者动脉粥样硬化的患病率较高，发病年龄较轻，病情发展较快。动脉粥样硬化主要累及主动脉、冠状动脉、脑动脉、肾动脉和肢体外周动脉等，导致冠心病、脑血管疾病、肾动脉硬化和肢体动脉硬化等。

（2）微血管病变　微血管病变是糖尿病的特异性并发症。①糖尿病肾病：常见于糖尿病病史超过10年的患者，是T1DM患者的主要死亡原因；对于T2DM，其严重性仅次于心、脑血管疾病。病理改变包括结节性肾小球硬化型、弥漫性肾小球硬化型和渗出性病变三种类型，其中弥漫性肾小球硬化型最常见。②糖尿病性视网膜病变：见于糖尿病病史超过10年的患者，大部分患者合并不同程度的视网膜病变，是失明的主要原因。③其他：糖尿病心肌病。

（3）神经系统并发症　神经系统并发症包括中枢神经系统并发症、周围神经和自主神经病变。以周围神经病变最常见，表现为对称性的周围神经炎，进展缓慢，对称性，下肢较上肢严重。患者常先出现肢端感觉异常，如袜子或手套样分布，伴麻木、烧灼、针刺感或如踏棉垫感，有时伴痛觉过敏。自主神经病变也较常见，表现为瞳孔变化、排汗异常、便秘、腹泻、尿潴留、尿失禁、心动过速及体位性低血压等。

（4）糖尿病足　由于末梢神经病变，下肢动脉供血不足及细菌感染等多种因素，引起足部疼痛、皮肤深溃疡、肢端坏疽等病变，统称为糖尿病足。根据病因，可分为神经性、缺血性和混合性三类。其主要临床表现为足部溃疡与坏疽，是糖尿病非外伤性截肢的最主要原因。

（5）其他　糖尿病还可引起白内障、青光眼、视网膜黄斑病、屈光改变、虹膜睫状体病变等眼部并发症；皮肤病变也较常见。

【辅助检查】

1. 尿糖测定　空腹或餐后 2 小时尿糖阳性是诊断糖尿病的重要线索。因多种因素可使肾糖阈值升高，故尿糖阴性不能排除糖尿病。尿糖测定可作为糖尿病诊断的参考依据和调整药物剂量的重要参考指标。

2. 血糖测定　血糖升高是诊断糖尿病的主要依据，也是判断病情和疗效的主要指标。以葡萄糖氧化酶法测定，空腹血糖（FPG）3.9～6.0mmol/L（70～108mg/dL）为正常；6.1～6.9mmol/L（110～123mg/dL）为空腹血糖调节受损（IFG）；≥7.0mmol/L（126mg/dL）可考虑糖尿病。

3. 口服葡萄糖耐量试验（OGTT）　用于血糖高于正常范围而未达到诊断糖尿病标准的患者。OGTT 试验前晚 7 时后禁食，次日空腹测血糖，同时测尿糖；成人口服无水葡萄糖 75g 或 82.5g 含一分子水的葡萄糖，溶于 250～300mL 水中，5～10 分钟喝完，饮后 2 小时测血糖。葡萄糖负荷后 2 小时血糖（2 小时 PG）≤7.7mmol（139mg/dL）为正常糖耐量；7.8～11.0mmol/L（140～199mg/dL）为负荷后血糖调节受损（IGT）；≥11.1mmol/L（200mg/dL）可考虑糖尿病。

4. 糖化血红蛋白（GHbA1）和糖化血浆白蛋白测定　GHbA1 是葡萄糖或其他糖与血红蛋白的氨基发生非酶催化反应的产物。GHbA1 有 a、b、c 三种，GHbA1C 最为主要。GHbA1C 正常为血红蛋白总量的 3%～6%，反映近 8～12 周总的血糖水平，可作为糖尿病患者病情监测的指标。血浆蛋白可与葡萄糖发生非酶催化的糖化反应而形成果糖胺（FA），正常值 1.7～2.8mmol/L，反映近 2～3 周总的血糖水平，为糖尿病患者近期病情监测指标。

5. 胰岛 β 细胞功能检查　①胰岛素释放试验：反映基础和葡萄糖介导的胰岛素释放功能，但受血清中胰岛素抗体和外源性胰岛素干扰。正常人空腹基础血浆胰岛素是 35～145pmol/L（5～20mU/L）。口服 75g 无水葡萄糖或 100g 标准面粉制作的馒头后，血浆胰岛素在 30～60 分钟升至高峰，峰值为基础值的 5～10 倍，3～4 小时后恢复到基础水平。②C 肽释放试验：胰岛素和 C 肽是以等分子数从胰岛 β 细胞中生成和释放，故 C 肽也能反映基础和葡萄糖介导的胰岛素释放功能，但不受血清中胰岛素抗体和外源性胰岛素干扰。正常人基础血浆 C 肽水平不小于 400pmol/L。方法同上，高峰时间同上，峰值为基础值的 5～6 倍。

6. 并发症检查　根据病情选择血脂、血尿酮体、电解质及心、肝、肾、脑、眼科、神经等的辅助检查。

7. **有关病因和发病机制的检查** 检测谷氨酸脱羧酶自身抗体（GADA）、胰岛素自身抗体（IAA）及胰岛细胞自身抗体（ICA）；胰岛素敏感性检查；基因分析等。

【诊断要点】

典型患者根据“三多一少”的症状，结合实验室检查结果，即可诊断。不典型患者主要依靠血糖检查结果，确诊本病。1999 年，世界卫生组织（WHO）糖尿病专家委员会提出糖尿病诊断标准。糖尿病诊断标准是糖尿病症状加任意时间血浆葡萄糖≥11.1mmol/L（200mg/dL）或空腹血糖≥7.0mmol/L（126mg/dL），或 OGTT2h PG≥11.1mmol/L（200mg/dL）。需重复一次确认，诊断才能成立。

考纲摘要

1. 糖尿病的急、慢性并发症。
2. 诊断糖尿病的主要依据。

【治疗要点】

糖尿病的治疗原则为早期、长期、综合、个体化；治疗目的为纠正代谢紊乱，消除症状，防止或延缓并发症的发生，降低病死率，提高患者的生活质量。国际糖尿病联盟（IDF）提出的糖尿病治疗要点包括 5 个方面，即饮食疗法、运动疗法、血糖监测、药物治疗和糖尿病教育。

1. **健康教育** 健康教育是一项重要的疾病治疗措施。

2. **饮食疗法** 饮食疗法为基本治疗措施，应严格执行并长期坚持。控制饮食能维持正常体重；保证未成年人的正常生长发育，维持成年人的正常劳动力；减轻胰岛负担，使血糖、尿糖、血脂达到或接近正常，以防止或延缓各种并发症的发生和发展。

3. **运动疗法** 运动能促进糖代谢及提高胰岛素的敏感性。根据患者的年龄、性别、体力、病情及有无并发症等进行有规律的合适运动，运动方法可结合患者的爱好采用散步、做体操、打太极拳、慢跑、打球等，运动量要适当，循序渐进，持之以恒。

4. **病情监测** 定期监测血糖，并建议患者在家里使用血糖仪进行自我监测；定期复查，及时调整治疗方案。每年 1~2 次全面复查，了解有无并发症的出现，并给予及时的治疗。

5. **口服降糖药治疗**

（1）促胰岛素分泌剂 ①磺脲类（SUs）：主要作用为刺激胰岛 β 细胞表面受体促进胰岛素分泌。此类药适用于用饮食和运动治疗控制血糖不理想的非肥胖的 2 型糖尿病患者。禁忌证为1型糖尿病、有严重并发症的2型糖尿病、孕妇、哺乳期妇女、大手术围术期或全胰切除术后等。第一代有甲苯磺丁脲（D-860）、氯磺丙脲等；第二代有格列本脲（优降糖）、格列喹酮（糖适平）等。②格列奈类：主要直接刺激胰岛β细胞分泌胰岛素。适用于餐后高血糖的2型糖尿病患者。此类药包括瑞格列奈和那格列奈两种制剂。

（2）双胍类　主要作用机制为抑制肝葡萄糖输出，改善外周组织对胰岛素的敏感性，增加外周组织对葡萄糖的摄取和利用。此类药适用于肥胖或超重的2型糖尿病患者。禁忌证为1型糖尿病、合并有急慢性并发症的2型糖尿病、孕妇、哺乳期妇女、酗酒者等。主要药物包括二甲双胍（甲福明）和格华止。

（3）噻唑烷二酮类（TZDs，格列酮类）　主要作用机制为增强靶组织对胰岛素的敏感性，减轻胰岛素抵抗。此类药适用于肥胖、胰岛素抵抗明显的2型糖尿病患者。禁忌证为1型糖尿病、孕妇、哺乳期妇女和儿童。主要药物包括罗格列酮、比格列酮两种制剂。

（4）α-葡萄糖苷酶抑制剂（AGI）　主要作用机制为通过抑制小肠黏膜上皮细胞表面的α-葡萄糖苷酶而延缓碳水化合物的吸收，降低餐后高血糖。适用于空腹血糖正常而餐后血糖明显升高的2型糖尿病患者。不宜用于胃肠功能紊乱者、孕妇、哺乳期妇女和儿童。常用药物有阿卡波糖（拜糖平）和伏格列波糖（倍欣）。

（5）GLP-1（胰高糖素样多肽-1）受体激动剂和DPP-4（二肽基肽酶4）抑制剂　肠道分泌的“肠促胰岛素”可以刺激胰岛素分泌而降低血糖。现已开发出两类基于肠促胰岛素的降糖药应用于临床。

GLP-1受体激动剂适应证：可单独或与其他降糖药合用治疗T2DM，尤其是肥胖、胰岛素抵抗明显者。禁忌证：有胰腺炎病史禁用。不用于T1DM或DKA的治疗。不良反应：常见胃肠道不良反应。常用药物如艾塞那肽和利拉鲁肽。

DPP-4抑制剂：抑制DPP-4性而减少GLP-1的失活，提高内源性GLP-1水平。适应证：单独应用或与二甲双胍联合应用治疗T2DM。禁忌证：禁用于孕妇、儿童和对DPP-4抑制剂有超敏反应的患者。不良反应：可能出现头痛、超敏反应、肝酶升高、上呼吸道感染、胰腺炎等，多可耐受。目前国内上市的有西格列汀、沙格列汀等。

6. 胰岛素治疗

（1）适应证　①1型糖尿病。②经饮食、运动疗法和口服降糖药治疗无效的2型糖尿病。③糖尿病伴急、慢性并发症。④糖尿病合并妊娠、分娩、手术、严重创伤。

（2）剂型　按起效和维持时间的快慢分为短效、中效和长效三类（表7-1）。按来源不同可分为动物胰岛素（猪和牛）和人胰岛素两类。

表 7-1 胰岛素制剂的特点

类别	制剂	注射途径	皮下注射作用时间（h）		
			起效	高峰	持续
短效	普通胰岛素	皮下、静脉	0.5	2~4	6~8
中效	低精蛋白胰岛素 慢胰岛素锌混悬液	皮下	1~3	4~12	16~24
长效	精蛋白锌胰岛素 特慢胰岛素锌混悬液	皮下	3~4	14~24	24~36

（3）治疗原则和剂量调节　胰岛素治疗应在饮食和运动疗法的基础上进行，一般从小剂量开始，根据血糖水平逐渐调整用量。①对于 1 型糖尿病患者应严格控制血糖，采用胰岛素强化治疗。每日 3~4 次（三餐前半小时短效胰岛素及睡前中效胰岛素）皮下注射。②对于 2 型糖尿病患者，胰岛素作为补充治疗，经饮食和口服降糖药治疗后仍未达到理想血糖时，白天继续用口服降糖药，临睡前注射中效胰岛素或每日注射 1~2 次长效胰岛素。

知识链接

黎明现象与 Somogyi 效应

黎明现象即夜间血糖控制良好，也无低血糖发生，仅于黎明短时间内出现高血糖，可能由于清晨皮质醇、生长激素等分泌增多所致。Somogyi 效应：在夜间曾有低血糖，在睡眠中未被察觉，但导致体内胰岛素拮抗激素分泌增加，继而发生低血糖后的反跳性高血糖。夜间多次（于 0、3、6 时）测定血糖，有助于鉴别早晨高血糖的原因。

7. 糖尿病酮症酸中毒的治疗　治疗原则为尽快补液以便恢复血容量、降低血糖及纠正水、电解质、酸碱失调，且消除诱因，防治并发症，降低死亡率。

（1）补液　补液是治疗 DKA 的关键措施。通常用生理盐水，输液量和速度根据失水量的多少而定。基本原则为“先快后慢，先盐后糖”。中度以上的 DKA 患者须进行静脉补液。补液量第 1 日可在 4000~6000mL 或以上，如心功能正常，初始补液速度应较快，2 小时内输入 1000~2000mL，以便迅速补充血容量，改善周围循环和肾功能，前 4 小时输入量为失水量的 1/3，以后根据血压、尿量、心率及末梢循环等调整输液量和速度。对于老年患者，尤其伴心脏病者应酌情减量，必要时需做中心静脉压监护。当血糖下降至 13.9mmol/L 时，将生理盐水改为 5%葡萄糖液（每 2~4g 糖加 1U 胰岛素）。

（2）胰岛素治疗　目前主张小剂量治疗。以每小时每千克体重 0.1U 胰岛素持续静脉滴注，如 2~4 小时后血糖无明显下降，胰岛素加倍。当血糖下降至≤13.9mmol/L 时，将生理盐水改为5%葡萄糖液，并加入适量的胰岛素。尿酮体阴性，根据患者病情，改用胰岛素，每4~6小时皮下注射1次短效胰岛素4~6U，使血糖水平稳定在较安全的范围内。然后恢复平时的治疗。

（3）纠正酸中毒及电解质紊乱　轻症患者经输液和注射胰岛素后，酸中毒可逐渐纠正，一般不必补碱。当pH<7.1时，可补碳酸氢钠50mmol/L（5%碳酸氢钠84mL），用注射用水300mL稀释成1.4%等渗溶液静脉滴注。若治疗前血钾低于正常，开始补液时即应补钾，在2~4小时内给予氯化钾1~1.5g；治疗前血钾正常，而每小时尿量在40mL以上，在输液和胰岛素治疗的同时开始补钾；治疗前血钾高于正常，应暂缓补钾。治疗过程中，需定时监测血钾水平、心电监护，结合尿量，调整补钾量和速度。

（4）处理诱因和防治并发症　在治疗初期就应该重视防治并发症，如休克、心力衰竭、心律失常、肾衰竭、脑水肿、继发感染等，特别是脑水肿和肾衰竭，维持重要脏器的功能。

8. 高血糖高渗状态的治疗　治疗原则同DKA。24小时补液量6000~10000mL，开始时用等渗溶液如0.9%氯化钠溶液；当血浆渗透压高于350mOsm/L、血钠高于155mmol/L时，可输入适量低渗溶液，如0.45%氯化钠溶液；当血糖下降至16.7mmol/L时可输入5%葡萄糖液并按每2~4g葡萄糖加入1U胰岛素。胰岛素治疗与DKA相似，静脉注射首次负荷量后，继续以每小时每千克体重0.05~0.1U的速度静脉滴注胰岛素。补钾要更及时，一般不补碱。

9. 低血糖的治疗　一旦确定患者发生低血糖，应尽快补充糖分，解除脑细胞缺糖症状。神志清楚者，可给予含15~20g糖的糖水、含糖饮料或饼干、面包等，以葡萄糖为佳。病情重，神志不清者，立即给予50%的葡萄糖20mL静脉注射。

【护理诊断/问题】

1. 营养失调，高于或低于机体需要量　与胰岛素不足引起糖、蛋白质和脂类代谢紊乱有关。

2. 知识缺乏　缺乏糖尿病防治及自我护理等方面的知识。

3. 潜在并发症　酮症酸中毒、高血糖高渗状态、低血糖、糖尿病足等。

【护理措施】

1. 一般护理

（1）饮食护理　与患者和家属一起制订饮食计划，合理的饮食可以减轻胰岛负担，有利于缓解病情。

①计算每日所需总热量：按照患者的年龄、性别、身高算出标准体重。标准体重（kg）=身高（cm）-105。根据标准体重及工作性质，估计每日所需总热量：成年人在休息状态下每千克体重给予105~125.5kJ（25~30kcal）；轻度体力劳动者给予125.5~146kJ（30~35kcal）；中度体力劳动者给予146~167kJ（35~40kcal）；重度体力劳动者给予167kJ（40kcal）以上。儿童、孕妇、哺乳期妇女、营养不良及患有消耗性疾病者总热量酌情增

加，肥胖者酌情减少，使体重逐渐恢复到理想体重±5%。

②三大营养物质的分配：碳水化合物总热量的50%~60%，提倡用粗制米、面和适量的杂粮，禁食葡萄糖、蔗糖、蜜糖及其制品；蛋白质不超过总热量的15%，至少1/3来自动物蛋白，以保证必需氨基酸的供给；脂肪约占总热量的30%，饱和脂肪、单不饱和脂肪和多不饱和脂肪比值应为1∶1∶1。

③合理分餐：每克糖类、蛋白质产热16.7kJ（4kcal）；每克脂肪产热37.7kJ（9kcal），然后将热量换算为食品后制定食谱，并按照患者的生活习惯、病情和药物治疗需要进行安排。每日3餐分配为1/5、2/5、2/5，或1/3、1/3、1/3；每日4餐分配为1/7、2/7、2/7、2/7。

（2）运动护理　运动能促进糖代谢及提高胰岛素在周围组织中的敏感性，降低血糖；促进体重减轻并维持适当的体重；促进肌肉利用脂肪酸，降低胆固醇，有利于预防冠心病、动脉硬化等并发症的发生。

1）运动方式　以有氧运动为主，可结合患者的爱好，如散步、做体操、打太极拳、慢跑、打球等。

2）运动量　宜适当，以不感到疲劳为度，运动时应使患者心率达到170-年龄。活动时间为20~30分钟，可根据患者情况延长活动时间，每日1次。

3）注意事项　①运动时间：最好在饭后1小时以后为宜，不宜在空腹时进行，以免发生低血糖。尽量避免在恶劣天气中运动。②预防低血糖：运动中应注意补充水分，随身携带糖果和饼干等食物，如出现饥饿感、心慌、出冷汗、头晕及四肢无力等低血糖反应，应立即停止运动，并进食，一般休息10分钟左右即可缓解，若不能缓解，应立即送医院治疗。③糖尿病患者并发心脏病、肾病及视网膜病变时，运动量不宜过大，时间不宜过长。尤其是有过脑卒中或心肌梗死的糖尿病患者，应避免剧烈运动。因剧烈运动可使心肌耗氧量增加，心肌供血不足而引起心绞痛、心肌梗死，还可因肾血流减少使糖尿病肾病加重；运动时血压上升，可诱发玻璃体和视网膜出血，应注意有无视力模糊，如有上述症状应及时就诊。④不可单独进行运动，尤其是爬山、游泳、远足等。运动时需穿合适的鞋袜，避免扭伤脚部，运动后要检查双足，观察有无损伤。⑤运动时随身携带糖尿病卡以备急需。⑥运动后做好运动日记，以便观察疗效和不良反应。

2. 病情观察　观察患者有无“三多一少”的症状，当出现烦躁不安、嗜睡、昏迷、呼吸深快、呼出的气体为烂苹果味等，应立即通知医生并配合医生抢救；观察患者的生命体征、神志、瞳孔的变化；观察患者有无瘙痒、感觉异常、感染及破损，特别是足部的情况；定时监测血糖、血压、血脂、眼底、肝肾功能、身高、体重等。

3. 用药护理

（1）口服降糖药的护理　遵医嘱给予口服降糖药，观察药物的不良反应。①磺脲类：

从小剂量开始，早餐前半小时口服，主要的不良反应为低血糖，肠道反应、皮肤瘙痒、胆汁淤滞性黄疸、肝功能损害、再生障碍性贫血、溶血性贫血、血小板减少等较少见。②双胍类：主要的不良反应为胃肠道反应，如腹部不适、口中金属味、恶心、呕吐、腹泻等，严重时可出现乳酸血症，所以应在餐中或餐后服用或从小剂量开始。③α-葡萄糖苷酶抑制剂：应在第一口食物后服用，其不良反应以消化道症状为常见。④瑞格列奈：餐前服用，不进餐不服用。⑤噻唑烷二酮：主要不良反应为水肿，有心力衰竭和肝病者应住院观察。

（2）胰岛素的护理

1）胰岛素的不良反应

①低血糖反应：低血糖反应是最主要的不良反应。可因剂量过大、进食失调或活动量增大所致。典型表现为强烈饥饿感、心慌、手抖、出汗、头晕、软弱，甚至惊厥、昏迷死亡。一旦发生，应立即食用糖果、饼干等食品，或立即静脉注射50%葡萄糖。为预防低血糖反应，在使用胰岛素治疗时，应告知患者胰岛素可能引起低血糖；随身携带糖果、饼干等食品，在有强烈饥饿感时应立即进食可防止低血糖发生。治疗过程中密切观察血糖、尿糖变化，随时调整胰岛素用量。

②过敏反应：表现为注射部位瘙痒，继而出现荨麻疹、血管神经性水肿，甚至过敏性休克。处理措施包括更换胰岛素制剂种属，使用抗组胺药和糖皮质激素等，严重过敏反应者需停止或暂时中断胰岛素治疗。

③注射部位皮下脂肪萎缩或增生：这可引起注射部位胰岛素吸收不良，停止使用该部位注射后可缓慢恢复。经常更换注射部位，每次注射要离开上次注射处至少3cm，同一部位重复注射要间隔2周以上。应将胰岛素注射于皮下脂肪组织的深层。注射后局部热敷，可促进吸收，防止皮下脂肪萎缩、硬结。

2）注意事项

①胰岛素的保存：未开封的胰岛素需置于冰箱的冷藏室（4~8℃）内存放；注射前1个小时自冰箱内取出升温后再用，过冷的药物注射后不易吸收，并可致脂肪萎缩。若没有冰箱，可放在阴凉处，且不宜长时间储存。使用中的胰岛素可放在常温下（不超过28℃），时间不超过28日，无需放入冰箱。

②混合胰岛素配制方法：混合使用胰岛素时，应先抽吸短效胰岛素，再抽吸长效胰岛素，然后混匀；若先抽长效胰岛素，长效胰岛素混入短效胰岛素中，影响短效胰岛素的速效作用。

③准确用药：剂量必须准确，采用1mL注射器抽药。抽吸药物时避免振荡。

④注射时间：正规胰岛素须在饭前15~30分钟皮下注射，鱼精蛋白锌胰岛素须在早餐前1小时皮下注射。

⑤注射部位：常选择皮肤疏松部位，如上臂三角肌、臀大肌、大腿前侧及腹部等。腹部吸收最快，其次分别为上臂、大腿和臀部。注射部位应经常更换，以防注射部位组织硬化、脂肪萎缩。如在同一区域注射，必须与上一次注射部位相距1cm以上，选择无硬结部位。如产生硬结，可用热敷，但要避免烫伤。

⑥注意低血糖反应并告知患者防治方法。

4. 心理护理　耐心向患者和家属解释病情、告知糖尿病的疾病知识，使其了解糖尿病虽然目前不能根治，但是可以有效地控制。通过终身治疗，适当体育锻炼，就能控制好血糖及避免并发症发生，消除其心理紧张和顾虑。鼓励患者说出自己的感受，对患者的焦虑和消极情绪给予理解和关心。了解患者的需要并尽力满足，使其感到安全可信赖，对治疗有信心。

5. 防治潜在并发症

（1）防治酮症酸中毒

1）患者应根据饮食和运动情况及时增减胰岛素的用量，不能突然停用或减少用量；一旦患有急性感染或慢性感染急性发作时，应及时诊治，以控制病情发展；避免精神创伤及过度劳累。

2）观察有无口渴、多饮、多尿、食欲减退、恶心、呕吐、头痛、烦躁、嗜睡、呼吸深快有烂苹果味、昏迷等。一旦发现应立即通知医生处理，积极配合抢救。①绝对卧床休息，安排专人护理。②寻找并避免诱因。③密切观察生命体征的变化，记录神志、瞳孔的改变。正确记录24小时出入液量，及时抽血、留尿标本检测血糖、血酮体、尿糖、尿酮体、CO_2CP、pH、血钾等。④迅速建立静脉通道，遵医嘱补液、给药配合抢救。⑤注意保暖，加强口腔、眼睛、皮肤护理，预防压疮、感染。

（2）防治糖尿病足

①勤检查：每日检查患者双足1次，了解足部有无感觉减退、麻木及刺痛感等；观察足部皮肤颜色、温度改变及足背动脉波动的情况，定期做足部感觉测试；注意检查趾甲、趾间、足底部皮肤有无异常改变。

②保清洁、防感染：勤换鞋袜，每晚用温水洗脚，并用柔软而吸水性强的毛巾将脚擦干，尤其要擦干足趾缝间，保持趾间干燥；皮肤干燥者，可采用羊毛脂涂擦，但不可常用，以免过度浸软。

③防外伤：不要赤脚行走，以免不慎受伤；不穿高跟鞋，不穿拖鞋；应选择宽大、轻柔的鞋子，鞋袜不宜过紧，应宽松合脚，透气性要好；剪指甲时注意剪平，不要剪得太深，以免伤及甲沟；不用锐器挑老茧和鸡眼。若出现足部疾病，及时就诊。

④促循环：如步行运动、腿部运动、足部保温、足部轻轻按摩等。

⑤积极控制血糖，说服患者戒烟：足部溃疡发生及发展均与血糖关系密切，应积极控

制血糖。劝说患者戒烟，防止吸烟导致局部血管收缩进一步促进足溃疡的发生。

考纲摘要

1. 糖尿病治疗的五个方面。
2. 糖尿病的饮食护理措施。
3. 糖尿病的口服用药护理。
4. 胰岛素常见不良反应及使用的注意事项。
5. 糖尿病足的护理措施。

【健康教育】

1. **疾病知识指导** 通过个人教育、集体教育等多种方式，使患者及家属认识到糖尿病是一种终身疾病，其预后与血糖的控制程度和有无并发症有关，增加其对疾病的认识，提高患者对治疗的依从性。鼓励患者保持身心愉快，避免精神刺激。

2. **饮食及运动指导** 指导患者学会自我调节及自觉执行饮食治疗。让患者了解运动的重要意义，掌握运动的具体方法及注意事项，运动时需随身携带糖果和饼干等食品，一旦出现低血糖反应，应立即食用。

3. **用药指导** 指导患者掌握口服降糖药的使用方法和可能出现的不良反应；掌握胰岛素的注射方法、可能出现的不良反应和低血糖反应的处理。

4. **疾病监测** 教会患者便携性血糖测定仪的使用方法，使患者学会记糖尿病日记（包括时间、血糖、饮食、运动、用药等）。

5. **防治并发症** 告知患者可能引起糖尿病急、慢性并发症的诱因，避免并发症的产生。

项目四　腺垂体功能减退症

【学习目标】

1. 掌握腺垂体功能减退症的概念、临床表现；垂体危象的表现和急救护理。
2. 熟悉腺垂体功能减退症的病因、治疗要点。
3. 了解腺垂体功能减退症的发病机制。

案例导入

患者，女，46岁。以间断溢乳15年，闭经、毛发脱落5年，恶心、呕吐3日为主诉入院。患者于15年前无明显诱因出现溢乳，呈间歇性，挤压后尤著，伴月经量减少，就诊于当地医院，查激素诊断为催乳素瘤，后行伽玛刀垂体瘤切除术。术后溢乳消失，月经量逐渐恢复正常。5年前无明显诱因出现月经量减少直至闭经，伴阴毛、腋毛脱落，同时出现乏力、畏寒、食欲减退，未在意，未系统诊治。3日前无明显诱因出现恶心、呕吐。查体：体温36.4℃，脉搏60次/分，呼吸17次/分，血压100/65mmHg。颅CT：垂体窝内脑脊液信号影，考虑空泡蝶鞍。

问题：请说出该患者的主要护理问题及相应的护理措施。

腺垂体功能减退症（anterior pituitary hypofunction）是由多种病因引起的一种或多种腺垂体激素减少或缺乏所致的一组临床综合征。由于腺垂体分泌细胞是在下丘脑各种激素（因子）直接影响之下，腺垂体功能减退可原发于垂体病变，或继发于下丘脑病变，表现为甲状腺、肾上腺、性腺等靶腺功能减退和（或）鞍区占位性病变。临床症状变化较大，可长期延误诊断，但补充所缺乏的激素后症状可迅速缓解。

【病因与发病机制】

1. **遗传因素** 由基因突变或缺陷导致腺垂体激素合成不足或产生无生物活性的激素，如垂体先天发育缺陷。

2. **垂体瘤** 垂体瘤为成人最常见病因，大都属于良性肿瘤。腺瘤可分功能性（PRL瘤、GH瘤、ACTH瘤）和非功能性（无生物作用，但可有激素前体产生）。腺瘤增大可压迫正常垂体组织，引起腺垂体功能减退。

3. **下丘脑病变** 如肿瘤、炎症、浸润性病变（如淋巴瘤、白血病）、肉芽肿（如结节病）等，可直接破坏下丘脑神经分泌细胞，使释放激素分泌减少。

4. **垂体缺血性坏死** 妊娠期腺垂体增生肥大，血供丰富，若围生期因某种原因引起大出血、休克、血栓形成，使腺垂体大部分缺血坏死和纤维化，临床称希恩（Sheehan）综合征。糖尿病血管病变使垂体供血障碍也可导致垂体缺血性坏死。

5. **蝶鞍区手术、放疗及创伤** 垂体瘤切除可能损伤垂体组织，术后放疗更加重垂体损伤。严重头部损伤可引起颅底骨折、损毁垂体柄和垂体门静脉血液供应。鼻咽癌放疗也可损坏下丘脑和垂体，引起腺垂体功能减退。

6. **感染和炎症** 如巨细胞病毒、结核杆菌、真菌等感染引起的脑炎、脑膜炎、流行性出血热、梅毒或疟疾等，损伤下丘脑和垂体。

7. 长期使用糖皮质激素　可抑制下丘脑-垂体-肾上腺皮质轴，突然停用糖皮质激素后可出现医源性腺垂体功能减退，表现为肾上腺皮质功能减退。

8. 垂体卒中　垂体瘤内突然出血所致，出现垂体危象。

【临床表现】

50%以上垂体组织破坏后才有症状，75%破坏时有明显临床表现，破坏达95%可有严重腺垂体功能减退。最早表现为促性腺激素（Gn）、生长激素（GH）和催乳素（PRL）缺乏；促甲状腺激素（TSH）缺乏次之；然后可伴有促皮质素（ACTH）缺乏。希恩综合征患者多表现为全垂体功能减退，但无占位性病变表现。腺垂体功能减退主要表现为各靶腺（性腺、甲状腺、肾上腺）功能减退。

1. 性腺功能减退　由Gn、PRL不足所致，常最早出现。女性多有产后大出血、休克、昏迷病史，表现为产后无乳、乳房萎缩、月经不再来潮、性欲减退、不育、性交痛等；检查有阴道分泌物减少，外阴、子宫和阴道萎缩，阴毛、腋毛脱落。成年男子性欲减退、勃起功能障碍，检查有睾丸松软缩小，胡须、腋毛和阴毛稀少，无男性气质，皮脂分泌减少，骨质疏松。

2. 甲状腺功能减退　由TSH分泌不足所致。患者怕冷、嗜睡、思维迟钝、精神淡漠及皮肤干燥变粗、苍白、少汗、弹性差。严重者可呈黏液性水肿、食欲减退、便秘、抑郁、精神失常、心率缓慢等，常无甲状腺肿大。

3. 肾上腺皮质功能减退　由ACTH缺乏所致。患者常有明显疲乏、软弱无力、畏寒、恶心、呕吐、体重减轻、血压偏低。因黑色素细胞刺激激素减少可有皮肤色素减退，面色苍白，乳晕色素浅淡。

4. 垂体功能减退性危象（简称垂体危象）　在全垂体功能减退症基础上，各种应激如感染、脱水、饥饿、寒冷、急性心肌梗死、脑卒中、手术、外伤、麻醉及使用镇静剂、催眠药、降糖药等均可诱发垂体危象。临床表现为：①高热型（体温>40℃）；②低温型（体温<30℃）；③低血糖型；④低血压、循环虚脱型；⑤水中毒型；⑥混合型。各种类型可伴有相应的症状，突出表现为循环系统、消化系统和神经精神方面的症状，如高热、循环衰竭、休克、恶心、呕吐、头痛、神志不清、谵妄、抽搐、昏迷等严重垂危状态。

【辅助检查】

1. 性腺功能测定　女性有血雌二醇水平降低，没有排卵及基础体温改变，阴道涂片未见雌激素作用的周期性变化；男性可见血睾酮水平降低或正常低值，精子数量减少、形态改变、活动度差，精液量少。

2. 甲状腺功能测定　TT_4、FT_4均降低，TT_3、FT_3正常或降低。

3. 肾上腺皮质功能测定　24小时尿17-羟皮质类固醇及游离皮质醇排出量减少，血浆皮质醇浓度降低，但节律正常；葡萄糖耐量试验示血糖曲线低平。

4. 腺垂体分泌激素测定　FSH、LH、TSH、ACTH、PRL及GH均低于正常低值。

5. 腺垂体内分泌细胞的储备功能测定　可做TRH、PRL及LRH兴奋试验，腺垂体功能减退症者常无增加，延迟上升者可能为下丘脑病变。

6. 其他检查　可用X射线、CT、MRI了解病变部位、大小、性质及其对邻近组织的侵犯程度。

【诊断要点】

根据病史、症状、体征，结合实验室及影像学检查，可做出诊断。

【治疗要点】

1. 病因治疗　腺垂体功能减退症可由多种原因引起，治疗应针对病因治疗，尤其是肿瘤患者可通过手术、放疗和化疗等措施治疗。对于出血、休克而引起的缺血性垂体坏死，关键在于预防，加强产妇围生期的监护。

2. 激素替代治疗　腺垂体功能减退症采用相应靶腺激素替代治疗能取得满意的效果，如改善精神和体力活动，改善全身代谢及性功能，防治骨质疏松，但需要长期甚至终身维持治疗。治疗过程中应先补充糖皮质激素，然后再补充甲状腺激素，以防肾上腺危象发生。

（1）糖皮质激素　多选用氢化可的松，生理剂量为20~30mg/d，服用方法模仿生理分泌节律为妥，剂量随病情变化而调节，应激状态下需适当增加用量。

（2）甲状腺激素　生理剂量为左甲状腺激素（优甲乐）50~150μg/d或甲状腺干粉片40~120mg/d。对于老年人或冠心病、骨密度低的患者，宜从最小剂量开始，并缓慢递增剂量。

（3）性激素　病情较轻的育龄女性需采用人工月经周期治疗，可维持第二性征和性功能，促进排卵和生育。男性患者用丙酸睾酮治疗，可促进蛋白质合成、增强体质、改善性功能与性生活。

3. 垂体危象的治疗

（1）首先给予静脉推注50%葡萄糖液40~60mL以抢救低血糖，继而补充10%葡萄糖盐水，每500~1000mL中加入氢化可的松50~100mg静脉滴注，以解除急性肾上腺功能减退危象。

（2）有循环衰竭者按休克原则治疗；有感染败血症者应积极抗感染治疗；有水中毒者主要应加强利尿，可给予泼尼松或氢化可的松。

（3）低温与甲状腺功能减退有关，可给予小剂量甲状腺激素，并用保温毯逐渐加温。高热者应予降温。

（4）禁用或慎用麻醉剂、镇静药、催眠药或降糖药等，以防昏迷。

【护理诊断/问题】

1. 性功能障碍　与促性腺激素分泌不足有关。

2. 身体意象紊乱　与疾病引起身体外形改变等因素有关。

3. 潜在并发症　垂体危象。

【护理措施】

1. 一般护理　嘱患者保持情绪稳定，注意生活节律，避免过度劳累，更换体位时动作应缓慢，以免发生晕厥。注意皮肤的清洁，预防外伤，以防发生感染。嘱患者进食高热量、高蛋白质、高维生素、易消化的饮食。

2. 病情观察　密切观察患者的意识状态、生命体征及重要脏器功能的变化，注意有无低血糖、低血压、低体温等情况。

3. 垂体危象护理

（1）避免诱因　避免感染、失水、饥饿、寒冷、外伤、手术、不恰当用药等诱因。

（2）紧急处理配合　一旦发生垂体危象，立即报告医生并协助抢救。主要措施有：①迅速建立静脉通路，补充适当的水分，保证激素类药及时准确使用。②保持呼吸道畅通，给予氧气吸入。③低体温者应保暖，高热型患者给予降温处理。④做好口腔护理、皮肤护理、会阴护理，防止尿路感染。

4. 心理护理

（1）引导患者说出其担忧的问题和心理感受，并给予安慰；向患者及家属说明目前的病情及所采取的治疗护理措施的目的。

（2）在紧急处理时，护理人员应保持镇静，并安慰患者，以减轻其紧张、焦虑、恐惧的心理，使其配合治疗和护理。

考纲摘要

1. 垂体危象的临床表现。
2. 垂体危象的抢救护理措施。

【健康教育】

1. 避免诱因　指导患者保持情绪稳定，注意生活节律，避免过度劳累，冬天注意保暖，更换体位时动作应缓慢，以免发生晕厥。平时注意皮肤的清洁，预防外伤，少到公共场所或人多之处，以防发生感染。

2. 饮食指导　指导患者进食高热量、高蛋白质、高维生素、易消化的饮食，少量多餐，以增强机体抵抗力。

3. 用药指导　指导患者认识所服药物的名称、剂量、用法及不良反应。指导患者认识到随意停药的危险性，必须严格遵照医嘱按时按量服用药物，不得随意增减药物剂量。

4. 观察与随访　指导患者识别垂体危象的征兆，若有感染、发热、外伤、腹泻、呕吐、头痛等情况发生时，应立即就医。外出时随身携带识别卡，以防意外发生。

项目五　库欣综合征

【学习目标】

1. 掌握库欣综合征的临床表现、护理诊断及护理措施。
2. 熟悉库欣综合征的病因及治疗要点。
3. 了解库欣综合征的发病机制、诊断要点。

案例导入

患者，女，43岁。发现血压升高，向心性肥胖半年。半年前，患者体检发现血压升高，最高达200/110mmHg，服用依那普利10mg，每日2次，降压治疗，血压控制不理想。逐渐出现肥胖，以面部、躯干和腹部为主，半年体重增加约16kg，伴有乏力、双下肢水肿等。既往体健。查体：体温36.4℃，脉搏92次/分，呼吸20次/分，血压180/100mmHg。神志清，满月脸，向心性肥胖，皮肤变薄。两肺无异常，心界向左扩大，心率92次/分，心律规则。腹部隆起，脂肪厚，无压痛及反跳痛。双下肢中度水肿。辅助检查：多时段血皮质醇测定均高于正常值，昼夜规律消失。24小时尿游离皮质醇测定：486nmol/L。蝶鞍部MRI示：直径8mm占位性病变。初步诊断为Cushing综合征、垂体性Cushing病、继发性高血压。

问题：1. 该患者存在哪些护理问题？

2. 对该患者应制定哪些护理措施？

库欣综合征又称Cushing综合征（Cushing syndrome），是由各种病因引起肾上腺皮质分泌过量糖皮质激素（主要是皮质醇）所致病症的总称，其中最常见的是垂体促肾上腺皮质激素（ACTH）分泌亢进所引起的临床类型，称为Cushing病（Cushing disease）。

【病因】

1. 依赖ACTH的Cushing综合征　①Cushing病：最常见，约占Cushing综合征的70%。指垂体ACTH分泌过多，伴肾上腺皮质增生；垂体多有微腺瘤，少数为大腺瘤，也有未能发现肿瘤者。②异位ACTH综合征：系垂体以外的恶性肿瘤（最常见的是小细胞性肺癌）分泌大量 ACTH，刺激肾上腺皮质增生，分泌过量的皮质醇。

2. 不依赖 ACTH 的 Cushing 综合征　①肾上腺皮质腺瘤。②肾上腺皮质癌。③不依赖 ACTH 的双侧性肾上腺小结节性增生，又称 Meador 综合征。④不依赖 ACTH 的双侧性肾上腺大结节性增生。

3. 医源性皮质醇增多症　由于长期或大量使用 ACTH 或糖皮质激素所致。

【临床表现】

1. 脂肪代谢障碍　特征性的表现为满月脸、水牛背、四肢相对瘦小。皮质醇促进脂肪的动员，引起脂肪代谢紊乱及脂肪重新分布，患者的面部和躯干脂肪堆积，形成典型的向心性肥胖；由于肌肉消耗、脂肪转移，四肢显得相对瘦小。

2. 蛋白质代谢障碍　大量皮质醇促进蛋白质分解，抑制蛋白质合成，导致蛋白质过度消耗。表现为皮肤菲薄，毛细血管脆性增加，轻微损伤即可引起瘀斑；由于肥胖、皮肤薄、皮肤弹力纤维断裂等原因，患者腹下侧、臀部、大腿等处可出现典型的皮肤紫纹；病程长者可出现肌肉萎缩、骨质疏松等。

3. 糖代谢障碍　大量皮质醇促进肝糖原异生，并拮抗胰岛素的作用，减少外周组织对葡萄糖的利用，使血糖升高，葡萄糖耐量减低，部分患者出现类固醇性糖尿病。

4. 电解质紊乱　大量皮质醇有潴钠、排钾作用。明显的低钾性碱中毒主要见于肾上腺皮质癌和异位 ACTH 综合征。低血钾使患者乏力加重，并引起肾浓缩功能障碍，部分患者因潴钠而出现轻度水肿。由于皮质醇有排钙作用，病程较久者可出现骨质疏松，脊椎压缩畸形、身材变矮，有时呈佝偻、骨折。儿童患者生长发育受到抑制。

5. 心血管病变　高血压常见，与皮质醇激活肾素-血管紧张素系统有关。同时，患者常伴有动脉硬化和肾小动脉硬化，使部分患者治疗后血压仍不能降至正常。长期高血压可并发左心室肥大、心力衰竭和脑血管意外。由于脂肪代谢紊乱、凝血功能异常，患者易出现动静脉血栓，使心血管疾病发病率增加。

6. 感染　长期皮质醇分泌增多使免疫功能减弱，患者容易发生各种感染。皮肤真菌感染多见；化脓性细菌感染不容易局限化，可发展成蜂窝织炎、菌血症、败血症。患者在感染后，炎症反应往往不显著，发热不明显，易于漏诊造成严重后果。

7. 造血系统及血液改变　皮质醇刺激骨髓，使红细胞计数和血红蛋白含量偏高，且患者皮肤菲薄，故呈现多血质面容。大量皮质醇使白细胞总数及中性粒细胞增多，但促使淋巴组织萎缩、淋巴细胞和嗜酸性粒细胞再分布，故淋巴细胞和嗜酸性粒细胞绝对值和白细胞分类中的百分率均减少。

8. 其他　①性功能障碍：由于肾上腺雄激素产生过多及皮质醇对垂体促性腺激素的抑制作用，女性患者大多出现月经减少、不规则或停经，多伴不孕、痤疮等。男性患者出现性欲减退、阴茎缩小、睾丸变软、男性性征改变等。②神经、精神障碍：如情绪不稳定、烦躁、失眠，严重者精神变态，个别可发生偏执狂。③皮肤色素沉着：异位 ACTH 综合征及较重 Cushing 病患者皮肤色素明显加深。

【辅助检查】

1. 血浆皮质醇测定　正常情况下皮质醇分泌有昼夜节律。Cushing 综合征患者的血浆皮质醇增高且昼夜节律消失，即早晨血浆皮质醇浓度高于正常，而晚上不明显低于早晨。

2. 地塞米松抑制试验　①小剂量地塞米松抑制试验：尿 17-羟皮质类固醇不能被抑制到对照值的 50%以下。②大剂量地塞米松抑制试验：尿 17-羟皮质类固醇能被抑制到对照值的 50%以下者病变大多为垂体性；不能被抑制者可能为原发性肾上腺皮质肿瘤或异位 ACTH 综合征。

3. ACTH 兴奋试验　垂体性 Cushing 病和异位 ACTH 综合征者常有反应，原发性肾上腺皮质肿瘤者多数无反应。

4. 影像学检查　包括肾上腺超声检查、蝶鞍区断层摄片、CT、MRI 等，可显示病变部位的影像学改变。

【诊断要点】

根据典型的临床表现，如满月脸、向心性肥胖、多血质面容、皮肤变薄等，结合实验室检查（皮质醇分泌增多，失去昼夜分泌节律，且不能被小剂量地塞米松抑制）可做出诊断。早期及不典型者，主要通过实验室及影像学检查进行诊断。

【治疗要点】

根据不同病因做相应治疗。

1. Cushing 病　经蝶窦切除垂体微腺瘤是治疗本病的首选方法；病情严重者宜做一侧肾上腺全切，另一侧肾上腺大部切除或全切，术后做激素替代治疗和垂体放疗；大腺瘤患者可行开颅手术切除肿瘤，为避免复发，术后辅以放疗。

2. 肾上腺肿瘤　肾上腺腺瘤手术切除后可根治，腺瘤大多为单侧性，术后需长时间使用氢化可的松替代治疗；肾上腺腺癌应早期做手术治疗，对不能根治或已有转移者用肾上腺皮质激素合成阻滞剂治疗，减少肾上腺皮质激素的产生。

3. 不依赖 ACTH 的双侧性肾上腺小结节性或大结节性增生　做双侧肾上腺切除，术后用激素替代治疗。

4. 异位 ACTH 综合征　首先治疗原发病。如术后能根治，该病症状缓解；如不能根治，使用肾上腺皮质激素合成阻滞剂治疗。

【护理诊断/问题】

1. 身体意象紊乱　与皮质醇增多引起的向心性肥胖等体形改变有关。

2. 体液过多　与皮质醇增多引起水钠潴留有关。

3. 有感染的危险　与皮质醇增多引起机体免疫力下降有关。

4. 有受伤的危险　与疾病导致的骨质疏松有关。

5. 潜在并发症　心力衰竭、脑血管意外、类固醇性糖尿病。

【护理措施】

1. 一般护理

（1）休息与活动　根据患者自身情况制订休息与活动计划，指导患者适当参加体育锻炼，避免劳累，保持充足的睡眠。水肿时，取平卧位，抬高下肢，减轻水肿。

（2）饮食护理　给予高蛋白质、高维生素、高钾、高钙、低热量、低脂、低盐的饮食。饮食中适当增加含钙及维生素 D 丰富的食物，以防止骨质疏松及发生骨折。鼓励患者食用香蕉、橘子、南瓜等含钾较高的食物。避免刺激性食物，忌烟、酒。

2. 病情观察　密切观察体温、血压及血糖变化；观察水肿情况，每日测量体重，记录 24 小时出入液量；密切观察患者的精神和情绪变化。

3. 用药护理　使患者遵医嘱按时服用药物，并观察药物的疗效和不良反应，如出现食欲减退、恶心、头痛、乏力、眩晕、嗜睡等症状时，应立即通知医生并配合医生治疗。

4. 心理护理　耐心向患者和家属解释病情，告知其 Cushing 综合征的相关知识，使其了解目前的变化是疾病引起的，经积极治疗可恢复正常，增加患者战胜疾病的信心。鼓励患者说出自己的感受，让患者家属多与患者交流，使患者感到被关怀，积极配合治疗。

考纲摘要

1. 库欣综合征的临床表现。
2. 库欣综合征的饮食护理要点。

【健康教育】

1. 疾病指导　向患者和家属介绍疾病的基本知识，并告知经有效治疗后，病情可逐渐好转，但预后与引起该疾病的病因有关。

2. 饮食指导　指导患者摄取高蛋白质、高维生素、高钾、高钙、低热量、低脂、低盐饮食。

3. 用药指导　指导患者正确使用药物并观察药物的不良反应，特别是使用激素替代疗法者，应详细对其介绍激素的使用方法和注意事项。

项目六　痛　风

【学习目标】

1. 掌握痛风的临床表现、护理诊断及护理措施。
2. 熟悉痛风的治疗要点。
3. 了解痛风的病因、诊断要点。

案例导入

患者，男，72岁。右足部跖趾关节疼痛1日。1日前患者饮酒后右足部跖趾关节出现红、热及明显压痛，关节迅速肿胀，疼痛剧烈，难以忍受，影响睡眠和活动。既往有高血压病史，正规降压治疗，血压控制可。查体：体温37.1℃，脉搏88次/分，呼吸20次/分，血压130/80mmHg。神志清，痛苦面容，两肺无异常，心界不大，心率88次/分，心律规则，无杂音。腹平软，无压痛及反跳痛。右足部跖趾关节皮肤红肿，皮温高，压痛明显。辅助检查：血白细胞计数10.4×10^9/L；红细胞沉降率30mm/h；血清尿酸：458μmol/L。右足部跖趾关节X射线检查：符合痛风关节表现。初步诊断为痛风。

问题：1. 该患者存在哪些护理问题？

2. 针对这些护理问题可以制定哪些护理措施？

痛风（gout）是一组由嘌呤代谢障碍引起的有明显异质性的代谢性疾病。本病根据其病因可分为原发性和继发性两大类，原发性痛风多由先天性嘌呤代谢异常引起，占绝大多数；继发性痛风由某些系统性疾病或药物引起。

【病因与发病机制】

1. 高尿酸血症　尿酸是嘌呤代谢的终产物。人体尿酸的主要来源为内源性，大约占总尿酸的80%，所以内源性嘌呤代谢紊乱较外源性更重要。血清尿酸在37℃时的饱和浓度约为420μmol/L，高于此值则为高尿酸血症。导致高尿酸血症的主要原因为：①尿酸生成过多：主要是酶的缺陷所致。②尿酸排泄减少：这是引起高尿酸血症的主要因素，包括肾小球滤过率下降、肾小管重吸收增加、肾小管分泌减少及尿酸盐晶体泌尿系统沉积。

2. 痛风　临床上只有10%~20%高尿酸血症者发生痛风。当血尿酸浓度过高或在酸性环境中，尿酸可析出结晶，沉积在皮下、肾和骨关节等，导致痛风肾、痛风石和痛风性关节炎。

【临床表现】

多见于40岁以上的男性、绝经期后女性，常有痛风家族史。主要表现为高尿酸血症、反复发作的痛风性关节炎、痛风石、间质性肾炎，严重者呈关节畸形及功能障碍，常伴有尿酸性尿路结石。

1. 无症状期　仅有血尿酸持续性或波动性增高。从血尿酸增高至症状出现，时间可长达数年至数十年，有些可终身不出现症状。

2. 急性关节炎期　急性关节炎为痛风最常见的首发症状，是尿酸盐结晶、沉积引起的炎症反应。起病急，多在夜间因剧痛而惊醒，最易受累部位是第1跖趾关节，依次为踝、膝、腕、指、肘等关节。大多数为单个，偶尔双侧或多关节红肿热痛、功能障碍，可有关节腔积液，伴发热、白细胞增多等全身反应。发作常呈自限性。常见的发病诱因为寒冷、酗酒、过度劳累、摄入高蛋白质和高嘌呤食物、关节受伤、关节疲劳、手术、感染等。

3. 痛风石及慢性关节炎期　痛风石是痛风的特征性损害，是尿酸盐沉积所致。痛风石除中枢神经系统外，可存在于任何关节，最常见于关节内及附近与耳郭。呈黄白色大小不一的隆起，小如芝麻，大如鸡蛋，初起质软，随着纤维增多逐渐变硬如石。严重时痛风石处皮肤发亮、菲薄，容易经皮破溃排出白色尿酸盐结晶，瘘管不易愈合。

4. 肾脏病变　痛风性肾病是痛风特征性的病理变化之一，为尿酸盐在肾间质组织沉积所致。可出现蛋白尿、血尿和等渗尿，进而发生高血压、氮质血症等肾功能不全表现。10%~25%的痛风患者有尿酸性尿路结石，常无症状，较大者有肾绞痛、血尿，易并发感染，加速结石增长和肾实质的损害。

5. 代谢综合征　痛风常伴有以肥胖、原发性高血压、高脂血症、2型糖尿病、高凝血症、高胰岛素血症为特征的代谢综合征。

【辅助检查】

1. 血、尿尿酸测定　血尿酸男性>420mol/L（7mg/dL），女性>350mol/L（6mg/dL）可确定为高尿酸血症。限制嘌呤饮食5日后，每日尿酸排出量>3.57mmol（600mg），提示尿酸生成增多。

2. 滑囊液或痛风石内容物检查　急性关节炎期行关节腔穿刺，抽取滑囊液，在旋光显微镜下，见白细胞内有双折光现象的针形尿酸盐结晶。

3. 其他检查　X射线、关节镜检查等有助于发现骨、关节的相关病变或尿酸性尿路结石影。

【诊断要点】

中老年男性，常有家族史及代谢综合征表现，在有诱因的基础上，突然午夜典型关节炎发作或尿酸性结石发作，血尿酸增高，可确诊为痛风。有条件时做关节腔穿刺、痛风石活检、X 射线检查、关节腔镜检查等可协助确诊。

【治疗要点】

目前尚无有效办法根治原发性痛风。防治要点：①控制高尿酸血症，预防尿酸盐沉积。②迅速终止急性关节炎的发作。③防止尿酸结石形成和肾功能损害。

1. 一般治疗　调节饮食，控制总热量摄入；限制高嘌呤食物，严禁饮酒；多饮水，每日在 2000mL 以上，增加尿酸的排泄；适当运动，防止肥胖；避免使用抑制尿酸排泄的药物、利尿剂、小剂量阿司匹林等；避免各种诱发因素的发生。

2. 急性痛风性关节炎期的治疗　①秋水仙碱：对于缓解炎症、止痛有特效。90%患者症状可缓解。②非甾体抗炎药：常用药物有吲哚美辛、双氯芬酸、布洛芬、美洛昔康、塞来昔布、罗非昔布等，效果不如秋水仙碱，但较温和，发作超过 48 小时也可应用，症状消退后减量。③糖皮质激素：若上述两类药无效或禁忌时，可使用糖皮质激素，一般尽量不用。

3. 发作间歇期和慢性期的处理　治疗目的是使血尿酸维持正常水平。①促进尿酸排泄药：主要是抑制肾小管的再吸收。常用丙磺舒、磺吡酮、苯溴马隆。用药期间要多饮水，碳酸氢钠每日 3~6g。②抑制尿酸合成药：主要是抑制黄嘌呤氧化酶，阻断黄嘌呤转化为尿酸。目前只有别嘌醇。③其他：保护肾功能，剔出较大痛风石等。痛风常伴有代谢综合征，应积极降压、降脂、改善胰岛素抵抗等。

【护理诊断/问题】

1. 急性疼痛　与尿酸盐结晶沉积在关节引起炎症反应有关。

2. 躯体活动障碍　与关节受累、关节畸形有关。

3. 知识缺乏　缺乏与痛风有关的饮食知识。

【护理措施】

1. 一般护理

（1）休息与体位　急性关节炎发作时，应绝对卧床休息，抬高患肢，避免受累关节负重，待关节痛缓解 72 小时后，方可恢复活动。缓解期患者应做适当运动，以不感到疲劳为度，避免剧烈的运动，以免诱发痛风。

（2）饮食护理　控制饮食的总热量，应限制在 5020~6276kJ/d（1200~1500kcal/d），碳水化合物占总热量的 50%~60%，蛋白质控制在 0.8~1g/（kg·d）。严禁饮酒和进食高嘌呤食物，如动物内脏、鱼、虾、蛤、蟹、肉类、菠菜、蘑菇、黄豆、扁豆、豌豆、浓茶等。饮食宜清淡、易消化，忌辛辣和刺激性食物。可进食碱性食物，如各种水果、蔬菜、鸡蛋、牛奶等，使尿液的 pH 在 7.0 或以上，减少尿酸盐结晶的沉积。多饮水，每日饮水 2000mL 以上，促进尿酸的排泄。

2. 病情观察　观察关节疼痛的部位、性质、间隔时间，有无午夜因剧痛而惊醒等，受累关节有无红、肿、热和功能障碍；观察有无过度疲劳、寒冷、紧张、饮酒、高嘌呤饮食、脚扭伤等诱发因素；有无痛风石体征及部位；观察患者的体温变化，监测血、尿尿酸的变化。

3. 用药护理　指导患者正确用药，观察药物疗效及不良反应。①秋水仙碱：主要不良反应为胃肠道反应、肝损害、骨髓抑制、脱发、呼吸抑制等。长期服药必须观察血象，骨髓抑制、肝肾功能不全及白细胞减少者禁用。②丙磺舒、磺吡酮、苯溴马隆：可有皮疹、发热、胃肠道反应等不良反应。使用期间，嘱患者多饮水、口服碳酸氢钠等碱性药。③非甾体抗炎药：使用时注意观察有无活动性消化溃疡或消化道出血等不良反应。④别嘌醇：常见的不良反应有皮疹、发热、胃肠道反应、肝损害、骨髓抑制等，肾功能不全者宜减半量应用。⑤糖皮质激素：观察其疗效，注意停药后容易出现症状“反跳”，若同时口服秋水仙碱，可防止症状“反跳”。

4. 心理护理　患者由于疾病引起的疼痛影响进食和休息，疾病反复发作可能会导致关节畸形和肾功能损害，故思想负担重，常表现为情绪低落、忧虑、孤独。应向其讲解痛风的有关知识，并给予其精神上的安慰和鼓励。

【健康教育】

1. 疾病知识指导　向患者及家属讲解疾病有关知识，告知本病是终身性疾病，但经积极治疗，患者可维持正常的生活与工作。防止受凉、劳累、感染、外伤等诱因。

2. 饮食指导　指导患者严格控制饮食，避免进食高蛋白质和高嘌呤的食物，忌饮酒，每日至少饮水 2000mL，促进尿酸随尿液排出。

3. 适度运动与保护关节　①不提倡本病患者进行清晨运动，而提倡下午至晚餐前进行有氧运动。②尽量使用大肌群，不用手指负重。③不要长时间持续进行重的体力工作。④经常改变姿势，保持受累关节舒适，急性期制动。

4. 学会自我监测　观察痛风石的大小、数量等，定期复查血尿酸。

考纲摘要

1. 痛风的临床表现。
2. 痛风的治疗要点。
3. 痛风的护理措施。

项目七 骨质疏松症

【学习目标】

1. 掌握骨质疏松症的临床表现、护理诊断及护理措施。
2. 熟悉骨质疏松症的治疗要点。
3. 了解骨质疏松症的病因、诊断要点。

案例导入

患者，男，62岁。腰背疼痛4个月。4个月前无明显诱因出现腰背疼痛，为持续性隐痛，活动后明显，休息可以稍缓解，疼痛不向下肢放射。疼痛未影响睡眠，对活动稍有影响。既往体健。查体：体温36.1℃，脉搏86次/分，呼吸20次/分，血压100/60mmHg。神志清，中等体形。两肺无异常，心界不大，心率86次/分，心律齐，无杂音。腹平软，无压痛及反跳痛。腰椎无明显压痛，直腿抬高试验阴性。双下肢无水肿。骨密度测定：骨质疏松。腰椎定量CT检查：骨质疏松。初步诊断为骨质疏松症。

问题：1. 该患者存在哪些护理问题？

2. 针对这些护理问题可以制定哪些护理措施？

骨质疏松症（osteoporosis，OP）是一种以低骨量和骨组织微细结构破坏为特征，易发生骨折的代谢性疾病。本病各年龄期均可发病，但常见于老年人，尤其是绝经后的女性。骨质疏松症可分为两大类：①原发性：又分为两种亚型，即Ⅰ型（绝经后骨质疏松症）和Ⅱ型（老年性骨质疏松症）。②继发性：继发于其他疾病，如内分泌与代谢性疾病、血液病、胃肠道疾病、长期卧床、制动等。

【病因】

正常成熟骨的代谢主要以骨重建形式进行。在激素、细胞因子和其他调节因子的调节作用下，骨组织不断吸收旧骨，形成新骨。当骨吸收过多或形成不足引起平衡失调时，就会形成骨质疏松。

1. 骨吸收因素　骨吸收主要由破骨细胞介导，破骨细胞来源于骨髓造血干细胞。骨吸收增强是破骨细胞数量和活性增加的结果，参与其调节过程的激素和局部介质有：①雌激素：雌激素主要抑制骨吸收，缺乏时可引起骨吸收增强，从而加速骨的丢失，这是绝经后骨质疏松症的主要病因。②1,25（OH）$_2$D$_3$：1,25-(OII)$_2$D$_3$刺激钙结合蛋白生成，增加肠钙吸收，提高血清钙水平。1,25-(HO)$_2$D$_3$缺乏和血清钙浓度降低会增强钙动员，促进骨吸收。③降钙素（CT）：CT可抑制骨吸收和降低血钙。④甲状旁腺激素（PTH）：PTH是促进骨吸收的重要介质。当PTH分泌增加时，加强了破骨细胞介导的骨吸收过程。⑤细胞因子：IL-1、IL-6、肿瘤坏死因子（TNF）等均有明显促进骨吸收的功能。

2. 骨形成及其影响因素　骨形成主要由成骨细胞介导。影响骨形成的因素有：①遗传因素：该疾病可能是多基因的疾病。②钙摄入：钙是骨质中最基本的矿物质成分，当钙摄入不足时，可造成较低的骨峰值。③生活方式：足够的体力活动有助于提高峰值骨量，活动过少或过度运动均容易发生骨质疏松症。吸烟、酗酒、高蛋白质和高盐饮食、大量饮咖啡、维生素D摄入量不足或光照少等均为骨质疏松症的危险因素。④其他：生长激素(GH)、药物（如抗癫痫药、长期使用锂剂、化疗药等）。

【临床表现】

1. 骨痛和肌无力　轻者无症状；病情较重者常诉腰背疼痛、乏力或全身骨痛。骨痛通常为弥漫性，无固定部位，劳累或运动后可加重，不能负重或负重能力下降。

2. 骨折　常因轻微活动、创伤、弯腰、负重、挤压或跌倒后发生骨折，多见于脊柱、髋部和前臂，其中髋部骨折（股骨颈骨折）最常见，危害也最大。

3. 并发症　髋部骨折者常因自理能力下降或丧失，长期卧床而加重骨丢失，使骨折很难愈合；严重时因感染、心血管疾病或慢性衰竭而死亡；驼背和胸廓畸形者常伴胸闷、气促、呼吸困难、发绀等；心排血量和肺活量下降者，易并发呼吸道和肺部感染。

【辅助检查】

1. 骨量的测定　骨矿含量（BMC）和骨矿密度（BMD）测量是判断低骨量、确定骨质疏松的重要手段，是评价骨丢失率和疗效的重要客观指标。

2. 骨转换的生化测定

（1）与骨吸收有关的生化指标　①空腹尿钙：反映骨吸收最简易的方法，但受钙摄入量、肾功能等多种因素的影响。②尿羟脯氨酸和羟赖氨酸：在一定程度上可反映骨的转换吸收状况。③血浆抗酒石酸酸性磷酸酶（TRACP）：骨吸收增强时，血中TRACP升高。

（2）与骨形成有关的生化指标　包括血清碱性磷酸酶（ALP）、骨钙素、血清Ⅰ型前胶原羧基端前肽。

3. 骨组织活检　对疑难病例，可在髂嵴取骨活检。

【诊断要点】

详细的病史、症状和体征是临床诊断的基本依据，BMD或BMC明显减少、X射线摄片阳性可确诊为骨质疏松症。根据WHO1994年的诊断标准，依据骨密度测定情况，将骨质疏松症按病情分为低骨量、骨质疏松和严重骨质疏松。

【治疗要点】

1. 一般治疗

（1）适当运动　多从事户外活动，加强负重锻炼，增强应变能力，减少骨折意外的发生。

（2）合理膳食　低钠、高钾、高钙和高非饱和脂肪酸饮食，戒烟，忌酒。

（3）补充钙剂和维生素 D　骨质疏松症者均需补充适当钙剂，每日元素钙的总摄入量应为 800~1200mg。同时服用维生素 D400~600IU/d，以利于钙的吸收。

2. 对症治疗　骨痛者可给予适量的非甾体类镇痛药或短期应用降钙素制剂，如依降钙素。有畸形者应局部固定或利用其他矫形措施防止畸形加剧。有骨折时应给予牵引、固定、复位或手术治疗，同时应尽早辅以物理治疗和康复治疗。

3. 特殊治疗

（1）性激素补充疗法　①雌激素：主要用于绝经后骨质疏松症的预防。雌激素补充治疗的疗程一般不超过 5 年，治疗期间要定期进行妇科和乳腺检查。②雄激素：用于治疗男性骨质疏松症者。按患者的具体情况选择性激素的种类、用药剂量和途径。

（2）二膦酸盐　此药能抑制破骨细胞生成和骨吸收，主要用于骨吸收明显增强的代谢性骨病。常用制剂有依替膦酸二钠、帕米膦酸钠和阿仑膦酸盐等。

（3）其他　①降钙素：为骨吸收的抑制剂，且有镇痛作用。孕妇和过敏反应者禁用。应用降钙素制剂前需补充数日钙剂和维生素 D。②甲状旁腺激素：小剂量可促进骨形成，增加骨量。

【护理诊断/问题】

1. 有受伤的危险　与骨质疏松导致骨骼脆性增加有关。

2. 骨痛　与骨质疏松有关。

3. 躯体活动障碍　与骨骼变化引起活动范围受限有关。

4. 潜在并发症　骨折。

【护理措施】

1. 一般护理

（1）休息与活动　疼痛明显时，可使用硬板床，取仰卧位或侧卧位，卧床休息数日到 1 周，可缓解疼痛。疼痛缓解后，鼓励患者进行适当的运动。避免剧烈的运动。

（2）饮食护理　给予高钙、低糖、低盐、低磷、适当蛋白质、富含维生素的食物。富含钙的食物有牛奶、骨头汤、虾皮、鱼、鸡蛋、大豆等；富含维生素 D 的食物如肝、蛋、鱼肝油等。适度摄取蛋白质及脂肪。戒烟、酒，少喝咖啡和浓茶。

2. 病情观察　密切观察血钙变化；观察疼痛的部位、程度、性质。

3. 用药护理　遵医嘱给药，告知患者药物的使用方法和注意事项。①服用钙剂时最好空腹服用，服药期间要增加饮水量，以增加尿量，减少泌尿系统结石形成的机会。维生素D不可和绿叶青菜一起服用，以免形成钙赘合物而减少钙的吸收。②慎用性激素。雌激素必须在医生的指导下使用，剂量要准确，并与钙剂、维生素D同时服用。乳腺癌和原因不明的妇科出血患者禁用雌激素，肝肾功能减退者慎用雌激素。使用雄激素应定期监测肝功能。③服用二膦酸盐时，护士应指导患者空腹服用，同时饮清水200～300mL，至少在半小时内不能进食或喝饮料，取立位或坐位，以减轻对食管的刺激，如果出现咽下困难、吞咽痛或胸骨后疼痛，警惕可能发生食管炎、食管溃疡和食管糜烂情况，应立即停止用药。④服用降钙素应注意观察不良反应，如食欲减退、恶心、颜面潮红等。

4. 心理护理　该病患者由于疼痛与害怕骨折，常不敢运动而影响日常生活。当发生骨折时，需限制活动。因此护士要协助患者及家属适应其角色与责任，尽量避免患者康复的不良因素。

5. 预防跌倒　保证住院环境安全，加强巡视，预防意外发生。室内灯光明暗适宜，家具不可经常变换位置，过道避免有障碍物等。加强日常生活护理，将日常所需物如茶杯、开水、呼叫器等尽量放置床边，以利患者取用。指导患者维持良好姿势，且在改变姿势时动作缓慢。必要时可建议患者使用手杖或助行器，以增加其活动时的稳定性。衣服和鞋穿着要合适，大小适中，且有利于活动。

【健康教育】

1. 疾病知识指导　向患者及家属讲解疾病有关知识，告知本病是终身性疾病，但经积极治疗，患者可维持正常的生活与工作。防止受凉、劳累、感染、外伤等诱因。成年后的预防主要是尽量延缓骨量丢失的速度和程度，对绝经后骨质疏松症患者早期补充雌激素或雄、孕激素合剂。

2. 饮食指导　多食富含钙的食物，如乳制品、海产品等。补充足够的维生素。适量摄取蛋白质和脂肪。避免酗酒。

3. 加强运动　运动时，肌肉收缩是增加骨质的重要因素，有利于骨质疏松的预防。老年人规律的户外活动还有助于锻炼全身肌肉和关节运动的协调性和平衡性，对预防跌倒、减少骨折的发生很有好处，但应避免进行剧烈的、有危险的运动。运动要循序渐进，持之以恒。

4. 用药指导　嘱患者按时服用各种药物，学会观察药物的不良反应。应用激素治疗者应定期检查，以便早期发现激素的不良反应。

5. 预防跌倒　加强预防跌倒的宣传教育和保护措施。

考纲摘要

1. 骨质疏松症的临床表现。

2. 骨质疏松症的治疗要点。

3. 骨质疏松症的首要护理问题、护理措施。

复习思考

1. 患者，女性，32 岁。半年前因怕热、消瘦、乏力、心慌，每日大便 3~4 次，某医院诊断为甲亢，经治疗病情好转后自行停药。现上述症状又复出现而入院。查体：患者情绪激动，目光炯炯有神，甲状腺Ⅱ度肿大，质软，局部可闻及血管杂音，心率 120 次/分。

问题：（1）患者病情复发的原因是什么？

（2）患者的主要护理诊断是什么？

（3）患者的保健指导是什么？

2. 患者，女性，35 岁。1 年前出现疲乏无力，夜间失眠，怕热多汗，食欲亢进，体重下降，突眼，经门诊检查诊断为甲状腺功能亢进症，予以硫脲类药物治疗，症状渐趋好转。昨晚因丈夫车祸身亡而悲痛万分，今早出现恶心呕吐、烦躁不安、心动过速、高热，立即急诊入院。查体：体温 39. 6℃，脉搏 128 次/分，呼吸 24 次/分，血压 14/8kPa。发育正常，体质消瘦、紧张貌，甲状腺肿大，眼球稍突出。心率 128 次/分，律齐，心尖部有收缩期Ⅱ期杂音，第一心音增强。余无异常。

问题：（1）目前患者发生了什么情况？

（2）目前患者最主要的护理诊断是什么？

（3）对该患者如何配合抢救？

3. 患者，女性，60 岁。糖尿病患者，在家做家务事，身高 159cm，体重 70kg，空腹血糖 7. 5mmol/L，尿糖（±）。

问题：（1）为该患者计算三餐饮食热量。

（2）该患者膳食配餐的注意事项。

4. 患者，男性，25 岁。1 型糖尿病患者，长期皮下注射普通胰岛素治疗。半个月前因血糖正常、尿糖阴性，自行停止注射胰岛素。今晨起床后感头痛，极度口渴，厌食伴恶心，呕吐 4 次，为胃内容物。查体：嗜睡，呼气有烂苹果味，皮肤黏膜干燥，眼球下陷。血糖 25mmol/L，血酮体 4. 8mmol/L，尿糖（++++），尿酮体（+）。

问题：该患者的主要护理诊断是什么？如何配合抢救治疗？

扫一扫，知答案

扫一扫，看课件

模块八

风湿性疾病患者的护理

项目一　风湿性疾病常见症状及体征的护理

【学习目标】

1. 掌握风湿性疾病常见症状及体征的护理措施。
2. 熟悉风湿性疾病常见症状及体征的护理评估。

一、概述

风湿性疾病（rheumatic disease）简称风湿病，是指病变累及骨、关节及其周围软组织（包括肌肉、肌腱、滑膜、韧带等）的一组疾病，其病因复杂，主要与感染、免疫、代谢、内分泌、环境、遗传、肿瘤等因素有关。风湿病主要包括弥漫性结缔组织病、脊柱关节病、骨与软骨病变、感染性关节炎、伴风湿性疾病表现的代谢和内分泌疾病等。风湿病的主要临床表现是关节疼痛、肿胀、功能障碍，病程进展缓慢，发作与缓解交替出现，部分患者可发生脏器功能损害，甚至功能衰竭。

随着研究的深入及新成果、新资料、新概念的总结，风湿性疾病的分类与命名在不断更新。美国风湿病学会于1983年从疾病的病因学、组织学、病理学、生物化学、遗传学、免疫学及临床学等不同角度进行归纳分类，分为10类，包括了100多种疾病。

1. 弥漫性结缔组织病　如系统性红斑狼疮、类风湿关节炎、硬皮病、多肌炎、血管炎等。

2. 与脊柱相关的关节炎　如强直性脊柱炎、银屑病关节炎等。

3. 退行性关节病　如骨质增生、骨关节炎（原发性、继发性）等。

4. 与感染有关的关节炎　如化脓性关节炎、反应性关节炎等。

5. 与代谢及内分泌相关的风湿病　如痛风、假性痛风等。

6. 与肿瘤相关的风湿病　如滑膜肉瘤、多发性骨髓瘤等。

7. 神经性疾病所致风湿病　如脊神经根病变。

8. 骨骼、骨膜及软骨疾病　如骨质疏松、缺血性骨坏死。

9. 非关节性风湿病　如软组织风湿症、肌腱炎等。

10. 其他　如复发性关节炎、肉瘤样病等。

风湿病临床特点如下：

1. 慢性病程表现为发作期与缓解期交替出现，如系统性红斑狼疮（SLE）、类风湿关节炎（RA）、痛风等病程均较长，多次反复发作可造成严重损害。

2. 风湿病患者常有免疫学或生化检查的改变，如 RA 患者类风湿因子（RF）多呈阳性；SLE 患者抗双链 DNA 抗体阳性；痛风患者血尿酸水平增高，是相关疾病临床诊断、病情判断和预后的重要依据。

3. 同一疾病的临床表现各异。以 SLE 为例，有的患者以皮肤损害为主，出现典型的蝶形红斑；而有的患者无明显皮肤损害，却表现为狼疮性肾炎，甚至肾衰竭。同时，不同患者对抗风湿药的剂量、疗效、耐受量及不良反应等也有较大差异。

【护理评估】

1. 健康史

（1）患病及治疗经过

①风湿病多为慢性病程，病情反复发作。应详细了解主要症状及其特点、发病的时间、起病急缓、有无明显诱因等，既往有无特殊的药物摄入史，如 SLE 的发生可能与普鲁卡因胺、异烟肼、氯丙嗪、甲基多巴等药物有关。

②询问患者既往进行过何种检查及结果、治疗及疗效。

③目前的主要表现及病情变化、一般情况等。

（2）生活史与家族史　风湿病与患者的年龄、职业、工作环境等关系密切，应详细询问，如长期生活在寒冷、阴暗、潮湿环境中者，类风湿关节炎的患病率较高。还应注意患者亲属中是否有类似疾病的发生。

2. 身体状况

（1）全身状况　精神状态、营养状况，有无发热、消瘦等。

（2）皮肤黏膜　皮肤有无红斑、皮疹或破损、皮下结节、雷诺现象和口腔黏膜溃疡等。

（3）肌肉、关节及脊柱　有无肌肉萎缩、肌力减退，关节及脊柱有无红肿、压痛、畸形及活动受限等。

（4）其他　评估心、肺、肝、脾、肾、眼等脏器功能。有无发音困难、眼部异常及视力变化，心率、心律是否正常，有无肝、脾肿大。

【辅助检查】

1. 自身抗体检测

（1）抗核抗体（ANA）及ANA谱对筛选SLE有较高的价值。

（2）类风湿因子（RF）阳性主要见于RA，且其滴度与RA的活动性和严重性成正比。

2. 滑液检查　滑液的白细胞计数有助于区分炎性关节炎、非炎性关节炎和化脓性关节炎，对RA的诊断有一定价值。滑液中找到尿酸盐结晶或病原体，有助于痛风或感染性关节炎的确诊。

3. 关节影像学检查　X射线检查是最常用的影像学诊断方法之一，有助于骨关节病变的诊断和病程分期。CT、MRI及血管造影等有助于早期诊断。

4. 其他　如关节镜、肌电图、活组织检查对不同病因所致的风湿病各具不同的诊断价值。

二、常见症状及体征的护理

（一）关节疼痛与肿胀

关节疼痛是关节受累最常见的首发症状，也是患者就诊的主要原因。几乎所有的风湿性疾病均可引起关节疼痛，常见于系统性红斑狼疮（SLE）、类风湿关节炎（RA）、强直性脊柱炎（AS）、骨关节炎（OA）等。疼痛的关节均可有肿胀和压痛，多为关节腔积液或滑膜增生所致，是滑膜炎或周围组织炎的重要体征。

【护理评估】

1. 健康史　询问关节疼痛与肿胀时应注意：①疼痛的起始时间、起病特点、发病年龄，是缓慢发生还是急骤发作，是游走性还是固定部位。②疼痛呈急性发作还是持续性，有无明确诱发因素或缓解因素。③疼痛的严重程度、与活动的关系。④具体受累关节是多关节还是单关节。⑤疼痛是否影响关节的附属结构（肌腱、韧带、滑膜等）。⑥有无关节畸形和功能障碍。⑦有无晨僵，晨僵持续时间、缓解方法等。⑧是否伴随其他症状，如长期低热、乏力、食欲不振、皮肤日光过敏、皮疹、蛋白尿、少尿、血尿、心血管或呼吸系统症状、口眼干燥等。评估疼痛对患者的影响，患者对治疗的期望和信心。评估患者的精神状态，有无焦虑、抑郁、失望及其程度。

2. 身体状况　进行身体评估时应当注意患者的营养状况、生命体征、关节肿胀程度，受累关节有无压痛、触痛、局部发热及活动受限情况。

不同风湿病关节疼痛的起病形式、部位、性质等特点有所区别。类风湿关节炎以近端指间、掌指、腕关节等小关节多见，呈对称性多关节受累，疼痛呈持续性，活动后可减轻；风湿热关节痛多为游走性；骨关节炎累及多关节，多侵犯远端指间、腕、膝、腰等关节，活动后疼痛加剧；强直性脊柱炎主要侵犯脊柱中轴关节，多为不对称性，呈持续性疼痛；痛风多累及单侧第一跖趾关节，疼痛剧烈。

【护理诊断/问题】

1. 慢性关节疼痛 与炎性反应有关。

2. 躯体活动障碍 与关节持续疼痛有关。

3. 焦虑 与疼痛反复发作、病情迁延不愈有关。

【护理措施】

1. 休息与体位 急性期关节肿胀伴体温升高时，应卧床休息。避免疼痛部位受压，可用支架支起床上盖被。帮助患者采取舒适的体位，尽可能保持关节的功能位置，必要时给予石膏托、小夹板固定。

2. 心理护理

（1）观察患者的精神状态是否正常，发现情绪不稳定、精神障碍或意识不清者，应做好安全防护和急救准备，防止发生自伤和意外受伤等。

（2）鼓励患者说出自身感受，并与患者一起分析其原因，在协助患者认识自身心理不适表现的同时，向患者说明可能对身体状况产生的不良影响，帮助患者提高解决问题的能力，并采取积极的应对措施。劝导其家属多给予患者关心、理解及心理支持。对于脏器功能受损、预感生命受到威胁而悲观失望者，应主动介绍治疗成功的病例及治疗进展，鼓励患者树立战胜疾病的信心。

（3）教会患者及家属使用缓解心理不适的措施，如音乐疗法、香味疗法、放松训练、指导式想象、按摩等。

3. 对症护理

（1）协助患者减轻疼痛 ①为患者创造适宜的环境，以免患者因感觉超负荷或感觉剥夺而加重疼痛感。②合理应用非药物性止痛措施：如松弛术、皮肤刺激疗法（冷敷、热敷、加压、震动等）、分散注意力。③根据病情使用物理治疗方法缓解疼痛，如蜡疗、水疗、磁疗、超短波、红外线等。④遵医嘱给予止痛药物：常用非甾体抗炎药，如布洛芬、萘普生、阿司匹林、吲哚美辛等，告诉患者按医嘱服药的重要性和有关药物的不良反应。

（2）功能锻炼 鼓励缓解期的患者多活动，进行有规律的功能锻炼，并向患者讲解活动对维持关节功能的作用，活动量应控制在患者能忍受的程度。同时鼓励患者生活自理，进行日常生活活动锻炼。

（二）关节僵硬与活动受限

关节僵硬是指经过一段时间的静止或休息后，患者试图再活动某一关节时，感到局部不适、难以达到平时关节活动范围的现象。常在晨起时表现最明显，又称为晨僵。晨僵是判断滑膜关节炎症活动性的客观指标，其持续时间与炎症的严重程度相一致。早期关节活动受限主要由肿胀、疼痛引起，晚期则主要由于关节骨质破坏、纤维骨质粘连和关节半脱位引起，此时关节活动严重障碍，最终导致功能丧失。

【护理评估】

1. 健康史　引起晨僵的病因较多，如类风湿关节炎、系统性红斑狼疮、损伤性关节炎、淀粉样变等。评估关节僵硬与活动受限的发生时间、部位、持续时间、缓解方式，活动受限是突发的还是渐进的，对生活自理的影响程度，是否伴有紧张、恐惧等不良心理状态。

2. 身体状况　类风湿关节炎的僵硬最为典型，可持续数小时，而其他病因所致的则持续时间较短。有时晨僵是关节炎症的前驱症状，非炎症性关节炎病的晨僵持续时间较短，少于1小时，且程度较轻。其他如退变性、损伤性关节炎的僵硬感在白天休息后明显。

【护理诊断/问题】

躯体活动障碍：与关节疼痛、僵硬及关节、肌肉功能障碍有关。

【护理措施】

1. 生活护理　根据患者活动受限的程度，协助患者进行洗漱、进食、大小便及个人卫生等生活护理，将患者使用的生活物品放在患者健侧手伸手可及处，鼓励患者使用健侧手臂从事自我照料，帮助患者尽可能恢复生活自理能力。

2. 休息与功能锻炼　睡眠时对病变关节保暖有利于预防晨僵。关节肿痛时，限制活动。缓解期鼓励患者坚持每日定时进行被动和主动的全关节活动锻炼，并逐步过渡到功能性活动，以恢复关节功能和肌肉力量，活动量以患者能够忍受为度，必要时给予帮助或提供适当的辅助工具，如拐杖、助行器、轮椅等，并教给患者个人安全的注意事项，指导患者及家属正确使用辅助性器材，使患者既能避免长时间不活动而致关节僵硬，又能在活动时掌握安全措施，避免损伤。

3. 病情观察及预防并发症　①评估患者的营养状况，注意有无营养摄入不足或负氮平衡。②严密观察患病肢体的情况，并做肢体按摩，防止肌肉萎缩。③卧床患者，协助患者定时翻身，应鼓励有效咳嗽和深呼吸，防止肺部感染。④保持肢体功能位。⑤加强保护措施，防止受伤。⑥预防便秘，保证足够的液体摄入，多食富含纤维素的食物，适当活动，必要时给予缓泻剂。

4. 心理护理　鼓励患者表达自己的感受，注意疏导、理解、支持和关心患者。帮助患者接受活动受限的事实，重视发挥自身残存的活动能力，以增进患者自我照顾的能力和信心。

（三）皮肤损害

风湿病常见的皮损有皮疹、红斑、水肿、溃疡及皮下结节等，多由血管炎性反应引起。

【护理评估】

1. 健康史　了解皮肤受损的具体时间，有无日光过敏、口眼干燥、胸痛等症状。评估生命体征；皮损的部位、形态、面积大小和表面情况；有无指尖和肢体的溃疡；肢体末梢的颜色和温度，皮肤有无苍白、发绀等；有无甲床瘀点或瘀斑。

2. 身体状况　SLE 患者最具特征性的皮肤损害为面部蝶形红斑，口腔、鼻黏膜主要表现为溃疡或糜烂。类风湿性血管疾病累及皮肤，可见棕色皮疹、甲床瘀点或瘀斑。RA 患者可有皮下结节，多位于肘鹰嘴附近、跟腱等关节隆突部及受压部位的皮下。皮肌炎皮损为对称性的眼睑、眼眶周围紫红色斑疹及实质性水肿。部分患者可因寒冷、情绪激动等刺激，导致突然发作的肢端和暴露部位皮肤苍白继而青紫再发红，并伴有局部发冷、疼痛的表现，称雷诺现象。

【护理诊断/问题】

1. 皮肤完整性受损　与血管炎性反应及应用免疫抑制剂等因素有关。

2. 组织灌注无效　与肢端血管痉挛、血管舒缩功能调节障碍有关。

【护理措施】

1. 避免诱因　①注意保暖，避免皮肤在寒冷空气中暴露时间过长，寒冷天气尽量减少户外活动，指导患者外出时戴帽子、口罩、手套和穿保暖袜子等，保持肢体末梢的温度。②用温水洗涤，勿用冷水洗手洗脚。③避免吸烟及饮浓茶、咖啡等，以防交感神经兴奋，小血管痉挛，加重组织缺血、缺氧。④保持良好的心态，避免情绪激动和劳累。

2. 饮食护理　保证足够蛋白质、维生素和水分的摄入，以维持正氮平衡，满足组织修复的需要。

3. 用药护理　①非甾体抗炎药：为常用的抗风湿药物，包括阿司匹林、布洛芬、萘普生等。具有抗炎、解热、镇痛作用，能迅速减轻炎症引起的症状。主要不良反应为胃肠道反应，表现为消化不良、上腹痛、恶心、呕吐等，严重者可致出血性糜烂性胃炎，因此，应指导患者饭后服药或同时服用胃黏膜保护剂、H2 受体拮抗剂或米索前列醇等来减轻不良反应。此外，还有神经系统不良反应，如头痛、头晕、精神错乱等；长期使用此类药物可出现肝肾毒性、抗凝作用及皮疹等，故用药期间应严密观察有无不良反应，监测肝肾功能。②糖皮质激素：有较强的抗炎、抗过敏和免疫抑制作用，能迅速缓解症状，主要不良反应是可引起继发感染、无菌性骨坏死等；长期使用可致向心性肥胖、血压升高、血糖升高、电解质紊乱，加重或引起消化性溃疡、骨质疏松，也可诱发精神失常。患者不能自行停药或减量过快，以免引起“反跳”。在服药期间，应给予低盐、高蛋白质、高钾、高钙饮食，补充钙剂和维生素 D；定期测量血压，监测血糖、尿糖的变化。做好皮肤和口腔黏膜的护理。③免疫抑制剂：通过不同途径产生免疫抑制作用，主要的不良反应有白细胞减少，也可引起胃肠道反应、黏膜溃疡、皮疹、肝肾功能损害、脱发、出血性膀胱炎、畸胎等。应鼓励患者多饮水，观察尿液颜色，及早发现出血性膀胱炎。育龄女性服药期间应避孕。④改善微循环药物：遵医嘱给予血管扩张剂和抑制血小板聚集的药物，如他巴唑、硝苯地平、山莨菪碱或低分子右旋糖酐等。肢端血管痉挛引起皮肤苍白、疼痛时，可局部涂硝酸甘油膏，以扩张血管，改善血液循环，缓解症状。

4. 皮肤护理 除常规的皮肤护理外，应注意：①保持皮肤清洁干燥，用温水擦洗，忌用碱性肥皂。②有皮疹、红斑或光敏感者，指导患者外出时采取遮阳措施。皮疹或红斑处避免涂各种化妆品或护肤品，可遵医嘱局部涂用药物性软（眼）膏；若局部溃疡合并感染者，遵医嘱使用抗生素治疗的同时，做好局部清创换药处理。③避免接触刺激性物品，如染发烫发剂。④避免使用易诱发风湿病症状的药物，如普鲁卡因胺等。

项目二　系统性红斑狼疮

【学习目标】

1. 掌握系统性红斑狼疮的概念、临床表现、护理诊断、护理措施。
2. 熟悉系统性红斑狼疮的病因、治疗要点、健康教育。
3. 了解系统性红斑狼疮的发病机制、辅助检查。

案例导入

患者，女性，37岁。既往有系统性红斑狼疮病史12年，此次出现咳嗽、咳痰2周，自服抗生素，未见明显效果，并出现呼吸困难，胸部疼痛，尿量减少，送至医院就诊。查体：唇发绀，口腔溃烂，面部红斑，两肺底闻及细湿啰音，体温38.4℃，脉搏110次/分，尿蛋白阳性，血肌酐412μmol/L。

问题：1. 提出该患者的诊断及护理诊断。

2. 简述对该患者的护理措施。

系统性红斑狼疮（systemic lupus erythematosus，SLE）是一种多因素参与，通过免疫复合物等途径，损害多系统、多器官的自身免疫性结缔组织病，病情反复发作，病程迁延。

SLE的发病率随地区、种族、性别、年龄而异，我国患病率约为70/10万，患病年龄以20~40岁最多。女性发病多见，不同年龄组男女患病率不同，育龄男女之比为1∶(8~9)，老年人与幼儿的男女之比为1∶(2~3)。

【病因与发病机制】

本病病因未明，可能与遗传因素、性激素、环境等有关。

1. 遗传因素　SLE 具有易感基因，同卵孪生的患病率高达 25%~70%，而异卵孪生中仅 1%~3%，且 SLE 的发病有家族聚集倾向，近亲患病率高达 13%。

2. 雌激素　育龄女性的患病率与同龄男性之比约为 9∶1，妊娠可诱发本病或加重病情，女性的非性腺活动期（<13 岁，>55 岁）发病率较低，男性睾丸发育不全者易发生 SLE。

3. 环境　日光、食物、药物、病原微生物等环境因素与 SLE 有关。①日光：40%的 SLE 患者对日光过敏。②食物：某些含补骨脂素的食物（如芹菜、无花果等）可增强 SLE 患者对紫外线的敏感性。③药物：药物也是 SLE 重要的致病因素，某些患者在使用普鲁卡因胺、异烟肼、氯丙嗪、甲基多巴等药物时可出现狼疮样症状，停药后症状消失。④感染：SLE 与某些病毒感染有关。SLE 血清中抗病毒抗体滴度增高，提示与病毒感染有关；患者体内至少有针对 12 种不同病毒和 4 种反转录病毒的高滴度 IgG 和 IgM 抗体，患者内皮细胞、皮损中还可发现类似病毒包涵体的物质。

某些具有 SLE 发病遗传素质者，可能是在各种致病因子（感染、药物、紫外线等）的作用下，促发了异常的免疫应答，从而持续产生大量的免疫复合物和致病性自身抗体，引起组织损伤。一般认为 T 辅助淋巴细胞的功能亢进促使 B 淋巴细胞的高度活化而产生多种自身抗体，这是本病的免疫学特点，也是本病发生和延续的主要因素之一。免疫复合物可沉积于肾小球，在炎症细胞及其所产生的介质参与下，引起狼疮性肾炎。免疫复合物的形成及沉积是 SLE 发病的主要机制。

【临床表现】

1. 全身症状　活动期大多数患者有全身症状。约 90%患者可出现发热，热型不一，以长期低、中度热多见。此外，可有疲倦、乏力、体重减轻等表现。

2. 皮肤与黏膜　约 80%的患者可有皮肤损害。蝶形红斑是最具特征性的皮肤改变，可见于 40%的 SLE 患者，表现为鼻梁和双颧颊部呈蝶形分布的红斑。多数患者有广泛或局限性斑丘疹，多见于日晒部位，亦可为其他皮疹，如盘状红斑、指掌部和甲周红斑、指端缺血、丘疹、紫癜或紫斑、水疱和大疱等。约 40%患者有光过敏及脱发现象，约 30%患者曾有口腔溃疡，少数患者有雷诺现象。值得注意的是，SLE 的各种皮疹多无明显瘙痒。若出现明显瘙痒常提示局部过敏；免疫抑制剂治疗后出现的瘙痒性皮疹要注意并发皮肤真菌感染。

3. 骨关节和肌肉　约 85%患者有关节受累，关节肿痛是首发症状，最常见于指、腕、膝等关节，偶有指关节变形，伴红肿者少见，关节 X 射线检查大多正常。约 40%患者有肌痛，5%患者有肌炎。

4. 肾　SLE 患者的肾损害很常见，也是 SLE 死亡的常见原因。几乎所有患者的肾组织均有病理改变，但有临床表现者约占 75%。狼疮性肾炎可表现为急性肾炎、急进性肾炎、隐匿性肾炎、慢性肾炎和肾病综合征，其中以慢性肾炎和肾病综合征较常见。早期多无症状，随着病程进展，出现大量蛋白尿、血尿（肉眼或显微镜下）、各种管型尿、氮质血症、水肿和高血压等，晚期发生尿毒症。

5. 心血管　约 30%患者有心血管表现。①心包炎：最常见，可为纤维素性心包炎或心包积液。②心肌炎：约 10%患者有心肌损害，可有气促、心前区不适、心律失常，严重者可发生心力衰竭而致死亡。③心内膜炎：疣状心内膜炎是 SLE 的特殊表现之一，多无相应的临床症状或体征，但疣状赘生物可脱落引起栓塞，或并发感染性心内膜炎。④心肌缺血：部分 SLE 患者可因冠状动脉受累而出现心肌缺血的表现，如心绞痛和心电图 ST-T 改变，甚至出现急性心肌梗死。

6. 肺与胸膜　少数患者发生狼疮性肺炎，表现为发热、干咳、胸痛及呼吸困难。部分患者有胸膜炎。

7. 神经系统　少数患者有神经系统损伤，中枢神经系统尤其是脑损害最为多见。约 15%患者出现癫痫发作。出现中枢神经系统症状表示病情活动且严重，预后不佳。

8. 消化系统　患者可出现食欲不振、腹痛、呕吐、腹泻、腹水等。血清转氨酶升高、肝大，但多无黄疸，少数可发生急腹症。SLE 的消化系统症状与肠壁和肠系膜的血管炎有关。

9. 血液系统　活动性 SLE 可有慢性贫血、血小板减少，并可发生各系统出血。部分患者因淋巴组织反应性增生出现无痛性轻、中度淋巴结肿大，以颈部和腋窝多见，约 15%患者有脾大。

10. 眼　少数患者出现眼底出血、视盘水肿、视网膜渗出等，可影响视力。主要病因是视网膜血管炎，严重者可在数日内致盲。

【辅助检查】

1. 一般检查　血象可表现为正细胞正色素性贫血，少数为自身免疫性溶血性贫血；白细胞计数、血小板减少。尿常规可有蛋白尿、血尿、管型尿等。血沉增快，肝功能和肾功能可出现异常。

2. 免疫学检查　存在多种抗核抗体（ANA）为本病的特点，对 SLE 的敏感性为 95%，是目前最佳的 SLE 筛选试验。抗 Sm 抗体和抗 ds-DNA 抗体对 SLE 的诊断特异性较高。此外，还可行抗 RNP 抗体、抗 SSA 抗体、抗 SSB 抗体、抗红细胞抗体及抗血小板相关抗体的检测。免疫病理学检查方法有肾穿刺活组织检查和皮肤狼疮带试验。

3. 其他　X 射线、CT 及超声心动图检查有利于早期发现肺部浸润、心血管病变、出血性脑病等。

【诊断要点】

根据 1997 年美国风湿病学会（ACR）提出的标准，下列 11 项中符合 4 项或以上者可诊断为 SLE。①颧部蝶形红斑。②盘状红斑。③光敏感。④口腔溃疡。⑤关节炎。⑥肾脏病。蛋白尿（+++）或>0.5g/d，或细胞管型。⑦神经系统异常：癫痫或精神症状。⑧浆膜炎：胸膜炎或心包炎。⑨血液学异常：溶血性贫血，或白细胞减少，或淋巴细胞减少，或血小板减少。⑩抗 ds-DNA 抗体（+），或抗 Sm 抗体（+），或抗磷脂抗体阳性。⑪荧光 ANA（+）。

【治疗要点】

目前尚无根治方法，治疗目的是控制病情及维持临床缓解。治疗原则是活动且病情重者，给予强有力的药物控制，病情缓解后，给予维持性治疗。SLE 患者宜早期诊断，早期治疗。

1. 一般治疗　活动期患者以卧床休息为主，积极控制感染，避免日晒等各种诱因。

2. 药物治疗

（1）非甾体抗炎药　主要用于发热、关节肌肉疼痛、关节炎、浆膜炎等，但无明显内脏或血液病变的轻症患者。常用药物有阿司匹林、吲哚美辛、布洛芬、萘普生等。该类药物可损伤肝细胞，使肾小球滤过率降低，血肌酐上升，对肾炎患者应慎用。

（2）抗疟药　氯喹口服后主要聚积在皮肤，能抑制 DNA 和抗 DNA 抗体的结合，具有抗光敏和控制 SLE 皮疹的作用，主治 SLE 引起的皮肤损害。

（3）糖皮质激素　糖皮质激素是目前治疗自身免疫性疾病的首选药物，可显著抑制炎症反应，抑制抗原抗体的反应。适用于急性暴发性狼疮患者，肾、中枢神经系统、心、肺等脏器受损者，急性溶血性贫血、血小板减少性紫癜患者。待病情控制后逐渐减量，多数患者需长期服用维持量。急性暴发性危重狼疮可采用激素冲击疗法，即用甲泼尼龙 500~1000mg/d 溶于 5%葡萄糖注射液 250mL 中，缓慢静脉滴注，每日 1 次，连用 3 日为 1 个疗程。

（4）免疫抑制剂　加用免疫抑制剂有利于更好地控制 SLE 活动，减少 SLE 暴发及减少激素的剂量。常用的药物有环磷酰胺、硫唑嘌呤等。狼疮性肾炎采用激素联合环磷酰胺治疗，可显著减少肾衰竭的发生率。硫唑嘌呤适用于中度严重病例，脏器功能恶化缓慢者。

（5）免疫球蛋白　大剂量静脉输注免疫球蛋白适用于某些病情严重，如狼疮危象，合并全身性严重感染、重症血小板减少性紫癜，以及激素或免疫抑制剂治疗无效的患者，有急救作用。

（6）其他　中医辨证施治可获得一定效果，雷公藤对狼疮性肾炎有一定疗效。

【护理诊断/问题】

1. 皮肤完整性受损　与疾病所致的血管炎性反应等因素有关。

2. 慢性关节疼痛　与自身免疫反应有关。

3. 口腔黏膜受损　与自身免疫反应、长期使用激素等因素有关。

4. 潜在并发症　慢性肾衰竭。

5. 焦虑　与病情反复发作、迁延不愈、面容毁损及多脏器功能损害等有关。

【护理措施】

1. 安全与舒适管理　为患者创造适宜休息的环境，保暖、防寒，避免杂乱、吵闹；注意劳逸结合，避免过度劳累；切忌挤压、抓搔皮损部位；避免一切诱发和加重病情的因素，如日晒、寒冷、妊娠、分娩、手术等。

2. 疾病监测　定时测量生命体征、体重，观察水肿的程度、尿量、尿色、尿液检查结果的变化，监测血清电解质、血肌酐、血尿素氮的改变。严密观察皮肤黏膜改变，关节受累情况，有无关节疼痛，有无精神障碍，有无心包炎等临床表现。

3. 对症护理

(1) 口腔护理　注意保持口腔清洁。有口腔黏膜破损时，每日晨起、睡前和进餐后用漱口液漱口，有口腔溃疡者在漱口后用中药冰硼散或锡类散涂敷溃疡部，可促进愈合。对合并有口腔感染者，遵医嘱局部使用抗生素。

(2) 皮肤护理　保持皮肤的清洁卫生，可用清水冲洗皮损处，每日 3 次用 30℃左右温水湿敷红斑处，忌用碱性肥皂，避免使用化妆品及化学药品。

4. 用药护理　遵医嘱用药，严密观察用药后疗效及不良反应发生。不可擅自更改剂量或减撤药物。出现不适及时就医。

5. 饮食护理　饮食以高蛋白质、高维生素、易消化的食物为主。避免刺激性食物，忌食芹菜、无花果、蘑菇、烟熏食物、冷冻食品及辛辣刺激性食物。肾功能不全者，应给予低盐、优质低蛋白饮食，限制水钠摄入；必要时遵医嘱给予静脉补充足够的营养。

6. 心理护理　接受患病事实，积极配合治疗护理，学会调整情绪的方法，如静坐训练、放松训练等。

【健康教育】

1. 避免诱因　指导患者避免一切可能诱发本病的因素，如阳光照射、妊娠、分娩、药物及手术等。为避免日晒和寒冷的刺激，外出时可戴宽边帽子，穿长袖衣及长裤。育龄妇女应避孕。病情活动伴有心、肺、肾功能不全者属妊娠禁忌，并避免接受各种预防接种。

2. 休息与活动指导　在疾病的缓解期，患者应逐步增加活动，可参加社会活动和日常工作，但要注意劳逸结合，避免过度劳累。

3. 皮肤护理指导　指导患者注意个人卫生，切忌挤压皮肤斑丘疹，预防皮损处感染。

4. 用药指导　严格按医嘱治疗，不可擅自改变药物剂量或突然停药，保证治疗计划得到落实。应向患者详细介绍所用药物的名称、剂量、给药时间和方法等，并教会其观察药物疗效和不良反应。

5. **疾病知识与心理调适指导**　向患者及家属介绍本病的有关知识，使其了解本病并非“不治之症”，若能及时、正确、有效治疗，病情可以长期缓解，过正常生活。嘱家属给予患者精神支持和生活照顾，维持其良好的心理状态。

考纲摘要

1. 系统性红斑狼疮的临床表现。
2. 系统性红斑狼疮的治疗要点。
3. 系统性红斑狼疮的健康教育、护理措施。

项目三　类风湿关节炎

【学习目标】

1. 掌握类风湿关节炎的概念、临床表现、护理诊断、护理措施。
2. 熟悉类风湿关节炎的病因、治疗要点、健康教育。
3. 了解类风湿关节炎的发病机制、辅助检查。

案例导入

胡某，男性，42 岁，河南人。四肢关节疼痛，肿大僵硬，发热，活动受限 1 年余，加重 3 个月，于 2009 年 4 月 8 日经门诊以类风湿关节炎入住我院。患者于 2008 年无诱因出现右手指关节疼痛，肿胀呈渐进性加重。曾于当地治疗（具体治疗方案不详），疼痛减轻，但关节功能受限，生活不能自理。为求进一步诊治入住我院。入院症见：四肢关节疼痛、肿胀、僵硬、发热、活动明显受限。入院查体：四肢关节肿胀，局部皮温偏高。双肩关节水平位后伸 5°（正常 40°~50°），前屈 40°（正常 135°），前屈上双髋关节活动度可。双膝关节肿大，局部皮温高，屈伸受限，屈曲 100°（正常 120°~150°），伸展时腘窝距床面 3 横指。双踝关节肿胀，皮温偏高，功能活动度尚可。诸指（趾）近掌关节及腕关节肿胀、变形，晨僵>1 小时，四肢肌力尚可，肱二头肌、肱三头肌、桡骨膜反射存在，双膝跟腱反射存在。病理征未引出。实验室检查：红细胞沉降率39mm/h，抗“O”>250IU/mL，RF阳性（1∶20），双掌指（趾）X射线示：诸指（趾）关节肿大、畸形、密度减低。双踝及膝关节肿大、畸形。双肘关节间隙变窄、畸形。

问题：1. 提出该患者的诊断及护理诊断。

2. 简述对该患者的护理措施。

类风湿关节炎（rheumatoid arthritis，RA）又称类风湿，是一种病因尚未明了的慢性全身性炎症性疾病，以慢性、对称性、多滑膜关节炎和关节外病变为主要临床表现，属于自身免疫性炎性疾病。该病好发于手、腕、足等小关节，反复发作，呈对称分布。早期有关节红肿热痛和功能障碍，晚期关节可出现不同程度的僵硬畸形，并伴有骨和骨骼肌的萎缩，极易致残。从病理改变的角度来看，类风湿关节炎是一种主要累及关节滑膜（以后可波及关节软骨、骨组织、关节韧带和肌腱），其次为浆膜、心、肺及眼等结缔组织的广泛性炎症性疾病。类风湿关节炎的全身性表现除关节病变外，还有发热、疲乏无力、心包炎、皮下结节、胸膜炎、动脉炎、周围神经病变等。广义的类风湿关节炎除关节部位的炎症病变外，还包括全身的广泛性病变。

RA在我国的患病率为0.32%~0.36%，发病与感染因子、遗传因素、性激素等因素密切相关。RA可见于任何年龄，其中以35~50岁多见。女性为男性的2~3倍。

【病因与发病机制】

确切的病因至今未明，可能与下列因素相关：

1. 感染　实验研究发现，多种致病原，如细菌、病毒、衣原体、螺旋体等均可引致不同动物RA样病征。临床也可见到部分RA发生于某些感染之后，如结核杆菌、奇异变形杆菌、链球菌、EB病毒、衣原体感染等。在患者血清或滑膜液中可发现相应抗原的抗体效价升高，但尚未确定其致病抗原或致病抗原成分。虽如此，仍不排除感染因子在RA起病中的重要作用。

2. 遗传　RA发病有家族聚集现象，单卵双生子远较双卵双生子发病率高。单卵双生子同患RA的概率为12%~30%，而双卵双生子同患RA的概率仅为4%。

3. 其他　发病常与受寒、受潮、外伤、精神刺激等因素相关，这些因素可能是RA发病的诱因。

RA是免疫紊乱所致的炎症反应性疾病。变性的IgG和RF（类风湿因子）组成的免疫复合物沉积在关节滑膜上，激活了机体的补体系统，使大量的中性粒细胞向滑膜和关节腔内渗入引起炎症，并促使中性粒细胞和巨噬细胞吞噬免疫复合物，在清除复合物的过程中，溶菌酶释放出大量的蛋白降解酶、胶原酶等，对关节的一些组织起到破坏作用，造成滑膜与软骨组织成分分解，并产生致炎因子，而发生关节软骨、骨端、肌腱、韧带及滑膜组织的炎性损伤。近年来研究证明，细胞免疫作用似更突出，因在滑膜浸润的炎症细胞中，T 淋巴细胞比 B 淋巴细胞数量多，在炎症部位的关节积液和滑膜组织中，可检测到多种细胞因子，如 TNF-α（α-肿瘤坏死因子）、IL-1、IL-6、IL-8 等增多，可促使滑膜处于慢性炎症状态。TNF-α 进一步破坏关节软骨，结果造成关节畸形。IL-1 是引起 RA 全身性症状的主要细胞因子，也是造成 C 反应蛋白和血沉升高的主要因素。

【临床表现】

60%~70%的 RA 患者起病隐匿，在出现明显的关节症状前可有乏力、全身不适、发热、纳差等症状。少数患者急性起病，数日内便出现多个关节的症状。

1. 关节表现　典型患者表现为对称性多关节炎。主要侵犯小关节，以腕关节、近端指间关节、掌指关节及跖趾关节最常见，远端指间关节、脊柱、腰骶关节极少受累。可有滑膜炎症状和关节结构破坏的表现，前者经治疗后有一定可逆性，但后者却很难逆转。

（1）晨僵　95%以上的患者可出现晨僵。受累关节因炎症所致的充血水肿和渗液，使关节肿胀、僵硬、疼痛，不能握紧拳头或持重物。晨僵是 RA 突出的临床表现，持续时间多数大于 1 小时，活动后可减轻，晨僵持续时间与关节滑膜炎症严重程度成正比，是观察本病活动的一个重要指标。

（2）痛与压痛　关节痛往往是最早的关节症状，初期可以是单一关节或多关节肿痛，呈对称性、持续性，时轻时重，伴有压痛。受累关节的皮肤可出现褐色色素沉着。

（3）肿胀　凡受累的关节均可肿胀，多因关节腔内积液或关节周围软组织炎症引起，病程较长者可因慢性炎症致滑膜肥厚而引起梭形肿胀，多呈对称性。

（4）畸形　多见于较晚期患者，因滑膜炎的绒毛破坏软骨和软骨下的骨质结构而造成关节纤维性或骨性强直，又因关节周围的肌腱、韧带受损使关节不能保持在正常位置，常出现手指关节的半脱位，关节周围肌肉的萎缩、痉挛则使畸形更为加重。

（5）功能障碍　关节肿痛、结构破坏和畸形都会引起关节的活动障碍。

2. 关节外表现　当病情严重或关节症状突出时易见。受累的脏器可以是某一器官，也可同时伴有多个内脏受累，受累程度也可不同。

（1）类风湿结节　15%~25%的 RA 患者有类风湿结节，是本病较特异的皮肤表现。大多见于病程较晚期，RF 持续阳性和有严重全身症状者，有时也可出现在 RA 的任何时期。结节常发生在关节隆突部及经常受压部位，如肘关节鹰嘴突附近、足跟腱鞘、手掌屈肌腱鞘、坐骨结节区域、膝关节周围等部位。结节大小 0.2~3cm，呈圆形或卵圆形，数量不等，触之有坚韧感，按之无压痛。结节也常见于心包、胸膜、心肺实质组织、脑等，若结节影响脏器功能，可出现受损脏器的症状。一般来说，出现类风湿结节提示 RA 病情活动，但有时结节也会出现在关节炎好转时，与病情发展和关节表现不一致。

（2）类风湿血管炎　类风湿血管炎是关节外损害的病理基础，多影响中小血管，可发生于任何部位。血管炎的病理基础是免疫复合物及补体沉积于血管壁及淋巴细胞浸润。多见甲床梗死、指端坏死、小腿溃疡或末端知觉神经病变。侵犯肺部可出现胸膜炎、肺间质性病变。心脏受累最常见的是心包炎，冠状动脉炎可引起心肌梗死。神经系统受累可出现脊髓受压、周围神经炎的表现。眼受累多为巩膜炎，严重者因巩膜软化而影响视力。

（3）其他　30%~40%的患者出现干燥综合征，可出现口干、眼干等。部分患者可出现小细胞低色素性贫血，贫血系病变本身或服用非甾体抗炎药引起胃肠道长期少量出血所致。长期 RA 可并发肾淀粉样变性。

【辅助检查】

1. 血液检查　有轻至中度贫血。活动期血小板增多，白细胞计数及分类多正常，可有血沉增快、C 反应蛋白增高。RF 是一种自身抗体，有 IgM 型、IgG 型、IgA 型及 IgE 型。其中 IgM 型 RF 阳性可见于 70%的患者，其数量与疾病的活动性和严重性成正比。但 RF 也可见于系统性红斑狼疮、原发性干燥综合征、系统性硬化病、亚急性细菌性心内膜炎、慢性肺结核、高球蛋白血症等其他疾病，甚至在 5%的正常人中也可出现低滴度的 RF。因此 RF 阳性对诊断本病的特异性较差。70%的 RA 患者血清中可检出不同类型的免疫复合物，尤其是活动期和急性期患者。急性期和活动期患者的血清补体均升高，但少数有血管炎者可出现低补体血症。

2. 关节滑液检查　正常人的关节腔内滑液不超过 3.5mL，患者滑液的黏度差，含糖量低于血糖，白细胞明显增多，可达（2000~75000）$\times 10^6$/L，其中中性粒细胞占优势。

3. 关节 X 射线检查　本项检查对本病的诊断、关节病变的分期、监测病变的演变均很重要，其中以手指及腕关节的 X 射线检查最有价值。X 射线片中可以见到关节周围软组织的肿胀阴影，关节端的骨质疏松（Ⅰ期）；关节间隙因软骨的破坏而变得狭窄（Ⅱ期）；关节面出现虫凿样破坏性改变（Ⅲ期）；晚期可出现关节半脱位和关节破坏后的纤维性和骨性强直（Ⅳ期）。

4. 类风湿结节活检　其典型的病理改变有助于本病的诊断。

【诊断要点】

我国在 1987 年风湿病年会上制定的类风湿关节炎诊断标准是：①晨僵至少 1 小时（>6 周）。②3 个或 3 个以上关节肿胀（>6 周）。③腕、掌指关节或近端指间关节肿胀（>6 周）。④对称性关节肿胀（>6 周）。⑤皮下结节。⑥手 X 射线片改变（至少有骨质稀疏和关节间隙的狭窄）。⑦类风湿因子阳性（滴度>1∶32）。以上 7 条中至少符合 4 条，才能确诊为类风湿关节炎。此诊断对疗程不足 6 周的早期患者并不适用，此时需要医生依靠临床表现来诊断。

【治疗要点】

①减轻或消除因关节炎引起的关节肿痛、压痛、晨僵或关节外症状。②控制疾病的发展，防止和减少关节骨的破坏，尽可能地保持受累关节的功能。③促进已破坏的关节骨修复，并改善其功能。为达到上述目的，早期诊断和尽早治疗极为重要。治疗措施包括：一般治疗、药物治疗、外科手术治疗，其中以药物治疗最为重要。

1. 一般治疗　包括休息、关节制动（急性期）、关节功能锻炼（恢复期）、物理疗法等。卧床休息只适宜于急性期、发热及内脏受累的患者。

2. 药物治疗　WHO 将抗类风湿关节炎的药物根据其作用分为改善症状的药物和控制疾病发展的药物两大类。后一类药物目前尚在探索和实验阶段，下面主要介绍改善症状的一类药物。这类抗风湿药包括非甾体抗炎药、慢作用抗风湿药、糖皮质激素等。

（1）非甾体抗炎药（NSAID）　主要是通过抑制环氧化酶活性阻止前列腺素合成，达到控制关节肿痛、晨僵和发热的目的。该类药物是治疗 RA 不可缺少的、非特异性的对症治疗的药物。常用药物有阿司匹林，4~6g/d，分 3~4 次服用，为了减少胃肠道反应，可选用肠溶型阿司匹林。此外，还可选用吲哚美辛、布洛芬等。该类药物会引起胃肠道反应，使用中必须加以注意，剂量应个体化。只有在一种 NSAID 足量使用 1~2 周后无效才更改为另一种；避免两种或两种以上同时服用，因其疗效不叠加，而不良反应增多；老年人宜选用半衰期短的 NSAID，对有消化道溃疡病史的老年人，宜服用选择性环氧化酶-2（COX-2）抑制剂以减少胃肠道不良反应。

（2）慢作用抗风湿药　起效时间长，可作用于病程中的不同免疫成分，并有控制病情进展的可能，同时又有抗炎作用，多与非甾体抗炎药联合应用。常用药物有甲氨蝶呤（MTX）、雷公藤、金制剂、青霉胺、环磷酰胺、环孢素等，一般首选 MTX。

（3）糖皮质激素　适用于活动期有关节外症状者，或关节炎明显而非甾体抗炎药无效者，或慢作用抗风湿药尚未起效的患者。有系统症状如心、肺、眼和神经系统等器官受累的重症患者，可给予泼尼松 30~40mg/d，症状控制后递减为 10mg/d 维持。

3. 外科手术治疗　包括关节置换和滑膜切除手术，前者适用于较晚期有畸形并失去功能的关节；后者可以使病情得到一定的缓解，但当滑膜再次增生时病情又趋复发。

【护理诊断/问题】

1. 有失用综合征的危险　与关节疼痛、畸形引起功能障碍有关。

2. 预感性悲哀　与疾病久治不愈、关节可能致残、影响生活质量有关。

【护理措施】

1. 休息与体位　急性活动期，除关节疼痛外，常伴有发热、乏力等全身症状，应卧床休息，以减少体力消耗，保护关节功能，避免脏器受损。限制受累关节活动，保持关节功能位，如膝下放一平枕，使膝关节保持伸直位，足下放置足板，避免垂足。但不宜绝对卧床。

2. 病情观察 ①了解关节疼痛的部位、患者对疼痛性质的描述、关节肿胀和活动受限的程度、有无畸形、晨僵的程度，以判断病情及疗效。②注意关节外症状，如胸闷、心前区疼痛、腹痛、消化道出血、头痛、发热、咳嗽、呼吸困难等，提示病情严重，应尽早给予适当的处理。

3. 对症护理 晨僵患者，鼓励患者早晨起床后行温水浴，或用热水浸泡僵硬的关节，而后活动关节。夜间睡眠戴弹力手套保暖，可减轻晨僵程度。其他护理措施参见本模块项目一。

4. 加强功能训练 为保持关节功能，防止关节畸形和肌肉萎缩，护士应指导患者锻炼。在症状基本控制后，鼓励患者及早下床活动，必要时提供辅助工具，避免长时间不活动。肢体锻炼由被动向主动渐进，活动强度应以患者能承受为限。也可配合理疗、按摩，以增加局部血液循环，松弛肌肉，活络关节，防止关节失用。对四肢功能基本消失的长期卧床者，应注意帮助其经常更换体位，防止发生压疮。对手指关节畸形，或肘关节屈伸不利，或两膝关节及踝关节变形，行走不便者，要及时照顾，处处帮助。

5. 心理护理

（1）对不良心态的认识 重视患者的每一个反应，如否认、孤独、抑郁、愤怒、恐惧等。提供合适的环境使患者表达悲哀，尽量减少外界刺激，帮助患者认识到不良心态不利于疾病的康复，长期的情绪低落会造成体内环境失衡，引起食欲不振、失眠等症状，反过来又会加重病情。

（2）鼓励患者自我护理 与患者一起制定康复的重点目标，激发患者对家庭、社会的责任感，鼓励自强，正确认识、对待疾病，积极与医护人员配合，争取得到好的治疗效果。对已经发生关节功能残障的患者，要鼓励其发挥健康肢体的作用，尽量做到生活自理或参加力所能及的工作，体现生存价值。

（3）参与集体活动 组织患者集体学习疾病的知识或座谈，以达到相互启发、相互学习、相互鼓励的目的，也可让患者参加集体娱乐活动，充实生活。

【健康教育】

1. 疾病知识指导 帮助患者及家属了解疾病的性质、病程和治疗方案。避免感染、寒冷、潮湿、过劳等各种诱因，注意保暖。

2. 休息与活动 强调休息和治疗性锻炼两者兼顾的重要性，养成良好的生活方式和习惯，在疾病缓解期每日有计划地进行锻炼，增强机体的抗病能力，保护关节功能，延缓功能损害的进程。

3. 用药与就医指导 指导患者用药方法和注意事项，用药期间应严密观察药物疗效及不良反应，定期检测血、尿常规及肝、肾功能等，一旦发现有严重的不良反应，应立即停药并及时处理。自觉遵医嘱用药，不要随便停药、换药、增减药量，坚持治疗，减少复发。病情复发时，应及早就医，以免重要脏器受损。

考纲摘要

1. 类风湿关节炎的临床表现。
2. 类风湿关节炎的治疗要点。
3. 类风湿关节炎的护理措施。

复习思考

1. 吕某，女，23 岁，在校大学生。因患系统性红斑狼疮入院。面部蝶形红斑明显，口腔有溃疡，严重脱发。经常哭泣，不愿意同学来医院探视，并担心不能如期完成学业，对今后的工作、生活忧心忡忡。

问题：（1）列出该患者的主要护理诊断。

（2）简述该患者的护理要点。

2. 患者，女，64 岁。3 年前始，无明显诱因反复出现双手指指关节肿痛，屈伸不灵活，尤以晨起或午休后为明显，活动后可缓解。查体：患者双手近端指间关节呈梭形肿胀，活动受限；局部皮肤红肿明显，触之微热，有压痛。实验室检查：血沉 65mm/h，RF（+）。

问题：（1）该患者可能患有何种疾病？

（2）该患者初步的护理诊断有哪些？如何进行护理？

（3）该患者经治疗后病情稳定，即将出院，如何对其进行健康教育？

扫一扫，知答案

扫一扫，看课件

模块九

神经系统疾病患者的护理

项目一　神经系统疾病常见症状及体征的护理

【学习目标】

1. 掌握瘫痪、昏迷的护理措施；肌力的分级，瘫痪的康复训练；三叉神经痛、面神经炎、急性炎症性脱髓鞘性多发性神经病的病因、临床表现及护理措施。

2. 熟悉头痛、感觉障碍、言语障碍的护理措施；感觉障碍和瘫痪的定位诊断；三叉神经痛、面神经炎、急性炎症性脱髓鞘性多发性神经病的治疗要点、辅助检查、健康教育。

3. 了解神经系统的解剖、功能；三叉神经痛、面神经炎、急性炎症性脱髓鞘性多发性神经病的发病机制、诊断要点。

一、概述

（一）神经系统的解剖结构

神经系统由中枢神经系统和周围神经系统组成。中枢神经系统包括脑和脊髓，周围神经系统由脑神经、脊神经和内脏神经组成（图 9-1）。

1. 脑　脑由大脑、间脑、小脑和脑干 4 个部分组成。大脑由左、右半球组成，表面被大脑皮质所覆盖，皮质表面有脑回和脑沟。大脑半球分为额叶、顶叶、颞叶、枕叶、岛叶和边缘系统。在内侧面通过胼胝体相互连接，内部为白质、基底节和侧脑室。间脑位于中脑和两侧大脑半球之间，是脑干与大脑半球连接的中继站。脑干由中脑、脑桥和延髓组成，中脑向上与间脑相连，延髓向下与脊髓相连。小脑位于颅后窝，在小脑幕下方，脑桥与延髓的背侧。

2. 脊髓 脊髓是中枢神经的低级部分，为四肢和躯干的初级反射中枢，呈椭圆形条索状，位于椎管内。其上端于枕骨大孔水平与脑干相连接，下端以圆锥终止于腰 1 椎体下缘，并以终丝固定在骶管盲端。由脊髓共发出 31 对脊神经，主要分布到四肢和躯干。成人脊髓全长 40~45cm，相当于椎管长度约 2/3。脊髓由 3 层结缔组织的被膜所包围，由内向外依次为软膜、蛛网膜和硬膜。软膜与蛛网膜之间的腔隙充满脑脊液，称为蛛网膜下腔。蛛网膜与硬膜之间为硬膜下腔。在脊髓的横断面上可见白质和灰质两种组织，中央区为神经细胞核团组成的灰质，呈蝴蝶形或 H 形，外周则是由上、下行传导束组成的白质。

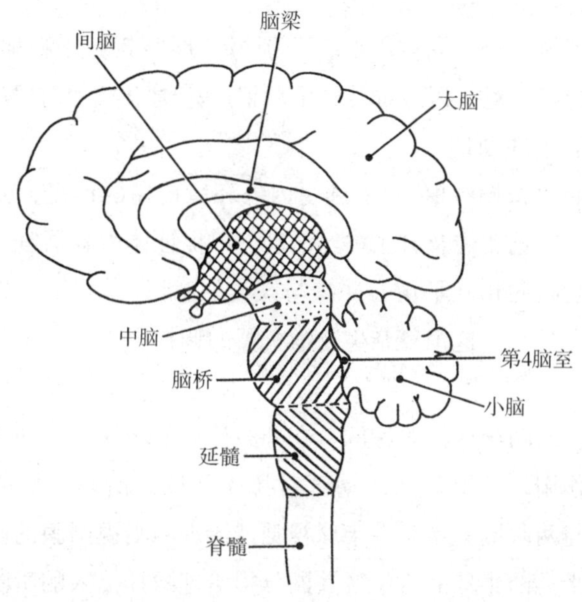

图 9-1　中枢神经系统示意图

3. 脑神经 共 12 对，采用罗马数字按次序命名，除第Ⅰ、Ⅱ对脑神经进入大脑外，其他 10 对脑神经均与脑干互相联系，各脑神经的排列顺序与功能见表 9-1。

表 9-1　脑神经的排列顺序与功能

对数	名称	起源组织	主要功能
Ⅰ	嗅神经	间脑	传导嗅觉
Ⅱ	视神经	间脑	传导视觉冲动
Ⅲ	动眼神经	中脑	司眼球运动、瞳孔调节、眼睑调节
Ⅳ	滑车神经	中脑	司眼球运动
Ⅴ	三叉神经	脑桥	支配颜面部感觉、咀嚼运动
Ⅵ	展神经	脑桥	司眼球运动
Ⅶ	面神经	脑桥	主管味觉和颜面表情

续表

对数	名称	起源组织	主要功能
Ⅷ	听神经	脑桥	传导听觉、平衡觉
Ⅸ	舌咽神经	延髓	司味觉、涎液分泌、吞咽及呕吐反射
Ⅹ	迷走神经	延髓	主管咽部的感觉和运动，调节内脏活动，与呕吐反射有关
Ⅺ	副神经	延髓	主管头部转动和举肩运动
Ⅻ	舌下神经	延髓	主管舌肌运动

4. 脊神经　位于脊髓内，共有 31 对，分别为颈神经 8 对，胸神经 12 对，腰神经 5 对，骶神经 5 对，尾神经 1 对。每对脊神经由后根（感觉根）和前根（运动根）组成。

（二）神经系统的生理功能

神经系统是人体的“指挥中枢”，能感受内外环境传递的信息，使机体做出适当的反应，调节机体的运动、感觉功能及自主神经活动，以保证体内各器官、系统之间的协调统一，以及与外界环境之间的相互平衡，并参与人类的意识、学习、记忆等高级神经活动，具有抽象思维的能力，是人体这个复杂生物学机器的调控中心。

1. 大脑的功能　每一半球上分别有运动区、体觉区、视觉区、听觉区、联合区等神经中枢。由此可见，大脑两半球是对称的。在神经传导的运作上，两半球相对的神经中枢彼此配合，发生交叉作用。两半球的运动区对身体部位的治理，是左右交叉、上下倒置的。两半球的视觉区与两眼的关系是左半球视觉区治理两眼视网膜的左半，右半球视觉区治理两眼视网膜的右半。两半球的听觉区共同分担治理两耳传入的听觉信息。两半球的联合区，分别发挥左右半球相关各区的联合功能。在整个大脑功能上，两半球并不是各自独立的，两者之间仍具有交互作用。而交互作用的发挥是靠胼胝体的连接来完成。

在区域的分布上，大脑两半球的功能是不对称的，如言语中枢大多在左侧半球，而习惯左利手者则于右侧。近代神经生理学家认为左侧大脑半球在语言、逻辑思维、分析能力及计算能力等方面起决定作用；右侧大脑半球主要在音乐、美术、空间和形状的识别、综合能力、短暂的视觉记忆等方面起决定作用。

2. 小脑的功能　小脑与低位脑干有双向纤维联系，所以小脑可调节躯体运动，并与前庭核、红核等共同调节肌紧张，调节躯体反射活动。小脑与大脑也有双向纤维联系，因此小脑对随意动作起着调节作用，使动作的力量、快慢与方向得到精确控制。此外，小脑对自主神经反射中枢也有调节作用。

3. 脑干的功能　主要是维持个体生命，包括心跳、呼吸、消化、体温、睡眠等重要生理功能均与脑干的功能有关。

4. 脊髓的功能　脊髓和脑的各级中枢之间存在广泛的联系，脊髓的正常活动总是在大脑的控制下进行的。脊髓受损的症状和体征与脊髓受损的部位与程度有关。脊髓的主要功能有：①传导功能：传导从周围到脑的神经冲动，一方面把大脑皮质的运动兴奋性经过脊髓、脊神经到达效应器官，另一方面把肌肉、关节和皮肤的痛觉、温度觉、触觉等感觉经脊神经、脊髓、脑干到达大脑半球。②反射功能：当脊髓失去大脑控制后，仍能自主完成较为简单的骨骼肌反射和躯体内脏反射活动，如牵张反射、屈曲反射、浅反射及膀胱、直肠反射等。

神经系统活动的基本方式是反射，反射的构成基础是反射弧。反射弧一般由 5 个部分构成：感受器、传入神经、中枢、传出神经和效应器。感受器接受刺激，产生兴奋，传入神经将冲动传入中枢，在中枢变换神经元后兴奋由传出神经传至效应器，使其产生运动。

总之，周围神经系统主管传递神经冲动（包括传入和传出），中枢神经系统分析综合体内外环境传来的信息。

二、 常见症状及体征的护理

神经系统与骨骼肌由于血管性病变、感染、变性、肿瘤、外伤、中毒、免疫障碍、遗传、先天发育异常、营养缺陷和代谢障碍等原因受损，常常导致头痛、感觉障碍、言语障碍、瘫痪、昏迷等症状和体征。

（一）头痛

头痛是常见的临床症状，一般指局限于头颅上半部，包括眉弓、耳轮上缘和枕外隆突连线以上的疼痛。头痛可分为偏头痛、高颅压性头痛、颅外局部因素所致头痛（眼源性、耳源性、鼻源性头痛）和紧张性头痛（神经性或精神性头痛）。

1. 偏头痛　偏头痛是临床常见的原发性头痛，主要是由颅内外血管收缩与舒张功能障碍引起，其特征是发作性、多为偏侧、中重度、搏动样头痛，一般持续 4~12 小时，可伴恶心、呕吐，声、光刺激或日常活动均可加重头痛，安静休息、睡眠后或服用止痛药物后可缓解，但常反复发作，多有偏头痛家族史。

2. 高颅压性头痛　颅内肿瘤、血肿、脓肿、囊肿等占位性病变可使颅内压增高，刺激、挤压颅内血管、神经及脑膜等疼痛敏感结构而出现头痛。头痛常为持续性的整个头部胀痛，阵发性加剧，伴有喷射状呕吐及视力障碍。

3. 颅外局部因素所致头痛　此种头痛可以是急性发作，也可以为慢性持续性头痛。常见的局部因素有：

（1）眼源性头痛　由青光眼、虹膜炎、视神经炎、眶内肿瘤、屈光不正等眼部疾患引起头痛。常位于眼眶周围及前额，一旦眼部疾病治愈，头痛也将会得到缓解。

（2）耳源性头痛　急性中耳炎、外耳道的疖肿、乳突炎等耳源性疾病均会引起头痛。多表现为单侧颞部持续性或搏动性头痛，常伴有乳突的压痛。

（3）鼻源性头痛　由鼻窦炎症引起前额头痛，多伴有发热、鼻腔脓性分泌物等。

4. **紧张性头痛**　亦称神经性或精神性头痛，无固定部位，多表现为持续性闷痛、胀痛，常伴有心悸、失眠、多梦、多虑、紧张等症状，约占头痛患者的40%，是临床常见的慢性头痛。

【护理评估】

1. **健康史**　了解有无颅内的血管、神经和脑膜及颅外的骨膜、血管、头皮、颈肌、韧带等头痛敏感结构受挤压、牵拉或移位、炎症，以及血管的扩张与痉挛、肌肉的紧张性收缩等。

2. **身体状况**　应了解：①头痛的部位、性质和程度。②询问患者头痛发作的规律与频率，激发、加重或缓解的因素，是否与季节、气候、体位、饮食、情绪、睡眠、疲劳及与脑脊液压力暂时性升高（咳嗽、喷嚏、屏气、用力、排便）等有关。③有无头痛先兆及伴发症状等。④检查患者意识是否清楚，瞳孔是否等大等圆、对光反射是否灵敏。⑤面部表情、精神状态及生命体征是否正常。⑥头部有无外伤、眼睑是否下垂。⑦有无脑膜刺激征阳性等。

3. **辅助检查**

（1）脑脊液检查　有无压力增高，颜色和性状有无改变。

（2）TCD、CT或MRI检查　有无异常。

4. **心理和社会支持状况**　评估头痛对患者日常生活、工作和社交有无影响，患者是否因长期反复头痛而出现情绪改变，以及恐惧、忧郁或焦虑心理。

【护理诊断/问题】

头痛：与颅内外血管舒缩功能障碍或脑部器质性病变等因素有关。

【护理目标】

1. 患者能找出诱发或加重头痛的因素，并避免。

2. 患者能正确运用缓解头痛的方法使头痛消失或减轻。

【护理措施】

1. **避免诱因**　告知患者可能诱发或加重头痛的因素，如情绪紧张、进食某些食物与酒、月经来潮、用力性动作等；保持环境安静、舒适、光线柔和。

2. **对症护理**　减轻头痛的方法有缓慢深呼吸，听轻音乐和练习气功，生物反馈治疗，引导式想象，冷、热敷及理疗、按摩、指压止痛等；对于器质性疾患引起的头痛应积极检查和处理。

3. **用药护理**　告知患者止痛药物的作用及不良反应，让患者了解药物依赖性或成瘾性的特点。指导患者遵医嘱正确服药。

4. **心理护理**　长期反复发作头痛，患者可能出现焦虑、紧张心理，要理解、同情患者，耐心解释、适当诱导，解除其思想顾虑，训练身心放松，鼓励患者树立信心，积极配合治疗；同时也应协助患者家属对患者的头痛做出积极反应。

【护理评价】

1. 患者能否说出诱发或加重头痛的原因。

2. 患者能否运用正确的方法减轻或缓解头痛。

（二）感觉障碍

感觉是指各种形式的刺激作用于人体各种感觉器后在人脑中的直接反映。感觉障碍是指机体对各种形式刺激（如痛、温度、触、压、位置、震动等）无感知、感知减退或异常的一组综合征。不同部位的损害产生不同类型的感觉障碍，常见的感觉障碍类型有末梢型感觉障碍、节段型感觉障碍、传导束型感觉障碍、交叉型感觉障碍和皮质型感觉障碍。典型的感觉障碍类型具有特殊的定位诊断价值。

1. 感觉障碍的临床表现 临床上将感觉障碍分为抑制性症状和刺激性症状两大类。

（1）抑制性症状 指感觉传导通路受到破坏或功能受到抑制时，出现感觉缺失或感觉减退。同一部位各种感觉均缺失为完全性感觉缺失。若同一部位有某种感觉障碍，而其他感觉保存者为分离性感觉障碍。

（2）刺激性症状 指感觉传导通路受刺激或兴奋性增高时出现的感觉过敏、感觉过度、感觉异常、感觉倒错或疼痛等。

①感觉过敏：指轻微刺激引起强烈的感觉，如用针刺皮肤引起强烈的疼痛刺激。此为检查的刺激与传导通路上的兴奋性病灶产生的刺激总和所引起。

②感觉过度：多发生在感觉障碍的基础上，感觉的刺激阈增高，反应强烈、时间延长。

③感觉异常：没有任何外界刺激而出现的感觉，常见的感觉异常有麻木感、痒感、发重感、针刺感、蚁行感、电击感、紧束感、冷热感、肿胀感等。

④感觉倒错：指热觉刺激引起冷觉感，非疼痛刺激而出现疼痛感觉。

⑤疼痛：为临床上最常见的症状，可分为局部疼痛、放射性疼痛、扩散性疼痛、灼性疼痛、牵涉性疼痛。

2. 感觉障碍的定位诊断 不同部位的损害产生不同类型的感觉障碍，典型的感觉障碍类型具有特殊的定位诊断价值（图 9-2）。

（1）末梢型感觉障碍 表现为袜子或手套型痛觉、温度觉、触觉减退，见于多发性周围神经病。

（2）节段型感觉障碍 脊髓某些节段的神经根病变可产生受累节段的感觉缺失，如脊髓空洞症导致的节段性痛觉缺失、触觉存在。

（3）传导束型感觉障碍 感觉传导束损害时出现受损以下部位的感觉障碍，其性质可分为感觉缺失（内囊病变的偏身感觉缺失或减退，脊髓横贯性损害的截瘫型或四瘫型感觉缺失或减退）和感觉分离（脊髓半切综合征）。

（4）交叉型感觉障碍　常见于脑干病变，如延髓外侧或脑桥病变时，常出现病变同侧的面部和对侧肢体的感觉缺失或减退。

（5）皮质型感觉障碍　中央后回及旁中央小叶附近为大脑皮质的感觉中枢，支配躯体感觉与大脑皮质部位的关系类似倒置的人体形状，自上而下依次为足、小腿、大腿、躯干、手臂、面、口。病变损害某一部分，常产生对侧上肢或下肢分布的感觉障碍，称为单肢感觉缺失。皮质型感觉障碍的特点为精细感觉障碍（形体觉、两点辨别觉、定位觉、图形觉）。

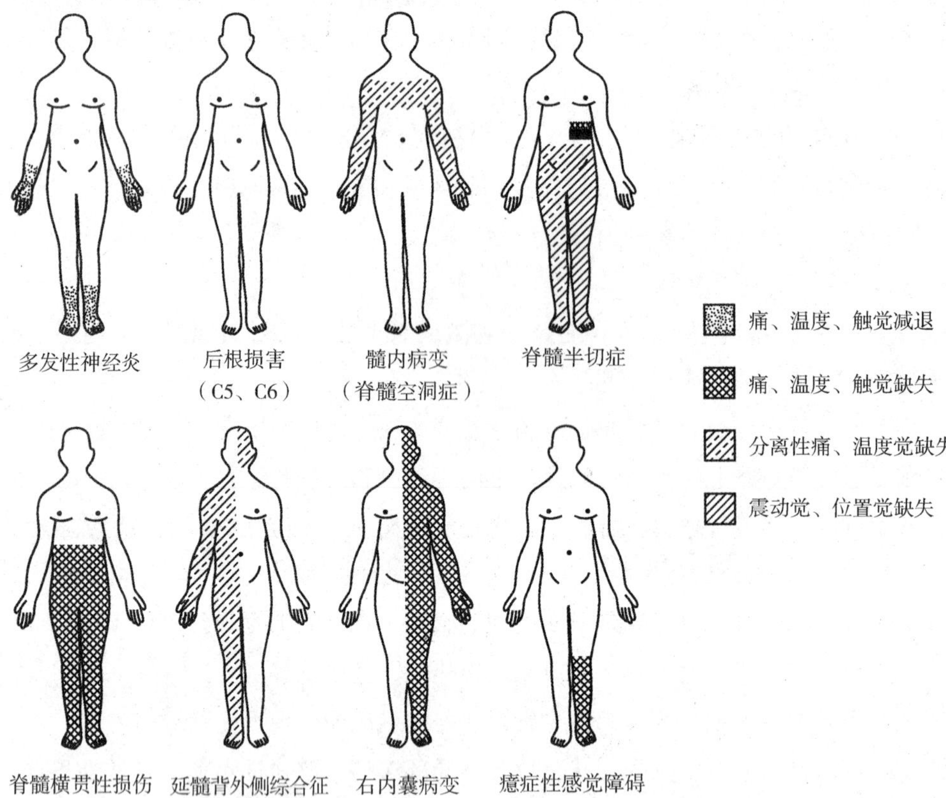

图 9-2　常见疾病感觉障碍的分布

【护理评估】

1. 健康史　了解患者有无感染、脑血管病、脑外伤、药物中毒、脑肿瘤、尿毒症、糖尿病等。

2. 身体状况

（1）了解感觉障碍的出现时间、发展过程、传播方式及有无加重或缓解的因素。

（2）既往健康状况，如有无糖尿病、酒精中毒病史等。

（3）查体时注意：

①评估感觉障碍的部位、类型、范围及性质。

②评估意识状态与精神状况，注意有无认知、情感或意识行为方面的异常，有无智能障碍，是否疲劳或注意力不集中。

③有无运动障碍及其类型，肌力如何。

④评估全身情况及有无伴随症状，注意相应区域的皮肤颜色、毛发分布，有无烫伤或外伤瘢痕、皮疹、出汗等。

3. 辅助检查　了解脑脊液检查有无异常改变，肌电图（EMG）、脑诱发电位（BEP）及CT、MRI检查有无异常发现。

4. 心理和社会支持状况

（1）评估患者是否因感觉异常而烦闷、忧虑或失眠。

（2）评估家属对疾病知识的知晓程度和家庭支持情况。

【护理诊断/问题】

感知改变：与脑、脊髓病变及周围神经受损有关。

【护理目标】

1. 患者未发生因感觉障碍导致的各种损伤。

2. 感觉障碍逐渐减轻或消失。

【护理措施】

1. 一般护理　保持床单整洁、干燥，防止感觉障碍的身体部位受压或机械性刺激。避免高温或过冷刺激，慎用热水袋或冰袋，防止烫伤、冻伤。对感觉过敏的患者尽量避免不必要的刺激。

2. 感知训练　根据感觉障碍类型可进行肢体的拍打、按摩、理疗、针灸、被动运动和各种冷、热、电的刺激。如每日用温水擦洗感觉障碍的身体部位，被动活动关节，反复适度地挤压关节及牵拉肌肉、韧带等。

3. 心理护理　感觉障碍常常使患者缺乏正确的判断而产生紧张、恐惧心理或烦躁情绪，严重影响患者的运动能力或兴趣，应关心、体贴患者，主动协助其日常生活活动；多与患者沟通，取得患者信任，使其正确面对，积极配合治疗和训练。

【护理评价】

1. 患者是否发生烫伤、冻伤等损伤。

2. 患者是否能进行感觉训练，感觉障碍减轻，感觉功能逐步恢复正常。

（三）言语障碍

言语障碍可分为失语症和构音障碍。失语症是由于大脑皮质中与语言功能有关的区域受损害所致的语言表达或理解障碍，根据患者自发语言、听语理解、口语复述、匹配命名、阅读及书写能力，可将失语分为Broca失语（运动性失语）、Wernicke失语（感觉性失语）、传导性失语、命名性失语和完全性失语等（表9-2）。构音障碍则是因为与发音有关的中枢神经、周围神经和肌肉的器质性病变，造成发音器官的肌无力及运动不协调，主要表现为发声困难，发音不清，声音、音调及语速异常。导致构音障碍的疾病有脑神经疾病、多发性硬化、各种原因所致的假性延髓性麻痹、重症肌无力、锥体外系疾病和小脑疾病等。

表9-2　临床常见失语症的临床特点、伴随症状及病变部位

类型	临床特点	伴随症状	病变部位
Broca失语	典型非流利型口语、言语缺乏、语法缺失、电报样言语	轻偏瘫	Broca区损害（额下回后部）
Wernicke失语	流利型口语，口语理解严重障碍，语法完好；有新语、错语和词语堆砌	视野缺损	Wernicke区（颞上回后部）
传导性失语	复述不能、理解和表达完好		缘上回皮质或深部白质区的弓状纤维束受损
命名性失语	命名不能		颞中回后部或颞枕交界区
完全性失语	所有语言功能明显障碍	偏瘫、偏身感觉障碍	大脑半球大范围病变
失写	能抄写，不能自发书写或写出的句子有遗漏错误	运动或感觉性失语	优势半球额中回后部
失读	不认识文字、词句、图画	不能书写，也不能抄写	优势半球顶叶角回

【护理评估】

1. 健康史　了解患者有无感染、脑血管病、脑外伤、脑肿瘤、重症肌无力等。向患者家属了解患者起病的急缓和病程长短；评估患者以往的语言能力，有无类似发作及治疗效果如何。

2. 身体状况

（1）评估言语障碍的类型、程度和残存能力。

（2）检查有无听觉和视觉缺损。

（3）评估是右利手还是左利手，能否自动书写或听写、抄写。

（4）检查口、咽、喉等发音器官有无肌肉瘫痪及共济运动障碍，有无面部表情改变、流涎或口腔滞留食物等。

（5）检查患者的意识水平、精神状态及行为表现，有无定向力、注意力、记忆力和计算力障碍。

3. 辅助检查　头部CT、MRI检查有无异常，新斯的明试验是否为阳性反应。

【护理诊断/问题】

语言沟通障碍：与大脑语言中枢病变或发音器官的神经肌肉受损有关。

【护理目标】

1. 患者及家属能适应沟通障碍。

2. 患者能采用有效的沟通方式自我表达。

3. 患者能积极进行语言训练，语言功能逐步恢复。

【护理措施】

1. 沟通方法指导 鼓励患者采取任何方式向医护人员或家属表达自己的需要，可借助卡片、笔、书本、图片、表情或手势等提供简单而有效的双向沟通方式。与感觉性失语患者沟通时，应减少外来干扰，除去患者视野中不必要的物品（如关掉收音机或电视），避免患者注意力分散，与患者一对一谈话；对于运动性失语的患者尽量提出一些简单的问题，让患者回答“是”“否”，或以点头、摇头示意；与患者沟通时说话速度要慢，应给予其足够的时间做出反应；听力障碍的患者可利用实物图片法进行简单的交流，文字书写法适应于有一定文化素质、无书写障碍的患者。

2. 语言康复训练 脑卒中所致失语症的患者，由康复小组制订个体化的全面语言康复计划，并组织实施；构音障碍的康复以发音训练为主，遵循由易到难的原则。护士每日深入病房，接触患者的时间最多，可以在专业语言治疗师指导下，协助患者进行床旁的肌群运动训练（如缩唇、叩齿、鼓腮、吹气、咳嗽等训练）、发音训练、复述训练（反复复述单词和词汇）、命名训练和刺激训练（如采用患者所熟悉的、常用的、有意义的内容进行刺激，刺激后诱导患者应答）。

3. 心理支持 向患者及家属耐心解释不能说话或说话吐词不清的原因，关心、体贴、尊重患者，避免挫伤其自尊心的言行；鼓励患者克服羞怯心理，大声说话，当患者进行尝试和获得成功时给予肯定和表扬；鼓励家属、朋友与患者交谈，并耐心、缓慢、清楚地解释每一个问题，直至患者理解、满意；营造一种和谐的亲情氛围和轻松、安静的语言交流环境。

4. 语言康复训练注意事项 训练时由少到多、由易到难、由简单到复杂，循序渐进，避免复杂化、多样化。避免使患者产生疲劳感、注意力不集中、厌烦或失望情绪。训练过程中充分调动患者的积极性和兴趣，及时鼓励。

【护理评价】

1. 患者能否自如运用文字、手势等进行有效沟通。

2. 患者有无主动进行语言训练，口语表达、理解等能力是否逐步提高。

（四）瘫痪

瘫痪是指肢体因肌力下降而出现的运动障碍。按瘫痪的性质可分为上运动神经元性瘫瘓（痉挛性瘫痪或中枢性瘫痪）和下运动神经元性瘫痪（弛缓性瘫痪、软瘫或周围性瘫痪），两者的区别见表9-3；按瘫痪的程度可分为完全性瘫痪（肌力完全丧失）和不完全性瘫痪（保存部分肌力），肌力的分级标准见表9-4；根据病变部位的不同，瘫痪的类型有偏瘫、交叉性瘫痪、四肢瘫、截瘫、单瘫、局限性瘫痪等。

表9-3 上、下运动神经元性瘫痪的鉴别

	上运动神经元性瘫痪	下运动神经元性瘫痪
瘫痪分布	以整个肢体为主	以肌群为主
肌张力	增高，呈痉挛性瘫痪	减低，呈弛缓性瘫痪
腱反射	增强	减低或消失
病理反射	阳性	阴性
肌萎缩	无或轻度失用性萎缩	明显
肌束颤动	无	有
皮肤营养障碍	多无	常有
肌电图	神经传导正常，无失神经电位	神经传导异常，有失神经电位

表9-4 肌力的分级

分级	临床表现
0级	肌肉无任何收缩（完全瘫痪）
1级	肌肉可轻微收缩，但不能产生动作（不能活动关节）
2级	肌肉收缩可引起关节活动，但不能抵抗地心引力，即不能抬起
3级	肢体能抵抗重力离开床面，但不能抵抗阻力
4级	肢体能做抗阻力动作，但未达到正常
5级	正常肌力

常见的瘫痪形式有以下几种（图9-3）：

1. 单瘫　单个肢体的运动不能或运动无力，多为一个上肢或一个下肢。病变部位在大脑半球、脊髓前角细胞、周围神经或肌肉等。

2. 偏瘫　一侧面部和肢体瘫痪，常伴有瘫痪侧肌张力增高、腱反射亢进和病理征阳性等体征。多见于一侧大脑半球病变，如内囊出血、大脑半球肿瘤、脑梗死等。

3. 交叉性瘫痪　指病变侧脑神经麻痹和对侧肢体瘫痪。中脑病变时表现为病灶侧动眼神经麻痹，对侧肢体瘫痪；脑桥病变时表现为病灶侧展神经、面神经麻痹和对侧肢体瘫痪；延脑病变时表现为病灶侧舌下神经麻痹和对侧肢体瘫痪。常见于脑干肿瘤、炎症和血管性病变。

4. 截瘫　双下肢瘫痪，多见于脊髓胸腰段的炎症、外伤、肿瘤等引起的脊髓横贯性损害。

5. 四肢瘫　四肢不能运动或肌力减退。见于高颈段脊髓病变（如外伤、肿瘤、炎症等）和周围神经病变（如急性炎症性脱髓鞘性多发性神经病）。

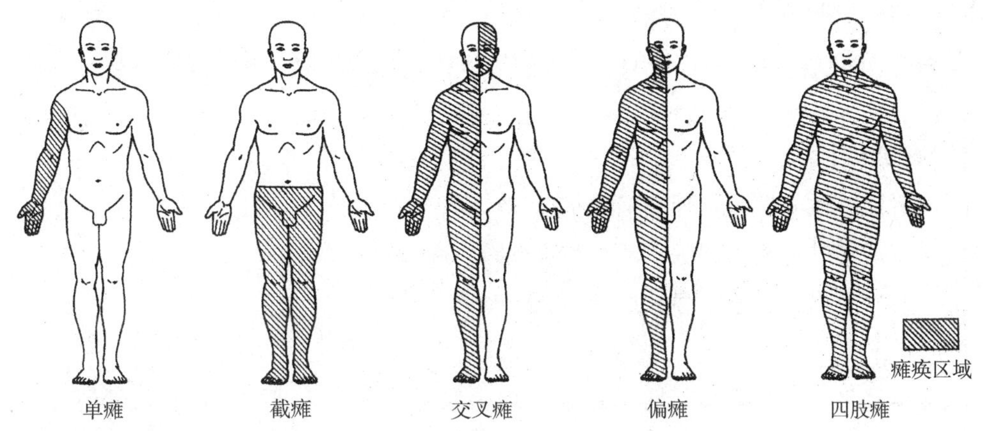

图 9-3　瘫痪的几种常见形式

【护理评估】

1. 健康史　了解患者有无感染、脑血管病变、肿瘤、外伤、中毒、脑先天畸形及寄生虫病等。了解患者起病的缓急，运动障碍的性质、分布、程度及伴发症状；注意患者有无热、抽搐或疼痛，是否继发损伤；询问患者饮食和食欲情况，是否饱餐或酗酒；了解患者过去有无类似发作病史及其治疗效果。

2. 身体状况

（1）肌肉容积　检查肌肉的外形、体积，有无萎缩、肥大及其部位、范围和分布。

（2）肌张力　触摸肌肉的硬度和被动活动时的阻力。

（3）肌力　主动运动时肌肉收缩的肌力量。

（4）协调和平衡　检查患者运动的协调能力，身体的平衡能力。观察有无不自主运动及其形式、部位、程度、规律，与休息、活动、情绪、睡眠和气温等的关系。

（5）姿势和步态　观察患者的站立姿势和行走步态，注意起步、抬足、落足、步幅、步基、方向、节律、停步和协调动作的情况。患者卧床时是否被动或强迫体位。

（6）日常生活活动能力　了解患者运动、自理、家务活动能力。日常活动是否需要辅助或支持等。

（7）全身状况　评估营养和皮肤情况。观察有无吞咽、构音和呼吸的异常。

3. 辅助检查　CT、MRI 检查中枢神经系统有无病灶；EMG 检查是否有失神经电位和神经传导速度的改变；血液生化检查有无血清铜蓝蛋白、抗“O”、血沉、肌酶谱、血钾的异常。

4. 心理及社会支持状况 评估患者是否因肢体运动障碍而产生急躁、焦虑情绪或悲观、抑郁心理；评估患者家属对病情的认识程度及对患者的支持关心情况；评估社会支持系统或社区康复的可能性等。

【护理诊断/问题】

躯体运动障碍：与大脑、小脑、脊髓病变及神经肌肉受损、肢体瘫痪或协调能力异常有关。

【护理目标】

1. 患者能够适应生活自理缺陷的状态。

2. 患者能够进行运动训练，活动和自理能力逐步提高。

3. 不发生受伤、压疮、静脉血栓、肢体畸形等并发症。

【护理措施】

1. 生活协助 瘫痪卧床、生活不能自理的患者卧气垫床或按摩床，取舒适卧位；保持床单整洁、干燥、无渣屑；协助翻身、拍背、活动关节和按摩骨隆突处；每日全身温水擦拭1~2次，促进肢体血液循环，增进睡眠；鼓励和协助患者摄取充足的水分和均衡的饮食，保持大便通畅，便秘者可适当运动和按摩下腹部，促进肠蠕动；患者需在床上大、小便时，为其提供方便的条件、隐蔽的环境和充足的时间，并指导其学会和配合使用便器；注意口腔卫生，保持口腔清洁。

2. 康复护理 早期康复干预有助于抑制和减轻肢体痉挛姿势的出现与发展，能预防并发症，促进康复、减轻致残程度和提高患者生活质量。运动障碍的康复应尽早进行，康复护理的主要内容有如下几点：

（1）重视患侧刺激 加强患侧刺激可以对抗其感觉丧失，避免忽略患侧身体和患侧空间。如床头柜、电视机应置于患侧；洗漱、进食、测脉搏等所有护理工作都应在患侧进行；家属与患者交谈时应握住患侧手，引导偏瘫患者头转向患侧等。避免手的损伤，尽量不在患肢静脉输液；慎用热水袋热敷等。

（2）保持正确的卧位 正确的卧位姿势可以减轻患肢的痉挛、水肿，增加舒适感。如脑血管意外患者急性期通常采用患侧卧位、健侧卧位、仰卧位和床上坐位。

①患侧卧位：即患侧在下，健侧在上的侧卧位，是所有体位中最重要的体位。患侧肩应前伸，肘关节伸展，前臂旋后，手指张开，掌心向上。下肢呈迈步位，健侧下肢髋膝屈曲，患侧下肢呈伸髋稍屈膝体位，并用枕头在下面支持。

②健侧卧位：即健侧在下，患侧在上的侧卧位。头部枕在枕头上，但不宜过高。躯干与床面成直角，患侧上肢用枕头垫起，肩前屈90°~130°，腕和肘伸展。患侧下肢也用枕头垫起，向前屈髋屈膝，健侧下肢平放，轻度屈髋屈膝。

③仰卧位：头下放置枕头，面部朝向患侧。在患侧肩胛下方垫枕头，肩上抬，肘伸

直，手指伸开。患侧臀部、大腿下垫长枕，使患侧骨盆向前。该体位应尽量少用，异常反射活动最强。

④床上坐位：髋关节尽量保持接近90°的屈曲位，背部用枕头垫好，保持躯体伸展，双侧上肢伸展位放在床前桌子上，臀部下放软垫，双膝屈曲50°~60°，膝下垫软垫，患侧足底踏沙袋，保持踝关节中立位或背屈。

（3）定时翻身　翻身是抑制痉挛和减少患侧受压最具治疗意义的活动，瘫痪患者每2小时翻身1次。

（4）床上运动训练　正确的运动训练有助于缓解痉挛和改善已形成的异常运动模式。患者临床生命体征稳定、意识清楚就应该尽早开始床上Bobath握手、桥式运动、关节被动运动训练和起坐训练等，应鼓励患者每日多次练习，每次20~30分钟。

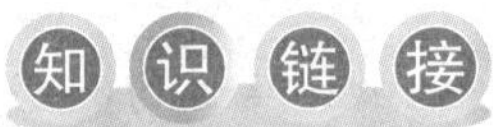

Bobath握手和桥式运动

Bobath握手即双手手指交叉，患指置于健指之上，充分利用健侧上肢的活动，注意肘关节充分伸展。此项运动可在卧位、坐位、立位等任何姿势下进行。让患者用健侧上肢带动患侧上肢上举至头顶，使肩关节充分前伸，同时患侧的肘关节要保持伸直状，而后再将双侧上肢放置腹部，如此反复进行。

桥式运动即患者仰卧，髋、膝、踝关节屈曲，脚平放于床面上，双臂平放于躯干两侧，家属协助其伸髋抬臀，维持3~5秒再放下臀部。此运动可以锻炼患者的背伸肌，为坐起打下基础。分为双桥和单桥运动形式。患者仰卧，双腿屈曲，然后伸髋、抬臀，并保持，则为双桥运动形式。若患者病腿屈曲，伸直健腿，然后伸髋、抬臀，并保持，则为单桥运动形式。

3. 安全护理　运动障碍的患者床铺要有保护性床栏；走廊、厕所要装扶手，以方便患者起坐、扶行；地面要保持平整干燥，防湿、防滑；呼叫器和经常使用的物品应置于床头或患者伸手可及处；运动场所要宽敞、明亮，没有障碍物阻挡；穿防滑软橡胶底鞋和棉布衣服，衣着应宽松；患者在行走训练时避免在其身旁擦过或在其面前穿过，不要突然呼唤患者，以免分散其注意力；上肢肌力下降的患者不要自行打开水或用热水瓶倒水，防止烫伤；步态不稳者，选用三角手杖等合适的辅助工具，并有人陪伴，防止受伤。

4. 心理支持　给患者提供有关疾病、治疗及预后的可靠信息；关心、尊重患者，营造一种和谐的亲情氛围和舒适的休养环境；多与患者交谈，鼓励患者表达自己的感受，避免任何不良刺激和伤害患者自尊的言行；正确对待康复训练过程中所出现的畏难情绪、悲观和急躁情绪等，鼓励患者克服困难，摆脱对照顾者的依赖心理，增强自我照顾能力与自信心。

【护理评价】

1. 患者是否适应了运动障碍的状态。

2. 患者是否能够主动进行康复训练，活动和自理能力逐步增强或恢复。

3. 有无出现受伤、压疮、静脉血栓、肢体畸形等并发症。

（五）昏迷

昏迷是一种严重的意识障碍，主要是大脑皮质和中脑的网状结构发生高度抑制的一种病理状态。可原发于网状结构的功能损害，或大脑皮质的弥漫性损害，也可由于大脑皮质损害而影响网状结构的功能所致。

【护理评估】

1. 健康史 了解患者有无中枢神经系统炎症（如脑炎、脑膜炎等）、脑血管意外（如脑出血、脑梗死等）、颅内占位性病变（如脑肿瘤、颅内血肿等）；有无全身性疾病，如严重感染（如败血症、中毒性肺炎等）、心血管疾病（如阿-斯综合征、肺性脑病、高血压脑病等）、内分泌与代谢性疾病（如糖尿病酮症酸中毒、尿毒症等）、理化因素所致疾病（如中暑、CO 中毒、安眠药中毒等）。

2. 身体状况

（1）昏迷程度 通过痛觉检查和瞳孔对光反射、角膜反射的表现将昏迷分为浅昏迷和深昏迷。

①浅昏迷：意识大部分丧失，无自主运动，对周围事物及声、光等刺激无反应，但对强烈的疼痛刺激（如压眶上神经）尚可出现痛苦表情或肢体退缩等防御反应，浅、深反射均存在，呼吸、脉搏、血压一般无明显改变。

②深昏迷：意识完全丧失，强烈刺激也无反应，浅、深反射均消失，此时机体仅维持呼吸及循环等最基本生理功能。

（2）昏迷过程 注意昏迷起病的急缓及疾病发展的演变过程，发病前有无发热、头痛，是否伴有恶心、呕吐，是否有感觉及运动障碍。

①急骤起病伴有感觉及运动障碍，常见于颅脑损伤、脑血管意外、外源性中毒等。

②缓慢发生者，应注意是否为代谢障碍所致的疾病，如尿毒症、糖尿病酮症酸中毒等。

③高热或烈日下工作而突然昏迷者应考虑日射病。

④有高血压、动脉硬化的老年人，突然发生昏迷时，应考虑是脑血管意外或心血管疾病（如心脏骤停）所引起。

（3）伴随身心状况 昏迷患者常伴有生命体征的不稳定，应注意是否伴有呼吸过快、过慢或节律不规则，如呼吸呈深而稍快的库斯莫尔呼吸可能是糖尿病或尿毒症所致的代谢性酸中毒；鼾音呼吸伴有一侧面肌瘫痪致呼吸时患侧面颊如风帆样随呼吸而起落，提示脑出血。昏迷时间过长时要注意是否伴有：①呼吸道分泌物潴留，咳嗽反射减弱或消失，诱发肺部感染，可发生窒息。②吞咽困难所致营养失调，体重减轻。③肢体丧失自主运动，皮肤黏膜受压、红肿，发生压疮；肌肉失用性萎缩，关节功能障碍。④恶心、呕吐、瞳孔大小不等、对光反射消失，可能是并发脑疝。

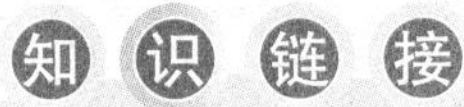

Glasgow 昏迷评定量表

为了较准确地评价意识障碍的程度，国际通用 Glasgow 昏迷评定量表（表 9-5）。最高得分 15 分，最低得分 3 分，分数越低病情越重。通常在 8 分以上恢复机会较大，7 分以下预后较差，3~5 分并伴有脑干反射消失的患者有潜在死亡的危险。

表 9-5 Glasgow 昏迷评定量表

检查项目	临床表现	评分
睁眼反应	自动睁眼	4
	呼之睁眼	3
	疼痛引起睁眼	2
	不睁眼	1
言语反应	定向正常	5
	应答错误	4
	言语错乱	3
	言语难辨	2
	不语	1
运动反应	能按指令动作	6
	对针痛能定位	5
	对针痛能躲避	4
	刺痛肢体屈曲反应	3
	刺痛肢体过伸反应	2
	无动作	1

【护理诊断/问题】

1. 急性意识障碍　与各种原因导致大脑皮质高度抑制有关。

2. 有误吸的危险 与意识障碍、呼吸道分泌物、咳嗽反射减弱有关。

3. 有皮肤完整性受损的危险 与意识障碍、患者长期卧床、皮肤受压、营养不良有关。

4. 有感染的危险 与意识障碍、机体抵抗力下降、呼吸道分泌物排出不畅、留置导尿等有关。

【护理目标】

1. 不发生误吸、窒息、压疮等并发症。

2. 不发生营养不良。

【护理措施】

1. 日常生活护理 昏迷患者因丧失自主运动，肢体受压时间过长，最易发生压疮，如骶尾部、股骨大转子、足跟、外踝等处，应定时翻身、按摩，每2小时翻身1次，翻身时动作要轻柔，避免拖、拉、推等粗鲁动作。翻身后肢体关节应放置功能位置。对受压部位皮肤，放置气垫圈、棉垫。如发现皮肤红、肿、热，应及时采取措施。谵妄躁动者加床栏，必要时做适当的约束，防止坠床和自伤、伤人。慎用热水袋，防止烫伤。注意口腔卫生，不能经口进食者应每日口腔护理2~3次，防止口腔感染。张口呼吸患者，应把消毒纱布叠成三层沾湿温水后盖在口鼻上。有口腔溃疡时，可涂甲紫或锡类散。及时清理患者口咽部及气管内分泌物，保持呼吸道通畅。患者长期卧床易发生坠积性肺炎，在整个昏迷期间，应密切观察患者体温、呼吸及痰的性质、量、颜色等变化，发现异常表现应及时与医生联系并采取相应护理措施。

2. 饮食护理 根据患者的具体情况给予合理的饮食，补充足够的水分。遵医嘱鼻饲流质者应定时喂食，保证足够的营养供给。进食时到进食后30分钟抬高床头防止食物反流。

3. 尿、便异常的护理

（1）对尿失禁患者可采用尿布、蓄尿袋，必须勤更换，会阴部应及时擦洗干净，防止尿路感染。

（2）长期尿潴留或尿失禁患者酌情留置导尿管，在护理过程中应注意：定期开放，每4小时开放1次，防止膀胱失用性功能萎缩；每日更换引流袋1次，每周更换导尿管1次；观察导尿管是否通畅，记录尿量、尿色；意识恢复清醒后及时拔除导尿管，诱导自主排尿。

（3）昏迷患者出现便意，有时会出现不安的表情和姿势，可提供便具。便秘3日以上应及时处理，如用缓泻剂，保持大便通畅，以防用力排便时导致颅内压增高。大便失禁患者应注意做好肛门及会阴部卫生，涂保护性润滑油。

4. 病情观察 密切观察生命体征，昏迷的程度，瞳孔的变化，注意有无瘫痪、脑膜刺激征、抽搐等伴随症状，并详细记录，随时分析病情进展，以便及时通知医生并做相应的护理。若出现体温急骤升高、脉搏渐弱转慢、呼吸不规则、血压波动、瞳孔散大、对光反射消失，均提示病情严重，须及时与医生联系并配合抢救。

【护理评价】

1. 是否出现误吸、窒息、压疮、呼吸道感染等并发症。
2. 患者营养状况是否良好。

考纲摘要

1. 意识障碍的分级。
2. 肌力的分级。
3. 瘫痪的生活护理。
4. 瘫痪的功能训练。

项目二　周围神经疾病

一、概述

周围神经（peripheral nerve）是与脑和脊髓相连的神经，包括脑神经、脊神经和内脏神经。周围神经疾病是指原发于周围神经系统的结构或功能损害的疾病。

【病因与发病机制】

1. 病因　营养代谢、炎症、药物、外伤或机械性压迫、遗传、免疫、中毒、肿瘤等均可引起。致病因素选择性地损伤周围神经的不同部位，导致相应的临床表现。周围神经再生能力很强，不管何种原因引起的周围神经损害，只要保持神经元完好，均有可能再生而修复，但再生的速度极为缓慢，为1~5mm/d。

2. 发病机制

（1）前角细胞和运动神经根破坏导致沃勒变性。

（2）结缔组织病变压迫周围神经或神经滋养血管而使周围神经受损。

（3）自身免疫性周围神经病可引起小静脉周围炎性细胞浸润及神经损伤。

（4）中毒和营养缺乏损害神经轴索或髓鞘。

（5）遗传代谢性疾病可因酶系统障碍而影响周围神经。

周围神经疾病症状学特点主要有感觉障碍、运动障碍、自主神经障碍、腱反射减弱或消失等。

二、三叉神经痛

案例导入

患者，男，56岁。患者自诉3天前夜里在院子里乘凉睡觉，醒后出现左侧面颊上下颌部隐痛，第二天早上患侧阵发性剧痛，疲劳后加重。查体：左侧面肌痉挛，流泪，口干唇裂，口渴欲饮。患者精神不振，表情痛苦，时而喊叫。初步诊断为三叉神经痛。

问题：1. 三叉神经痛患者应该怎样治疗、护理？

2. 如何为该患者做康复指导和健康教育？

三叉神经痛（trigeminal neuralgia）是一种原因未明的三叉神经分布区内短暂的反复发作的剧痛。

【病因与发病机制】

病因尚未完全明了，但近年来认为其发病是由于邻近血管如小脑动脉压迫了三叉神经根，使得神经纤维挤压在一起，逐渐发生脱髓鞘改变而产生异位冲动，相邻轴索纤维伪突触形成产生短路，轻微痛觉刺激通过短路传入中枢，中枢传出冲动亦通过短路传入，如此叠加造成阵阵剧痛。继发性三叉神经痛多为脑桥小脑角占位病变压迫三叉神经及多发性硬化等所致。

【临床表现】

1. **发病情况** 70%~80%的患者在40岁以后发病，女性稍多于男性，多为一侧发病。

2. **临床特点**

（1）面部剧痛 疼痛常局限于三叉神经1或2支分布区，以上颌支、下颌支多见。发作时表现为以面颊上下颌及舌部明显的剧烈电击样、针刺样、刀割样或撕裂样疼痛，持续时间数秒或1~2分钟，疼痛发作的性质及部位固定，突发突止，间歇期完全正常。发作时患者常双手紧握成拳或握物，或用力按压疼痛部以减轻疼痛。

（2）疼痛的扳机点 口角、舌、鼻翼和颊部等处最敏感，轻触或轻叩可诱发，故有“触发点”或“扳机点”之称。严重者洗脸、刷牙、谈话、咀嚼等都可诱发，以致不敢做这些动作，导致患者卫生差、面色憔悴、情绪低落等。

（3）周期性发作 随病程迁延，发作次数逐渐增多，发作时间延长，间歇期缩短，甚至为持续性发作，很少自愈。

3. **体征** 原发性三叉神经痛者神经系统检查无阳性体征。继发性三叉神经痛多伴有其他脑神经及脑干受损的症状和体征。

考纲摘要

1. 三叉神经痛常见的病因。
2. 三叉神经痛的临床表现。

【诊断要点】

根据疼痛发作的典型症状和分布范围，三叉神经痛的诊断不难，但应注意与牙痛、偏头痛、舌咽神经痛等鉴别。

【治疗要点】

迅速有效止痛是治疗本病的关键。

1. 药物治疗　本病的首选药物为卡马西平，开始为 0.1g，口服，2 次/日，常用剂量为 0.6g/d，最大剂量不超过 1.0g/d。有效控制剂量维持治疗 2~3 周后，逐渐减量至最小有效剂量，维持数月。其次可选用苯妥英钠、氯硝西泮等。轻者亦可服用解热镇痛药物。

2. 封闭治疗　药物治疗无效者可行无水乙醇或甘油封闭三叉神经分支或半月神经节治疗。

3. 经皮半月神经节射频电凝疗法　采用射频电凝治疗对大多数患者有效，可缓解疼痛数月至数年，但可致面部感觉异常、咀嚼无力、复视、角膜炎等并发症。

4. 手术治疗　可选用三叉神经感觉根部分切断术或伽马刀治疗，止痛效果确切，或行三叉神经微血管减压术。

【护理诊断/问题】

疼痛：面颊、上下颌及舌疼痛与三叉神经受损有关。

【护理措施】

1. 一般护理　保持正常作息和睡眠，维持情绪稳定；吃饭、漱口、说话、刷牙、洗脸动作宜轻柔，水温适中；注意头面部保暖，避免局部受冷、受潮。保持室内光线柔和，周围环境安静、安全。饮食清淡，营养丰富，食物宜软，忌食生冷、坚硬、油炸、辛辣等食物，以免诱发“触发点”而引起疼痛。

2. 疼痛护理　观察患者疼痛的部位、性质、程度、持续时间、发作频率及伴随症状，了解引起疼痛的原因与诱因。指导患者运用想象、分散注意力（听轻音乐、阅读报纸杂志）、放松、适当按摩疼痛部位等技巧减轻疼痛。

3. 用药护理　指导患者遵医嘱正确服药，并告知药物可能引起的不良反应，如卡马西平可引起口干、恶心、头晕、嗜睡、步态不稳、肝功能损害、皮疹、白细胞减少、精神症状等，多数在停药数日后消失；氯硝西泮可引起嗜睡、步态不稳。

考纲摘要

三叉神经痛的治疗要点。

【健康教育】

1. **疾病知识指导** 告诉患者本病的临床特点与诱发因素，指导患者避免可能诱发的因素。生活有规律、合理休息、适度娱乐，保持情绪稳定，培养多种兴趣爱好，适当分散注意力；饮食清淡，营养丰富，严重时予以半流质饮食。

2. **用药指导与病情监测** 遵医嘱合理用药，学会识别药物的不良反应，服用卡马西平者每1~2个月检查1次肝功能和血常规，出现皮疹、白细胞减少和共济失调时需要立即停药并及时就医。

【预后】

本病可缓解，但极少自愈。病程呈周期性，每次发作期可数日、数周或数月不等；缓解期亦可数日至数年，但往往随病程推移而缩短。

三、 面神经炎

案例导入

患者，女，42岁。左眼睑闭合不全伴口唇㖞斜3小时。患者于入院前一天有着凉史。入院当天晨起后觉左耳后疼痛，左眼睑闭合不全，同时家属发现其口唇㖞斜。当时无头痛、无头晕、无恶心呕吐、无肢体活动不利、无肢体麻木、无面部疼痛、无复视、无耳鸣、无听力下降、无发热、无意识障碍。

查体：神清，左额纹浅，左侧皱额不能，左眼睑闭合不全，右侧皱额、闭目正常。眼球活动正常，无眼震。左鼻唇沟浅，左鼓腮露齿差。伸舌居中。

问题：1. 面神经炎患者应该怎样治疗、护理？

2. 如何为该患者做康复指导和健康教育？

面神经炎（facial neuritis）又称为特发性面神经麻痹，或称贝尔麻痹，是由茎乳孔内面神经非特异性炎症所致的周围性面神经麻痹。

【病因与发病机制】

面神经炎的病因与发病机制尚未完全阐明。面部受风寒、病毒感染、中耳炎、茎乳孔周围水肿及面神经在面神经管出口处受压、缺血、水肿等均可引起发病，也可能与免疫反应有关。早期病理改变主要是神经水肿和脱髓鞘，严重者可有轴索变性。

【临床表现】

1. **发病情况** 本病可于任何年龄、任何季节发病，多见于20~40岁，男性多于女性。通常急性发病，常于数小时或1~3日内症状达高峰。

2. **症状与体征**

（1）表情肌瘫痪多见于单侧，主要表现为患侧面部表情肌瘫痪，额纹消失，不能皱额蹙眉；眼裂闭合不全或完全不能闭合；患侧闭眼时眼球向外上方转动，露出白色巩膜，称为贝尔征；患侧鼻唇沟变浅，口角歪向健侧（露齿时更明显）；鼓腮漏气；由于颊肌瘫痪，食物易滞留于患侧齿龈，口水或汤水可从患侧口角漏出等。

（2）其他表现：部分患者起病前1~2日可出现患侧耳后持续性疼痛或乳突部压痛。面神经病变在中耳鼓室段者可出现说话时回响过度和患侧舌前2/3味觉缺失。膝状神经节受累时，还可出现患侧乳突部疼痛，耳郭与外耳道感觉减退，外耳道或鼓膜可出现疱疹，称为Ramsay-Hunt综合征。

考纲摘要

1. 面神经炎常见的病因。
2. 面神经炎的临床表现。

【诊断要点】

根据急性起病、临床表现为周围性面瘫，面神经炎的诊断不难，但需注意与吉兰-巴雷综合征、耳源性面神经麻痹、后颅窝肿瘤、脑膜炎等继发引起的面神经麻痹进行鉴别。

【治疗要点】

改善局部血液循环，减轻面神经水肿，缓解神经受压，促使功能恢复。

1. **药物治疗** 急性期应尽早使用糖皮质激素，如口服泼尼松30mg/d，或地塞米松10~20mg/d，连用5日，7~10日后逐渐减量。也可使用维生素B_1 100mg、维生素B_{12} 500μg肌内注射，改善神经营养以促进神经髓鞘恢复。Ramsay-Hunt综合征患者可口服阿昔洛韦0.2g，每日5次，连服7~10日。眼裂不能闭合者，可酌情使用眼膏、眼药水、眼罩等预防感染以保护角膜。

2. **理疗** 急性期可在茎乳口附近红外线照射、局部热敷、超短波透热疗法等，有利于改善局部血液循环，减轻神经水肿。

3. **恢复期治疗** 应尽早进行面肌功能训练，或行碘离子透入疗法、针刺或电针治疗等。发病后1年以上仍未恢复，可考虑整容手术或面-舌下神经、面-副神经吻合术。

【护理诊断/问题】

1. 自我形象紊乱　与面神经麻痹所致口角㖞斜等有关。

2. 下颌角或乳突部疼痛　与面神经病变累及膝状神经节有关。

【护理措施】

1. 一般护理　急性期应注意休息，面部防风防寒，避免直吹冷风，外出时可戴口罩、系围巾等。患侧面部可用湿热毛巾外敷，水温50~60℃，每日3~4次，每次15~20分钟；早晚自行按摩患侧，按摩应轻柔、适度、部位准确。

2. 饮食护理　饮食宜清淡，避免粗糙、干硬、辛辣食物，味觉障碍的患者注意食物的冷热度以防烫伤或冻伤口腔黏膜；指导患者饭后及时漱口，清除口腔患侧滞留的食物，保持口腔清洁。

3. 心理护理　患者突然出现面部肌肉瘫痪，口角㖞斜，尤其在谈话时面部抽搐较厉害，这些自身形象的改变，会使患者感觉害羞或难为情，害怕遇见熟人，不敢出现在公众场所，容易导致焦虑、急躁情绪。鼓励患者表达心理感受；告诉患者疾病的发展过程、治疗手段和预后等，指导患者克服焦躁情绪和害羞心理，正确对待疾病，积极配合治疗。

4. 预防眼部并发症　眼睑不能闭合或闭合不全者应减少用眼动作，并给予眼罩、眼镜防护，或用眼药水预防感染，保护角膜。

5. 功能锻炼　指导患者尽早开始面肌的主动与被动运动，可对着镜子做皱眉、举额、闭眼、露齿、鼓腮和吹口哨等动作，每日数次，每次5~15分钟，并辅以面部肌肉按摩。

考纲摘要

面神经炎的饮食护理、药物治疗。

【健康教育】

1. 疾病预防指导　病毒感染、自主神经功能失调等均可导致局部血管痉挛，神经缺血、水肿而发生本病，因此应保持生活规律、情绪稳定，避免感冒或面部长时间吹冷风、受凉等。

2. 康复指导　遵医嘱理疗或针灸治疗；保护面部，避免过冷刺激；掌握面肌功能训练的方法，坚持每日数次面部按摩和面肌功能训练。

四、急性炎症性脱髓鞘性多发性神经病

案例导入

患者，男，20岁。2周前呼吸道感染自服药后好转，1周前出现双下肢对称

性弛缓性瘫痪，现四肢无力4日来诊，二便正常。查体：脑神经正常，四肢肌力Ⅱ级，腱反射弱，无病理反射，脑脊液化验正常，考虑为急性炎症性脱髓鞘性多发性神经病。

问题：1. 需要为该患者做哪些检查以进一步确诊？

2. 急性炎症性脱髓鞘性多发性神经病患者应该怎样治疗、护理？

急性炎症性脱髓鞘性多发性神经病（acute inflammatory demyelinating polyneuropathy，AIDP）又称吉兰-巴雷综合征（Guillain-Barre syndrome，GBS），是一种自身免疫介导的周围神经病，主要损害多数脊神经根和周围神经，也常累及脑神经。临床表现为多发神经根及周围神经损害，常有脑脊液蛋白-细胞分离现象，多呈单时相自限性病程，静脉注射免疫球蛋白和血浆置换治疗有效。主要病理改变为周围神经广泛炎症性节段性脱髓鞘和小血管周围淋巴细胞及巨噬细胞的炎性反应。

【病因与发病机制】

本病的病因及发病机制不明，多数观点认为属神经系统的免疫介导的周围神经病。临床及流行病学资料显示发病可能与空肠弯曲菌感染有关，此外可能与巨细胞病毒、EB病毒、水痘-带状疱疹病毒、肺炎支原体、乙型肝炎病毒、HIV感染等有关。另外，白血病、淋巴瘤、器官移植后使用免疫抑制剂，或患有系统性红斑狼疮、桥本甲状腺炎等自身免疫病常合并GBS。

【临床表现】

1. 任何年龄、任何季节均可发病，男性略多于女性。病前1~4周常有呼吸道、消化道感染症状或疫苗接种史。起病形式多为急性起病，症状常于2周左右达高峰。

2. 弛缓性瘫痪：首发症状常为四肢对称性弛缓性无力，可自远端向近端发展或相反，并可累及躯干，严重患者可因累及肋间肌及膈肌而致呼吸肌麻痹。腱反射常减低或消失。

3. 感觉障碍：发病时多有肢体远端感觉异常，如烧灼感、麻木、刺痛和不适感等，感觉缺失或减退呈手套、袜子样分布。

4. 脑神经损害：以双侧面瘫多见，尤其在成年人，部分患者以脑神经损害为首发症状就诊，延髓麻痹以儿童多见。偶见视盘水肿。

5. 自主神经症状：有多汗、皮肤潮红、手足肿胀及营养障碍。严重患者可有心动过速、直立性低血压。

考纲摘要

1. 急性炎症性脱髓鞘性多发性神经病常见的病因。

2. 急性炎症性脱髓鞘性多发性神经病最严重的并发症表现。

【辅助检查】

1. **脑脊液检查** 细胞计数正常，而蛋白质含量明显增高，称蛋白-细胞分离现象，为本病特征性表现。通常在病后2~4周最明显。

2. **肌电图检查** 早期可见F波或H反射延迟，提示神经近端或神经根损害。

【诊断要点】

有前驱感染史，急性起病并呈进行性加重，四肢对称弛缓性瘫痪，可有脑神经损害，常有脑脊液蛋白-细胞分离现象，据此可诊断本病。

【治疗要点】

1. **免疫球蛋白** 在出现呼吸肌麻痹前尽早应用大剂量的免疫球蛋白静脉滴注治疗。成人剂量0.4g/（kg·d），连用5日。

2. **血浆置换** 周围神经脱髓鞘时，患者血液中存在与发病有关的抗体、补体及细胞因子等，采用血浆置换疗法可直接去除血浆中的致病因子，减轻临床症状，缩短使用呼吸机的时间，减少并发症。每次置换血浆量以40mL/kg或1~1.5倍血浆容量计算，每周2~4次。严重感染、严重心律失常、心功能不全及凝血系统疾病患者禁用。

3. **糖皮质激素** 慢性GBS对激素有良好的反应。一般用地塞米松10mg/d静脉滴注，7~10日为1个疗程。

4. **辅助呼吸** GBS的主要危险是呼吸肌麻痹，对呼吸肌麻痹的抢救是降低病死率的关键。应严密观察病情，对有呼吸困难者及时进行气管插管、气管切开和人工辅助呼吸。

5. **其他治疗** 考虑有胃肠道空肠弯曲菌感染者，可用大环内酯类药物治疗。可选用B族维生素，如维生素B_1、维生素B_6、维生素B_{12}等营养神经。病情稳定后可早期进行正规的神经功能康复锻炼，包括主动或被动运动、理疗、针灸及按摩等。

【护理诊断/问题】

1. **躯体活动障碍** 与四肢肌肉进行性瘫痪有关。

2. **吞咽障碍** 与脑神经受损所致延髓麻痹、咀嚼肌无力及气管切开等有关。

3. **清理呼吸道无效** 与肌麻痹致咳嗽无力、肺部感染所致分泌物增多等有关。

4. **潜在并发症** 深静脉血栓形成、营养失调。

【护理措施】

1. **一般护理** 持续低流量给氧，协助患者取半卧位，鼓励患者深呼吸和有效咳嗽，协助翻身、拍背或体位引流，及时清除口、鼻腔和呼吸道分泌物，必要时吸痰。床头常规备吸引器、气管切开包及机械通气设备，以利于随时抢救。指导患者进食高蛋白质、高维生素、高热量且易消化的软食，多食水果、蔬菜，补充足够的水分。吞咽困难和气管切开、呼吸机辅助呼吸者应及时插胃管，给予鼻饲流食，以保证机体足够的营养供给，维持水、电解质平衡。

2. 病情监测 动态监测生命体征，观察吞咽情况、运动障碍和感觉障碍的程度和分布。给予心电监护，动态观察血压、脉搏、呼吸、动脉血氧饱和度及情绪变化。注意呼吸困难的程度和血气分析指标的改变。当患者烦躁不安时，应区分是否为早期缺氧的表现；当出现呼吸费力、出汗、口唇发绀等缺氧症状时应立即报告医生；当肺活量降至正常的25%～30%，血氧饱和度降低，血气分析血氧分压低于70mmHg时，一般应先行气管插管，如1天以上无好转，则行气管切开，使用呼吸机辅助呼吸。

3. 用药护理 指导患者遵医嘱正确服药，告知药物的作用、不良反应、使用时间、使用方法及注意事项。如使用糖皮质激素治疗时可能出现应激性溃疡所致消化道出血，应观察有无胃部疼痛不适和柏油样大便等；留置鼻胃管的患者应定时回抽胃液，注意胃液的颜色、性质；使用免疫球蛋白治疗时常导致发热、面红，减慢输液速度可减轻症状。

4. 预防并发症 重症GBS因为瘫痪、气管切开和机械通气，卧床时间较长，机体抵抗力低下，易发生肺部感染、压疮、下肢静脉血栓形成、肢体挛缩和肌肉失用性萎缩、便秘、尿潴留等并发症。护士应指导和协助患者翻身、拍背、活动肢体，必要时穿弹力长袜、灌肠、导尿等。

5. 生活护理、安全护理及康复护理 详见本模块项目一。

6. 心理支持 本病起病急，进展快，患者常表现为躁动不安及依赖心理。护士应及时了解患者的心理状况，关心患者，耐心倾听患者的感受，讲解病程经过，使其认识到气管切开和机械通气的重要性，告知患者本病经过积极治疗和康复锻炼大多预后良好，以增强患者治疗的信心，取得充分信任和合作。

考纲摘要

1. 急性炎症性脱髓鞘性多发性神经病的病情观察。
2. 急性炎症性脱髓鞘性多发性神经病的药物护理。
3. 急性炎症性脱髓鞘性多发性神经病并发症的预防。

【健康教育】

1. 疾病知识指导 指导患者及家属了解本病的病因、进展、常见并发症及预后；保持情绪稳定和心态健康；加强营养，增强体质和机体抵抗力，避免淋雨、受凉、疲劳和创伤，防止复发。

2. 康复指导 加强患者肢体功能锻炼和日常生活训练，减少并发症，促进康复，肢体被动和主动运动均应保持关节的最大活动度；家属陪同患者运动锻炼，防止其跌倒、受伤。GBS 恢复过程长，家属应理解和关心患者，督促患者坚持运动锻炼。

【预后】

本病具有自限性，大多预后良好，通常在病情稳定后 2~4 周开始恢复，多数患者 2 个月至 1 年内可完全康复或接近完全康复，10%的患者可遗留神经功能损害。GBS 死亡率约为 5%，主要死因为呼吸肌麻痹、肺部感染及心力衰竭，2%的患者可复发。

五、 多发性神经病

多发性神经病（polyneuropathy）也称末梢性神经炎、多发性神经炎或周围性神经炎，是肢体远端多发性神经损害，主要表现为四肢远端对称性运动、感觉障碍和自主神经功能障碍的临床综合征。

【病因】

周围神经的轴索变性、神经元病或节段性脱髓鞘，只要累及全身，特别是四肢的周围神经，均表现为多发性神经病。

询问患者有无药物、化学品、重金属、酒精中毒史；有无营养缺乏或代谢障碍性疾病；有无其他自身免疫性疾病，如类风湿关节炎、系统性红斑狼疮等；有无恶性肿瘤等。

【临床表现】

一般均有肢体远端对称性感觉、运动障碍和自主神经功能障碍。受累肢体远端早期可出现感觉异常，如针刺、蚁走、烧灼、触痛和感觉过度等刺激性症状。随病程进展，渐出现肢体远端对称性深浅感觉减退或缺失，呈手套、袜子样分布，病变区可有皮肤触痛和神经压痛等。肢体呈下运动神经元性瘫痪，远端对称性无力，可伴肌萎缩、肌束颤动等。四肢腱反射减弱或消失。

自主神经功能障碍表现为肢体末端皮肤菲薄、干燥、苍白、变冷、发绀、汗多或无汗，指/趾甲粗糙、松脆，竖毛障碍，高血压及体位性低血压等。上述症状通常同时出现，呈四肢对称性分布，由远端向近端扩展。

【辅助检查】

1. **脑脊液检查** 一般正常，个别患者有脑脊液蛋白含量轻度升高。

2. **肌电图** 表现为神经源性损害，神经传导速度可有不同程度的减低。

3. **神经活检** 可见周围神经节段性髓鞘脱失或轴突变性。

【诊断要点】

根据肢体远端手套、袜子样分布的对称性感觉障碍，末端明显的弛缓性瘫痪，自主神经功能障碍，肌电图、神经传导速度及神经组织活检的改变，可做出诊断。

【治疗要点】

1. 病因治疗　糖尿病患者应注意控制血糖；药物所致多发性神经病患者需立即停药；重金属及化学品中毒者应立即脱离中毒环境，及时应用解毒剂及补液、利尿、通便，尽快排出毒物；乙醇中毒者需戒酒；尿毒症者可行血液透析或肾移植；营养缺乏、代谢障碍性多发性神经病患者应积极治疗原发病。

2. 综合治疗　急性期患者应卧床休息，加强营养。可补充 B 族维生素及其他神经营养药如辅酶 A、ATP 等。疼痛明显者可用各种止痛剂，严重者可用卡马西平或苯妥英钠。对重症患者加强护理，瘫痪患者勤翻身，瘫痪肢体应使用夹板或支架维持功能位，防止关节挛缩、畸形。恢复期可使用针灸、理疗及康复训练。

【护理诊断/问题】

1. 生活自理缺陷　与周围神经损害导致肢体瘫痪和感觉障碍有关。

2. 躯体移动障碍　与周围神经损害导致肢体瘫痪有关。

【护理措施】

1. 饮食护理　给予高热量、高维生素、清淡、易消化的饮食，多吃新鲜水果、蔬菜，补充足够的 B 族维生素；对于营养缺乏者保证各种营养物质的供给；戒烟、酒。

2. 生活护理　患者生活不能自理时给予生活帮助。应予以进食、洗漱、大小便及个人卫生等生活上的照顾。对于自主神经功能障碍者要勤换衣服、被褥，保持床单整洁和皮肤清洁，预防压疮。

3. 康复护理　鼓励患者进行力所能及的日常生活活动锻炼，并为其提供必要的辅助设施和保护措施，防止受伤。指导患者进行肢体的主动和被动运动，并辅以针灸、理疗、按摩，防止肌肉萎缩和关节挛缩，促进知觉恢复。

【健康教育】

1. 疾病预防指导　生活有规律；合理饮食，均衡营养，戒烟限酒，尤其是慢性乙醇中毒者应戒酒；预防感冒；避免药物和食物中毒；保持平衡心态；积极治疗原发病。

2. 疾病知识指导　告知患者及家属疾病相关知识与自我护理方法，帮助患者分析寻找病因和不利于恢复的因素，每天坚持适度的运动和肢体功能锻炼，防止跌倒、坠床、外伤、烫伤和肢体挛缩畸形；每晚睡前用温水泡脚，以促进血液循环和感觉恢复，增进睡眠；糖尿病周围神经病者应特别注意保护足部，预防糖尿病足；有直立性低血压者起坐、站立时动作要慢，注意做好安全防护；定期门诊复查，当感觉和运动障碍症状加重或出现外伤、感染、尿潴留或尿失禁时立即就诊。

项目三 脑血管疾病

【学习目标】

1. 掌握短暂性脑缺血发作、脑梗死、脑出血、蛛网膜下腔出血的概念、常见病因、临床表现、护理诊断、护理措施、健康教育。

2. 熟悉短暂性脑缺血发作、脑梗死、脑出血、蛛网膜下腔出血的治疗要点、辅助检查。

3. 了解短暂性脑缺血发作、脑梗死、脑出血、蛛网膜下腔出血的发病机制、诊断要点。

一、概述

脑血管疾病（cerebral vascular diseases，CVD）是指在脑血管病变或血流障碍的基础上引起的局限性或弥漫性脑功能障碍。依据神经功能缺失症状持续的时间分为短暂性脑缺血发作和脑卒中。脑卒中为脑血管疾病的主要临床类型，包括缺血性脑卒中和出血性脑卒中，前者又称为脑梗死，包括脑血栓形成、脑栓塞和腔隙性脑梗死；后者包括脑出血和蛛网膜下腔出血。

脑血管疾病是危害中老年人身体健康和生命的主要疾病之一，具有发病率高、病死率高、致残率高和复发率高的特点，与缺血性心脏病、恶性肿瘤构成多数国家的三大致死疾病。

【病因】

1. **血管壁病变** 以高血压性动脉硬化和动脉粥样硬化最多见，其次是动脉炎（风湿、结核、梅毒等所致）、先天性血管病（如先天性脑动脉瘤、脑动静脉畸形）、各种原因所致的血管损伤，另外还有药物、毒物、恶性肿瘤等所致的血管病损等。

2. **血液流变学异常及血液成分改变** 高脂血症、高糖血症、红细胞增多症等导致的血液黏度增高，以及血小板减少性紫癜、血友病、应用抗凝药、DIC 等导致的凝血机制异常等。

3. **血流动力学改变** 高血压、低血压及心脏功能障碍等。

4. **其他** 空气、脂肪、肿瘤等栓子栓塞，脑血管受压、痉挛和外伤等。

【危险因素】

1. 无法干预的因素　年龄、性别、种族和家族遗传性等。随着年龄的增长，脑血管疾病的危险因素持续增加，55 岁以后发病率明显增加，年龄每增加 10 岁，发病率约增加 1 倍；男性发病率高于女性；父母双方有脑血管疾病史的子女风险增加。

2. 可干预的因素　高血压、心脏病、糖尿病已被一致认为是脑血管疾病发病最重要的危险因素；高脂血症、血黏度增高、吸烟、酗酒、肥胖、体力活动减少、饮食因素等与脑血管疾病发病有关。若对以上因素进行积极干预可以减少脑血管疾病的发生。

二、 短暂性脑缺血发作

案例导入

患者，男，63 岁。入院前 6 个月无明显诱因出现反复头晕，清晨时明显，四肢乏力，意识清楚，无视力模糊。2~3 日发作 1 次，每次持续 10~20 分钟，后逐渐好转或缓解，呈间歇性发作。今晨，头晕加剧，眼前发黑，无恶心、呕吐，无耳鸣、视物旋转，无抽搐。自发病以来，患者精神状态良好，睡眠情况正常，食欲正常，排便、排尿正常。体重没有明显增加，无体温升高，无盗汗，无贫血，无听力障碍。患者既往有高血压病史 15 年。

问题：1. 该患者的医疗诊断可能是什么？

2. 如何对该患者进行健康教育？

短暂性脑缺血发作（transient ischemic attack，TIA）是由于局部脑或视网膜缺血引起的短暂性神经功能缺损，临床症状一般持续 10~15 分钟，多在 1 小时内恢复，最长不超过 24 小时，不遗留神经系统体征，且无责任病灶的证据。TIA 是脑卒中尤其是缺血性脑卒中最重要的危险因素。我国 TIA 的年人群患病率为 180/10 万，男女之比约为 3∶1，发病率随年龄的增长而增高。

【病因与发病机制】

TIA 的发病与动脉粥样硬化、动脉狭窄、心脏病、血液成分改变及血流动力学变化等多种病因有关。其发病机制主要有以下两种类型：

1. 血流动力学改变　在各种原因（如动脉硬化和动脉炎等）所致的颈内动脉系统或椎-基底动脉系统的动脉严重狭窄基础上，血压的急剧波动导致原来靠侧支循环维持的脑区发生一过性缺血。血流动力型 TIA 的临床症状比较刻板，发作频率通常密集，每次发作持续时间短暂，一般不超过 10 分钟。

2. 微栓塞　栓塞主要来源于动脉粥样硬化的不稳定斑块或附壁血栓的破碎脱落、瓣膜性或非瓣膜性心源性栓子及胆固醇结晶等。微栓子阻塞小动脉常导致其供血区域脑组织缺血，当栓子破碎移向远端或自发溶解时，血流恢复，症状缓解。微栓塞型 TIA 的临床症状多变，发作频率通常稀疏，每次发作持续时间一般较长，如果持续时间超过 30 分钟，提示微栓子较大，可能来源于心脏。

【临床表现】

1. 临床特征　①发作突然。②历时短暂，最长不超过 24 小时。③有局灶性脑或视网膜功能障碍的症状。④完全恢复，不留神经功能缺损体征。⑤常有反复发作的病史，每次发作表现相似。

2. 颈动脉系统 TIA　①常表现为对侧单肢无力或轻偏瘫。②特征性症状为眼动脉交叉瘫（患侧单眼一过性黑蒙、失明和（或）对侧偏瘫及感觉障碍），Horner 交叉瘫（患侧 Horner 征，对侧偏瘫）。优势半球缺血时可有失语。

3. 椎-基底动脉系统 TIA　①通常表现为眩晕、恶心、呕吐、平衡失调。②特征性症状：跌倒发作和短暂性全面性遗忘症。③可能出现的症状：吞咽障碍、构音不清、共济失调（小脑缺血）、交叉性瘫痪（脑干缺血）。④双眼视力障碍。

【并发症】

TIA 发作时，约 1/3 的患者可自行停止；1/3 的患者发展为脑梗死；1/3 的患者继续发作，可能会引起外伤、骨折等。

【辅助检查】

1. 血液检查　血常规及血液生化检查异常。

2. 颈动脉多普勒超声检查（TCD）　可显示血管狭窄、动脉粥样硬化斑。

3. 单光子发射计算机断层扫描检查（SPECT）　可发现局部脑灌流量减少的程度及缺血部位。

4. 影像学检查　CT 或 MRI 检查大多正常。

【诊断要点】

详细的病史询问是 TIA 诊断的主要依据。

【治疗要点】

TIA 是脑卒中的高危因素，需积极进行治疗。TIA 治疗的目的是消除病因，减少及预防复发，保护脑功能，防止脑梗死发生。

1. 病因治疗　病因治疗是预防 TIA 复发的关键。应积极查找病因，针对可能存在的危险因素进行治疗，如控制血压，治疗心律失常、心肌病变，稳定心脏功能，治疗脑动脉炎，纠正血液成分异常等；防止颈部活动过度等诱发因素。

2. 药物治疗　根据发作的频率可分为偶发和频发两种形式。无论何种原因引起的偶发，均应看作是永久性脑卒中的重要危险因素而进行适当的药物治疗。对于在短时间内频繁发作者，应视为神经科急症进行处理，迅速控制其发作。

（1）抗血小板聚集药　可减少微栓子的发生，预防复发。常用药物有阿司匹林、噻氯吡啶、双嘧达莫、氯吡格雷、奥扎格雷等。

（2）抗凝药　抗凝治疗不应作为 TIA 的常规治疗。对发作频繁、发作持续时间长、症状逐渐加重且无出血倾向和严重高血压、肝肾疾病、消化性溃疡者，可行抗凝治疗。常用药物有肝素、低分子肝素和华法林。首选肝素 100mg 加入生理盐水 500mL 中静脉滴注，20~30 滴/分；根据凝血活酶时间调整肝素剂量，维持治疗前凝血活酶时间的 1.5~2.5 倍为完全抗凝标准，5 日后可改华法林口服或低分子肝素腹壁皮下注射。

（3）钙通道拮抗剂　能防止血管痉挛，增加血流量，改善脑微循环。常用药物有尼莫地平、氟桂利嗪。

（4）中药　常用药物有川芎、丹参、红花、三七等。

3. 外科手术和血管内介入治疗　经血管造影确定 TIA 是由颈部大动脉病变如动脉硬化斑块引起明显狭窄或闭塞者，为了消除微栓塞，改善脑血流量，建立侧支循环，可考虑外科手术和血管内介入治疗。常用方法有动脉血管成形术（PTA）和颈动脉内膜切除术（CEA）。有或无症状、单侧重度颈动脉狭窄>70%或药物治疗无效者可考虑行 PTA 或 CEA 治疗。

【护理诊断/问题】

1. 有受伤的危险　与突发眩晕、平衡失调及一过性失明等有关。

2. 知识缺乏　缺乏疾病防治与自我保健知识。

3. 潜在并发症　脑卒中。

【护理措施】

1. 一般护理　发作时卧床休息，注意枕头不宜太高，以 15°~20°为宜，以免影响头部的血液供应；仰头或头部转动时应缓慢、动作轻柔，转动幅度不要太大，防止颈部活动过度过急而诱发短暂性脑缺血发作或摔伤。频繁发作的患者应避免重体力劳动，必要时如厕、沐浴及外出活动时应有家人陪伴。

2. 运动指导　散步、慢跑、踩脚踏车等规律的体育锻炼可以改善心脏功能、增加脑血流量、改善微循环，也可以降低已升高的血压、控制血糖水平和降低体重，应增加和保持适当的体育运动，注意运动量和运动方式，劳逸结合。

3. 用药护理　遵医嘱正确服药，不可随意停药、换药或自行购药服用。告知患者药物的作用机制、不良反应及用药注意事项。如肝素抗凝治疗时应密切观察有无出血倾向，如皮肤瘀点和瘀斑、牙龈出血、大便颜色等，有消化性溃疡和严重高血压者禁用。使用阿司匹林等抗血小板聚集药治疗时，可出现食欲缺乏、皮疹或血细胞减少等不良反应，发现异常情况应及时报告医生处理。

4. **病情观察** 对频繁发作的患者应注意观察和记录每次发作的持续时间、间隔时间和伴随症状，观察肢体无力或麻木是否减轻或加重，有无头痛、头昏或其他脑功能受损的表现，警惕完全性缺血性脑卒中的发生。

【健康教育】

1. **疾病知识指导** 让患者及家属了解本病的基本病因、主要危险因素；帮助寻找和去除自身的危险因素，主动采取预防措施，积极治疗相关性疾病，改变不健康的生活方式。

2. **饮食指导** 向患者和家属说明肥胖、吸烟、酗酒及不合理饮食与疾病发生的关系。进食低盐、低脂、充足蛋白质和丰富维生素的饮食，如多食谷类和鱼类、新鲜蔬菜、水果、豆类、坚果等，少摄入糖类，忌食辛辣、油炸食物和避免暴饮暴食；注意粗细搭配、荤素搭配，戒烟、限酒，控制食物热量，保持理想体重。

3. **保持心态平衡** 长期精神紧张不利于控制血压和改善脑部的血液供应，甚至还可以诱发某些心脑血管疾病。应积极调整心态、稳定情绪，培养自己的兴趣爱好，多参加有益身心的社交活动。

4. **积极治疗相关疾病** 告知患者和家属TIA为脑卒中的一种先兆表现或警示，未经正确治疗而任其自然发展，约1/3的患者在数年内发展成为脑卒中。积极治疗高血压、动脉硬化、心脏病、糖尿病、高脂血症和肥胖症等。遵医嘱正确服药，禁止自行停药、减量或换药。

5. **定期体检** 了解自己的心脏功能、血糖水平、血脂水平和血压高低，尤其有高血压病史者应经常测量血压，糖尿病患者监测血糖变化等，以便及时调整药物剂量。出现肢体麻木无力、头晕、头痛、复视或突然跌倒时应引起高度重视，及时就医。

三、 脑梗死

案例导入

张某，55岁。患高血压病多年。5日前因职务变动心情郁闷，于2日前起床时突然跌倒在地。家人将其扶起后，发现其左侧上下肢运动失灵，口角㖞斜，言语不清，但意识清晰，急送医院。入院时呈昏睡状态。查体：体温38.5℃，脉搏76次/分，血压180/120mmHg。脑CT检查发现右侧基底节区低密度梗死灶。经抢救已清醒，但言语仍含糊不清，饮水有呛咳。咳黄色黏痰，两肺可闻及湿啰音，左侧上下肢瘫痪。患者时常流泪，心情低落。

问题：1. 列出该患者的主要护理诊断及合作性问题。

2. 简述对该患者的护理要点。

脑梗死（cerebral infarction，CI）又称缺血性脑卒中（cerebral ischemic stroke，CIS），是各种原因使脑部血液供应障碍，导致脑组织缺血、缺氧性坏死，而出现相应神经功能缺损的一类临床综合征。脑梗死是脑卒中最常见类型，占70%~80%。常见的临床类型包括脑血栓形成和脑栓塞。

（一）脑血栓形成

脑血栓形成（cerebral thrombosis，CT）是脑梗死中最常见的类型。指脑动脉因各种原因导致管腔狭窄或闭塞，进而形成血栓，造成脑局部血流减少或中断，脑组织缺血缺氧导致坏死，出现局灶性神经系统症状与体征。动脉粥样硬化是本病的根本原因。

【病因与发病机制】

1. 动脉粥样硬化 动脉粥样硬化是脑血栓形成最常见的病因，高血压常与脑动脉硬化并存，两者相互影响，使病变加重；高脂血症、糖尿病等往往加速脑动脉硬化的进展。

2. 动脉炎 结缔组织疾病、细菌和钩端螺旋体等感染均可致脑动脉炎症而使管腔狭窄或闭塞。

3. 其他 真性红细胞增多症、血小板增多症、弥散性血管内凝血、脑淀粉样血管病、颅内外夹层动脉瘤等。

在颅内血管壁病变的基础上，睡眠、失水、心力衰竭、心律失常等原因导致血压下降、血流缓慢、血液黏度增高时，在病变的动脉壁处，血小板及纤维素等血液中有形成分黏附、聚集、沉着，形成血栓，从而使动脉管腔变狭窄，以至完全闭塞，受累血管供应区的脑组织则缺血、水肿、坏死。

急性脑梗死病灶由缺血中心区及其周围的缺血半暗带组成。缺血中心区脑组织已发生不可逆性损害；缺血半暗带是指梗死灶中心坏死区周围可恢复的部分血流灌注区，因此区内有侧支循环存在而可获得部分血液供给，尚有大量可存活的神经元。治疗时间窗是指脑梗死后最有效的治疗时间，包括：①再灌注时间窗：一般认为是发病后3~4小时以内，最长不超过6小时。②神经细胞保护时间窗：指在时间窗内应用神经保护药物，可防止或减轻脑损伤，改善预后，可以延长至发病数小时后，甚至数日。

【临床表现】

1. 症状与体征

（1）前驱症状可有头昏、头痛等，部分患者发病前曾有TIA史。

（2）多数患者在安静休息或睡眠中急性发病。

（3）常见症状为局灶性神经功能缺损的表现，大脑中动脉主干闭塞可导致三偏征，即病灶对侧偏瘫（包括中枢性面舌瘫和肢体瘫痪）、偏身感觉障碍及偏盲。优势半球受累出现完全性失语症。部分患者可有头痛、呕吐、意识障碍等全脑症状。局灶性体征多在发病后10小时或1~2日达到高峰。

2. 临床类型 根据起病形式和病程可分为以下临床类型：

(1) 完全型 起病后6小时内病情达高峰，病情重，表现为一侧肢体完全瘫痪甚至昏迷。

(2) 进展型 发病后症状在48小时内逐渐进展或呈阶梯式加重。

(3) 缓慢进展型 起病2周以后症状仍逐渐发展。多见于颈内动脉颅外段血栓形成，与全身或局部因素所致脑灌注减少有关。

(4) 可逆性缺血性神经功能缺失 症状和体征持续时间超过24小时，但在1~3周内完全恢复，不留任何后遗症。可能与缺血未导致不可逆的神经细胞损害，侧支循环代偿迅速而充分，发生的血栓不牢固，伴发的血管痉挛及时解除等有关。

【并发症】

约半数患者留有不同程度的后遗症，部分大面积梗死或脑干梗死患者可并发脑水肿、颅内高压、肺部感染或因呼吸循环衰竭而致死。

【辅助检查】

1. 血液检查 血常规、血糖、血脂、血液流变学、凝血功能。

2. 影像学检查 CT是最常用的检查方法，多数患者发病24小时以后逐渐显示低密度梗死灶；MRI检查可以早期显示缺血组织的大小、部位，甚至可以显示皮质下、脑干和小脑的小梗死灶；SPECT检查可显示有无脑局部的血流灌注异常。

3. TCD检查 对判断颅内外血管狭窄或闭塞、血管痉挛、侧支循环建立程度有帮助，还可用于溶栓监测。

【诊断要点】

1. 中、老年患者，有高血压、动脉硬化及糖尿病等病史，或有TIA发作史。

2. 在安静休息或睡眠中突然发病。

3. 偏瘫、失语、感觉障碍等局灶性神经功能缺损的症状和体征在数小时或数日内达高峰，多无意识障碍。

4. 头部CT或MRI检查发现梗死灶。

【治疗要点】

1. 急性期治疗

(1) 早期溶栓 早期溶栓是指发病后6小时内采用溶栓治疗使血管再通，及时恢复血流和改善组织代谢，可以挽救梗死周围仅有功能改变的缺血半暗带组织，避免坏死范围扩大。常用溶栓药物包括：①尿激酶1（UK）：常用100万~150万IU加入0.9%生理盐水100~200mL，持续静脉滴注30分钟。②重组组织型纤溶酶原激活剂（rt-PA）：一次用量0.9mg/kg，最大剂量<90mg，先予10%的剂量静脉推注，其余剂量持续静脉滴注，共60分钟。应用溶栓药物期间应严密监测患者有无脑出血并发症。

（2）调整血压　脑血栓形成患者急性期的血压应维持在发病前平时稍高的水平，防止血压过低而导致脑血流量不足而加重脑梗死。除非血压过高（收缩压>200mmHg 或舒张压>110mmHg），一般不予应用降压药物，首先针对导致血压升高的相关因素如疼痛、呕吐、颅内压增高、焦虑、卒中后应激状态等采取措施。目前临床研究表明，急性缺血性脑卒中早期（24 小时~7 日）持续存在的高血压，可以采取较为积极的降压治疗，一般将血压控制在收缩压≤185mmHg 或舒张压≤110mmHg 是安全的；病情较轻时甚至可以降低至 160/90mmHg 以下。但脑卒中早期降压 24 小时内不应超过原有血压水平的 15%。首选容易静脉滴注和对脑血管影响小的药物（如拉贝洛尔），避免舌下含服短效钙离子拮抗剂（如硝苯地平）。出现持续性低血压者，应补充血容量和增加心输出量，必要时可应用多巴胺、间羟胺等升压药物。

（3）防治脑水肿　当梗死范围大或发病急骤时可引起脑水肿，严重脑水肿和颅内压增高是急性重症脑梗死的常见并发症和主要死亡原因。常用药物有 20% 甘露醇、呋塞米等。当患者出现剧烈头痛、喷射性呕吐、意识障碍等高颅压征象时，常用 20% 甘露醇 125~250mL，快速静脉滴注，1 次/6~8 小时；心、肾功能不全的患者可改用呋塞米 20~40mg，静脉注射，1 次/6~8 小时。亦可用 10% 复方甘油、白蛋白等。

（4）抗血小板聚集治疗　未行溶栓治疗的患者应在发病后 48 小时内服用阿司匹林 150~325mg/d，但不主张在溶栓后 24 小时内应用，以免增加出血风险。急性期过后改为预防剂量（100~300mg/d）。不能耐受阿司匹林者可口服氯吡格雷 75mg/d。

（5）抗凝治疗　一般不推荐发病后急性期应用，抗凝药物可预防脑卒中复发、阻止病情恶化或改善预后。对于长期卧床患者，尤其是合并高凝状态有深静脉血栓形成和肺栓塞趋势者，可应用低分子肝素预防治疗。心房颤动者可应用华法林治疗。

（6）脑保护治疗　目前推荐早期（2 小时）应用头部或全身亚低温治疗。药物可用胞磷胆碱、尼莫地平等，可通过降低脑代谢，干预缺血引发细胞毒性机制而减轻缺血性脑损伤。

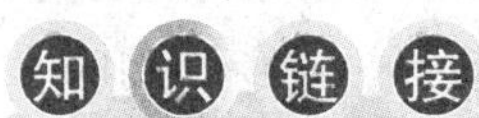

亚低温疗法

亚低温疗法是一种以物理方法将患者的体温降低到 30~35℃ 达到治疗疾病目的的方法。近几年，国外率先开始使用亚低温（30~35℃）治疗脑缺血、脑缺氧和脑出血患者，取得了令人瞩目的研究成果。

研究发现亚低温对脑血流有调节作用，降低脑氧代谢率和改善细胞能量代谢。亚低温减少兴奋性氨基酸的释放，减少氧自由基的生成，减少细胞内钙超载，增加神经元泛素的合成，从而减少神经元坏死和凋亡，促进细胞间信号传导的恢复，减少脑梗死的面积，减轻脑水肿和降低颅内压等。研究还发现低温对血压、血氧分压、二氧化碳分压、血 pH 值和血糖无影响，对实验动物心、肺、肾、小肠也未见病理性损害，说明低温并不增加其他组织器官的损害。

(7) 外科治疗　可行开颅切除坏死组织和去颅骨减压、脑室引流术、颈动脉内膜切除术等。

(8) 血管内介入治疗　包括颈动脉内膜成形术、颈动脉内支架置入术等。

2. 康复治疗　当患者生命体征稳定，神经系统症状和体征不再加重，并发症得到控制后，应尽早进行系统的肢体运动和语言功能康复训练。原则是综合各种康复手段，促进患者患肢随意运动的出现，强化日常生活活动能力训练，为患者早日回归家庭和社会做好必要准备。

【护理诊断/问题】

1. 躯体运动障碍　与偏瘫或平衡能力降低有关。

2. 吞咽障碍　与意识障碍或延髓麻痹有关。

3. 语言沟通障碍　与大脑语言中枢功能受损有关。

【护理措施】

1. 一般护理　急性期取平卧位，以保证脑的血液供应。头可偏向一侧，避免呕吐引起窒息；瘫痪患者卧气垫床或按摩床，保持肢体功能位，定时翻身。

2. 饮食护理　鼓励能吞咽的患者自口进食，少量多餐。食物选择软饭或糊状，避免粗糙、干硬、辛辣等刺激性食物。可将食物做成"中药丸"大小，并将食物送至患者健侧近舌根部以利于吞咽。给患者提供充足的进餐时间，以利于充分咀嚼，如有食物滞留口内，鼓励患者用舌的运动将食物后送以利于吞咽。进食后应保持坐位 30 分钟~1 小时，防止食物反流。严重吞咽困难不能进食时给予营养支持，或遵医嘱胃管鼻饲。

3. 防止窒息　保持进餐环境的安静、舒适。进食前注意休息，进餐时不要讲话，减少环境中分散注意力的干扰因素，如关闭电视、收音机，停止护理活动等。避免使用吸水管吸水和低头饮水的体位。床旁备吸引装置，如果患者发生呛咳、误吸或呕吐，应立即让患者取头侧位，及时清理口鼻分泌物和呕吐物，保持呼吸道通畅，预防窒息和吸入性肺炎。

4. 用药护理　护士应熟悉所用药物的药理作用、用药注意事项、不良反应和观察要点，遵医嘱正确用药。

(1) 溶栓、抗凝药物　应严格掌握药物剂量，监测出凝血时间和凝血酶原时间，观察有无皮肤及消化道出血倾向。密切观察症状和体征的变化，如患者原有症状和体征加重，或出现严重头痛、血压增高、脉搏减慢、恶心呕吐等，应考虑继发颅内出血，立即停用溶栓剂和抗凝剂，协助紧急头颅 CT 检查。观察有无栓子脱落所致其他部位栓塞的表现，如肠系膜上动脉栓塞引起的腹痛，下肢静脉栓塞所致的皮肤肿胀、发红及肢体疼痛和功能障碍，发现异常应及时报告医生处理。

（2）钙通道阻滞剂　应监测血压变化，控制输液滴速。

（3）20%甘露醇　选择较粗大的静脉给药，以保证药物能快速静脉滴注（250mL20%甘露醇在 15~30 分钟内滴完），注意观察用药后患者的尿量和尿液颜色，准确记录 24 小时出入液量；定时复查尿常规、血生化和肾功能，观察有无药物结晶阻塞肾小管所致少尿、血尿、蛋白尿及血尿素氮升高等急性肾衰竭的表现；观察有无脱水速度过快所致头痛、呕吐、意识障碍等低颅压综合征的表现。

5. 心理护理　脑卒中患者容易产生无用感、孤独感、失落感和死亡恐惧，不利于患者的有效康复，影响患者的生活质量，因此应重视对精神情绪变化的监控，及时发现患者的心理问题，进行针对性心理治疗，以消除患者的思想顾虑，稳定情绪，增强战胜疾病的信心。

6. 语言沟通障碍护理　详见本模块项目一。

7. 安全护理和康复护理　详见本模块项目一。

【健康教育】

1. 生活指导　①合理饮食：进食高蛋白质、低盐、低脂、低热量的清淡饮食，多吃新鲜蔬菜、水果、谷类、鱼类和豆类，戒烟、限酒。②建立正常的生活方式，如每日坚持适当运动，做力所能及的家务，合理休息和娱乐等。③起床、起坐等体位变换时动作宜缓慢，转头不宜过猛过急，洗澡时间不宜过长，训练或外出时有人陪伴等，防止跌倒。④气候变化时注意保暖，防止感冒。

2. 康复指导　偏瘫康复和语言康复都需要较长的时间，应鼓励患者树立信心，克服急于求成的心理，循序渐进，坚持锻炼。康复过程中应经常和康复治疗师联系，以便及时调整训练方案。

3. 定期体检预防复发　遵医嘱正确服用降压、降糖和降脂药物；定期门诊检查，动态了解血压、血糖、血脂变化和心脏功能情况；预防并发症和脑卒中复发。当患者出现头痛、一侧肢体麻木无力、讲话吐词不清或进食呛咳、发热、外伤时，家属应及时协助就诊。

4. 鼓励患者生活自理　鼓励患者从事力所能及的家务劳动，日常生活不过度依赖他人；指导家属应关心体贴患者，给予精神支持和生活照顾，但要避免患者养成依赖心理，鼓励和督促患者坚持锻炼，增强自我照顾的能力。告知患者和家属功能恢复需经历的过程，使其克服急于求成的心理，做到坚持锻炼。

考纲摘要

1. 脑血栓形成的饮食指导。

2. 脑梗死的健康教育、肢体功能训练。

（二）脑栓塞

脑栓塞（cerebral embolism）是指各种栓子沿血液循环进入脑动脉，引起急性血流中断而出现相应供血区组织缺血、坏死及脑功能障碍。

【病因】

脑栓塞的栓子来源可分为心源性、非心源性、来源不明性三大类，其中心源性栓子为脑栓塞最常见的病因，约75%的心源性栓子栓塞于脑部。引起脑栓塞的常见心脏病有心房颤动、心脏瓣膜病、感染性心内膜炎、心肌梗死和二尖瓣脱垂。非心源性病因中，主动脉弓及其发出的大血管的动脉粥样硬化斑块与附着物脱落形成栓子，沿颈内动脉或椎-基底动脉进入颅内，也是脑栓塞的重要原因，此种栓塞又称血栓栓塞；其他如感染性脓栓、长骨骨折的脂肪栓子、寄生虫虫卵栓子、癌性栓子、气体栓子、异物栓子等均可引起脑栓塞。有少数栓子来源不明。

【临床表现】

1. **发病年龄** 任何年龄均可发病，风湿性心脏病引起者以中青年为多，冠心病及大动脉病变引起者以中老年居多。

2. **起病形式** 安静与活动时均可发病，以活动中发病多见；起病急骤，在数秒钟或很短的时间内症状发展至高峰。

3. **主要表现** 以偏瘫、失语等局灶定位症状为主要表现，有无意识障碍及其程度取决于栓塞血管的大小和梗死的部位与面积，重者可表现为突发昏迷、全身抽搐、因脑水肿或颅内高压继发脑疝而死亡。

【并发症】

急性期可因严重脑水肿、脑疝、肺部感染和心力衰竭而死亡，存活者多遗留严重后遗症。

【辅助检查】

1. **CT或MRI检查** 可显示脑栓塞的部位和范围。在发病后24~48小时内病变部位呈低密度缺血性梗死影像。发生出血性梗死时，在低密度梗死区可见1个或多个高密度影像。

2. **其他** 应常规进行心电图、胸部X射线和超声心动图检查。疑为感染性心内膜炎时，应进行血常规和细菌培养等检查。心电图检查可作为确定心律失常的依据和协助诊断心肌梗死。超声心动图检查有助于证实是否存在心源性栓子。

【诊断要点】

1. 中青年多见，有心脏病或大动脉粥样硬化病史、严重骨折病史等。

2. 突起偏瘫、失语、一过性意识障碍，可伴有抽搐发作。

3. CT 或 MRI 可确定栓塞部位、数目及伴发出血等。

考纲摘要

脑栓塞的诊断。

【治疗要点】

1. 一般治疗　与“脑血栓形成”相同。

2. 原发病治疗　主要为消除栓子的来源，防止脑栓塞复发。治疗心脏疾病；细菌性心内膜炎行抗生素治疗；减压病行高压氧舱治疗；脂肪栓塞的处理可用扩容药、血管扩张药、5%碳酸氢钠注射液；对于空气栓塞的处理应采取头低左侧卧位，进行高压氧治疗；感染性栓塞需选用有效足量的抗感染药物治疗，禁行溶栓或抗凝治疗，以防感染在颅内扩散。

3. 抗凝治疗　心源性脑栓塞急性期一般不主张抗凝治疗。房颤或有再栓塞高风险的心源性疾病、动脉夹层或高度狭窄的患者推荐抗凝治疗，常用药物有肝素、华法林、阿司匹林等。本病由于易并发出血，因此抗凝治疗应严格掌握适应证。

【护理诊断/问题】、【护理措施】、【健康教育】见“脑血栓形成”。

四、脑出血

案例导入

患者，男，68 岁。6 小时前因生气突发头痛、恶心呕吐、右侧肢体活动障碍。此后病情迅速加重，意识不清，大小便失禁，无抽搐。既往有高血压病史 6 年，不规律服降压药。查体：体温 36℃，脉搏 68 次/分，呼吸 12 次/分，血压 180/100mmHg，昏迷，双侧瞳孔 2mm，等大，对光反射迟钝，右侧鼻唇沟浅，右侧肢体偏瘫。初步诊断为脑出血。

问题：1. 为什么该患者诊断为脑出血？

2. 脑出血与脑血栓形成有什么不同？

3. 脑出血是否有“三偏征”？

4. 做哪项检查可进一步证实脑出血？

5. 对该患者怎样治疗、护理？

脑出血（intracerebral hemorrhage，ICH）系指原发性非外伤性脑实质内出血，也称自发性脑出血，占急性脑血管疾病的20%~30%，在脑出血中，大脑半球出血占80%，脑干和小脑出血占20%。

脑出血年发病率为（60~80）/10万人，急性期病死率为30%~40%，是病死率最高的急性脑血管疾病。

【病因与发病机制】

1. 病因　高血压合并细小动脉硬化为脑出血最常见的病因，其次是颅内动脉瘤、脑动静脉畸形、脑动脉炎、血液病、淀粉样血管病、抗凝及溶栓治疗并发症及脑肿瘤细胞侵袭血管破裂出血等。

2. 发病机制

（1）微动脉瘤破裂　因脑内小动脉壁长期受高血压引起的张力影响，使血管壁薄弱部位形成动脉瘤，这种动脉瘤是在血管壁薄弱部位形成囊状，当血压突然升高时，这种囊性血管容易破裂造成脑出血。

（2）脂肪玻璃样变或纤维坏死　长期高血压对脑实质内直径100~300μm小穿通动脉管壁内膜起到损害作用，血浆内的脂质经损害的内膜进入内膜下，使管壁增厚和血浆细胞浸润，形成脂肪玻璃样变，最后导致管壁坏死，当血压或血流急剧变化时容易破裂出血。

（3）脑动脉的外膜和中层在结构上薄弱　大脑中动脉与其所发出的深穿支-豆纹动脉呈直角，这种解剖结构在用力、激动等因素使血压骤然升高的情况下，该血管容易破裂出血。

【临床表现】

1. 起病形式　多在情绪紧张、兴奋、排便、用力时发病；起病突然，往往在数分钟至数小时内病情发展至高峰。

2. 颅内高压　血压常明显升高，并出现头痛、呕吐、意识障碍，呼吸深沉带有鼾声，重则呈潮式呼吸或不规则呼吸。

3. 神经功能受损　偏瘫、失语、大小便失禁、轻度脑膜刺激症状等。

4. 常见的临床类型及特点

（1）壳核出血　最常见，占脑出血的50%~60%。壳核出血最常累及内囊出现三偏征（病灶对侧偏瘫、偏身感觉障碍和同向偏盲），优势半球出血可有失语。出血量较大（>30mL）时，可出现意识障碍和占位效应，甚至引起脑疝而危及生命。

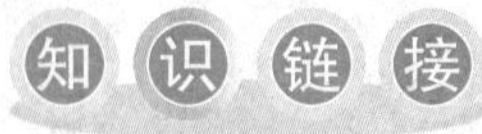

内　囊

内囊是大脑皮层与脑干、脊髓联系的神经纤维通过的一个部位的名称，位于基底神经节与丘脑之间。通往大脑皮层的运动神经纤维和感觉神经纤维，均经内囊向上呈扇形放射状分布。在脑皮层的水平切面上，为一横置的“V”字形，其尖端向内侧，左右各一，分前支、膝部和后支三部分。位于丘脑、尾状核和豆状核之间的白质区，是由上、下行的传导束密集而成，可分三部：前脚（豆状核与尾状核之间）、后脚（豆状核与丘脑之间）、前后脚汇合处为膝。内囊膝有皮质脑干束，后脚有皮质脊髓束、丘脑皮质束、听辐射和视辐射。

（2）丘脑出血　占脑出血的 20%。患者常出现丘脑性感觉障碍、失语（丘脑性失语表现为言语缓慢而不清、重复语言、发音困难、复述相对较好、朗读存在障碍等）、痴呆（丘脑性痴呆表现为记忆力减退、计算力下降、情感障碍、人格改变等）和眼球运动障碍，侵及内囊可出现对侧肢体瘫痪，下肢重于上肢。

（3）脑干出血　约占脑出血的 10%，大多为脑桥出血。常表现为突然发病，剧烈头痛、呕吐、眩晕、复视；双侧面部和肢体瘫痪，双侧病理反射阳性，两侧瞳孔极度缩小；还可出现中枢性高热和呼吸改变，病情多迅速发展，在 24~48 小时内死亡。

（4）小脑出血　约占脑出血的 10%，表现为突起一侧后枕部的疼痛、眩晕和共济失调明显，可伴有频繁呕吐。小量出血者主要表现为小脑症状，如眼球震颤、病变侧共济失调、站立和步态不稳等，无肢体瘫痪。出血量大者，发病时或发病后 12~24 小时内出现颅内压迅速增高、昏迷、双侧瞳孔缩小如针尖样、呼吸节律不规则、枕骨大孔疝形成而死亡。

（5）脑叶出血　占脑出血的 5%~10%，老年人脑叶出血常见于高血压动脉硬化。脑叶出血的部位以顶叶多见，依次为颞、枕、额叶，40%为跨叶出血。顶叶出血可有偏侧感觉障碍；颞叶出血表现为对侧中枢性面舌瘫和以上肢为主的瘫痪；枕叶出血表现为视物模糊、对侧同向偏盲，可有一过性黑蒙；额叶出血常表现为前额痛、对侧偏瘫、Broca 失语、精神障碍等。

【并发症】

脑出血通常在短期内停止，部分患者可生活自理甚至恢复工作，脑干、丘脑及大量脑室出血患者可因脑水肿、脑疝或并发消化道出血、肺部感染等导致死亡。

考纲摘要

1. 脑出血最常见的部位。
2. 三偏征表现。
3. 脑出血最严重的并发症表现。

【辅助检查】

1. **血液检查** 可有白细胞增高、血液尿素氮和血糖升高。

2. **影像学检查** 头部CT为首选检查方法，可显示边界清楚的圆形或卵圆形均匀高密度灶，并可发现血肿部位、大小、形态；MRI检查可早期发现CT不能确定的脑干或小脑的小量出血；数字减影血管造影（DSA）可清楚地显示异常血管、造影剂外漏的破裂血管和部位。

3. **脑脊液检查** 脑脊液压力常增高，多为血性脑脊液。

【诊断要点】

1. 50岁以上有高血压病史的患者，在情绪激动或体力活动时突然发病。

2. 迅速出现偏瘫、失语等局灶性神经功能缺损症状和严重头痛、呕吐、意识障碍等颅内压增高症状。

3. CT检查显示脑内均匀高密度灶。

【治疗要点】

治疗原则是脱水降颅压、调整血压、防止继续出血和再出血、控制脑水肿、维持生命功能和防治并发症。

1. **一般治疗** 卧床休息，保持安静；保持呼吸道通畅，吸氧；预防感染；保证营养和维持水、电解质平衡等。

2. **调控血压** 一般认为ICH患者血压升高是机体针对颅内压，为保证脑组织血供的血管自动调节反应，随着颅内压的下降，血压也会下降，因此降低血压应首先以进行脱水降颅压治疗为基础。但如果血压过高，又会增加再出血的风险，因此需要控制血压。一般来说，当收缩压>200mmHg或平均动脉压>150mmHg时，要用持续静脉降压药物积极降低血压；当收缩压>180mmHg或平均动脉压>130mmHg时，如果同时有疑似颅内压增高的证据，要考虑监测颅内压，可用间断或持续静脉降压药物来降低血压，但要保证脑灌注压>60mmHg；如果没有颅内压增高的证据，降压目标则为160/90mmHg或平均动脉压110mmHg。降血压不能过快，要加强监测，防止因血压下降过快引起脑低灌注。

3. **控制脑水肿** 控制脑水肿，降低颅内压是脑出血急性期处理的一个重要环节。常用药物有20%甘露醇、甘油果糖、呋塞米等。

4. **手术治疗** 可采用开颅清除血肿、脑室穿刺引流、血肿抽吸等方法。

5. **康复治疗** 脑出血病情稳定后宜尽早进行康复治疗，有条件的医院应建立脑卒中单元（stroke unit，SU）。SU是指改善住院脑卒中患者的医疗管理模式，专为脑卒中患者提供药物治疗、肢体康复、语言训练、心理康复和健康康复，并提高疗效的组织系统。脑卒中单元的核心工作人员包括临床医生、专业护士、物理治疗师、职业治疗师、语言训练师和社会工作者。将脑卒中的急救、治疗、护理及康复有机地融为一体，使患者得到及时、规范的诊断和治疗，有效降低病死率和致残率，改善患者的预后，提高生活质量，缩短住院时间和减少药费，有利于出院后的管理和社会治疗。脑卒中患者均应收入 SU 治疗。

【护理诊断/问题】

1. 意识障碍 与脑出血、脑水肿所致大脑功能受损有关。

2. 潜在并发症 脑疝、上消化道出血。

【护理措施】

1. 一般护理

（1）休息与体位 一般应卧床休息 2~4 周，保持安静，避免情绪激动和血压升高。发病 24~48 小时内避免搬动患者，患者侧卧位，抬高床头 15°~30°，以减轻脑水肿。每 2~3 小时应变换体位 1 次，变换体位时尽量减少头部摆动幅度，以免加重出血。将患者瘫痪肢体置于功能位置。康复期指导和协助患者进行肢体的被动运动，预防关节僵硬和肢体挛缩畸形。保持环境安静、安全，减少探视，避免各种刺激，各项治疗护理操作应集中进行。保持床单位整洁、干燥，有条件应使用气垫床或自动减压床，以预防压疮。谵妄、躁动患者加保护性床栏，必要时给予约束带适当约束。

（2）饮食护理 有意识障碍、消化道出血者宜禁食 24~48 小时，必要时应排空胃内容物。给予高蛋白质、高维生素、清淡、易消化、营养丰富的饮食，补充足够水分（每日液体入量>2500mL）和热量。昏迷或吞咽障碍者，发病第 2~3 日遵医嘱给予胃管鼻饲，食物应无刺激性，温度适宜，少量多餐。

2. 避免增高颅内压 避免各种引起颅内压增高的因素，如剧烈咳嗽、打喷嚏、屏气、用力排便、大量快速输液和躁动不安等。过度烦躁不安患者可遵医嘱给予适量镇静剂，便秘者遵医嘱应用缓泻剂。

3. 保持呼吸道通畅 及时吸痰以清除口腔和鼻腔内分泌物，防止舌根后坠阻塞呼吸道、误吸和窒息。

4. 病情观察 严密观察病情变化，监测生命体征及意识、瞳孔并详细记录，评估有无剧烈头痛、喷射性呕吐、躁动不安、血压升高、脉搏减慢、呼吸不规则、一侧瞳孔散大、意识障碍加重等脑疝的先兆表现；观察有无呃逆、上腹部饱胀不适、胃痛、呕血、便血、尿量减少等症状、体征，警惕上消化道出血的发生；使用脱水降颅压药物时应注意监测尿量与水、电解质的变化，防止低钾和肾功能受损。

5. 并发症护理

（1）抢救脑疝 当患者出现脑疝先兆表现时，应立即报告医生，迅速吸氧，建立静脉通路，遵医嘱给予快速脱水降颅压药物（如使用甘露醇应在 15~30 分钟滴完）；立即清除呕吐物和口鼻分泌物，保持呼吸道通畅，防止舌根后坠和窒息；备好气管切开包、脑室穿刺引流包、监护仪、呼吸机和抢救药物。

（2）防治上消化道出血　遵医嘱给予保护胃黏膜和止血的药物，如雷尼替丁、吉胃乐凝胶、巴曲酶（立止血）、奥美拉唑（洛赛克）等，并密切观察用药不良反应；给予清淡、易消化、无刺激性、营养丰富的流质饮食，注意少量多餐和温度适宜，防止损伤胃黏膜，必要时遵医嘱禁食。

6. 康复训练　详见本模块项目一。

考纲摘要

1. 脑出血急性期的休息要求。
2. 脑疝的病情观察。
3. 脑出血的治疗和护理。
4. 高血压脑出血的判断、脑出血的健康教育。

【健康教育】见“脑血栓形成”。

五、 蛛网膜下腔出血

案例导入

患者，男，40岁。因突然剧烈头痛伴呕吐半小时入院。患者于半小时前上班途中突发剧烈头痛，并呕吐胃内容物，由朋友发现送往医院，途中患者开始烦躁不安，谵妄。既往无高血压病史。查体：体温36.8℃，脉搏88次/分，呼吸22次/分，血压150/90mmHg。神志恍惚，检查不合作。颈项强直，瞳孔等大等圆，对光反射存在。心肺检查无异常，肝、脾肋下未触及。克氏征阳性，双侧巴氏征阴性。四肢肌力正常。

请问：1. 该患者的初步诊断是什么？
2. 该患者存在哪些护理问题？
3. 对该患者如何进行护理？

蛛网膜下腔出血（subarachnoid hemorrhage，SAH）是指脑底部动脉瘤或脑血管畸形破裂出血，血液直接流入蛛网膜下腔，又称为自发性SAH。脑实质或脑室出血，血液穿破脑组织流入蛛网膜下腔，称为继发性SAH。SAH约占急性脑卒中的10%，占出血性脑卒中的20%。年发病率为（6~20）/10万。

【病因】

SAH最常见的病因为先天性动脉瘤破裂，其次是动静脉畸形和高血压性动脉硬化，还可见于血液病、各种感染所致的脑动脉炎、moyamoya 病、肿瘤破坏血管、抗凝治疗的并发症等。在动脉瘤或血管畸形等脑血管已形成病变的基础上，当重体力劳动、情绪变化、血压突然升高、饮酒特别是酗酒时，病变血管发生破裂。

【临床表现】

1. 头痛、呕吐 突起剧烈头痛和喷射性呕吐，半数患者有不同程度的意识障碍，有些患者可伴有局灶性或全身性癫痫发作。常有剧烈运动、极度情绪激动、用力咳嗽和排便等明显诱因而无前驱症状。

2. 脑膜刺激征 颈项强直、Kernig 征、Brudzinski 征。

3. 其他神经体征 最常见一侧动眼神经麻痹，少数患者有偏瘫、偏盲、失语等；眼底检查可见玻璃体下片状出血，或视盘水肿；少数患者可出现烦躁、谵妄、幻觉等精神症状及头昏、眩晕，颈、背及下肢疼痛等。

【并发症】

本病若能紧急处理，大多预后良好；部分患者可因并发再出血、继发脑血管痉挛、脑积水等危及生命或遗留神经功能缺损；个别重症患者可很快进入深昏迷，出现去大脑强直，因脑疝形成迅速死亡。

【辅助检查】

1. CT 检查 CT 检查是诊断 SAH 的首选方法，CT 显示蛛网膜下腔内高密度阴影可以确诊。

2. 脑脊液检查 SAH 最具诊断价值和特征性的检查是腰椎穿刺脑脊液化验，其压力增高>1.96kPa（200mmH_2O），肉眼观察为均匀一致血性。镜检可见大量红细胞。

3. 影像学检查 DSA 是确定 SAH 病因诊断最有意义的辅助检查，可清晰显示动脉瘤的位置、大小、有无血管痉挛等。常于发病 3 日内或 3 周后进行，以避开脑血管痉挛和再出血的高峰期。

4. TCD 检查 可监测 SAH 后脑血管有无痉挛。

【诊断要点】

1. 在活动中或情绪激动时突然出现头痛、呕吐、脑膜刺激征阳性。

2. CT 检查显示蛛网膜下腔内高密度影。

3. 脑脊液检查为均匀一致血性。

【治疗要点】

1. 防治再出血

（1）安静休息 强调绝对卧床休息 4~6 周，一切可能增加患者的血压和颅内压的因素均应尽量避免。对头痛和躁动不安者应用足量有效的止痛、镇静药，以保持患者能安静休息。

（2）抗纤溶药物　为制止继续出血和预防再出血，一般主张在急性期使用大剂量止血剂。常用药物有氨基己酸（EACA）、氨甲苯酸（PAMBA）、巴曲酶或维生素 K_3 等。

（3）调控血压　去除疼痛等诱因后，如平均动脉压>120mmHg 或收缩压>180mmHg，可在密切监测血压下应用短效降压药物，保持血压稳定于正常或起病前水平。可应用钙通道阻滞剂、β 受体阻滞剂或 ACEI 等。避免突然将血压降得过低。

2. 防治脑动脉痉挛　能降低细胞内 Ca^{2+} 水平的药物均能扩张血管，解除蛛网膜下腔出血引起的血管痉挛。常用药物有尼莫地平等。

3. 放脑脊液疗法　腰椎穿刺少量放出脑脊液（5~10mL），以缓解头痛、减少出血引起的脑膜刺激症状。

4. 手术治疗　对于颅内血管畸形，可采用手术切除、血管内介入治疗及伽玛刀治疗；颅内动脉瘤可行手术切除或血管内介入治疗。

【护理诊断/问题】

1. 头痛　与脑水肿、颅内高压、血液刺激脑膜或继发性脑血管痉挛有关。

2. 潜在并发症　再出血。

【护理措施】

1. 一般护理　绝对卧床休息 4~6 周并抬高床头 15°~20°，避免搬动和过早下床活动。为患者提供安静、安全、舒适的休养环境，减少亲朋探视，避免声、光刺激，治疗护理活动集中进行，避免频繁接触患者和打扰患者休息。患者卧床期间禁止起坐、洗头、沐浴、如厕及其他下床活动，饮食、排泄、个人卫生都应在床上进行。如经治疗护理 1 个月左右，患者症状好转，经头部 CT 检查证实血液基本吸收或经 DSA 检查没有发现颅内血管病变者，可遵医嘱逐渐抬高床头、床上坐位、下床站立和适当活动。

2. 避免诱因　告诉患者及家属容易诱发再出血的各种因素，指导患者与医护人员密切配合，避免精神紧张、情绪波动、用力排便、屏气、剧烈咳嗽及血压过高等。如便秘时给予缓泻药，血压过高时遵医嘱降压，烦躁时给予镇静剂等。

3. 病情监测　SAH 再发出血 81%发生在首次出血后 1 个月内，再出血的临床特征为：首次出血后病情稳定好转的情况下，突然再次出现剧烈头痛、恶心呕吐、意识障碍加重及原有局灶性症状和体征重新出现等。应密切观察病情变化，指导家属掌握再出血的表现，发现异常及时报告医生处理。

4. 心理护理　指导患者了解头痛的原因、缓解时机，疾病过程与预后，DSA 的检查目的与安全性等相关知识。指导患者消除紧张、恐惧、焦虑心理，增强战胜疾病的信心，配合治疗和检查。

5. 用药护理　遵医嘱使用甘露醇等脱水药治疗时应快速静脉滴入，必要时记录 24 小时尿量；使用尼莫地平等缓解脑血管痉挛的药物时可致皮肤发红、多汗、心动过缓或过速、胃肠不适、血压下降等反应，应适当控制输液速度，密切观察有无不良反应发生。

6. **止痛** 详见本模块项目一。

【健康教育】

1. **合理饮食** 进食低盐、低脂、富含纤维素且易消化的食物，避免辛辣刺激食物，戒烟、酒。

2. **预防再出血** 避免诱因。告知患者情绪稳定对疾病恢复和减少复发的意义，使患者了解绝对卧床休息、积极配合治疗和护理的重要性。指导家属关心、体贴患者，在精神和物质上对患者给予支持，减轻患者的焦虑、恐惧等不良心理反应。告知患者和家属再出血的表现，发现异常，及时就诊。女性患者 1~2 年内避孕。

3. **检查指导** SAH 患者一般在首次出血 3 周后进行 DSA 检查，应告知脑血管造影的相关知识，指导患者积极配合检查，以明确病因，尽早手术，解除隐患或危险。

项目四 癫 痫

【学习目标】

1. 掌握癫痫、痫性发作的概念；癫痫大发作的临床表现、用药护理和发作时处理。

2. 熟悉癫痫的诱因、诊断要点、健康教育。

3. 了解癫痫的辅助检查。

案例导入

患者 5 小时前突然出现阵发性抽搐，眼球上窜、瞳孔散大、口吐白沫、口唇青紫、舌咬伤、尿失禁，持续约 3 分钟，5~10 分钟后又发作，发作间期意识不清。既往有癫痫发作史。发作间期查体：体温 38℃，脉搏 100 次/分，呼吸 20 次/分，血压 120/80mmHg，浅昏迷状态，双瞳孔等大等圆，直径约 3mm，对光反射灵敏。初步诊断为癫痫持续状态。

问题：1. 该患者为什么被诊断为癫痫？

2. 该患者存在哪些护理问题？

3. 如何对该患者进行治疗与护理？

癫痫（epilepsy）是一组由大脑神经元异常放电引起的以短暂中枢神经系统功能失常

为特征的慢性脑部疾病。临床表现为突然发生、反复发作的运动、感觉、意识、自主神经、精神、行为等异常。

癫痫是神经系统常见疾病。我国癫痫发病率为1%左右。癫痫可见于各年龄组，青少年和老年是发病的两个高峰阶段。

【病因】

根据病因可分为如下两类：

1. 原发性癫痫　原发性癫痫又称特发性癫痫。指病因未明，未能确定脑内有器质性病变者，可能与遗传因素有关。多在儿童或青少年期首次发病，具有特征性临床及脑电图表现，药物治疗效果较好。

2. 继发性癫痫　继发性癫痫又称症状性癫痫。占大多数，由脑内器质性病变和代谢疾病所致，包括脑部先天性疾病、颅脑外伤、颅内感染、脑血管病、颅内肿瘤、脑缺氧、儿童期的高热惊厥、药物或食物中毒、尿毒症、肝性脑病等。各年龄组均可发病，药物治疗效果差。

此外，睡眠不足、月经期、疲劳、饥饿、饮酒、情感冲动是常见的激发癫痫发作的诱因。

【临床表现】

癫痫发作形式多样，但均具短暂性、刻板性、间歇性、反复发作的特征。

1. 部分性发作

（1）单纯部分性发作　癫痫发作的起始部位常提示癫痫病灶在对侧脑部，发作时间较短，一般不超过1分钟，不伴意识障碍，以发作性一侧肢体、局部肌肉感觉障碍或节律性抽搐为特征，或表现为简单的五官幻觉。如果抽搐自一处开始后，按大脑皮质运动区的分布顺序扩散，如自一侧拇指沿手指、腕部、肘部、肩部扩展，称为Jackson癫痫，亦称为部分运动性发作。

（2）复杂部分性发作　伴有意识障碍，以精神症状及自动症为特征。患者可有吸吮、咀嚼、流涎、摸索等无意识动作，或机械地继续其发作前正在进行的活动，如行走、奔跑或进餐等。有时有精神运动性兴奋，如无理吵闹、唱歌、脱衣裸体等，发作一般持续数分钟至数小时不等，事后对其行为不能记忆。

2. 全面性发作

（1）失神发作　又称小发作，主要见于儿童或青年。特点为突然、短暂的意识障碍，表现为动作中断，手持物体掉落，两眼凝视，呆立不动，呼之不应等，但无抽动、不跌倒。发作后仍继续原来的工作，一日可发作数次不等，一次发作持续3~15秒，对发作无记忆。

（2）全面强直-阵挛发作　又称大发作，此类发作最常见，发作前可先有瞬间疲乏、麻木、恐惧等感觉或出现无意识动作等先兆，其发作经过可分为 3 期：①强直期：突发意识丧失，尖叫一声跌倒在地，全身骨骼肌持续收缩，头部后仰，上眼睑抬起，眼球上翻，上肢屈肘，下肢伸直，牙关紧闭，呼吸暂停，口唇青紫，瞳孔散大及对光反射消失。常持续 10~20 秒转入阵挛期。②阵挛期：肌肉出现一张一弛的节律性抽动，频率逐渐减慢，最后一次在强烈痉挛之后，抽搐突然停止，进入惊厥后期。此期患者可有口吐白沫，小便失禁，历时 1~3 分钟。③惊厥后期：阵挛停止，进入昏睡状态。此时呼吸首先恢复，意识逐渐清醒。醒后有全身酸痛和疲乏感，对整个发作过程全无记忆。发作全过程 5~10 分钟。

3. 癫痫持续状态 指一次癫痫发作持续 30 分钟以上，或连续多次发作，发作间期意识和神经功能未恢复至正常水平。多由于突然停用抗癫痫药或因饮酒、合并感染而诱发。常伴有高热、脱水、酸中毒。如不及时治疗，继而发生心、肝、肾多脏器衰竭而死亡。

【辅助检查】

1. 血液检查 血液一般检查，血糖、血寄生虫（如血吸虫、囊虫）检查，了解有无贫血、低血糖、寄生虫等。

2. 影像学检查 通过 CT、MRI 检查发现脑部器质性病变、占位性病变、脑萎缩等。

3. 脑电图检查（EEG） EEG 是诊断癫痫最重要的辅助检查手段。对诊断有重要价值，且有助于分型、术前定位及预后估计。约半数以上癫痫患者，在发作间歇期亦可出现各种痫样放电，如棘波、尖波、棘-慢波等病理波。

【诊断要点】

诊断程序应是首先确定是否为癫痫，然后判定癫痫的类型和病因。

1. 病史提供的发作过程和表现符合各种癫痫的表现形式。

2. 继发性癫痫可发现阳性体征。

3. 有关实验室及其他检查，如脑电图、CT、MRI 等，可供参考。

【治疗要点】

治疗原则是病因治疗，对症处理，减少发作次数。

1. 病因治疗 有明确病因的，如寄生虫、低血糖、低血钙、脑部肿瘤等应分别尽可能彻底治疗。

2. 发作时的治疗 应立即将患者就地平放，解开衣领、衣扣、头侧向一侧保持呼吸道通畅，及时给氧。尽快将压舌板或纱布、手帕、小布卷等置于患者口腔的一侧上下磨牙之间，以防咬伤舌头及颊部。对抽搐肢体不可用力按压，以免造成骨折、肌肉撕裂及关节脱位。为预防再次发作，可选用地西泮、苯妥英钠、异戊巴比妥钠等药物。

3. 抗癫痫药物治疗 ①从单一用药开始，剂量由小到大，逐步增加。②一种药物剂量增加到最大且已到有效血药浓度仍不能控制发作者再加用第 2 种药物。③药物治疗控制发作 2~3 年，脑电图随访异常电活动消失者可以开始逐渐减量，不能随意减量或突然停药。④根据癫痫发作类型选择药物：全面强直-阵挛发作选用卡马西平、苯妥英钠、苯巴比妥；部分性发作选用卡马西平或苯妥英钠、苯巴比妥；失神发作选用乙琥胺、丙戊酸钠、氯硝西泮。

4. 癫痫持续状态的治疗

（1）迅速控制抽搐　①地西泮 10~20mg 缓慢静脉注射，如 15 分钟后复发可重复注射。②其他药物，如异戊巴比妥钠、苯妥英钠、10%水合氯醛等。

（2）其他处理　保持呼吸道通畅，吸氧，吸痰，必要时气管切开。高热时采取物理降温，及时纠正酸碱失衡和电解质紊乱。发生脑水肿时要及时用甘露醇和呋塞米降颅内压，预防或治疗感染等。

【护理诊断/问题】

1. 有受伤的危险　与癫痫发作意识突然丧失或判断力受损有关。

2. 有窒息的危险　与癫痫发作时喉痉挛、气道分泌物增多有关。

3. 知识缺乏　缺乏疾病预防保健的知识。

【护理措施】

1. 一般护理　保持环境安静，避免过度疲劳、便秘、睡眠不足、情感冲动及强光刺激等；适当参加体力和脑力活动，做力所能及的工作，间歇期可下床活动，出现先兆即刻卧床休息；给予清淡饮食，避免过饱，戒烟、酒。

2. 避免受伤　①发现发作先兆时，迅速将患者就地平放，避免摔伤，松解领扣和腰带，摘下眼镜、义齿，将手边柔软物垫在患者头下，移去身边的危险物。②用牙垫或厚纱布塞在上下磨牙之间，以防咬伤舌头及颊部；抽搐发作时，不可用力按压肢体，以免造成骨折、肌肉撕裂及关节脱位。③发作后患者可有短期的意识模糊，禁用口表测量体温，防止患者咬断体温计而损伤舌头、口腔黏膜等。

3. 保持呼吸道通畅　发作时将患者的头放低且偏向一侧，使涎液和呼吸道分泌物由口角流出。床边备吸引器，及时吸痰，以保持呼吸道通畅。发作时不可喂水、喂食物，以免发生呛咳、窒息。观察呼吸情况，有无呼吸困难、心率加快、表情恐怖、两手乱抓等窒息表现，出现窒息立即取头低位，拍打背部，吸取痰液及口腔分泌物，吸氧，必要时可行气管插管甚至气管切开。

4. 病情观察　发作过程中应严密观察生命体征及神志、瞳孔变化，注意发作过程有无心率加快、血压升高、呼吸减慢、瞳孔散大等；记录发作时间与频率，发作停止后意识恢复的时间，患者有无头痛、疲乏及肌肉酸痛等表现。

5. 用药护理　根据癫痫发作的类型遵医嘱用药，注意观察用药疗效和不良反应。①用药注意事项：药物治疗原则为从单一小剂量开始，尽量避免联合用药；坚持长期服药，切忌癫痫发作控制后自行减量或停药，或不规则服药。②药物不良反应的观察和处理：多数抗癫痫药物有胃肠道反应，宜分次餐后口服，如卡马西平有导致中性粒细胞减少、骨髓抑制的副作用。因此，应告之患者及家属，出现异常及时就医，对血液、肝肾功能有损害的药物，服药前应做血、尿常规和肝肾功能检查，服药期间定期做血象和生化检查，以防出现毒副作用。

6. **癫痫持续状态的护理** ①专人守护，加床栏以保护患者免受外伤。②立即按医嘱缓慢静脉注射地西泮10~20mg，速度不超过每分钟2mg，必要时可在15~30分钟内重复给药，也可用地西泮100~200mg溶于5%葡萄糖液或生理盐水中缓慢静脉滴注，用药中密切观察患者呼吸、心率、血压的变化。③严密观察病情变化，做好生命体征、意识、瞳孔等方面的观察，及时发现并处理高热、周围循环障碍、脑水肿等严重并发症。④注意保持呼吸道通畅和口腔清洁，防止继发感染，给予吸氧，备好气管插管、气管切开器械。⑤保持病房环境安静，避免外界的各种刺激。

7. **心理护理** 向患者解释所患癫痫的类型、临床特征及可能的诱发因素，帮助患者正确面对自己的疾病。鼓励患者说出害怕及担忧的心理感受，给予同情和理解，指导患者进行自我调节，克服自卑心理，树立自信、自尊的良好心理状态。告知疾病相关知识、预后的正确信息和药物治疗知识，帮助患者掌握自我护理的方法，尽量减少发作次数。鼓励家属向患者表达不嫌弃、亲切关怀的情感，解除患者的精神负担。指导患者承担力所能及的社会工作，在自我实现中体会到自身的价值，从而提高自信心和自尊感。

【健康教育】

1. 介绍本病的基本知识及发作时的家庭急救护理方法。

2. 保持良好的生活规律，避免过度疲劳、便秘、睡眠不足和情感冲动等诱发因素。保持良好的饮食习惯，食物应清淡且富含营养，避免辛、辣、咸的食物，不宜进食过饱，戒烟、酒。

3. 适当参加力所能及的社会工作，多参加有益的社会活动。禁止从事带有危险的活动，如游泳、驾驶等，以免发作时危及生命。

4. 遵医嘱按时服药，定期复查血象、肝肾功能和生化检查。外出时随身携带病情诊疗卡，注明姓名、地址、病史、联系电话等以备发作时及时了解及联系。

考纲摘要

1. 癫痫大发作的特征性表现，癫痫持续状态的概念及抢救。

2. 癫痫的用药护理。

3. 癫痫发作时的处理。

4. 癫痫的健康教育。

项目五 帕金森病

【学习目标】

1. 掌握帕金森病的临床表现、护理诊断、护理措施。
2. 熟悉帕金森病的治疗要点。
3. 了解帕金森病的病因、发病机制、辅助检查、诊断要点。

案例导入

患者，女，62岁。患病10余年，自诉右上肢有僵硬感并伴不自主抖动，情绪紧张时症状加重，睡眠时症状消失，就诊于某医院神经内科，调整药物服用观察。3年后左上肢亦出现类似症状，并逐渐出现起身落座动作困难。行走时前冲，易跌倒，步态幅度小，转身困难。近1年来记忆力明显减退，情绪低落。服用美多巴3/4片/次，1日3次；普拉克索1片/次，1日3次。半小时后起效，一般维持效果在2~3小时。查体：神清，面具脸，面部油脂分泌较多，伸舌居中，鼻唇沟等对，四肢肌张力呈齿轮样增高，腱反射双侧正常，双手放置时呈搓丸样。不自主震颤，无明显共济失调。双侧病理征（-），交谈时语音低沉，写字时可见字越写越小。

问题：1. 该患者存在哪些护理问题？

2. 如何护理和照顾该患者？

帕金森病（Parkinson′s disease，PD）是一种以静止性震颤、肌强直、运动迟缓和姿势步态异常为主要临床特征，中老年人常见的神经系统变性疾病。主要病理改变是黑质多巴胺能神经元变性。由于其突出特点是静止性震颤，故又称震颤麻痹。大多数在50岁以后发病，65岁以上人群患病率为1.7%~1.8%。随年龄增高，发病率增加，男性稍多于女性。

【病因】

询问患者有无下列病因：

1. 年龄老化 黑质多巴胺能神经元、纹状体多巴胺能随年龄增长逐年减少。但老年人发病者仅是少数，只是PD发病的促发因素。

2. 环境因素 有机磷农药、一氧化碳、除草剂、鱼腾酮、重金属中毒。

3. 遗传因素 约10%的PD患者有家族史，呈不完全外显率常染色体显性遗传。

【临床表现】

本病多于60岁以后发病，偶有30岁以下发病者。隐匿起病，缓慢进展。症状常始及一侧上肢，逐渐波及同侧下肢，再波及对侧上肢及下肢。

1. 静止性震颤 常为首发症状，多始及一侧上肢，呈现有规律的拇指对掌和手指屈曲的不自主震颤，类似“搓丸”样动作。具有静止时明显震颤，动作时减轻，入睡后消失等特征，故称为“静止性震颤”；随着病程进展，震颤可逐步涉及下颌、唇、面和四肢。少数患者无震颤，尤其是发病年龄在70岁以上者。

2. 肌强直 指被动运动关节时阻力增加。其特点为被动运动关节时阻力大小始终一致，而且阻力大小基本不受被动运动的速度和力量的影响，类似弯曲软铅管的感觉，故称“铅管样强直”；在有静止性震颤的患者中可感到在均匀的阻力中出现断续停顿，如同转动齿轮感，称为“齿轮样强直”。四肢、躯干、颈部肌强直可使患者出现特殊的屈曲体姿，表现为头部前倾，躯干俯屈，上肢肘关节屈曲，腕关节伸直，前臂内收，下肢髋及膝关节均略为弯曲。

3. 运动迟缓 指随意动作减少，动作缓慢、笨拙。早期表现为手指精细动作如解纽扣、系鞋带等动作缓慢，逐渐发展成全面性随意运动减少、缓慢，晚期因合并肌张力增高致起床、翻身均有困难。体检可见面容呆板，双眼凝视，瞬目减少，呈现“面具脸”；口、咽、腭肌运动障碍，语速变慢，语音低调；书写时字越写越小，呈现“写字过小征”；做快速重复性动作如拇、示指对指时可表现运动速度和幅度进行性降低。

4. 姿势步态障碍 指平衡功能减退、姿势反射消失引起的姿势步态不稳、易跌跤。这一症状是病情进展的重要标志，对治疗反应不佳，是致残的重要原因。在疾病早期，表现为走路时患侧下肢拖曳，上肢摆臂幅度减小或消失。随着病情的进展，步伐逐渐变小变慢，启动、转弯或跨越障碍时步态障碍尤为明显，自坐位、卧位起立困难。有时行走中全身僵住，不能动弹，称为“冻结”现象。有时迈步后以极小的步伐越走越快，不能及时止步，称为前冲步态或慌张步态。

5. 其他 自主神经症状常见，如便秘、出汗异常、性功能减退和脂溢性皮炎（脂颜）等。吞咽活动减少可导致口水过多、流涎。近半数患者伴有抑郁和（或）睡眠障碍。15%~30%的患者在疾病晚期出现痴呆。

【辅助检查】

血液、脑脊液常规检查均无异常，CT、MRI检查亦无特征性改变，功能性影像学检查如正电子发射计算机断层扫描（PET）或单光子发射计算机断层扫描（SPECT）检查有辅助诊断价值。另外，通过基因检测技术可能在少数家族性PD患者中发现基因突变。

【诊断要点】

依据中老年发病，缓慢进展性病程，必备运动迟缓及至少具备静止性震颤、肌强直或姿势步态障碍中的一项，结合对左旋多巴治疗敏感即可做出临床诊断。

【治疗要点】

采取综合治疗，包括药物治疗、手术治疗、康复治疗、心理治疗等，其中药物治疗是首选且主要的治疗手段。目前应用的治疗手段，无论药物或手术，只能改善症状，不能阻止病情的发展，更无法治愈。

1. 药物治疗

(1) 抗胆碱能药　可协助维持纹状体的递质平衡，主要适用于震颤明显且年轻患者。主要有苯海索（安坦），1~2mg 口服，每日 3 次。此外有丙环定、甲磺酸苯扎托品、东莨菪碱等。

(2) 金刚烷胺　能促进神经末梢释放多巴胺，并阻止其再吸收，对少动、强直、震颤均有改善作用，对异动症有一定的治疗作用。可与左旋多巴等药合用，50~100mg 口服，每日 2 次。

(3) 复方左旋多巴（或左旋多巴）　由于多巴胺不能透过血脑屏障进入脑内，对脑部多巴胺缺乏的替代疗法需应用其前体左旋多巴。复方多巴制剂可增强左旋多巴的疗效和减少其外周不良反应，是治疗 PD 最基本、最有效的药物，对震颤、强直、运动迟缓等均有较好疗效。初始用量 62.5~125mg 口服，每日 3 次，根据病情而渐增剂量至疗效满意和不出现不良反应为止，餐前 1 小时或餐后 1.5 小时服药。

2. 外科治疗　苍白球或丘脑底核毁损术对运动迟缓和震颤有效；也可采用脑深部电刺激术改善症状。

【护理诊断/问题】

1. 躯体移动障碍　与肌强直、体位不稳有关。
2. 语言沟通障碍　与构音障碍有关。
3. 自我形象紊乱　与运动迟缓、强直和面部无表情有关。
4. 营养失调：低于机体需要量　与咀嚼和吞咽困难有关。
5. 自理缺陷　与肌强直和震颤有关。
6. 社会隔离　与自我形象改变有关。

【护理措施】

1. 饮食护理　①可根据患者的年龄、活动量给予足够的总热量，膳食中注意满足糖、蛋白质的供应，以植物油为主，少进动物脂肪。服用多巴胺治疗者宜限制蛋白质摄入量，因蛋白质可影响多巴胺的治疗效果。蛋白质摄入量限制在每日每千克体重 0.8g 以下，全日总量 40~50g。在限制范围内多选用乳、蛋、肉、豆制品等优质蛋白质。适量进食海鲜类，能够提供优质蛋白质和不饱和脂肪酸，有利于防治动脉粥样硬化。②无机盐、维生素、膳食纤维供给应充足。多吃新鲜蔬菜和水果，能够提供多种维生素，并能促进肠蠕动，防治大便秘结。患者出汗多，应注意补充水分。③食物应细软、易消化，便于咀嚼和吞咽。④饮食宜清淡、少盐；禁烟、酒及刺激性食物，如咖啡、辣椒、芥末、咖喱等。⑤注意饮食安全，病情较重的患者存在吞咽困难，防止误吸引起肺部感染。

2. 生活指导和帮助 本病早期，患者运动功能无障碍，能坚持一定的劳动，应指导患者尽量参与各种形式的活动，坚持四肢各关节的功能锻炼。随着病情的发展，患者运动功能发生一定程度的障碍，生活自理能力显著降低。穿脱衣服，扣纽扣，系腰带、鞋带等，均需给予帮助。患者活动时有人看护，注意安全，走路时持拐杖助行，防止患者摔倒和发生意外。注意生活设施的布置，家居布置要方便合理、减少障碍。

3. 加强肢体功能锻炼 本病早期应坚持一定的体力活动，主动进行肢体功能锻炼，四肢各关节做最大范围的屈伸、旋转等活动，以预防肢体挛缩、关节僵直的发生。晚期应帮助患者采取舒适体位，肢体被动活动和肌肉、关节的按摩，以促进肢体的血液循环。注意动作轻柔，勿造成患者疼痛和骨折。

4. 用药护理 本病一旦发生，一般不会自动缓解，但病情大多发展缓慢，药物治疗须长期。因长期用药，会产生一定副作用，故早期治疗用药量从小剂量开始，药物的调整必须在医生指导下进行。服用美多巴或息宁时，餐前1小时或餐后1.5小时服药，避免饭后高蛋白质抑制多巴的吸收。注意观察药物的不良反应。多巴胺能药物副作用有消化道症状、体位性低血压、心律失常、幻觉、焦虑、剂末现象、晨僵现象和异动症等并发症；抗胆碱能药副作用有口干、视物模糊、便秘和排尿困难，严重者幻觉、妄想，老年患者慎用，闭角型青光眼及前列腺肥大患者禁用；金刚烷胺不良反应有不宁、神志模糊、下肢网状青斑、踝部水肿等，均较少见。肾功能不全、癫痫、严重胃溃疡、肝病患者慎用，哺乳期妇女禁用。

5. 预防并发症 注意居室的温度、湿度、通风及采光等。根据季节、气候、天气等情况增减衣服，决定室外活动的方式、强度。以上措施均能有效地预防感冒。晚期的卧床患者要按时翻身，做好皮肤护理，防止尿便浸渍和压疮的发生。被动活动肢体，加强肌肉、关节按摩，防止和延缓骨关节的并发症。加强口腔护理，翻身、叩背，以预防吸入性肺炎和坠积性肺炎。

6. 心理护理 疾病早期，患者保持相当的劳动能力，生活能够自理，震颤也不显著，疾病又无任何痛苦，患者可以不甚介意，泰然处之，心理变化不大。随着病情的发展，肢体震颤加重，动作迟缓而笨拙，表情淡漠、刻板而呈“面具脸”，语调单一、谈吐断续，使患者有自卑感，不愿到公共场合，回避人际交往，并感到孤独，患者可以产生焦急、忧虑等情绪。有些患者了解到本病的结局，也可产生恐惧或绝望心理。到疾病后期阶段，患者生活不能自理，可产生悲观失望或厌世轻生的心理。晚期患者常有痴呆存在，可以淡化心理活动。通过医护人员和患者家属、朋友娓娓动听的语言来开启患者的心扉，并通过具体的关心、体贴、帮助等措施，从心理上建立和保持良好的医-护-患关系，促进患者产生有利于稳定情绪，树立抗病信心的积极心理活动。根据患者的具体情况，要注意个体化，因人施护，可获得心理护理的更好效果。

【健康教育】

向患者宣传帕金森病的有关知识，避免诱发因素；指导患者合理饮食和活动；注意安全，不要独自外出，防止跌倒、摔伤；指导患者正确的功能训练方法，防止关节的强直；在医生的指导下用药，观察和监测药物的不良反应。

考纲摘要

1. 帕金森病的典型症状。
2. 帕金森病的运动护理。
3. 帕金森病的饮食护理、用药护理。

项目六　肌肉疾病

一、概述

肌肉疾病是指骨骼肌本身或神经-肌肉接头间传递功能障碍所引起的疾病。临床主要表现为肌无力及肌张力低下或强直，肌萎缩或肥大，腱反射减弱甚至消失，不伴感觉障碍和肌束震颤。主要包括重症肌无力、周期性瘫痪、多发性肌炎、进行性肌营养不良症等。

肌肉疾病的发病机制涉及神经-肌肉接头病变及肌肉本身的病变。突触前膜病变造成乙酰胆碱（ACh）合成和释放障碍，使 ACh 减少；突触间隙中乙酰胆碱酯酶（AChE）活性和含量异常，或突触后膜乙酰胆碱受体（AChR）病变，如重症肌无力是因体内产生了 AChR 自身抗体而破坏了 AChR，以上各环节导致神经-肌肉接头传递功能障碍。肌细胞膜电位异常，如周期性瘫痪、强直性肌营养不良症和先天性肌强直症等，因终板电位下降而引起肌膜去极化阻断；能量代谢障碍，如线粒体肌病、脂质代谢性肌病和糖原累积症等均因影响肌肉的能量代谢而发病；肌细胞结构病变，如各种肌营养不良症、先天性肌病、内分泌性肌病、炎症性肌病和缺血性肌病等。

二、 重症肌无力

案例导入

患者，男性，21岁，农民。因双眼睑下垂、复视6个月，加重伴四肢无力2周于2002年12月12日收入院。患者6个月前麦收时过度劳累后出现双侧眼睑下垂、复视，晨轻暮重，休息后减轻，劳累后加重。于湖南某医院就诊，行新斯的明试验阳性，诊断为重症肌无力。入院时主症：双眼睑下垂，眼球活动不灵活，复视，四肢无力，行走困难，双上肢抬举费力，畏寒肢冷，腰膝酸软，神倦懒言，无咀嚼、呛咳、呼吸及吞咽困难。

入院后查体：体温36.7℃，脉搏86次/分，呼吸19次/分，血压120/78mmHg，双眼睑下垂，眼球活动不灵活，瞳孔正大等圆，对光反射灵敏，双侧咬肌及颞肌力可，双上肢肌力Ⅲ级，肌张力可，肘腱反射（+），Hoffmann sign（-）。双下肢肌力Ⅳ级，肌张力可，跟、膝腱反射（+），Babinski sign（-），踝阵挛（-），深浅感觉未见明显异常。行肌电图示：低频电刺激衰减明显，高频无递增；新斯的明试验阳性；肌疲劳试验阳性。

问题：1. 该患者主要的护理诊断有哪些？

2. 如何护理该患者？

重症肌无力（myasthenia gravis，MG）是一种神经-肌肉接头传递功能障碍的获得性自身免疫性疾病。MG是抗乙酰胆碱受体抗体（AChR-Ab）介导的免疫反应导致神经肌肉接头突触后膜上AChR受损引起。临床主要表现为部分或全身骨骼肌无力和极易疲劳，活动后症状加重，经休息和胆碱酯酶抑制剂治疗后症状减轻。发病率为（8~20）/10万，患病率为50/10万，我国南方发病率较高。本病可见于任何年龄，小至数个月，大至70~80岁。发病年龄有两个高峰：20~40岁发病者中女性多于男性，约为3∶2；40~60岁发病者以男性多见，多合并胸腺瘤。少数患者有家族史。常见诱因有感染、手术、精神创伤、全身性疾病、过度疲劳、妊娠、分娩等，有时甚至可以诱发重症肌无力危象。

重症肌无力的发病机制与自身抗体介导的突触后膜AChR的损害有关。研究表明MG是一种主要累及神经-肌肉接头突触后膜AChR的自身免疫性疾病，主要由AChR-Ab介导，在细胞免疫和补体参与下突触后膜的AChR被大量破坏，不能产生足够的终板电位，导致突触后膜传递功能障碍而发生肌无力。80%~90%的MG患者血清中可以检测到AChR-Ab，并且其肌无力症状可以经血浆置换治疗得到暂时改善。MG患者胸腺有与其他自身免疫病相似的改变，80%患者有胸腺肥大，淋巴滤泡增生，10%~20%的患者有胸腺瘤。胸腺切除后70%患者的临床症状可得到改善或痊愈。MG患者常合并甲状腺功能亢进、甲状腺炎、系统性红斑狼疮、类风湿关节炎和天疱疮等其他自身免疫性疾病。

【病因】

询问有无家族史；有无感染、手术、精神创伤、全身性疾病、过度疲劳、妊娠、分娩等诱因。

【临床表现】

1. 一般表现 本病起病隐匿，整个病程有波动，缓解与复发交替。肌无力常从一组肌群开始，范围逐步扩大。全身骨骼肌均可受累，多以脑神经支配的肌肉最先受累。首发症状常为一侧或双侧眼外肌麻痹，如上眼睑下垂、斜视和复视，重者眼球运动明显受限，甚至出现眼球固定，但瞳孔括约肌不受累。面部肌肉和口咽肌受累时出现表情淡漠、苦笑面容；连续咀嚼无力、饮水呛咳、吞咽困难；说话带鼻音、发音障碍。累及胸锁乳突肌和斜方肌时则表现为颈软、抬头困难，转颈、耸肩无力。四肢肌肉受累以近端无力为重，表现为抬臂、梳头、上楼梯困难。腱反射通常不受影响，感觉正常。本病有“晨轻暮重”现象，即肌肉连续收缩后出现严重无力甚至瘫痪，休息后症状可减轻。肌无力于下午或傍晚劳累后加重，晨起或休息后减轻。

2. 重症肌无力危象 指呼吸肌受累时出现咳嗽无力甚至呼吸困难、呼吸衰竭，需用呼吸机辅助通气，是致死的主要原因。口咽肌无力和呼吸肌乏力者易发生危象，诱发因素包括呼吸道感染、手术（包括胸腺切除术）、精神紧张、全身疾病等。心肌偶可受累，可引起突然死亡。大约10%的MG患者出现危象。

3. 临床分型

（1）成年型（Osserman分型） ①Ⅰ型（单纯眼肌型）：占15%~20%。病变仅限于眼外肌，出现上眼睑下垂和复视。②ⅡA型（轻度全身型）：占30%。可累及眼、面、四肢肌肉，生活多可自理，无明显咽喉肌受累。ⅡB型（中度全身型）：占25%。四肢肌群受累明显，除伴有眼外肌麻痹外，还有较明显的咽喉肌无力症状，如说话含糊不清、吞咽困难、饮水呛咳、咀嚼无力，但呼吸肌受累不明显。③Ⅲ型（急性进展型）：占15%。急性起病，常在数周内累及延髓肌、肢带肌、躯干肌和呼吸肌，肌无力严重，有重症肌无力危象，需做气管切开，死亡率较高。④Ⅳ型（迟发重症型）：占10%。病程达2年以上，常由Ⅰ、ⅡA、ⅡB型发展而来，症状同Ⅲ型，常合并胸腺瘤，预后较差。

（2）儿童型 约占我国MG患者的10%。少数患者仅限于眼外肌麻痹，交替出现双眼睑下垂。约1/4可自然缓解，少数患者累及全身骨骼肌。

（3）少年型 14岁后至18岁前起病，多为单纯眼外肌麻痹，部分伴吞咽困难及四肢无力。

【辅助检查】

1. 肌疲劳试验（Jolly 试验） 受累随意肌快速重复收缩，肌无力明显加重。如连续眨眼 30 次后眼裂明显变小。试验用于病情不严重，尤其是症状不明显者。

2. 抗胆碱酯酶药物试验 试验和新斯的明试验诊断价值相同，用于 MG 诊断和各类危象鉴别。

（1）腾喜龙试验 腾喜龙 5~10mg 稀释至 1mL 静脉注射，肌无力 30 秒内好转，症状缓解持续 4~5 分钟者为阳性。

（2）新斯的明试验 新斯的明 1~2mg 肌内注射，通常注射后 10~15 分钟症状改善，20 分钟达高峰者为阳性。为了减少抗胆碱酯酶药不良反应，可同时肌内注射阿托品 0.4mg。

3. 重复神经电刺激 为常用的具有确诊价值的检查方法。应在停用新斯的明 24 小时后进行，否则可出现假阴性。方法为以低频（3~5Hz）和高频（10Hz 以上）重复刺激尺神经、正中神经和副神经等运动神经。MG 典型改变为动作电位波幅第 5 波比第 1 波在低频刺激时递减 10%以上。90%的重症肌无力患者低频刺激时为阳性，且与病情轻重相关。

4. 单纤维肌电图 通过特殊的单纤维针电极测量并判断同一运动单位内的肌纤维产生动作电位的时间是否延长来反映神经-肌肉接头处的功能，MG 表现为间隔时间延长。

5. AChR-Ab 滴度的检测 对 MG 的诊断具有特征性意义。85%以上全身型患者的血清中 AChR-Ab 浓度明显升高，但眼肌型患者的 AChR-Ab 升高可不明显，且抗体滴度的高低与临床症状的严重程度并不完全一致。

6. 胸腺 CT、MRI 检查 可发现胸腺增生、肥大或胸腺瘤。

【诊断要点】

MG 患者受累肌肉的分布与某一运动神经受损后出现肌无力不相符合，临床特点为受累肌肉在活动后出现疲劳无力，经休息或胆碱酯酶抑制剂治疗可以缓解，肌无力表现为“晨轻暮重”的波动现象。结合药物试验、肌电图及免疫学等检查的典型表现可以做出诊断。另外，还应该行胸腺 CT、MRI 检查确定有无胸腺增生或胸腺瘤，并根据病史、症状、体征和其他免疫学检查明确是否合并其他自身免疫性疾病。

【治疗要点】

1. 药物治疗

（1）抗胆碱酯酶药 主要是改善症状，是治疗 MG 的基本药物。通过抑制胆碱酯酶抑制 ACh 的水解，改善神经-肌肉接头间的传递，增加肌力。应从小剂量开始，逐步加量，以能维持日常起居为宜。常用药物有溴吡斯的明或溴新斯的明等。同时辅用氯化钾、麻黄碱可加强胆碱酯酶抑制剂的作用。不良反应为毒蕈碱样反应，可用阿托品对抗。

（2）糖皮质激素 可抑制自身免疫反应，减少 AChR-Ab 的生成，增加突触前膜 ACh

的释放量及促使运动终板再生和修复，改善神经-肌肉接头的传递功能。适用于各种类型的MG。长期应用激素者应注意不良反应，如胃溃疡出血、血糖升高、库欣综合征、股骨头坏死、骨质疏松等。

（3）免疫抑制剂　适用于对糖皮质激素疗效不佳或不能耐受，或因有高血压、糖尿病、溃疡病而不能使用糖皮质激素者。常用药物为硫唑嘌呤50~100mg，1次/日，可长期应用。亦可选用环磷酰胺或环孢素。应注意药物不良反应，如周围血白细胞、血小板减少，脱发，胃肠道反应，出血性膀胱炎，肝、肾功能受损，等等。

2. 血浆置换　通过正常人血浆或血浆代用品置换患者血浆，能清除MG患者血浆中的AChR-Ab、补体及免疫复合物。每次交换量为2000mL左右，每周1~3次，连用3~8次。血浆置换起效快，但疗效持续时间短，仅维持1周至2个月。随抗体水平增高而症状复发且不良反应大，仅适用于危象和难治性重症肌无力。

3. 大剂量静脉注射免疫球蛋白　外源性IgG可以干扰AChR-Ab与AChR的结合从而保护AChR不被抗体阻断。IgG0.4g/（kg·d）静脉滴注，5日为1个疗程，作为辅助治疗以缓解病情。

4. 胸腺切除或放射治疗　可去除患者自身免疫反应的始动抗原，减少参与自体免疫反应的T细胞、B细胞和细胞因子。适用于伴有胸腺肥大和高AChR-Ab效价患者；伴胸腺瘤的各型重症肌无力患者；年轻女性全身型MG患者；对抗胆碱酯酶药治疗反应不满意者。约70%的患者术后症状得到缓解或治愈。

5. 危象的处理　危象指MG患者在某种因素作用下突然发生严重呼吸困难，甚至危及生命。须紧急抢救。危象分三种类型。

（1）肌无力危象　为最常见的危象，疾病本身发展所致，多由于抗胆碱酯酶药量不足引起。如注射依酚氯铵或新斯的明后症状减轻则可诊断。

（2）胆碱能危象　非常少见，由于抗胆碱酯酶药物过量引起，患者肌无力加重，并且出现明显胆碱酯酶抑制剂的不良反应，如肌束颤动及毒蕈碱样反应。可静脉注射依酚氯铵2mg，如症状加重则应立即停用抗胆碱酯酶药物，待药物排除后再重新调整剂量。

（3）反拗危象　由于对抗胆碱酯酶药物不敏感而出现严重的呼吸困难，腾喜龙试验无反应，此时应停止抗胆碱酯酶药，对做气管插管或切开的患者可采用大剂量糖皮质激素治疗，待运动终板功能恢复后再重新调整抗胆碱酯酶药物剂量。

危象是重症肌无力患者最危急的状态，病死率曾为15.4%~50%，随治疗进展病死率已明显下降。不论何种危象，均应注意确保呼吸道通畅，当经早期处理病情无好转时，应立即进行气管插管或气管切开，应用人工呼吸器辅助呼吸；停用抗胆碱酯酶药物以减少气管内的分泌物；选用有效、足量和对神经-肌肉接头无阻滞作用的抗生素积极控制肺部感染；给予静脉药物治疗，如糖皮质激素或大剂量丙种球蛋白；必要时采用血浆置换。

【护理诊断/问题】

1. **生活自理缺陷** 与全身肌无力有关。

2. **营养失调：低于机体需要量** 与咀嚼无力、吞咽困难有关。

3. **潜在并发症** 重症肌无力危象。

4. **清理呼吸道无效** 与咳嗽无力和呼吸道分泌物增多有关。

【护理措施】

1. **保持呼吸道通畅** 鼓励患者咳嗽和深呼吸，抬高床头，及时吸痰，彻底清除呼吸道分泌物，保持呼吸道通畅。及时给予患者持续低流量吸氧。

2. **饮食护理** 注意营养均衡：宜多食高蛋白质、高维生素、高纤维素及富含钾、钙的食物，如瘦肉汁、鲜牛奶、果汁、粥水、营养液等。防止呛咳：避免让患者单独进餐，食物以易咀嚼的软食、半流食、糊状物或流食为宜，避免进食干硬、粗糙食物，慎防患者用餐时出现呛咳甚至出现误吸或窒息。进食时尽量取坐位。安排患者在充分休息后或用药后15~30分钟、药效强时进餐。记录患者用餐时间：一般患者用餐时间不宜超过30分钟，如每次用餐时间过长（进食时间超过40分钟）或吞咽困难严重者，应尽早为患者留置胃管鼻饲食物，以免发生进食时窒息或不能保证足够的营养。

3. **加强基础护理** 将患者安置于清洁、安静的病房，以利于充分休息。鼓励患者适当活动，防止失用综合征，活动以省力和不感到疲劳为原则。为避免过劳，护理人员应协助患者做好洗漱、进食、穿衣、个人卫生等生活护理，保持口腔清洁。注意防跌倒和坠床。防止外伤和压疮等皮肤并发症。便秘者避免灌肠，灌肠可使重症肌无力患者突然死亡。

4. **用药护理** 用药对于MG患者的治疗非常重要，准确和按时用药是护理的关键，必须严密观察患者的服药情况，防止漏服药或不按时用药，并帮助患者逐步建立遵医嘱服药行为。避免因服药不当而诱发肌无力危象和胆碱能危象。

（1）抗胆碱酯酶药物 从小剂量开始，以保证最佳效果和维持进食能力为度。应严格掌握用药剂量和时间，以防用药不足或用药过量导致的肌无力危象或胆碱能危象。如出现恶心、呕吐、腹痛、腹泻、出汗、流涎等不良反应时，可用阿托品拮抗。患者发生感染等应激情况时，需遵医嘱增加药物用量。

（2）糖皮质激素 多从大剂量开始。患者在用药早期（2周内）可能会出现病情加重，甚至发生危象，应严密观察呼吸变化，并做好气管切开和使用人工呼吸机的准备。长期服药者，应注意有无消化道出血、骨质疏松、股骨头坏死等并发症，可采用抑酸剂、补充钙剂等，定期检测血压、血糖和电解质。

（3）免疫抑制剂 定期检查血象，并注意肝、肾功能的变化，若出现血细胞减少、血小板减少、胃肠道反应、出血性膀胱炎等应停药。加强对患者的保护性隔离，减少医源性感染。

(4) 注意用药禁忌 避免应用可能使肌无力症状加重甚至诱发危象的药物，包括阻滞神经-肌肉传递的药物，如氨基糖苷类抗生素、奎宁、普鲁卡因胺、普萘洛尔、氯丙嗪，以及各种肌肉松弛剂，如氨酰胆碱、琥珀胆碱及镇静剂。

5. 重症肌无力危象护理 严密观察患者病情变化，立即给予氧气吸入。呼吸道管理及保证人工呼吸器良好运转是危象护理的重要环节，也是抢救成败的关键所在。①加强呼吸道管理，防止肺部并发症。注意呼吸道湿化，有效排痰，防止痰液堵塞，保持呼吸道通畅。②使用人工呼吸机时要严密观察通气是否适当，若通气适当，胸廓稍有起伏，呼吸适度，患者安静，口唇红润，肢端无发绀，血压、心率平稳；若通气过度，胸廓起伏明显，血压下降；若通气不足，出现低氧血症，患者烦躁不安，末梢发绀，面色潮红，大汗淋漓，血压增高，心率增快。发现通气过度或通气不足，立即给予处理。

6. 心理护理 MG 患者因反复发作，病程长，常出现情绪低落、烦躁易怒、恐惧，担心预后。要用热情、周到、耐心的服务取得患者的信任，建立良好的护患关系，对患者的心理问题及时疏导，耐心讲解疾病的相关知识，消除患者的焦虑和恐惧心理，并嘱其家属给予情感的支持，让患者保持良好的心情，使其情绪稳定，有利于早日康复。

【健康教育】

1. 生活有规律，加强营养，保证充足的睡眠，注意劳逸结合。
2. 注意保暖，预防受凉并引发呼吸道感染。
3. 保持精神愉快，避免不良的精神刺激。
4. 发病期间避免妊娠、分娩，待病情控制并稳定一段时间后再怀孕。
5. 遵医嘱服药，忌随意加减及更改药物，定期复查，如有不适及时就诊。

三、 周期性瘫痪

周期性瘫痪（periodic paralysis）是一组以反复发作的骨骼肌弛缓性瘫痪为特征的肌病，与血钾代谢异常有关。肌无力可持续数小时或数周，发作间歇期完全正常，根据发作时血清钾的浓度，可分为低钾型、高钾型和正常钾型三类，临床上以低钾型者多见。由甲状腺功能亢进、醛固酮增多症、肾衰竭和代谢性疾病所致低钾而瘫痪者称为继发性周期性瘫痪。本项目重点介绍低钾型周期性瘫痪。原发性低钾型周期性瘫痪为常染色体显性遗传性疾病，又称家族性周期性麻痹，以发作性肌无力、血清钾降低、补钾后症状迅速缓解为特征。

【病因】

询问患者有无家族史；有无饱餐、酗酒、寒冷、焦虑、剧烈运动等诱因；有无注射胰岛素、糖皮质激素、肾上腺素、葡萄糖等；有无糖尿病、甲亢病史。

【临床表现】

1. 任何年龄均可发病，以20~40岁男性多见，随年龄增长而发作次数减少。常见的诱因有疲劳、饱餐、寒冷、酗酒、精神刺激、感染、创伤等。

2. 发病前可有肢体疼痛、感觉异常、口渴、多汗、少尿、潮红、嗜睡、恶心等。常于饱餐后夜间睡眠或清晨起床时发现肢体肌肉对称性不同程度的无力或完全瘫痪，下肢重于上肢、近端重于远端；也可从下肢逐渐累及上肢。瘫痪肢体肌张力低，腱反射减弱或消失。可伴有肢体酸胀、针刺感。脑神经支配肌肉一般不受累，膀胱直肠括约肌功能也很少受累。

3. 发作持续时间自数小时至数日不等，最先受累的肌肉最先恢复。发作频率也不尽相同，一般数周或数月1次。个别患者每日均有发作，也有数年发作1次甚至终身仅发作1次者，发作间期一切正常。伴甲状腺功能亢进者发作频率较高，每次持续时间短，常在数小时至1日之内。甲亢控制后，发作频率减少。

【辅助检查】

1. 发作期血清钾常低于3.5mmol/L，间歇期正常。

2. 心电图呈典型的低钾性改变，U波出现，T波低平或倒置。P-R间期和Q-T间期延长，ST段下降，QRS波增宽。

3. 肌电图示运动电位时限短、波幅低，完全瘫痪时运动单位电位消失，电刺激无反应。膜静息电位低于正常。

【诊断要点】

根据常染色体显性遗传或散发，突发四肢弛缓性瘫痪，以近端为主，无脑神经支配肌肉损害，无意识障碍和感觉障碍，数小时至一日内达高峰，结合检查发现血钾降低，心电图低钾性改变，经补钾治疗肌无力迅速缓解等不难诊断。

【治疗要点】

发作时给予10%氯化钾或10%枸橼酸钾40~50mL顿服，24小时内再分次口服，1日总量为10g。也可静脉滴注氯化钾溶液以纠正低血钾状态。对发作频繁者，发作间期可口服钾盐1g、每日3次和螺旋内酯200mg、每日2次以预防发作。同时避免各种发病诱因，如避免过度劳累、受凉及精神刺激，低钠饮食，忌摄入过多高碳水化合物，等等。严重患者出现呼吸肌麻痹时应予辅助呼吸，严重心律失常者应积极纠正。

【护理诊断/问题】

1. **活动无耐力** 与钾代谢紊乱导致下肢无力有关。

2. **知识缺乏** 缺乏自我防护的知识。

【护理措施】

1. **休息与活动** 发作期患者应卧床休息，瘫痪肢体保持功能位。缓解期患者，可活动瘫痪肢体，防止肢体挛缩、畸形，进行包括肢体按摩、被动活动及坐起、站立、步行锻炼等。适量运动，注意劳逸结合。

2. 饮食护理 避免暴饮暴食，尤其是饱餐和高糖饮食，多吃含钾丰富的食物。注意补充钙和镁，有利于维持正常的肌肉（包括心肌）和神经活动。注意食物可口，易于消化吸收，特别是对一些吞咽困难者，要少食多餐，给予半流质饮食，既有利于吞咽和消化吸收，又避免流质饮食引起的呛咳。食盐要适量，每日盐的摄入量小于6g。应戒酒，饮酒可引起体内乳酸堆积，引起糖代谢障碍而诱发低钾。

3. 预防并发症 周期性瘫痪患者因瘫痪肢体的运动和感觉障碍，局部血管神经营养差，若压迫时间较长，容易发生压疮，故应注意变换体位。每 2 小时翻身 1 次，对被压红的部位轻轻按摩，也可用红花酒精按摩，以改善局部血液循环。床铺要干燥平整，并保持好个人卫生，可以擦浴，但应注意保暖，防止受凉。应用热水袋或洗浴时水温要适当，防止皮肤烫伤。在翻身时适当叩击背部，鼓励咳痰，以防坠积性肺炎。有尿潴留或尿失禁而又需保持会阴部清洁时，应放置导尿管，须严格无菌操作，预防泌尿系统感染。

4. 生活自理和职业训练 周期性瘫痪患者瘫痪有好转时，应逐步锻炼日常生活技能，医护人员和家属要共同给予正确指导和热情帮助，凡是个人力所能及的生活自理方面的事情，鼓励周期性瘫痪患者尽可能自己完成，如脱穿衣服、洗脸、吃饭等；对有可能做发病前工作的患者，可逐步进行适应性锻炼。

5. 心理护理 周期性瘫痪患者，发病急，症状较重，肢体有不同程度瘫痪，且大部分为青壮年，精神非常紧张，常悲观失望，心烦易怒，不配合治疗。护理人员应耐心向患者解释补钾治疗的道理，进行鼓励和安慰。重视做患者的思想工作。因瘫痪会给患者带来沉重的思想负担，须鼓励患者树立乐观主义精神，要求其克服困难，艰苦锻炼，要有战胜疾病的信心，与医护人员和家庭成员配合，尽早进行瘫痪肢体功能锻炼，防止关节畸形和肌肉萎缩。

【健康教育】

指导患者在改变不良生活习惯的同时，尽快建立良好的健康行为，少食多餐，给予低糖、低钠、高钾饮食；避免不恰当的饮食摄入，如睡前不进食，勿酗酒；避免劳累、受凉、剧烈运动及情绪激动；等等。

项目七 神经系统疾病常用诊疗技术及护理

一、 腰椎穿刺术

腰椎穿刺术常用于检查脑脊液的性质，对诊断脑炎、脑膜炎、脑血管病变、脑瘤等有重要意义；亦可测定颅内压力，了解蛛网膜下腔是否阻塞，施行脊髓腔或脑室造影，有时用于鞘内注射药物治疗等。

【适应证】

1. 有脑膜刺激症状，如脑膜炎、脑炎。
2. 疑有颅内出血，如蛛网膜下腔出血、脑出血破入脑室。
3. 中枢神经系统恶性肿瘤。
4. 有剧烈头痛、昏迷、抽搐或瘫痪而疑为中枢神经系统疾病者。
5. 中枢神经系统疾病需椎管内给药者。

【禁忌证】

1. 颅内压增高和明显视神经盘水肿，特别是怀疑有颅后窝肿瘤者。
2. 穿刺部位有化脓性感染或脊椎结核；脊髓压迫症的脊髓功能处于即将丧失的临界状态。
3. 血液系统疾病、应用肝素等药物导致出血倾向及血小板计数$<50\times10^9/L$者。
4. 病情危重，躁动不安、高位颈椎外伤、占位性病变，不宜强行腰椎穿刺。

【操作前准备】

1. **解释** 穿刺前向患者说明穿刺的意义及注意事项，消除其恐惧、害怕心理，家属签穿刺术知情同意书，以取得患者配合。

2. **皮试** 穿刺前应做普鲁卡因皮试，出凝血时间测定，嘱患者排空大小便。

3. **物品准备** 准备好腰穿包及其他物品。

【操作中配合】

1. **体位** 患者去枕平卧，背齐床沿，低头双手抱膝，腰部尽量后凸使椎间隙增宽。

2. **部位** 一般取第3~4腰椎棘突间隙为穿刺点，即髂后上棘连线与后正中线相交处。

3. **穿刺** 常规消毒穿刺部位皮肤，打开无菌包，术者戴无菌手套，铺消毒洞巾，行局部麻醉。当术者进针时协助患者保持腰穿正确体位，防止乱动，以免发生断针、软组织损伤及污染手术视野。穿刺针沿腰间隙垂直进针，推进4~6cm，可感阻力突然消失，表明针尖已进入脊椎腔。拔出针芯，脑脊液自动流出，先进行测压，如压力明显增高的，针芯不可完全拔出，应使脑脊液缓慢流出，以防脑疝形成。若脑压不高，可拔出针芯放出脑脊液 2~5mL 置于无菌试管内备查，如怀疑椎管梗阻，可协助术者做脑脊液动力学检查。

4. 拔针　穿刺完毕放液及测压后插入针芯，拔出穿刺针，穿刺点消毒后铺无菌纱布，用胶布固定。

5. 病情观察　在操作过程中，要密切观察病情变化，如面色、呼吸、脉搏、意识等。询问患者有无不适，如有异常立即报告医生并做处理。

【操作后护理】

1. 嘱患者术后去枕平卧 4~6 小时，不可抬高头部，以防出现穿刺后反应，如头痛、恶心、呕吐、眩晕等不适。

2. 病情监测：注意观察患者有无头痛、背痛，有无穿刺点感染或脑疝等并发症。观察穿刺点有无渗液、渗水。

二、脑血管内介入治疗

此法是利用导管操作技术，在计算机控制的数字减影血管造影（DSA 系统）的支持下，对累及神经系统血管内的病变进行诊断和治疗。如脑血管造影检查、动脉狭窄球囊扩张术、支架植入术、动脉瘤的介入栓塞、急性脑梗死的动脉溶栓等。脑血管介入治疗具有创伤性小、恢复快、疗效好的特点。

【适应证】

颅内动脉瘤、颅内动静脉畸形及动脉硬化性脑血管疾病如颈动脉狭窄、椎动脉狭窄等。

【禁忌证】

1. 有严重出血倾向者。

2. 对造影剂和麻醉药过敏者。

3. 病情危重不能耐受手术者。

4. 双侧颈动脉、椎动脉闭塞，严重血管迂曲，严重神经功能障碍，3 周内有严重的卒中发作或合并严重的全身器质性疾病。

【操作前准备】

1. 评估患者的文化水平、心理状态及对该技术认识的程度，并进行心理护理，对患者讲明介入治疗手术的简要操作步骤、安全性及优点并介绍手术成功的病例，尽量消除患者的思想顾虑。创造安静环境保证患者休息，避免情绪激动，维持血压稳定，保持大便通畅，避免颅内高压。术前一晚指导患者学会放松技术，必要时予适量镇静剂以保证患者有充足的睡眠。

2. 遵医嘱做好各种化验检查，包括血常规、出凝血时间、凝血酶原时间、肝肾功能、心电图和胸片等。

3. 准备好手术用品：介入材料、沙袋、弹力绷带、胶布、造影剂（碘帕醇）、尼莫地平注射液、肝素、鱼精蛋白、利多卡因、注射器、各种抢救药品等。

4. 遵医嘱术前4~6小时禁食、禁水。

5. 做碘过敏试验。

6. 术前导尿并留置尿管。

7. 术前30分钟肌内注射苯巴比妥钠0.1g及地塞米松5mg。

8. 在不插导管的肢体建立静脉通道。

【操作中配合】

1. 遵医嘱调节给药时间，记录速度与浓度；准确记录术中所用材料、药品的规格及数量、用法。

2. 术中注意观察患者的情绪、意识状态、瞳孔、血压、心率、心律、呼吸、血氧饱和度等变化，注意患者术侧下肢皮肤颜色及足背动脉搏动情况，随时询问患者有无头痛、心慌等不适，注意患者的语言、肢体运动情况。

3. 遵医嘱吸氧和心电监护，保持各种管道通畅。

【操作后护理】

1. 绝对卧床、患肢制动24小时，患侧下肢可取伸展位，不屈曲，保持术侧下肢伸直的状态下，可进行足趾及踝关节的活动。支架患者术后6小时拔股动脉鞘，予沙袋压迫穿刺点6小时。

2. 观察患者的意识状态、瞳孔、血压、心率、心律、呼吸、血氧饱和度、手术部位有无渗血、手术部位周围有无血肿、术侧下肢远端皮肤颜色和温度及足背动脉搏动情况。

3. 鼓励患者大量饮水以促进造影剂排出，4小时内饮水2000mL。术后即可吃饭，但避免食用甜汤、鸡蛋，以防胀气。

4. 及早行功能锻炼以减轻神经功能的损害、促进神经功能的恢复。

三、 高压氧舱治疗

【适应证】

1. 一氧化碳中毒。

2. 缺血性脑血管疾病。

3. 脑炎、中毒性脑病。

4. 神经性耳聋。

5. 多发性硬化、脊髓及周围神经外伤、老年性痴呆等。

【禁忌证】

1. 恶性肿瘤，尤其是已发生转移者。

2. 出血性疾病，如颅内血肿、椎管或其他部位有活动性出血可能者。

3. 颅内病变诊断不明者。

4. 严重高血压（>160/95mmHg），心力衰竭。

5. 原因不明的高热、急性上呼吸道感染、急慢性副鼻窦炎、中耳炎、咽鼓管通气不良。

6. 肺部感染、肺气肿、活动性肺结核。

7. 妇女月经期或怀孕期。

8. 有氧中毒和不能耐受高压氧者。

【操作前准备】

1. 做好入舱前的宣传解释工作，使患者明确治疗目的；介绍高压氧舱的治疗环境，消除其紧张与恐惧心理；告诉患者进舱前勿饮食、酗酒，一般在餐后 1~2 小时进舱治疗。

2. 高压氧舱治疗是在密闭的舱室内进行，且舱内氧浓度较高，故应高度重视防火防爆，确保安全。禁止携带易燃、易爆品和各种火源（打火机、火柴、移动电话、BP 机、电动玩具、爆竹、汽油、清凉油、万花油等）进舱；禁止穿戴腈纶、氨纶、丙纶、尼龙、混纺织品等可发生静电火花的衣帽，指导患者及时更换全棉织品；同时告诉患者不要将手表、钢笔、保温杯等带入舱内，以防损坏。

3. 首次治疗或有慢性鼻咽部炎症的患者可用 1%麻黄碱液滴鼻；发热、血压过高、严重疲劳及妇女月经期应暂停治疗。

4. 加压和减压过程中舱内有一定温度变化，应备好棉制衣服，以防着凉。

5. 教会患者预防气压伤的各种知识，使患者掌握调节中耳气压的方法与要领，如打哈欠、捏鼻鼓气法、咀嚼法、吞咽法等，以防鼓膜被压破。若采用上述方法仍耳痛不止，应报告医生，立即停止加压并对症止痛。鼓膜未破者，休息数日可恢复；若鼓膜已破，应保持局部干燥，避免冲洗及用药，可加用抗生素防止感染，愈合前不要再加压治疗。

【操作中配合】

加压过程中应观察血压、脉搏、呼吸变化。如出现血压增高，心率、呼吸减慢，系正常加压反应，不必做特殊处理，告诉患者不要因此惊慌。若发现患者烦躁不安、颜面或口周肌肉抽搐、出冷汗或突然干咳、气急，或患者自诉四肢麻木、头昏、眼花、恶心、无力等症状时，可能为氧中毒，应立即报告医生，并摘除面罩、停止吸氧，改吸舱内空气；出现抽搐时，应防止外伤和咬伤。

【操作后护理】

减压出舱后，询问患者有无皮肤瘙痒、关节疼痛等不适。及早发现减压病症状，及时处理。

复习思考

1. 王某，女，60岁。6日前起床时突然跌倒在地。家人将其扶起后，发现其右侧上下肢运动失灵，口角㖞斜，言语不清，但意识清晰，急送医院，诊断为脑血栓形成而收住院。入院时呈昏睡状态。查体：体温38.5℃，脉搏76次/分，血压180/120mmHg。经抢救已清醒，但语言仍含糊不清，饮水有呛咳。咳黄色黏痰，两肺可闻及湿啰音，左侧上下肢瘫痪。患者时常流泪，心情低落。

问题：（1）列出该患者的主要护理诊断及合作性问题。

（2）简述对该患者的护理要点。

2. 患者，男，58岁。因头痛伴神志不清1小时就诊。患者于开会发言时突然晕倒在地，急诊入院。既往有高血压病史数年，间断用降压药。查体：体温37℃，脉搏62次/分，呼吸18次/分，血压230/130mmHg，对光反射迟钝，双眼凝视鼻尖，鼾声呼吸。心界向左下扩大，心率64次/分，心律齐，心尖部可闻2/6级收缩期杂音。腹软，肝肋下未触及，下肢无水肿。左侧上下肢肌力0级，左侧babinski征阳性。CT检查提示脑出血，出血量30mL。

问题：（1）该患者脑出血部位在哪？

（2）简述对该患者的治疗原则。

扫一扫，知答案

扫一扫，看课件

附录 实训

实训一　体位引流

【实训目标】

1. 能说出体位引流的目的及其护理要点。

2. 能依据病情正确安置患者的引流体位。

3. 操作中体现出对患者的关心爱护。

【实训内容】

1. 操作目的　利用重力作用，排除呼吸道分泌物，保持呼吸道通畅，减少痰液淤积，避免并发症，减轻患者痛苦，促进疾病恢复。

2. 操作准备

（1）护士准备

①评估患者病情，包括患者的生命体征，排痰的量、颜色、气味，病变部位；向患者介绍体位引流的目的、方法和注意事项，取得患者合作。

②衣帽整洁，仪表端庄，态度友善，洗手，戴口罩。

（2）患者准备

①按医嘱进行胸部 X 射线检查，听诊肺部，明确病变部位。

②患者愿意接受体位引流，对体位引流有正确认识。

（3）用物准备　漱口水、清洁纱布、卫生纸或患者自用毛巾、痰盂。

（4）环境准备　清洁舒适、温/湿度适宜。

3. 操作过程

（1）核对解释　核对患者的姓名、床号、住院号，介绍体位引流的目的、方法及注意事项，做好引流前的准备工作。

（2）安置体位　根据病变部位及患者自身经验，采取相应的体位。原则上患肺在上，引流支气管开口向下，以借助重力作用使痰液排出。

（3）观察患者反应　引流中护士或家属协助患者，注意观察患者的反应，若患者出现面色苍白、发绀、心悸、呼吸困难等异常表现，应立即停止引流。

（4）拍背排痰　鼓励患者深呼吸有效咳嗽，护士手呈空心掌状，自下而上、由外向内迅速而有节律地叩击胸壁，震动气道，以利于痰液排出。

（5）判断引流效果　引流完毕，帮助患者漱口，保持口腔清洁，减少呼吸道感染。再次听诊肺部，判断痰鸣音是否减弱。嘱患者注意休息。

（6）整理、记录

①整理用物。

②护士洗手，记录，签名。

4. 操作注意事项

（1）痰液黏稠不易咳出者，可先用生理盐水超声雾化吸入；亦可用祛痰药或支气管舒张剂，以提高引流效果。

（2）引流时间为饭前 1 小时或饭后 1~3 小时，以免诱发呕吐，每次引流 15~20 分钟，每日 1~3 次。

（3）嘱患者禁食刺激性食品，以免引起刺激性咳嗽。避免情绪激动、剧烈运动或过度劳累。

（4）记录排出痰液的颜色、性状和量，引流时患者反应等，必要时将痰液送检。痰液经消毒后弃去。

实训二　呼吸操

【实训目标】

1. 能掌握呼吸操的目的及其护理要点。

2. 能依据病情正确安置患者的体位。

3. 操作中体现出对患者的关心爱护。

【实训内容】

1. 操作目的　通过腹式呼吸训练，增加膈肌力量及膈肌与腹肌在呼吸运动中的协调性，从而增加潮气量和肺泡通气量，减少功能残气量。缩唇呼吸可增加呼气时的阻力，这种阻力可以传递到支气管，使支气管内保持一定的张力。从而使气道内压力提高，有利于肺内气体的排出。呼吸操可进一步改善肺功能，增加体力。

2. 操作准备

（1）护士准备

①评估患者病情，包括患者的生命体征，患者咳嗽、咳痰、呼吸困难等症状；向患者介绍操作的目的、方法和注意事项，取得患者合作。

②衣帽整洁，仪表端庄，态度友善，洗手，戴口罩。

（2）患者准备

①患者病情好转。

②患者充分认识到进行腹式呼吸、缩唇呼吸和呼吸操锻炼对病情恢复有好处。主动配合训练。

（3）用物准备　患者自用毛巾、痰盂。

（4）环境准备　清洁舒适、温/湿度适宜。

3. 操作过程

（1）核对解释　核对患者的姓名、床号、住院号，介绍腹式缩唇呼吸的目的、方法及注意事项，做好操作前的准备工作。

（2）练习呼吸操　患者取站立位，练习八节呼吸操。

①第一节深长呼吸：身体直立，全身肌肉放松，用鼻吸气，口呼气。先深长缩唇呼气，直到把气呼尽，然后自然吸气。

②第二节腹式呼吸：身体直立，一手放胸前，一手放腹部，做腹式呼吸。吸气时尽力挺腹，胸部不动，呼气时腹肌缓慢主动收缩，以增加腹内压力，有利于膈肌上提，将气缓缓呼出。呼吸应有节律。

③第三节动力呼吸：身体直立，随着吸气和呼气做两臂上举和放下。

④第四节抱胸呼吸：身体直立，两臂逐渐上举，扩张胸部，吸气；两臂在胸前交叉压紧胸部，身体前倾呼气。

⑤第五节压腹呼吸：身体直立位，双手叉腰，拇指朝后，其余 4 指压在上腹，两臂慢慢上抬吸气，身体前倾呼气。

⑥第六节抱胸呼吸：同第四节。

⑦第七节下蹲呼吸：身体直立，双足合拢，身体前倾下蹲，两手抱膝呼气，还原时吸气。

⑧第八节弯腰呼吸：取立位，双臂腹前交叉，向前弯腰时呼气，上身还原两臂向双侧分开时吸气。

（3）整理、记录

①整理用物。

②记录患者的反应。

4. 操作注意事项

（1）呼吸操每节练习自然呼吸 4~8 次，全套操每天做 10~20 次。

（2）呼气与吸气时间之比为 2∶1 或 3∶1，以不头晕为度，呼吸频率以每分钟 16 次左右为宜。

（3）在患者病情缓解期练习，练习时全身肌肉放松。

实训三　气雾剂的使用

【实训目标】

1. 能掌握气雾剂使用方法。

2. 能依据病情合理给予气雾剂治疗。

3. 操作中体现出对患者的关心爱护。

【实训内容】

1. 操作目的　练习正确给予气雾剂药物治疗，使药物发挥其最大药效，按需给药，避免气雾剂产生耐药性。

2. 操作准备

（1）护士准备

①评估患者病情，包括患者的生命体征，患者咳嗽、咳痰、喘息等症状；向患者介绍操作的目的、方法和注意事项，取得患者合作。

②衣帽整洁，仪表端庄，态度友善，洗手，戴口罩。

（2）患者准备

①患者能认识使用气雾剂的必要性和方法。

②患者取坐位或半坐位。

（3）用物准备　气雾剂、纱布。

（4）环境准备　清洁舒适、温/湿度适宜。

3. 操作过程

（1）核对解释　核对患者的姓名、床号、住院号，介绍气雾剂使用的目的、方法及注意事项。

（2）安置体位　患者取坐位或半坐位。

（3）摇匀药液　吸药前打开盖子，先摇匀药液。

（4）呼气　缓慢呼气至不能再呼时，将喷口放入口中，双唇含住喷口。

（5）吸气　缓慢吸气，在深吸气过程中按压驱动装置，喷雾与吸气同步。

（6）屏气　吸气后屏气 5~10 秒，使药物充分吸收。

(7) 整理、记录

①整理用物。

②记录给药的时间、患者的反应。

4. 操作注意事项

(1) 使用气雾剂之前要充分摇匀药物。

(2) 长期给药会产生耐药性，因而气雾剂应按需给药。

实训四　结核菌素试验

【实训目标】

1. 能熟练进行皮试操作，准确判断皮试结果。

2. 能了解皮试结果的意义。

3. 操作中体现出对患者的关心爱护，对患者的疑问能给予及时合理的解释。

【实训内容】

1. 操作目的

(1) 为接种卡介苗提供依据　如结核菌素试验阳性时，表明体内已感染过结核菌，无需再接种卡介苗。阴性者是卡介苗的接种对象。

(2) 为测定免疫效果提供依据　一般在接种卡介苗 3 个月以后，应做结核菌素试验，了解机体对卡介苗是否产生免疫力。假如结核菌素阳性，表示卡介苗接种成功，反之需重新再进行卡介苗接种。

(3) 用于诊断与鉴别诊断　结核菌素试验对青少年、儿童及老年人的结核病的诊断和鉴别有重要作用，是普遍运用的辅助检查手段。

2. 操作准备

(1) 护士准备

①评估患者病情、年龄、意识、合作情况、过敏史、注射部位皮肤情况和肢体活动情况，向患者介绍操作的目的、方法和注意事项、取得患者合作。

②衣帽整洁，仪表端庄，态度友善，洗手，戴口罩。

(2) 患者准备

①患者能了解试验的必要性，乐意接受试验。

②患者取坐位或半坐位。

(3) 用物准备　治疗盘、无菌治疗巾、结核菌素注射液 1 支（50IU/mL）、备用针头、75%酒精（有酒精过敏者备 0.1%洗必泰溶液）、弯盘、注射单、无菌棉签、砂轮、复合碘棉签、抢救药品、1mL 注射器（2 支）。

（4）环境准备　清洁舒适、温/湿度适宜。

3. 操作过程

（1）核对解释　核对患者的姓名、床号、住院号，介绍结核菌素试验的目的、方法及注意事项。

（2）安置体位　患者舒适体位。

（3）消毒皮肤　棉签蘸取酒精消毒皮肤。

（4）抽药　核对医嘱，用 1mL 注射器抽取纯蛋白衍生物（PPD）0. 1mL（5IU）。

（5）选择注射部位　在左侧前臂屈侧中下 1/3 处做皮内注射，使局部形成皮丘。

（6）整理、观察　整理用物，观察患者反应，告知患者注意事项。

（7）测量硬结直径　经 48~72 小时，测量皮肤硬结直径，即（横径+直径）/2。

（8）判断记录试验结果　硬结直径≤4mm 为阴性（-），5~9mm 为弱阳性（+），10~19mm 为阳性（++），≥20mm 或虽不足 20mm 但局部有水疱或坏死者为强阳性（+++），记录试验结果。

4. 操作注意事项

（1）严格执行无菌操作和查对制度。

（2）要求患者在注射后至测量结果出来之前不可在注射部位抓挠，也不可清洗注射部位。

（3）告知患者注射部位红、肿、热、痛是注射后的反应，在注射后 48~72 小时观察注射结果。

（4）测量硬结直径时光线应充足，患者手臂肌肉充分放松。

实训五　采集动脉血气标本

【实训目标】

1. 能熟练掌握采集动脉血的方法。

2. 能熟悉动脉血气分析的目的，初步了解血气分析结果的意义。

3. 操作中体现出对患者的关心爱护。

【实训内容】

1. 操作目的

（1）判断患者是否出现呼吸衰竭及其类型。

（2）判断患者的酸碱失衡情况。

2. 操作准备

（1）护士准备

①评估患者病情、生命体征、意识、穿刺部位皮肤情况和肢体活动情况，向患者介绍操作的目的、方法和注意事项，取得患者合作。

②衣帽整洁，仪表端庄，态度友善，洗手，戴口罩。

（2）患者准备

①患者能了解采集动脉血的必要性，乐意接受试验。

②患者取坐位或半坐位。

（3）用物准备　治疗盘、无菌治疗巾、备用针头、弯盘、注射单、无菌棉签、复合碘棉签、2mL 或 5mL 注射器、橡皮塞、肝素抗凝剂。

（4）环境准备　清洁舒适、温/湿度适宜。

3. 操作过程

（1）核对解释　核对患者的姓名、床号、住院号，介绍采取动脉血的目的、方法及注意事项，并测量患者体温。

（2）安置体位　协助患者取合适体位，桡动脉穿刺可取坐位或卧位，股动脉穿刺取仰卧位，下肢伸直略外展外旋。

（3）选择动脉　首选桡动脉，其次选择股动脉，暴露穿刺部位。

（4）肝素湿润注射器　用注射器抽取肝素液 0.5～1mL，使注射器内均匀附着肝素，推出多余液体及注射器内残留气泡。

（5）消毒患者皮肤和护士手指　选动脉穿刺部位（桡动脉或股动脉），触摸动脉搏动最明显处，用碘伏棉签消毒穿刺部位和术者左手示指和中指。

（6）穿刺采血　用左手示指和拇指固定动脉，右手持注射器与皮肤呈 45°～60°（桡动脉）穿刺，若取股动脉穿刺采血则垂直进针，穿刺成功则血自动流入针管内，采血 1～2mL 即可。

（7）拔针　取血后立即拔针，将针头斜面刺入橡皮塞内，以免空气进入影响结果。

（8）搓动混匀　将注射器用手搓动 1 分钟，使血液肝素充分混合，防止凝血，用无菌干棉签压迫穿刺点，力度以摸不到动脉搏动为准，按压 10～15 分钟。

（9）整理　整理床单位，交代注意事项，处理用物。

（10）记录、送检　填写血气分析申请单，要注明采血时间、体温、患者吸氧方法、氧浓度、氧流量、机械呼吸的各种参数，立即送检。

4. 操作注意事项

（1）严格执行无菌操作，消毒面积应较静脉穿刺部位大，压迫时间 10～15 分钟，直至不出血为止。

（2）若患者饮热水、洗澡、运动，需休息 30 分钟后再采血，采血后标本立即送检，避免影响检查结果。

（3）注射器内空气应排尽，采血后针头立即插入橡皮塞，以免空气进入血液影响检查结果。

（4）有出血倾向的患者慎用此法。

实训六　心电监护

【实训目标】

1. 能说出心电监护的目的及其护理要点。

2. 能正确使用心电监护仪。

3. 能正确辨认常见心律失常的心电图。

4. 操作中动作熟练，体现出对患者的关心爱护。

【实训内容】

1. 操作目的

（1）监测患者的心率、心律、血压、血氧饱和度、呼吸等。

（2）为评估患者病情、治疗及护理提供依据。

2. 操作准备

（1）护士准备

①评估患者病情、意识、皮肤情况、指甲情况、有无过敏史、有无安装起搏器，向患者介绍操作的目的、方法和注意事项，取得患者合作。

②衣帽整洁，仪表端庄，态度友善，洗手，戴口罩。

（2）患者准备

①对于清醒患者告知其心电监护的目的及注意事项，以取得其合作。

②患者取水平仰卧位，解开衣扣，暴露胸部。

③剃除电极安放处的体毛，清洁皮肤，保持干燥。

（3）用物准备　心电监护仪及模块、导联线、电极片、配套血压计袖带、SpO_2 传感器、弯盘、棉签、75%乙醇、纱布、剃须刀、监护记录单等。

（4）环境准备　清洁舒适、温/湿度适宜、光照良好，无电磁波干扰，拉上屏风保护患者隐私。

3. 操作过程

（1）核对解释　核对患者的姓名、床号、住院号，向清醒患者解释操作的目的以取得合作。

（2）安置体位　患者取舒适的仰卧位。

（3）检查　连接监护仪电源，打开主机开关，检查监护仪功能是否完好。

（4）连接导联和插件　分别连接五电极心电导联线、血氧饱和度插件、血压计袖带。

（5）心电监测　暴露胸部，用75%乙醇清洁粘贴电极部位的皮肤，将电极片安装在导联线上，将导联线放置在胸部的正确部位。五导联电极粘贴位置分别是：右上（RA）：胸骨右缘锁骨中线第一肋间；左上（LA）：胸骨左缘锁骨中线第一肋间；右下（RL）：右锁骨中线剑突水平处；左下（LL）：左锁骨中线剑突水平处；胸导（C）：胸骨左缘第四肋间。为患者系好衣扣，选择心电图波形显示较清晰的导联（常用Ⅱ导联），调节振幅到合适大小。

（6）血氧饱和度监测　用75%乙醇清洁局部皮肤及指（趾）甲，将 SpO_2 传感器正确放置于患者手指或足趾处（以示指最常用），测量 SpO_2 肢体应与测量血压肢体相反。为保证接触良好，注意将红外线感应区对准指（趾）甲。此时显示屏上会出现 SpO_2 值。

（7）血压监测　根据患者意愿和治疗的需要，选择合适的肢体测量血压。使被测肢体与心脏处于同一水平，伸肘并稍外展，将袖带平整地缠于上臂中部，袖带下缘应距肘窝2~3cm，松紧以能放入一到两指为宜。按下测量键测量血压。

（8）设定参数　根据患者的病情，设定各监测数值报警界限，打开报警系统，遵医嘱记录各项监护参数。

（9）观察监护　连续观察患者的生命体征及心电图、血氧饱和度情况，直至病情稳定。

（10）停止监护　向患者解释监护完毕，停止监护。关闭心电监护仪，撤除 SpO_2 传感器、血压计袖带、导联线、电极片，清洁患者皮肤，协助其穿衣，取舒适卧位，整理床单位。

（11）终末处理　整理仪器，处理用物，洗手，脱下口罩并做好记录。

4. 操作注意事项

（1）心电监护时避免电磁波的干扰。

（2）应定期更换电极片安放位置，防止皮肤过敏、破溃等。

（3）对需要频繁测量血压的患者，应定时松解袖带片刻，必要时可更换测量部位，以避免频繁充气对测量侧肢体血液循环造成不良影响。

（4）观察局部皮肤及指（趾）甲情况，定时更换传感器位置。

（5）报警系统应始终保持开启状态，出现报警应及时正确处理。

（6）密切观察监测结果，发现异常应及时报告医生。

实训七　双气囊三腔管压迫止血术的护理

【实训目标】

1. 能说出双气囊三腔管压迫止血的目的及护理要点。

2. 能熟练配合医生完成压迫止血。

3. 操作中动作熟练，体现出对患者的关心爱护。

【实训内容】

1. 操作目的　用双气囊三腔管的气囊压力直接压迫胃底和食管曲张破裂的静脉，达到止血的目的。

2. 操作准备

（1）护士准备

①评估患者病情、生命体征、意识、消化道症状、出血情况，以及患者对双气囊三腔管压迫止血的认识度，向清醒患者介绍操作的目的、方法和注意事项，取得患者合作。

②衣帽整洁，仪表端庄，态度友善，洗手，戴口罩。

（2）患者准备

①术前 12 小时禁食；如有活动性义齿应取下，以免误咽。

②患者或家属在手术知情同意书上签字。

（3）用物准备　双气囊三腔管包（包括双气囊三腔管、治疗碗、治疗巾、纱布、手套、镊子、血管钳、50mL 注射器 2 个），液状石蜡，棉签，胶布，弯盘，生理盐水 1 瓶，护理记录单，牵引用物（牵引架、滑轮、绷带、0. 5kg 牵引物），必要时备胃肠减压器等。

（4）环境准备　清洁舒适、温/湿度适宜。

3. 操作过程

（1）核对检查　核对患者床号、姓名、住院号；检查双气囊三腔管性能：气囊是否漏气，气囊膨胀是否均匀，管道是否通畅。方法如下：用 50mL 注射器分别往胃气囊和食管气囊内充最大气量，观察双气囊三腔管是否通畅、气囊有无漏气、膨胀性是否良好，抽尽囊内气体，分别标记三个腔备用。

（2）安置体位　协助患者取半卧位，颌下铺治疗巾，取下义齿以免误咽。

（3）清洁鼻腔　用湿棉签为患者清洁插管侧鼻腔。

（4）插管　用液状石蜡润滑三腔管前端及气囊外部，由鼻腔缓慢插入三腔管（插管时嘱患者做深呼吸和吞咽动作），当插入 50~65cm 时，抽吸胃液检查确定已达胃内，可暂做固定。

（5）充气　向胃气囊注气 150~200mL，至囊内压约 50mmHg，封闭胃囊充气管，缓缓向外牵拉三腔管，当感到有阻力时，表明胃气囊已抵压于胃底部；如仍有出血，可再向食管气囊内注气约 100mL 至囊内压约 40mmHg，并封闭管口，以压迫食管下段曲张静脉。

（6）牵引　在距离三腔管末端 10~20cm 处用蜡绳扎紧，穿过牵引架上的滑轮吊上牵引物（0. 5kg），进行持续性牵引（牵引角度为 40°角左右，牵引物距离地面约 30cm），在导管的鼻腔出口处做标记。如仍有出血，再向食管气囊充气 100~150mL，压力维持在 35~

45mmHg 以压迫食管静脉。

（7）止血期护理

①密切观察止血效果、患者出血情况：压迫止血期间应经常抽吸胃内容物，避免胃膨胀引起呕吐，观察胃内容物的颜色、量，如见新鲜血液，说明止血效果不好，应检查牵引松紧或气囊压力并给予适当调整；若患者出现恶心、胸骨下不适或频发期前收缩，应检查是否为胃气囊进入食管下端挤压心脏所致，应给予适当调整；若提拉不慎或患者用力咳嗽，可将胃气囊拉出而阻塞咽喉部，引起呼吸困难或窒息，此时应立即将气囊口打开，放出气体。

②监测囊内压：压迫止血期间每 4~6 小时监测 1 次囊内压，囊内压降低时应抽尽囊内气体，重新注气。

③定时放气：三腔管放置 12~24 小时后，食管气囊应放气 15~30 分钟，同时放松牵引，并将三腔管向胃内送少许，以解除胃底贲门压力，然后再充气牵引，避免局部黏膜因受压过久而发生糜烂、坏死。

④鼻饲流食：出血停止后，定时从胃管腔内注入流质饮食，但必须确认为胃腔后再注入，以免误入气囊发生意外。

⑤口、鼻腔清洁：保持患者口、鼻腔清洁。嘱患者不要将唾液、痰液咽下，以免误入气管引起吸入性肺炎，每日 2 次向鼻腔滴入少量液状石蜡，以免三腔管黏附于鼻黏膜。

（8）拔管护理　出血停止后，可先放出食管气囊内的气体、放松牵引，继续观察 24 小时，未再出血可考虑拔管。拔管前，让患者吞服液状石蜡 20~30mL，以防气囊壁与黏膜粘连，缓慢拔出双气囊三腔管。24 小时内仍需严密观察，如发现出血征象，仍可用三腔管止血。气囊压迫一般以 3~4 天为限，继续出血者可适当延长。

（9）整理记录　插管或拔管后，应及时整理床单位和用物，用物消毒处理；护士洗手记录，记录内容为插管过程、患者反应及胃内容物的性质、颜色和量。

4. 操作注意事项

（1）仔细检查双气囊三腔管各段长度标记是否清晰，各管腔是否通畅，气囊有无漏气，气囊膨胀是否均匀。精确测量各囊最大注气量。

（2）胃囊充气量必须足够，以使胃囊充分膨胀，防止在向外牵引三腔管时因胃囊过小而滑过贲门进入食管。

（3）食管囊注气不可太多，以免过分压迫食管黏膜引起坏死。

实训八　末梢血糖检测技术

【实训目标】

1. 能熟练使用血糖仪来监测患者血糖。

2. 严格遵守无菌操作的原则，操作中动作熟练，体现出对患者的关心爱护。

【实训内容】

1. 操作目的

（1）测定血液中的血糖浓度，为诊断和治疗提供依据。

（2）指导患者掌握血糖仪的使用方法。

2. 操作准备

（1）护士准备

①评估患者病情、采血部位皮肤、是否进食，向患者介绍操作的目的、方法和注意事项，取得患者合作。

②衣帽整洁，仪表端庄，态度友善，洗手，戴口罩。

（2）患者准备

①温水洗手，擦拭干净。

②符合空腹要求（禁食禁水 8~12 小时）。

（3）用物准备　治疗盘、血糖仪、血糖试纸、采血笔及一次性采血针、75%酒精、无菌棉签、弯盘、记录单、签字笔。

（4）环境准备　清洁舒适、光线明亮、温/湿度适宜。

3. 操作过程

（1）核对解释　核对患者姓名、床号、住院号，告知患者操作的目的及过程，指导患者配合。

（2）检查　检查血糖仪功能是否正常，试纸是否过期，试纸代码是否与血糖仪相符。打开血糖仪器开关，安装试纸，采血针安装在采血笔内。

（3）选择穿刺部位　选择合适的穿刺手指，评估患者穿刺部位的皮肤情况，通常采用指尖部末梢毛细血管血，适当揉搓准备采血的患者手指。

（4）消毒皮肤　用 75%酒精消毒手指指腹，待干。

（5）采血　血糖仪显示屏出现滴血标志时，穿刺采血。将采血笔紧挨手指指腹，按动弹簧开关，针刺指腹。手指两侧取血最好，不要过分挤压。将一滴饱满血滴（或吸）到试纸测试区域后等待结果，不要追加血滴。

（6）按压止血　用棉棒按压采血手指 30 秒至不出血为止。

（7）记录　检测血糖值显示后进行记录，内容包括被测试者姓名、测定日期、时间、结果等，关机。

（8）检测完毕取出血糖试纸及采血针头，将采血针头戴上帽后妥善处理。

4. 操作注意事项

（1）采血前消毒皮肤不可使用碘酊、碘伏、安尔碘，以免影响检测结果。

（2）采血过程中不可过分挤压针刺处，以免组织液混入而使血糖值偏低。

（3）采血过程中不可追加血滴，会导致测试结果不准确。

（4）血糖试纸避免受潮，试纸须保存在原装试纸瓶中。取出试纸后随即盖紧瓶盖。试纸瓶放置在阴凉、干燥处。

（5）定期清洁血糖仪，使用蘸有清水和中性清洁剂的纱布轻轻擦拭血糖仪外部，不要使用酒精清洁血糖仪。不要让液体、灰尘、血液经测量口进入血糖仪。血糖仪显示屏上显示“低电量”时，及时更换电池。

实训九　肢体瘫痪早期康复训练

【实训目标】

1. 能说出肢体瘫痪早期康复训练的目的及其护理要点。

2. 能依据病情正确为患者实施康复训练。

3. 操作中体现出对患者的关心爱护。

【实训内容】

1. 操作目的

（1）预防皮肤、关节、肌肉及心、肺、泌尿系统并发症。

（2）有利于患者日常生活能力的恢复，提高其生活质量。

2. 操作准备

（1）护士准备

①评估患者病情，包括生命体征、意识状态、有无严重并发症及合作程度，患者对康复训练的认知度。

②衣帽整洁，仪表端庄，态度友善，洗手，戴口罩。

（2）患者准备　了解早期康复训练的目的及注意事项，神志清楚，病情稳定，愿意合作，有安全感。

（3）用物准备　软枕 1~2 个，软垫 3~4 个，毛巾 1~2 条，轮椅，移动桌，等等。

（4）环境准备　病室安静整洁舒适，光线明亮，温/湿度适宜。

3. 操作过程

（1）核对解释　核对患者姓名、床号、住院号，解释康复训练的目的、过程及注意事项，做好康复训练前的准备工作。

（2）安置体位　协助患者取正确卧位。

①仰卧位：头放正中位，在患肩下用毛巾垫高以防肩胛骨后缩。患侧上肢稍外展，肘伸展，手心向上，放在高于心脏的枕上。患侧臀下放一软枕，防髋部下沉。患侧下肢腘窝

处放一软枕，防髋关节外旋，足底垫软枕，以防足下垂。

②健侧卧位：患侧上肢放在胸前枕头上，肩背部用靠垫支持。下肢屈髋、屈膝向前并垫高，两腿不要过度靠拢。

③患侧卧位：身体稍向后，患肩稍向前，患肢伸展。肩背用靠垫支持。健腿屈曲向前并垫高。患腿髋关节伸展，膝关节微屈。尽量采取偏瘫侧上肢各关节伸展，下肢各关节屈曲的体位。

（3）床上训练

①关节被动运动：护士帮助患者做患侧各个关节的全方位屈曲、伸展、旋转等被动运动，如肩、肘、腕、指、膝、踝等关节，有助于预防关节僵硬和畸形。

②上肢主动训练：护士指导患者将患手拇指放于健手拇指上方，十指交叉握手，将手上举过头顶，双肘关节伸展反复进行，每天多次练习，以充分保持肩关节无痛范围的活动。

③主动桥式运动：护士指导并协助患者仰卧、双腿屈曲，双腿支撑床面，抬臀离床，保持两侧臀部同高，放下后再抬，反复进行，为患者行走做准备。臀部抬高高度以患者最大能力为限，嘱患者不要过分用力、憋气等，保持平静呼吸。

④平移训练：护士指导患者以健手为着力点，健肢为支点在床上进行上下移行。健手握紧床头栏杆，健肢助患肢直立于床面，臀部抬离床面时顺势往上或往下做移动，即可自行完成床上的移动。

⑤翻身训练：向健侧翻身时，将健腿插入患腿下方，用健腿抬动患腿即可转向健侧，护士站在患者背侧轻扶患者臀部即可顺利翻身。向患侧翻身时，主要靠患者健侧用力，护士协助搬动患腿。

⑥坐起训练：从健侧坐起，将健腿伸于患腿下方，将患腿带至床侧，患者转至侧卧位并以健侧前臂支撑躯干，将头抬至直立位时，用健侧上肢推动支撑使躯干直立，坐于床边。从患侧坐起，健足推动患足，将小腿移动至床沿外，健手在患侧肩附近撑床坐起。正确坐姿：躯干直立（可以用靠垫支持），髋关节屈曲 90°，上肢托起放置于移动桌上。

（4）恢复期康复训练　上肢主要采取运动疗法和作业疗法（如吃饭、洗脸、梳头、穿衣、抹桌等）相结合。下肢主要训练步态。同时可以进行针灸、理疗、按摩等辅助治疗。

（5）整理、记录

①整理用物。

②护士洗手，记录，签名。

4. 操作注意事项

（1）患者的床垫不宜太软和太硬，太硬易使关节突出部位发生压疮，太软易使患者身体下陷，不易变换体位，易发生股关节屈曲挛缩。

（2）肢体按摩可促进血液循环及淋巴回流，每次康复训练之前进行，以激发其功能活动。

（3）应每隔 2~3 小时翻身 1 次，侧卧位时多向健侧卧位，防止患侧上肢及肩关节牵拉受压，防止关节挛缩、变形、痉挛。

（4）尽量避免在患者患侧肢体输液，以免影响其肢体活动。

主要参考书目

[1] 包再梅，王美芝 . 内科护理学 . 2 版 . 北京：中国医药科技出版社，2012.

[2] 尤黎明，吴瑛 . 内科护理学 . 5 版 . 北京：人民卫生出版社，2012.

[3] 李丹，冯丽华 . 内科护理学 . 3 版 . 北京：人民卫生出版社，2014.

[4] 葛均波，徐永健 . 内科学 . 8 版 . 北京：人民卫生出版社，2013.

[5] 刘杰，吕云玲 . 内科护理 . 2 版 . 北京：人民卫生出版社，2014.